EEVA TOKOLA

Muistimatka Raahen sairaalaan

– PORUKAN HENKI –

BoD – Books on Demand, Helsinki 2018

Tiedustelut ja palautteet:
Eeva Tokola
eeva.tokola@gmail.com

Kustantaja:
BoD – Books on Demand, Helsinki, Suomi

Valmistaja:
BoD – Books on Demand, Norderstedt, Saksa

ISBN: 978-952-80-0300-7

Kuvat:
Pirkko Ahokas-Tuohinto, Jarmo Reponen ja haastateltujen työntekijöiden kotialbumit. Kannen kuva on otettu 1970-luvun puolivälissä toiseen aluesairaalaan tehdyn tutustumiskäynnin aikana. Kuva on Leila Pyykkösen kotialbumista.

Ulkoasu ja taitto
WTF Design Oy

2. korjattu painos

Sisällysluettelo

Aluksi

Oli kesä 1967. Raaheen oli helmikuussa avattu 120-paikkainen erikoislääkärijohtoinen aluesairaala. Olin nuori aviovaimo ja valmistuisin sairaanhoitajaksi joulukuussa. Pääsin "kolminatsana" kesäloman ajaksi sairaanhoitajan sijaiseksi uuteen hienoon sairaalaan ja seuraavan vuoden alussa vakinaiseen sairaanhoitajan virkaan. Oli lottovoitto saada heti vakinainen työpaikka! Meitä "voittajia" oli yhteensä 142: lääkärit ja kemisti, talous- ja hallintohenkilökuntaa ja me 104 hoitohenkilöstöön kuuluvaa. Tästä alkoi kolmekymmentä vuotta kestänyt työrupeamani sairaanhoitajana eri osastoilla, kirurgisen vuodeosaston osastonhoitajana, ylihoitajana ja 1990-luvulla Oulaisten terveydenhuolto-oppilaitoksen oppilaiden käytännön harjoittelun opettajana.

Suurin osa meistä oli Raahesta ja lähikunnista: Saloisista, Pattijoelta, Siikajoelta ja Pyhäjoelta. Jotkut palasivat kotiseudulleen auttamaan tai huolehtimaan ikääntyvistä vanhemmistaan. Ensimmäinen ylihoitaja Kirsti Lode haastatteli hoitajat ja talouspäällikkö Hassi muut. Kaikkiin virkoihin oli kymmeniä hakijoita. Apuhoitajan virkoihin tuli peräti 103 hakemusta. Sairaanhoitajan virkoihin pääsi helpommin, koska koko maassa oli sairaanhoitajapula. Ja kun samaan aikaan rakennettiin uutta rautatehdasta, Rautaruukkia, sairaalaan kannatti hakea kauempaakin. Etelä-Suomen sairaaloissa kiersi kuulemma huhu, että "Raahessa on komennusmiehiä, mennään sinne!" Ja monet tulivat - ja jäivät Raaheen.

Toimittaja Hilkka Häivälä kuvaa osuvasti Nimetön sairaanhoitaja - kirjassa 1970-luvun sairaanhoitajan ammattia. Sitä arvostettiin, mutta siitä maksettiin vähän. "Sairaanhoitajan palkkaa korkeana pitävät ajattelevat ilmeisesti tähän tapaan: onhan se sentään naisen palkaksi hyvä eikä yksinäisiltä naisilta paljon rahaa kulukaan; hehän ovat niin taloudellisia... laittavat ruokansakin kotona tai syövät sairaalassa. Vuokraakaan ei tarvitse paljon maksaa asuntoloissa. Ja kun sairaanhoitaja menee naimisiin lääkärin tai insinöörin kanssa, ei vaimon palkan tarvitse kovin suuri ollakaan, ei ainakaan kutsumustyöstä". Näin myös täällä Raahessa. Joku kohtasi tulevan lääkäripuolisonsa sairaalassa, joku toinen insinöörinsä, teknikkonsa, asentajansa, hitsarinsa tai muun metallimiehen ravintola Pekan tansseissa. Mentiin naimisiin ja perustettiin perhe, rakennettiin kotia ja käytiin 3-vuorotyössä tehtaalla ja sairaalassa... tai mies oli komennuksella ympäri maata ja ulkomaillakin. Elämä oli edessä. Oltiin nuoria, ahkeria ja työstä innostuneita...

Tämä kirja sisältää lähes sadan eläkkeellä olevan työntekijän muistikuvia ja kokemuksia sairaalan eri työpisteistä. Kokoonnuimme muutaman hengen ryhmissä katselemaan valokuvia ja muistelemaan työntekoa ja työn merkitystä, työoloja, työvälineitä ja eri henkilöstöryhmien keskinäistä yhteistoimintaa sekä mieleen jääneitä tapahtumia ja sattumuksia. Tein muistiinpanoja kokoontumisten aikana ja täydensin aineistoa puhelinkeskusteluissa etäämpänä asuvien kanssa. Kirjan sisältö muotoutui toistuvien teemojen ympärille ja jäsentyi noudattamaan potilaan kulkua sairaalassa. Olen pyrkinyt säilyttämään keskustelijoiden omia sanontoja ja kuvauksia ilmaisemaan heidän käsitystään sairaalatyön peruspilareista, työmoraalista ja eettisistä periaatteista.

Me teimme sen! Puolentoista vuoden urakka, Raahen aluesairaalan hoitohenkilöstön juhlakirja on nyt kirjoissa ja kansissa! Hieman myöhässä, mutta kuitenkin. Täyttihän Raahen sairaala 50 vuotta viime vuonna 2017. Sairaalan virallinen juhlakirja antoi lopullisen sykäyksen tälle muistelmateokselle. Vielä kerran kokoonnumme yhdessä muistelemaan aikaa Raahen aluesairaalassa… silloin ennen…

Lähes jokaisella on sairaalakokemusta potilaana. Kirjan sivuilla avautuu näkymää lääkärinkierrolla annettujen tutkimus- ja hoitomääräysten toteuttajien arkeen 40–50 vuotta sitten. Toivon myös, että tuolloin sairaalatyölle omistautuneiden vanhempien lapset ja lapsenlapset saavat tätä lukiessaan lisäymmärrystä omiin lapsuuden kokemuksiinsa ja muistoihinsa.

Toivottavasti mahdollisimman moni uuden sukupolven sairaalatyötä tekeväkin ja alalle opiskeleva vähintäänkin selaa tätä 30 vuoden matkakuvausta alati muuttuvassa sairaalamaailmassa.

Raahen kulttuurilautakunta, Alfred Cordelinin säätiö, Sosiaali- ja terveysalan ammattijärjestö Tehy ja Suomen Tietokirjailijat ry. ovat tukeneet kirjoitustyötäni apurahan muodossa.

Raahessa vapun aikaan 2018.
Sairaanhoitaja, TtM Eeva Tokola

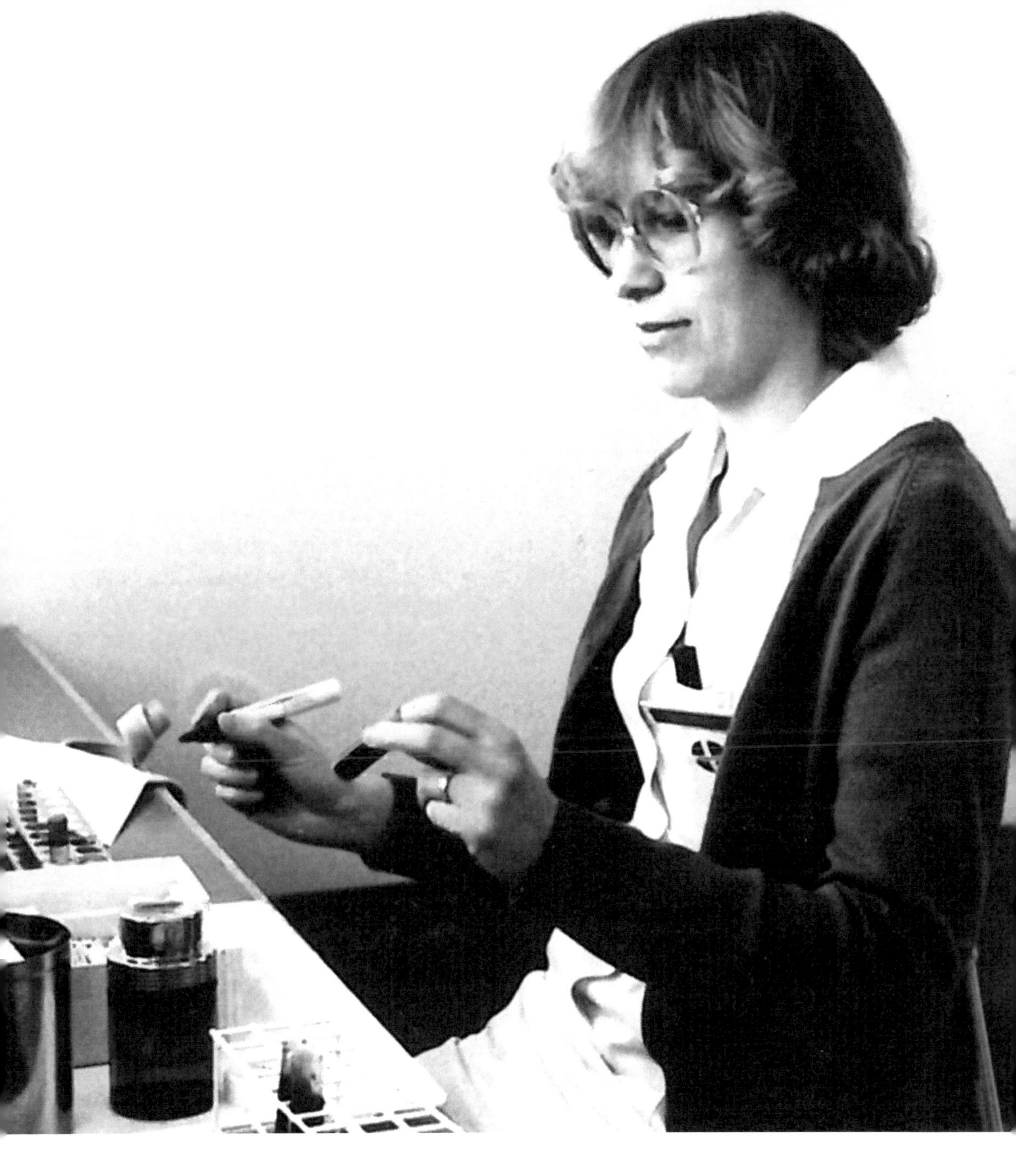

Osa 1. Ensin tutkittiin...

"Tehän tiiättä, mitä pittää tehä..."

JAKAMATON POLIKLINIKKA

Sanomalehti Raahen Seudussa oli helmikuun 1967 alussa uutinen, jossa kerrottiin uudesta aluesairaalasta ja sen toiminnoista. Uutisen mukaan yleinen poliklinikkatoiminta aloitettiin 27.2.1967. Sairaalaan pyrkiville annettiin seuraavia käytännön ohjeita:

"Päivittäinen poliklinikka-aika on klo 10-12 seuraavasti: kirurgian poliklinikka viikoittain maanantaina, tiistaina, keskiviikkona ja perjantaina. Sisätautien poliklinikka kaikkina muina arkipäivinä, paitsi ei lauantaina ja reumapoliklinikka torstaisin klo 10-12. Poliklinikka on tilauspoliklinikka. Aikatilaukset vastaanotetaan Aluesairaalan keskuksessa numero 3741. Niiden potilaiden, jotka ovat jo saaneet passituksen Aluesairaalan poliklinikalle, on otettava yhteys ennen poliklinikalle tuloaan puhelimitse 3741, jossa saavat tietää vastaanottoaikansa."

" Päivystys: sairaalassa on lääkäripäivystys ympäri vuorokauden. Ilman lääkärin passitusta sairaalaan otetaan ainoastaan tapaturman uhrit ja vaikeasti sairastuneet."

Reilun vuoden päästä (18.9.1969) Raahen Seutu kirjoittaa, että avo- ja laitossairaanhoito yhdistyy ja jäsenkuntien kunnanlääkäreiden vastaanotot sijoitetaan aluesairaalan poliklinikalle. Lääkäreillä oli samalla mahdollisuus käyttää mm. laboratorion, röntgenin ja arkiston palveluja. Kunnanlääkärit huolehtivat toiminta-aikanaan avohoitopäivystyksestä. Muina aikoina kunnanlääkäritoiminnasta vastaavat sairaalan lääkärit tai sairaalan päivystävä lääkäri, jona vuorollaan toimivat myös kunnanlääkärit. Vuoden 1969 lopussa sairaalan tiloissa toimi kaikkiaan 14 lääkäriä. Kansanterveyslain voimaan tullessa vuonna 1972 terveyskeskuksen lääkärinvastaanotot sijoitettiin poliklinikan tiloihin. Näin sairaalan ja terveyskeskuksen yhteispäivystys jatkui.

Melko pian vähennettiin ajanvarauspoliklinikkapäiviä siten, että maanantai, keskiviikko ja perjantai olivat sisätautipoliklinikan päiviä ja tiistai ja torstai kirurgisille potilaille. Gynekologian poliklinikkaa pidettiin yhtenä päivänä viikossa. Lääkärit kiersivät osastolla ensin ja tulivat sitten pitämään poliklinikkaa. Ajanvaraus siirtyi puhelinkeskuksesta aulassa sijaitsevaan poliklinikan ilmoittautumiseen.

Tilat ja henkilökunta

Poliklinikan tilat olivat heti ulko-ovesta tullessa oikealla käytävän varrella väliovenen takana. Vasemmalla puolen käytävää oli kolme lääkärin tutkimushuonetta ja käytävän perällä leikkaussali, joka tunnettiin myös nimellä inkiisio (tarkoittaa haavan aukaisua). Salissa oli leikkauspöytä ja steriilin tavaran kaapisto sekä yhteys pieneen välinehuoltotilaan pesupöytineen ja autoklaaveineen. Leikkaussalissa hoidettiin tapaturmapotilaat ja tehtiin toimenpiteitä. Tutkimushuoneisiin johtavan oven vieressä oli käytävältä suoraan kaksi pientä pukuhuonetta potilaiden riisuutumista ja pukeutumista varten. Käytävän oikealla puolella oli tutkimushuoneita ja hoitajien kanslia. Käytävän perällä leikkaussalia vastapäätä oleva huone toimi -70-luvulla päivystyspotilaiden tarkkailutilana. Konehuonetta vastapäätä olevalla poikkikäytävällä oli lääkärin vastaanottohuoneita. Aulassa heti pääoven vieressä oikealla varsinaisen poliklinikan ulkopuolella oli kapea huone, jossa lasiluukku potilaiden ilmoittautumiseen. (Tilat esitetty muistinvaraisesti).

Osastonhoitajista muistetaan Marja-Leena Peltola, Anja Kuusinen ja Sirpa Hätinen vuodesta 1970 alkaen. Myös muissa hoitajissa oli vaihtuvuutta. 1970-luvulla saatiin vakinaisempaa henkilökuntaa. Silloin taloon tulleista hoitajista monet tekivät koko työuransa poliklinikalla. Yksi heistä oli lääkintävahtimestari Hannu Syngelmä. Kuka siellä nyt tietää asiat, tuumasi eräs entinen sairaalan työntekijä, kun kuuli Hannun jääneen eläkkeelle. Kiitoksen sana kuuluu myös taitaville sairaala-apulaisille, jotka olivat apuna hoitotoiminnassa: vastaanottojen valmistelussa ja lääkärin vastaanotolla, välineistön huollossa, kipsauksessa, haavojen ompelussa, elvytyksissä, vainajien laitossa jne. He kuljettivat potilaan röntgeniin ja kylpyosaston kautta osastolle jne. Siivous hoitui huomaamatta. Sijaisena käyneille vastavalmistuneille sairaanhoitajille poliklinikka oli varsinainen korkeakoulu.

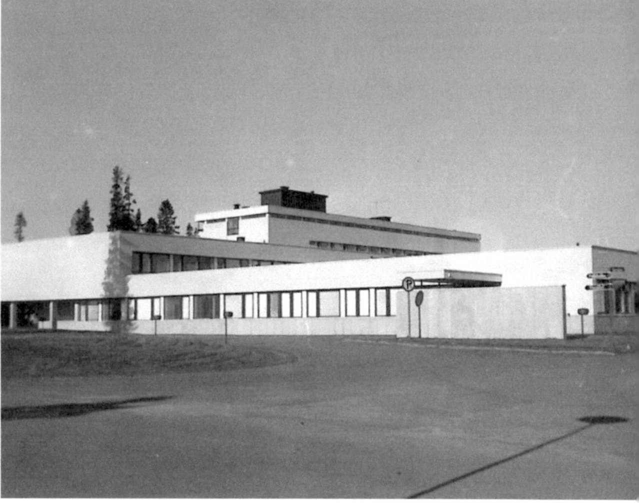

Sairaalan poliklinikkasiipi vuonna 1968. Kuva. Tuula Hieta.

Joustavat työnkuvat ja työajat

”Missään aikaisemmassa eikä myöhäisemmässäkään työpaikassani ole vallinnut niin kiinteä ja hedelmällinen yhteistyö työntekijöiden, sairaalan hallinnon ja taustalla olevien yhteiskunnan päättäjien kesken kuin toimintani aikana Raahessa vuosina 1968-70.” Ilkka Toivio, johtava lääkäri, kirurgian ylilääkäri vuosina 1968-70. (Myöhästyneet onnittelut 30-vuotiaalle sairaalalle. Raahen seutu 19.1.1998).

Koirahommat. Kun polit loppuivat, alettiin leikata koiria. Toivio osti koirat lehti-ilmoituksen perusteella. Tuononen ja Nuutinen olivat osastonlääkäreinä. Iltavuoron alussa heti kysyttiin, onko saatu koiria. Koirat tuotiin takaoven kautta ja Toivio maksoi. Noin klo 14-15 koira nukutettiin. Toivio leikkasi ja osastonlääkärit avustivat. Lääkärit hommasivat keskenään. *Poliklinikan iltahoitaja antoi instrumentit ja lääkkeitä, mitä piti. Kun leikkaus oli ohi, koirat pantiin mustaan säkkiin ja konehuoneen pojat hakivat.* Siivoukset ja instrumenttien huolto jäivät poliklinikan hoitajille. Lääkärit menivät Toiviolle saunaan.

Isä meidän rukous. Meijerin mäellä oli paha autokolari. Oli talvi. Lunta satoi ja oli liukasta. Auto oli jäänyt puristuksiin. *Tulin iltaan. Potilas oli polin leikkurissa. Jalka oli mennyt irtipoikki polven alapuolelta. Jalka oli mukana saappaineen. Alkuvalmistelut jalan liittämiseksi tehtiin polilla. Potilas huusi: ”Onko täällä yhtään oikeaa ihmistä?” Lääkäri Heikki Tuohimaa rukoili potilaalle ”Isä meidän...”. Potilas sanoi minulle: ”Lue mulle Isä meidän-rukous” ja minäkin luin.* Sitten potilas ja jalka vietiin leikkaussaliin, jossa jalka liitettiin tynkään. Seurasi pitkä hoitojakso kirurgian vuodeosastolla. Jalka jouduttiin viimein amputoimaan.

Tuu kattomaan! Vuodeosastoilla hoidettiin potilaita myös hengityskoneissa. Oli Bennet ja Bird. Vuodesta 1975 lähtien Syngelmän Hannu taisi olla yksi harvoja - ellei ainut, joka hallitsi teknisesti Bennettiin kytkemisen, käytön ja huollon. Siihen asti lääkärit ja sairaanhoitajat toimivat kukin kykynsä mukaan. Oravan Matti konehuoneelta soitettiin usein hätiin. Koneet huollettiin itse. Kun koneen käyttö loppui, osastojen hoitajat laittoivat koneen valmiiksi seuraavaa käyttöä varten. Käytetyt letkut toimitettiin välinehuoltoon. Leikkaussalin käytävällä oli välinekori, jossa oli valmiina steriilit Bennetin letkut ja tarvittavat yhdistäjät. Usein kuitenkin tarvittiin Hannun apua. ”Kytkin potilaat koneeseen. Vapaaltakin tulin joskus. Neloselta soittivat kerran yölläkin, että tuu kattomaan ja minä menin.” 1980-luvulla hoidettiin hengityshalvauspotilaita osasto kolmosella. Myös kotihoidossa oli tyttö, joka tarvitsi hengityskonetta vain yöllä. *Kotona oli hengityskone ja vanhemmat hakivat poliklinikalta tarvikkeita. Vanhem-*

mat soittivat yöllä minulle, ja minä lähin kattomaan. Vika löytyi ja käsikäytöllä mentiin aamuun. Monet kerrat lähin, työajalla ja vapaalta omalla ajalla. Ei siitä eri korvausta saatu eikä osattu kaivatakaan. Kiinnostus työhön oli jatkuvaa – toki minä lähin, kun tarvittiin!

Hakisitteko paperit? Ylilääkärit pitivät yksityisvastaanottoa poliklinikan tiloissa. Itse antoivat ajat ja rahastivat. Poliklinikan hoitajat tekivät kaiken valmistelutyön: hakivat potilaspaperit sairauskertomusarkistosta, verikoevastaukset laboratoriosta ja röntgenkuvat röntgenistä. Hoitajat myös avustivat tarvittaessa toimenpiteissä. Ylilääkäri Korhosen vastaanotot kestivät usein pitkälle iltaan. Aulaan oli varmaankin tullut tuttu potilas, kun Korhonen katse maahan suunnattuna saattoi kulkiessaan nykäistä hoitajaa hihasta ja sanoa: hakisitteko paperit?

Näpyn poisto: Keskusvarastosta tavaroita hakiessaan poliklinikan sairaala-apulainen sanoi keskusvaraston hoitajalle (huomatessaan tämän otsassa näpyn): ”tuo näppy pittää ottaa pois”... Ja niin hän järjesti polille ajan ja ilmoitti, milloin tulla. ”Kun menin, oli vihreät liinat ja kaksi lääkäriä ja hoitajaa. Paareille makaamaan, vihreät liinat naamalle, nokka vain esille. Lääkäri poisti syylän. Lääkäri kysyi, oisko muuta leikattavaa. Minä siihen, että olkavarressa ois` luomi. Otettiin pois.”

Ambulanssi kutsuu: Kerran Marja-Leena Peltola ja Helvi Holappa (poliklinikan osastonhoitaja ja sairaanhoitaja) olivat kävelleet kaupungilla, kuulleet ambulanssin piippavan, lähtivät juoksujalkaa sairaalaa kohti ja auttoivat minua, nuorta vastavalmistunutta sairaanhoitajaa suuresti, kun päivystykseen oli tuotu useita kolaripotilaita. Siihen aikaan ei ollut nopeusrajoituksia eikä turvavöitä. Kolarit olivat monesti kohtalokkaita. (MLP 1968)

Poliklinikalla tehtiin kolmivuorotyötä. Ensimmäisenä toimintavuotena sairaanhoitajan iltavuoro alkoi klo 15 ja jatkui seuraavaan aamuun kello kahdeksaan. Toisena ollut sairaala-apulainen lähti klo 20. Osastoille menevän käytävän varrella, ennen hissiaulaa oli päivystävän sairaanhoitajan ja lääkärin huoneet vierekkäin. Ei sinne kyllä ehtinyt /uskaltanutkaan mennä nukkumaan. Vuodeosastoillakin valvottiin yksin, usein miten apuhoitaja. Poliklinikan sairaanhoitaja toimi ”yliyökkönä” koko talossa: aloitti ja toteutti päivystyspotilaille määrätyt lääkehoidot tipanlaittoineen ja lihakseen / suoneen annettavine lääkityksineen. Kun osastolla valvoi apuhoitaja, poliklinikan sairaanhoitaja huolehti myös koko osaston tiputusten aloittamisesta ja injektioiden annosta. Joskus, jos ei saatu kiinni röntgenhoitajaa, otettiin itse päivystyspotilaan keuhkokuvakin. Nyt jälkeenpäin ei kyllä yhtään ihmetytä, miksi ensimmäisen vuoden jälkeen kaikki sairaanhoitajat sanoivat itsensä irti.

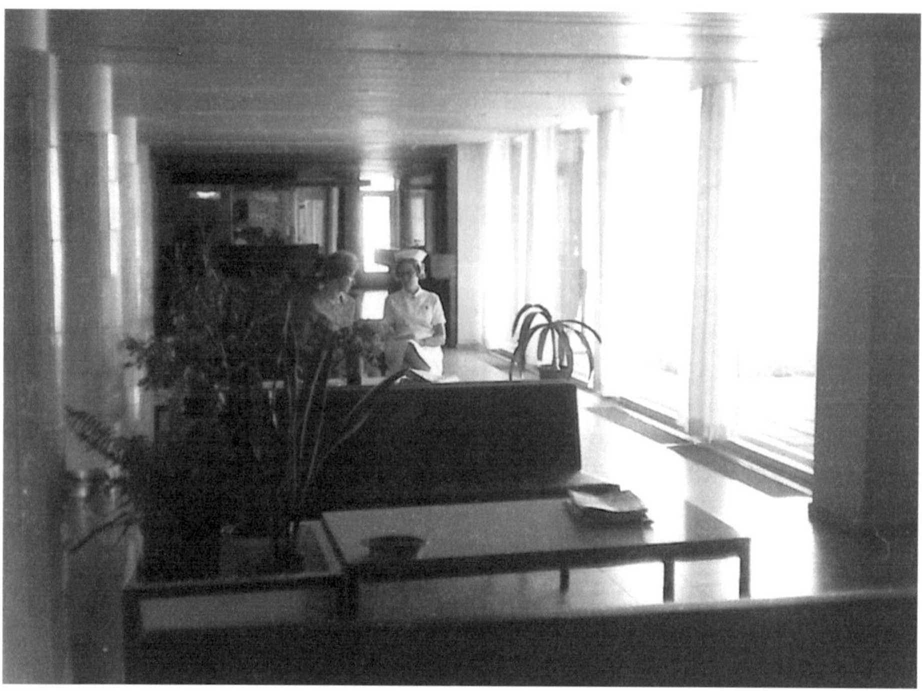

Poliklinikan aula vuonna 1968. Iltaisin aula oli usein täynnä potilaita odottamassa päivystävälle lääkärille pääsyä. Kuva. Tuula Hieta.

Päiväpoliklinikat valmisteltiin

Päiväpoliklinikat valmisteltiin edellisenä päivänä ajanvarauslistojen mukaan. Sairauskertomukset haettiin arkistosta, epikriisit luettiin, laboratoriovastaukset katsottiin ja röntgenkuvat haettiin. Katsottavien potilaiden paperit laitettiin kanslian pöydälle riviin ja päälle lappu, kenelle lääkärille kukakin potilas tulee. Tuohimaan Heikille laitettiin pitkää pinnaa vaativat ja Kantasen Matille uusintakäynnille tulevat. Aamulla sovittiin hoitajien kesken, kuka ottaa kirurgian poliklinikan avustamisen, kuka sisätautipoliklinikan ja kuka naistentautien. Lääkäri otti paperit ja hoitaja huuti potilaan sisään, ohjasi pukukoppiin ja avusti tarvittaessa riisuutumisessa ja pukeutumisessa. Tutkimushuoneessa oli valmiina sovittu tutkimus- ja hoitovälineistö. Hoitaja auttoi tarvittaessa potilaan tutkimuspöydälle ja avusti lääkäriä toimenpiteissä, antoi kotihoito-ohjeet ja ohjasi potilaan ilmoittautumisluukulle saamaan jatkohoitoajan ja lisäohjeet. Ammattirajat olivat väljät. Se, joka oli vapaana, meni avustamaan toimenpiteeseen. Ylilääkäri Toivio saattoi polvipunktiota tehdessään sanoa sairaala-apulaiselle: *"Siinä ne on hyllyssä, Lidocain ja Adrenaliini. Siitä otat ja vedät ruiskuun puolet ja puolet."* Ja niin tapahtui. Toimenpiteen jälkeen sairaala-apulainen huolehti tutkimushuoneen kuntoon seuraavaa potilasta varten ja välineet välinehuoltotilaan.

Hoidon tarpeen ja kiireellisyyden arviointia 1960-70-luvun malliin

Poliklinikan pääovi oli auki klo 22 asti, jonka jälkeen tulijat soittivat soittokelloa. Varsinkin illat olivat ruuhkaisia. Monesti iltavuoroon tullessa aula oli täynnä potilaita, joita kunnanlääkärit (myöhemmin terveyskeskuslääkärit) eivät olleet ehtineet virka-aikana tutkia. Oli flunssapotilaita, mahakipuisia, astmapotilaita henki ahtaalla, sepelvaltimotautiset rintakivussa, haava sormessa puukon lipsahdettua, nilkka nyrjähtänyt, korvakipuisia lapsia tai jalka jäänyt pyöränpinnan väliin jne. Yöllä sairaanhoitaja oli yksin katutasossa. Ovi oli vain avattava, vaikka joskus laitapuolen kulkija saattoi tulla puukko tai kirves kädessään varmistamaan sisäänpääsyä öiden kylmetessä...

Sairaanhoitaja valmisteli potilaan päivystävälle lääkärille. Lääkäri siirtyi tutkimushuoneesta toiseen – aina oli potilas odottamassa. Päivystykseen tulon syy ja tarpeelliset taustatiedot kotilääkityksineen selvitettiin ensin. Potilaan paperit haettiin pohjakerroksessa sijaitsevasta sairauskertomusarkistosta ja entiset röntgenkuvat röntgenistä. Korvakipuisilta lapsilta mitattiin lämpö ja mahakipuisille aloitettiin lämpökontrollit (kainalosta ja peräsuolesta). Rintakipuiselle aloitettiin verenpaine- ja pulssiseuranta ja otettiin sydänfilmi, kysyttiin oireiden laatu ja alkamisaika, kotilääkitys jne. Hoitaja määräsi aiheelliseksi katsomansa laboratoriokokeet ja röntgenkuvat. Joskus meni aikaa, ennen kuin saatiin paikalle laboratorio- ja tai röntgenhoitaja. Heillä kun ei ollut virallista päivystystä. Vasta tulosten valmistuttua soitettiin päivystävälle lääkärille ja diagnoosiakin ounasteltiin. Yhtenä iltana päivystykseen tuli mahakipuinen potilas, josta otettiin Pvk ja La. *Sairaala-apulainen haki vastaukset laboratoriosta ja totesi käytävällä ääneen: "Ei oo umppari"!*

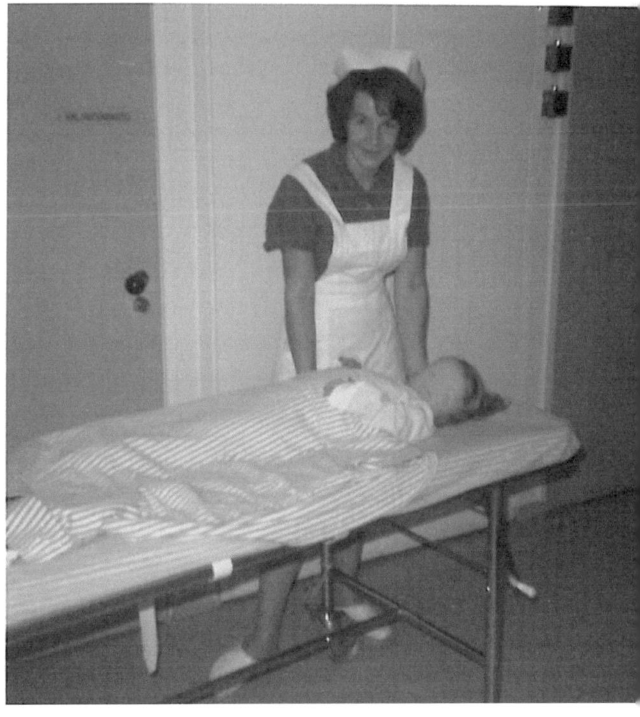

Sairaala-apulainen Maire Rautio pikku potilaan kanssa odottamassa päivystävän lääkärin vastaanottoa. Kuva. Maire Takalo (aikaisemmin Rautio).

Päivystysaikana ommeltiin haavoja, kipsattiin, annettiin höyryä ja humautettiin lapsia parasenteesia tehtäessä. (Humautus tarkoittaa kevyttä nukutusta lääkkeellä tärykalvon puhkaisussa). Lapsen pään pitäminen oikeassa asennossa ja liikkumatta oli sairaanhoitajakoulussa opetettu: lapsi syliin, jalat hoitajan polvien väliin, hoitaja käänsi pään ja piteli kädellään sitä rintaansa vasten. Nykypäivän vanhemmat kauhistuisivat moisesta. Lapset itkivät, mutta pää pysyi liikkumatta ja lääkäri teki toimenpiteen nopeasti. Toinen vastaavanlainen toimenpide on jäänyt mieleen: liikaa lääkkeitä ottaneiden mahahuuhtelu: potilas paareille kyljelleen, paksu punainen huuhteluletku mahaan, pulloratti letkun päähän ja siitä kannulla kädenlämpöistä vettä...Siihen aikaan ei puhuttu potilaan kohtaamisesta tai empatiasta. Toiset hoitajat tekivät toimenpiteet kylmällä rutiinilla, toiset arkisesti jutellen arasti myötätuntoa osoittaen, mutta jämäkästi niin kuin oli opetettu. Muistin mukaan itsemurhaa yrittäneillekään ei järjestetty mitään jatkohoitopolkua: mahahuuhtelu ja kotiin tai osastolle jälkitarkkailuun. Epikriisi tosin meni lähettäneelle lääkärille jatkohoitosuosituksineen. Kun potilaalle määrättiin antibioottikuuri, annettiin alkulääkitys mukaan siihen asti, kun apteekki aukesi. Ja sairaanhoitaja varmisti ennen lähtöä, oliko potilaalla tai saattajalla kysyttävää. Käynti ja jatkohoito-ohjeet kirjattiin siniseen poliklinikkakorttiin.

Päivystykseen tuli Rautaruukilta usein hitsareita, joilla oli mennyt silmään kuonaa. Sen poistaminen ei aina ollut helppoa. Maahanmuuttajia ei silloin vielä ollut, mutta tehtaalla kävi vieraita, joista venäläiset sairastuessaan saattoivat olla hyvinkin vaativia. Poliisitkin tulivat poliklinikalla tutuiksi. Humalatilatutkimukset tehtiin päivystysaikana poliklinikalla: puhallutettiin ja viivaa pitkin kävelytettiin jne. Poliisia tarvittiin apuun myös silloin, kun potilas meni deliriumiin (sekavuustila, joka johtuu esim. alkoholin aiheuttamasta keskushermoston toiminnan häiriöstä). He auttoivat hoitajia myös potilaiden kuljetuksissa ja nostamisissa. *Niin tutuiksi poliisit tulivat, että tarjosivat Tellelle ja minulle kyydin kaupungista Mustan Maijan takapenkillä sairaalan pääovelle! (MLP 1968)*

Aina ei lääkäriä kutsuttu ollenkaan paikalle. Iltaraportilla yöhoitajalle kerrottiin vakioasiakkaiden hoitoperiaatteet: anna sille voileipää ja laita kipsihuoneen lattialle patja...ja kerää tutkimushuoneista desinfiointiainepullot pois... tai: sillä on kirves, mutta ei sitä tartte pelätä; se hätistelee sillä pikku ukkoja tien varresta... Muistaapa joku käyttäneensä päivystykseen tulleen potilaansa kylpyosastolla suihkussakin, ennen kuin potilas voileivät syötyään asettautui patjalle nukkumaan. Ja lähti aamulla pois tapaamatta lääkäriä ollenkaan. Joskus taas ulko-ovella kuultiin paikallisen runoilijan lausuvan Kaarlo Sarkian Lapsuuteni joulua tavalla, joka on jäänyt lähtemättömästi mieleen. Toisinaan selvittiin toverillisella jutustelulla ja tupakkatauolla lääkäriin tyytymättömän potilaan kanssa. Hannu muistelee: XX alkoi puukko kourassa humalassa rähistä, kun Suutarin Jukka ei antanut reseptiä. Sanoi minulle: *"hommaa se resähti... tai tullaan lyömään porukalla"....* *"Eläpä mittään – käyvään ensin tupakalla"...* Käytiin tupakalla ja asia jäi siihen. Tai tasapuolisesti kaikkia kohdellen uhkailusta riippumatta: sairaalan liittohallituksen jäsen tuli päivystykseen flunssan vuoksi. Tapaus ei ollut päivystysasia. Hän hermostui ja muistutti, kuka on ja aikoi ilmoittaa ylemmille. Sanoin: "ei vaikutusta asiaan". "Perästä kuuluu"... ei kuulunut.

Kaikki päivystyspotilaat kirjattiin paksuun päiväkirjaan: nimi, syntymäaika, tulosyy, suoritetut hoitotoimenpiteet ja jatkohoito (kotiin, vuodeosastolle jne.). Kun terveyskeskuspäivystys tuli poliklinikalle, hoitajalle kuului myös rahastus: käyntimaksu kolme markkaa, rahat laatikkoon ja kuitti. Ja aamulla tilitys potilaskassaan

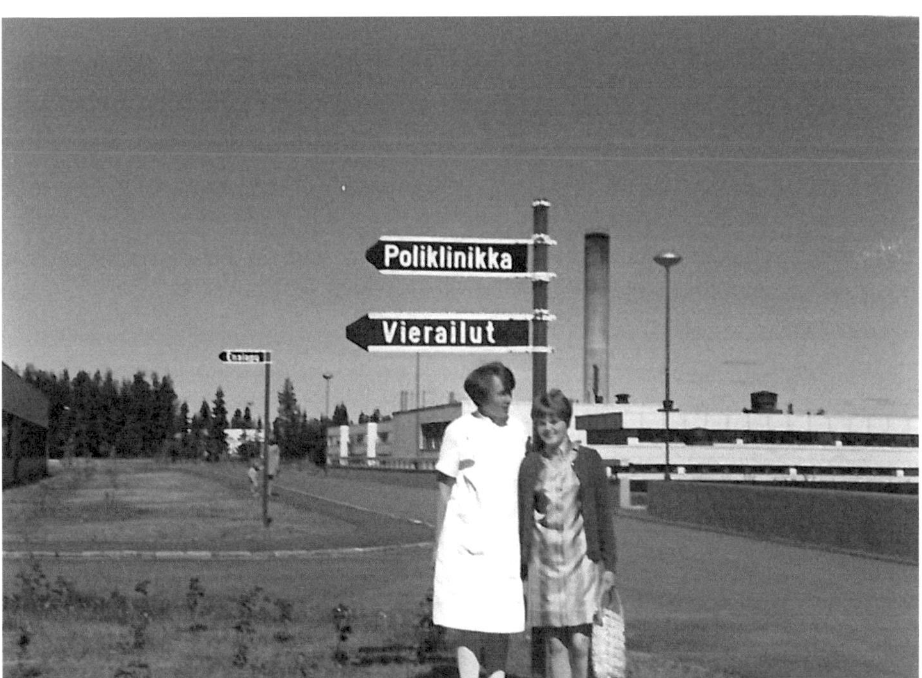

Nämä olivat ainoat opastusviitat vuonna 1967. Taustalla olevassa viitassa lukee: Ensiapu. Oikealla näkyy konehuone, keittiö ja henkilökunnan ruokasali. Kuva. Pirkko Ukkonen.

"Tehän tiiättä, mitä pittää tehä"

Siihen aikaan ei ollut ensihoitosysteemiä eikä hälytyskeskusta. Oli sairaankuljetus ja sairaalan ensiapupoliklinikka. Poliklinikan kanslian pöydällä oli hälytyspuhelin 006. Puhelinta pidettiin silmällä ja vastattiin, ja soitettiin sitten sairaankuljettaja tarvittaessa hakemaan potilasta. Sairaankuljettaja soitti, kun oli tuomassa potilasta. Ambulanssin tulotie pidettiin vapaana. Aina jokin keino keksittiin: *XX toi toistuvasti lastaan päivystykseen ja jätti autonsa ambulanssitielle tukoksi. Sana ei auttanut. Me hinattiin auto kauemmas…* Ambulansseja oli Raahessa paloasemalla ja Lassilan Sepolla kaksi, Pitkäahon Esalla Ruukissa yksi, Rautaruukilla oli oma auto ja Rantsilassa Louetin Mannella. Niillä tuotiin kolaripotilaat, rintakipuiset, halvauspotilaat ja astmapotilaat jne. Autossa elvytettiinkin. Poliklinikalla oli omat elvytysvälineet kärryssä: ambu (elvytyspalje, jolla varmistetaan potilaan hapen saanti), ruiskut, neulat, kanyyli, nielutuubit, lääkkeet jne., imu, Ekg-monitori ja defibrillaatori. Kun ambulanssi ilmoitti potilaasta, laitettiin välineet käyttövalmiiksi ja soitettiin lääkäri paikalle sekä alettiin soitella laboratorio- ja röntgenhoitajaa.

Potilaat lajiteltiin kiireellisyysjärjestykseen, soitettiin laboratorio, röntgen ja leikkaussali paikalle, aloitettiin tiputus, varattiin veret jne. ja aloitettiin lääkärin määräämät hoidot. Rautaruukilla tapahtui alkuvuosina usein tapaturmia. Hannu muistelee: *"Mies putosi siiloon. Tuohimaan Heikki päivysti kotoa. Sanoi puhelimessa: "minäpä lähen täältä tulemaan…viekää potilas röntgeniin… tehän tiiättä, mitä pittää tehä".* Muuruvirran Esa oli ollut Tampereella päivystyksessä sairaanhoitajana ja minä Kiiran Pertillä Oulussa ambulanssissa. Taustatiedot ja nykytila; tippa suoneen, RR ja vitaalitoiminnat seurantakaavakkeeseen jne.… vaatteet koriin ja luetteloitiin ja kori aamulla kylpyosastolle… ". Oliko kirjallista ohjeistusta kiireellisyysluokituksesta, sitä ei muisteta. Todennäköisesti ei. Lääkäreiden suulliset ohjeet ja työkokemus taisivat olla toiminnan perusta. Triagesta ei siihen aikaan puhuttu.

Tapaturmapotilaiden lisäksi muistetaan astmakohtauksessa olevat, joille laitettiin astmatippa (Kortisonia ja Theofolia) ja vietiin sisätautiosastolle. Ensimmäisinä vuosina ei ollut tipanlaskijoita, vaan sekuntikellon avulla säädettiin tippanopeus. Diabetespotilaat tulivat usein miten koomassa (liian korkeasta verensokerista johtuva tajuttomuustila). Laitettiin tippa, aloitettiin lyhytvaikutteisen insuliinin anto ja vietiin sisätautiosastolle. Aivoverenkiertohäiriöpotilaiden ja rintakipupotilaiden tutkimukset ja tarkkailu olivat jokapäiväisiä. Oli kirjoittamaton sääntö: Osastolle ei saanut viedä potilasta, ellei sillä ollut tippaa. Se piti laittaa vaikka jalkaan, jos ei muualle saanut. Potilasvaatteet piti vaihtaa ja hoidon aloitukset tehdä ja kaikki merkitä rahtikirjaan. Siinä oli seuraavat asiat: potilaan nimi ja syntymäaika, diagnoosi, poliklinikalla suoritetut tutkimukset ja hoitotoimenpiteet ja tutkimus- ja hoito-ohjeet osastolla sekä lääkärin allekirjoitus. 1980-luvulla sairauskertomuksen liitelomakkeita uudistettaessa nimi muuttui lähetteeksi vuodeosastolle. Nimitys kuvastaa kunkin aikakauden hoitofilosofiaa.

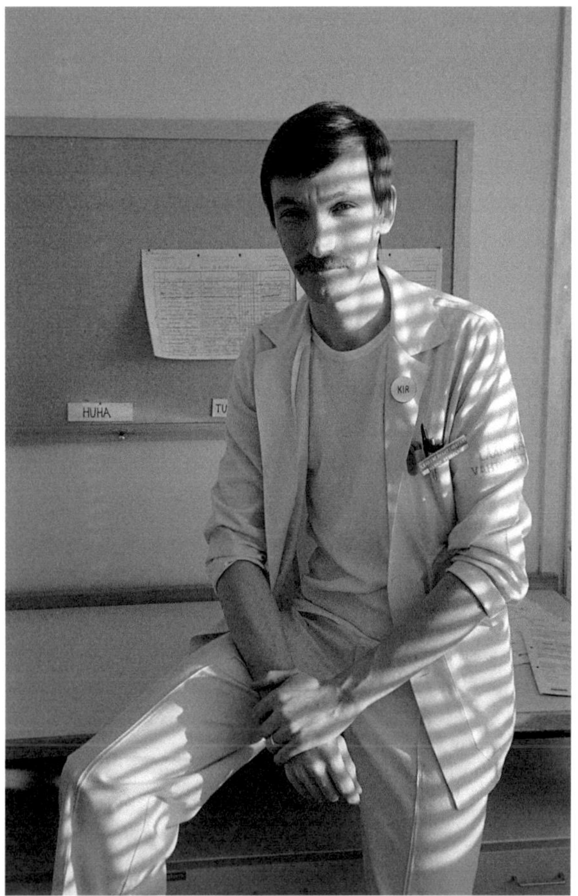

Lääkintävahtimestari Hannu Syngelmä kirurgian poliklinikalta tuli tunnetuksi taitavana kipsaajana. Kuva. Jarmo Reponen.

Vaikeita tilanteita

Omaisten kohtaaminen oli monesti vaikeaa. Vaikeinta oli katsoa itkeviä vanhempia, joiden lapsi kuoli äkillisesti kolarissa. Elvytys ei tuottanut tulosta. Ikuisesti on piirtynyt mieleen kuva isästä, joka kantoi kuollutta puolivuotiasta sylissään (kätkytkuolema). Tai iltayö, kun tukihenkilö toi vaununkopassa lasta, jonka äiti oli pahoinpidellyt elottomaksi. Elvytettiin. Lapsi jäi henkiin, mutta vammaiseksi. Yhtä vaikeaa oli kohdata kuoleman aiheuttama suru ihmiselämän loppupäässä. Neuvottomana katsoi nuori hoitaja vanhaa avioparia – mummua, joka lähti itkien yksin kotiin hyvästeltyään puolisonsa kuolemalle. *Kai me kuitenkin tuettiin jotenkin omaisia – vaikka meitä oli koulussa opetettu, ettei saa itkeä eikä mennä tunteella tilanteeseen.* Aamuraportin jälkeen hoitaja jäi yksikseen. Kotona ei puhuttu mitään. Oli opetettu vaitiolovelvollisuuteen vedoten, ettei kotona saa puhua. Vasta 1980-luvulla työnohjausryhmissä oli mahdollisuus purkaa ja jakaa vaikeita potilastilanteita.

Porukalla ja huumorilla

Jokainen ammattiryhmä teki sen, mitä koulutuksensa perusteella osasi ja sen lisäksi tinkapaikoissa sen ylikin. Vanhemmat ja kokeneemmat neuvoivat ja auttoivat. Vaikeaa oli, mutta työkaverit neuvoivat esimerkiksi tipan laitossa ja elvytyksessä. Varsinkin päivystysaikana ammattirajat olivat sivuseikka. Ei silloin puhuttu mistään valvontaviraston ohjeista ja säännöksistä, jotka kieltäisivät jotain tekemästä. Potilaan eteen kaikki tekivät kaikkensa. Mitä ei osattu, se opeteltiin ja sitten osattiin. Potilasta ei saanut jättää auttamatta. Kun potilas tuli päivystykseen, hoitaja määräsi aiheelliseksi katsomansa laboratoriokokeet ja röntgenkuvat. Vasta tulosten valmistuttua soitettiin päivystävälle lääkärille. Joskus tuli tilanteita, joissa lääkäriltäkin loppui taito toteuttaa potilaan tarvitsema hoitotoimenpide. Sairaanhoitaja saattoi komentaa lääkäriäkin. Eevahan se kouli lääkäreitä. Potilas piti intuboida (laittaa hengitysputki). Lääkäri yritti, eikä saanut onnistumaan, lähti kävelemään käytävälle. *"Mihin se lähti", kysyi Eeva. "Tuolla se menee käytävällä", työkaveri vastasi. "Tuu takasin, ei saa mennä, se on intuboitava tuo potilas", huuti Eeva lääkärin perään...*

Työtä oli paljon. Oltiin samaa sakkia, lääkäreistä sairaala- ja hoitoapulaisiin. "Kantasen Matti tuli kansliaan valittamaan, että on paljon potilaita, hain keksin ja panin sen suuhun. "Hae toinenkin", sanoi Matti." Spekula (emättimen kohotin) lensi oveen, kun ei ehditty Niemi-Pynttäriä avustamaan riittävän nopeasti. Kukin luonteensa mukaisesti.

Sunnuntaina oli siivous- ja huoltopäivä. Lääkekaappi siivottiin ja vanhentuneet lääkkeet palautettiin apteekkiin. Leikkaussalin ja tutkimushuoneiden kaapit pyyhittiin, steriileistä tarvikkeista laitettiin vanhimmat eteen ja täydennettiin, limaimujen pullot pestiin ja vesi vaihdettiin hapen kostutuspulloon jne. Tipanlaitto- ja elvytysvälineistö lääkkeineen tarkastettiin ja sähköimun sekä Bennetin toimivuus testattiin. Välinehuoltotehtävät tehtiin työvuoron lopussa päivittäin: pesu, pussitus ja autoklaaviin, josta tuulettumaan ja kaappiin. Teräksisten kaarimaljojen ja sylkykuppien pesu on jäänyt monen mieleen. Toisinaan ehdittiin huolehtia ympäristön viihtyvyydestäkin, kun sairaalan naapurista, seminaarin puutarhalta kipaistiin joskus lauantai-iltapäivisin hakemassa työpuku päällä kukkia maljakoihin! (Kesä 1968). Työnteko oli 1970-luvulla tunnelmaltaan leppoisaa yhdessä tekemistä. Ei ollut kiireentuntua lukuun ottamatta kolari- ja muita päivystystilanteita. Poliklinikan ajanvarauksesta saattoi työkaveri pilaillessaan varata aikaa silmälasien pesuunkin.

Osastoavustajan moninainen tehtäväkuva ja työtila

Aira Lehtelä tuli taloustoimistosta poliklinikan toimistoapulaiseksi vuonna 1973 päätyönään poliklinikan sanelujen kirjoittaminen. Jonkin aikaa hän toimi myös ylihoitajan, leikkausosaston, välinehuollon ja apteekin sihteerinä. Päivä saattoi kulua näihin muihin tehtäviin, ja pino lääkäreiden saneluja odotti kirjoittamista...

Jonkin ajan kuluttua poliklinikka halusi siirtää toimistoapulaisen lähemmäksi yhteistyön helpottamiseksi. Työhuoneeksi tuli kanslian yhteydessä oleva pieni sola, josta pääsi isoon tutkimushuoneeseen. Siinä ei voinut puhua työrauhasta, kun henkilökunta puhui kansliassa puhelimeen, ohjasi potilaita ja antoi jatkohoitoaikoja. Jos kansliassa ei ollut hoitajaa paikalla, toimistoapulainen vastasi puhelimeen, opasti potilaita ja avusti hoitajia toimenpiteissä, kuten kipsin-, virtsakatetrin ja nenämahaletkun laitossa.

-80-luvun alussa työtilaksi tuli aulan ulko-oven viereinen huone. Seinän takana oli poliklinikkapotilaiden ilmoittautumisluukku. Elina Nieminen oli saatu toiseksi osastoavustajaksi. Jossain vaiheessa osastoavustajien piti olla vuoroviikoin ilmoittautumisessa, jossa potilaat ilmoittautuivat vastaanotolle tullessaan ja varasivat kontrolliaikoja lähtiessään. Myös puhelimitse annettiin kontrolliaikoja.

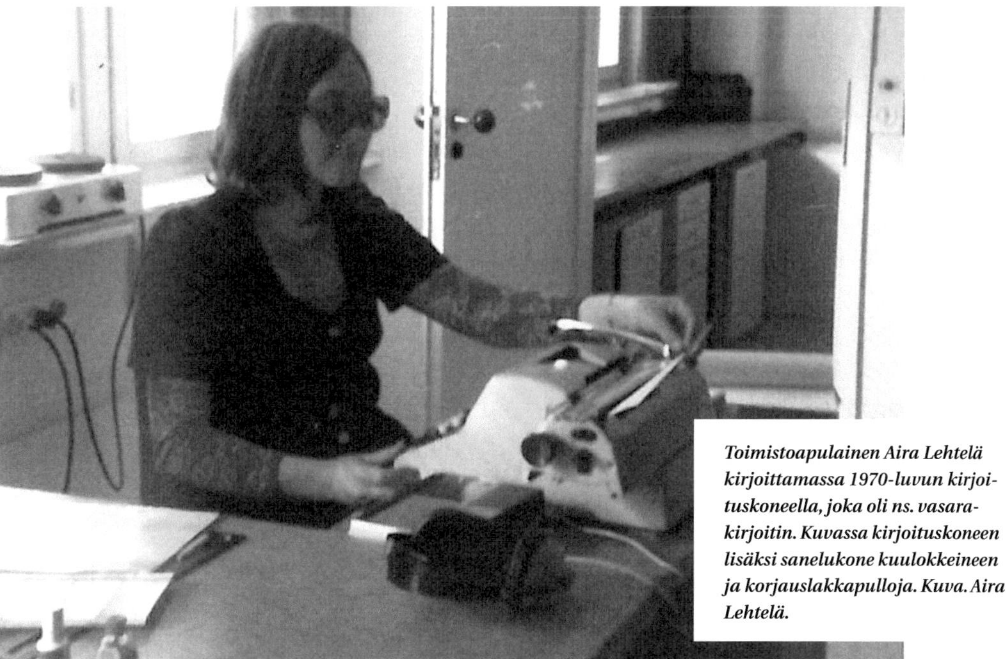

Toimistoapulainen Aira Lehtelä kirjoittamassa 1970-luvun kirjoituskoneella, joka oli ns. vasarakirjoitin. Kuvassa kirjoituskoneen lisäksi sanelukone kuulokkeineen ja korjauslakkapulloja. Kuva. Aira Lehtelä.

...Oli kaksi puhelinta: ulkolinja ja sisäpuhelin. Molemmat puhelimet soivat yhtä aikaa ja potilas oli luukulla. Oli ajanvarauksella tulijat ja kyselijät. Minun piti vastata puhelimiin ja antaa aikoja. Hoitajat puhuivat keskenään huoneen takaosassa valmistellessaan huomisen päivän poliklinikoita. Joskus tuli hoitajalta " kylmää vettä niskaan - miksi tämä aika on annettu näin?" ... Oli tarve osoittaa toisen tekemä virhe. Se tuntui pahalta. Kaiken kaikkiaan ajanvarausaika säilyy muistoissa ikävänä aikana. -80-luvun lopulla saatiin viimein osastoavustajillekin oma erillinen työhuone.

Lääkärit sanelivat nauhakasetille sairauskertomukset leikkauskertomuksineen, röntgenpassitukset, C-, D-, E- ja vapaamuotoiset todistukset yms. *Sanelujen kirjoittamiseen ei ollut mitään erityistä koulutusta eikä perehdytystä. Oli vain Pharmaca Fennica, lääketieteen sanakirja ja vihko, johon vierasperäiset sanat kirjoitettiin muistin tueksi seuraavaa kertaa varten.* Kun -70-luvulla kävi paljon ulkomaalaisia lääkäreitä, sanelujen kirjottaminen oli väliin painajainen. Joskus piti arvata, että kyseessä oli umpilisäkkeen poisto puolalaisen kirurgin saneltua, että "potilaalta leikattiin vetonuppisuoli". Jokaisella lääketieteen alalla oli oma sanastonsa, joka piti opetella. Joskus potilas tuli uudelleen päivystykseen ennen kuin oli ehditty edellistä sanelua kirjoittaa. Saneluja piti kuunnella kasetilta ja sieltä poimia oikea sanelu. Myöhemmin osastoavustajat keksivät sanelulistat, jotka helpottivat poimimista.

Hoitotyön kliinisiä erikoisosaajia ja hoitajavastaanottoja 1980-luvulla

Terveysaseman tilojen valmistuttua päivystyspotilaiden hoito siirtyi uusiin tiloihin. Poliklinikan tiloja ja toimintoja oli mahdollista järjestellä uudelleen. Uutena toimintana aloitti lastentautien poliklinikkatoiminta. Kirurgian poliklinikalle muodostuneita jonoja alettiin purkaa urakalla lääkäri Virpi Honkalan tullessa kirurgian ylilääkäriksi. Sisätautien poliklinikkakin oli täynnä osastohoidon jälkikontrollipotilaita. Matti Honkalan johdolla vuosina 1987 – 1990 poliklinikka toiminta muuttui aktiiviseksi sisätautipotilaiden tutkimus- ja hoitoyksiköksi. Paksusuolen tähystyksiä oli tehty 1980-luvun alussa lauantaisin. Lääkäri tuli skoopin kanssa Oulusta. Potilaita oli kymmenestä kahteenkymmeneenkin. Tutkimusten tekeminen venyi usein iltamyöhään, ja reserviyöhoitaja kuskasi potilaita sisätautiosastolle jälkitarkkailuun.

Honkalan Matti alkoi tähystää paksusuolen lisäksi myös mahalaukkuja sisätautipoliklinikkapäivinä. Tähystyksen tekeminen vaatii lääkärin ja avustavan hoitajan saumatonta yhdessä tekemistä. Sairaanhoitajat Maj-Len Tennilä, Eila Suhonen ja Inkeri Yrttiaho olivat ensimmäisiä *"skopiahoitajia"*. Joku muistaa, että -80-luvun lopulla yksi potilas kävi lauantaisin peritoneaalidialyysissakin, vatsakalvon läpi tehtävässä keinomunuaishoidossa. Oulussa käytiin opissa...

dialyysinesteitä lämmitettiin vesihauteessa ja liuoksia laimennettaessa muisteltiin porukalla lääkelaskuja...

Sairaanhoitaja Maija-Liisa Pajunen oli 1980-luvun alkupuolella ensimmäinen *nimetty diabeteshoitaja.* Diabeteshoitajan tehtävänä oli "järjestää ja antaa diabeetikoille ja heidän perheenjäsenilleen hoidonperusopetus hoitoyksikössä ja seurantakäyntien yhteydessä tarkkailla hoidon onnistumista ja antaa lisäohjeita". Ylihoitaja Eeva Tokolan kanssa käytiin hakemassa oppia Tampereen diabeteskeskuksesta, jonka järjestämään diabeteshoitajakoulutukseen osallistuttiin. Opintokäyntejä tehtiin myös Helsinkiin ja Ouluun.

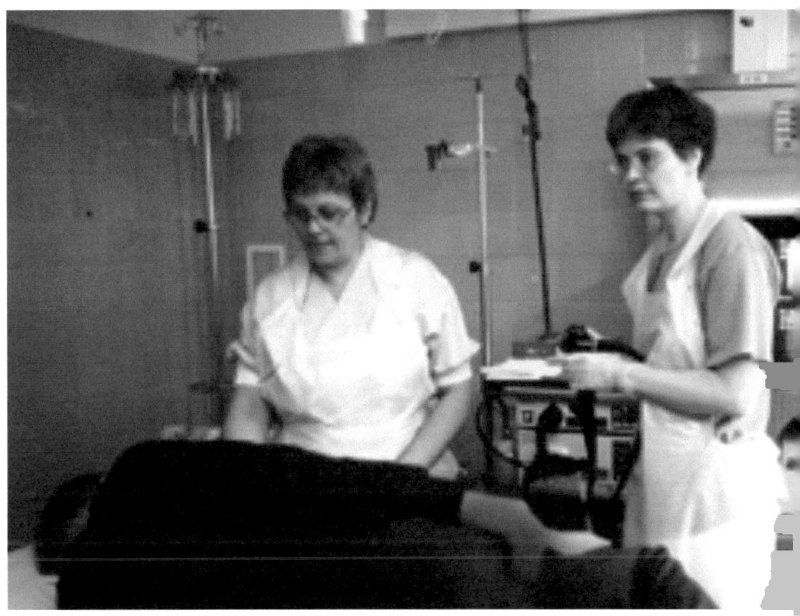

Tähystys alkamassa 1980-luvulla. Oikealla lääkäri Ulla Paananen ja vas. sairaanhoitaja Maj-Len Tennilä. Kuva. Pirkko Ahokas-Tuohinto.

Infarktipotilaiden hoidon neuvonta kehittyi samaan tapaan kuin diabetespotilaiden. Käytössä oli potilasliittojen laatimat hoidonopetuksen sisältörungot (eri hoitopäiville oma sisältö), joissa oli poliklinikan ja vuodeosaston osuudet. Osastoilla oli nimetyt sairaanhoitajat, jotka jatkoivat poliklinikalla aloitettua hoidonopetusta: oli diabetesvastaava ja infarktivastaava. Infarktin sairastaneille ja heidän omaisilleen kokeiltiin eräänlaista *sopeutumisvalmennus-ryhmätoimintaakin,* jossa oli vertaistuen lisäksi lääkärin, lääkintävoimistelijan, emännän ja diabeteshoitajan osuudet. Ryhmä kokoontui kerran viikossa. Siinä annettiin varsinainen ensitietopaketti sairauden omahoidosta, nykykielellä sanottuna.

1980-luvun lopulla Maija-Liisa siirtyi kokopäiväisesti diabetes-infarktihoitajaksi poliklinikalle. Lääkäri Matti Honkalan kanssa muotoutui ensimmäinen hoitaja-lääkäri-työpari. Hoitajavastaanotot saivat näin alkunsa. Alkuaikoina Maija-Liisa huolehti potilaistaan "ympärivuorokautisesti". Potilaat soittivat hänelle kotiinkin. 1990-luvun alussa suunnitelmallinen ohjaustoiminta laajeni myös muihin potilasryhmiin. Poliklinikoille tuli edellisten lisäksi lääkärin kanssa työparina toimivat reumahoitajat ja astmahoitajat ja hoitajavastaanotto ennen lääkärille menoa.

Kirurgian poliklinikan puolella lääkintävahtimestari Hannu Syngelmän erikoisosaaminen kohdistui *kirurgisiin toimenpiteisiin* (erilaisten kipsisidosten ja lastoitusten tekemiseen) ja kaikenlaisten hoitolaitteiden käyttöön ja huoltoon. "Soitetaan Hannulle", sanoivat vuodeosastojen hoitajat mihin vuorokauden aikaan hyvänsä, kun itseltä loppui taito tutkimus- ja hoitolaitteen käytössä. "Se tiesi kaikki asiat...", tuumasi eräs sairaalasta eläkkeelle jäänyt kuultuaan Hannunkin jääneen eläkkeelle.

Muistelemassa:
sairaanhoitajat Marja-Liisa Kemppainen (aik. Pirkola), Tellervo Jauhola (aik. Luhtio), Eeva Tokola, Ulla Haapakangas, Raili Patanen, Leena Huumonen, Kaisa Kinnunen-Luovi (aikaisemmin Kinnunen), lääkintävahtimestari Hannu Syngelmä, osastoavustajat Aira Lehtelä ja Lahja Karjalainen (aik. Tikkala), sairaala-apulainen Maire Takalo (aik. Rautio).

Näytteenotosta veripalveluun – laboratorio

Tilat ja henkilökunta vuonna 1968

Laboratoriossa oli tutkimuslaitteet ja -välineet sekä huonekalut valmiina ensimmäisen kemistin Jorma Montinin suunnittelemana. Tilat oli suunniteltu siten, että ala-aulasta päin katsoen vasemmalla puolen käytävää (röntgenin sisäpihaa vasten) olivat ensin henkilökunnan kahvihuoneenakin toimivan veripalvelun tilat, sitten peräkkäin hematologian ja kemian laboratoriot ja eritelaboratorio, jossa oli pieni koppero bakteerimaljojen tekoon. Käytävän päässä olevalla poikkikäytävällä oli kemistin huone ja tutkimushuone (EKG, rasitus-EKG ja vitalografia). Käytävän oikealla puolella aulasta lukien (poliklinikan sisäpihaa vasten) oli ensin lääkäreiden vastaanottohuoneita, sitten näytteenottotilat, jossa potilas - WC:t ja vastauslokerikko osastojen ja poliklinikan vastauksille sekä välinehuoltotilat.

Henkilökuntaa oli alussa kemistin lisäksi kaksi laboratoriohoitajaa (Maija-Liisa Viirret ja Hilma Sankala). Sairaala-apulainen Helena Ukura huolehti välinehuollosta ja sen lisäksi siivosi laboratorion tilat. Sisätautiosaston toimistoapulainen kävi pari tuntia päivässä apuna. Kesäkuun alussa 1968 tuli kolme vastavalmistunutta laboratoriohoitajaa, joista yksi oli Lea Heikkinen (Krook) 18 v. Laboratoriohoitajia jäi neljä, kun toinen talossa olleesta lähti heti pois. Elokuusta 1968 -1974 laboratoriohoitajat hoitivat myös veripalvelua. Tämän jälkeen sairaanhoitaja Pirkko Tuohinto toimi veripalvelun hoitajana siihen asti, kun toiminta lopetettiin omana toimintana keväällä 1989. Siitä alkaen veret on tilattu Oulun SPR:stä. (Krook Lea, 2012, s. 3)

Päivätyöstä päivystykseen

Ensimmäisenä toimintavuotena laboratoriohoitajat olivat aamuvuorossa, syksyyn 1968 myös lauantaisin. Sunnuntai oli vapaapäivä. Laboratoriotutkimuksia kuitenkin tarvittiin päivystyspotilaiden diagnoosin määrittelyyn ja osastopotilaiden tilan seurantaan. Henkilökunnan asuntola A3 - talossa oli kolmessa huoneessa talon puhelin. Kaksi laboratoriohoitajaa asui talossa. Osastoilta näkivät, että laboratoriohoitajalla oli valot, sille voi soittaa. Ja kyllä laboratoriohoitajia hälytettiinkin työhön vapaa-ajalla. Viikonloppupäivystys tuli vuonna 1972. Perjantaina oli aamuvuoro, päivystys alkoi klo 15 ja jatkui maanantaihin klo 7, jolloin alkoi aamuvuoro. Yhtäjaksoisesti oltiin työssä kiinni perjantaiaamusta maanantaihin klo 15 asti.

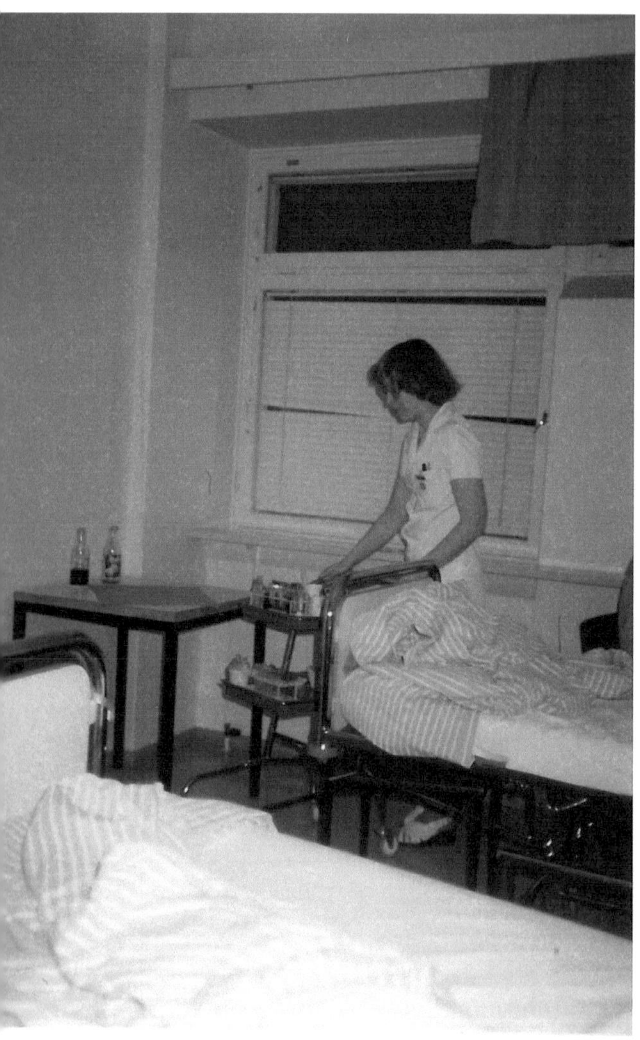

Laboratoriohoitaja Lea Krook 1970-luvulla aamukierrolla sisätautiosastolla heti klo 7 jälkeen. Kuva. Lea Krook.

Sairaalan ulkopuolella asuvat päivystivät vähän aikaa asuintaloissa olevassa päivystyshuoneessa, jossa oli puhelin. Seuraavana vuonna (1973) alettiin päivystää kotona.

"Koko sakki heräsi lankapuhelimen soittoon. Alussa kuljettiin aina taksilla. Muistan, että olin jo kolme kertaa käynyt. Portailla jo aviomies tuli vastaan ja sanoi, että oli soitettu. Työaikaan pantiin labrassa tehty aika ja matkat oli omaa aikaa. Joskus oltiin todella väsyneitä." Labran käytävällä oli pikku varasto, jossa sälytettiin monenlaista tavaraa. Se toimi myös pukukoppina, (päivystysaikaan edelleenkin). "Kerran kun oikein väsytti, ajattelin, missä minun yöpuku ja samalla havahduinkin, että päällehän minun pitää panna!!!!"

Lasten hoito piti järjestää, miten kukin taisi. Jollakin lapsia hoiti aviopuoliso. Jonkun lapsi oli päivähoitajalla päivystysajatkin. Yksinhuoltajaäiti lähetti lapsensa linja-autolla sukulaisille hoitoon viikonloppupäivystyksen ajaksi. Tulivat takaisin, kun päivystys loppui. (Krook Lea 2012, s.4 ja muisteluryhmä)

Aamukierto

Alussa jokainen laboratoriohoitaja otti yhden työpisteen ja teki siinä viikon tutkimuksia. Sitten vaihdettiin. Oli hemalainen, kemialainen, eritelabralainen ja näytteenottaja, jotka kaikki tekivät aamukierron vuodeosastoilla ja tiistaisin ja torstaisin Gellmanissa. Joku heistä otti osastojen sydänfilmit. Hemalainen haki myös päivystysnäytteet ja huolehti veripalvelusta. Hänen tehtäviinsä kuului myös putkien valmistelu tutkimusten suorittamista varten.

Vuodeosastoja oli aukaistu kesäkuussa 1968 sairaalan puolella kolme: synnytysosasto, kirurgian ja sisätautien vuodeosastot. Gellmanissa oli kaksi ns. kroonikko-osastoa: Gellman G ja Gellman H. Osastoilla oli ohjeet tutkimuksiin valmistautumisesta. Osastot toivat aamupyynnöt labraan illan ja yön aikana. Työt alkoivat aamulla siten, että jokainen otti yhden osaston pyynnöt ja kirjoitti niistä käsin potilastarrat näyteputkiin. Yleensä käytettiin pelkkää nimeä. Osa laboratoriohoitajista kirjoitti tarrat vasta potilaan vierellä. Jokaisella oli oma näytteenottokori, joka pysyi hyvin varusteltuna, kun tiesi käyttävänsä sitä seuraavanakin päivänä. (Krook Lea, 2012, s 4-5)

”Näytteenotosta heti nesteensiirtoon”

Näytteenottopiste avattiin klo 8.30. Potilaat toivat pyyntölappunsa näytteenoton pöydälle ja odottivat laboratorion käytävällä. Potilaita oli paljon. Suurin osa oli sairaalan lääkäreiden yksityispotilaita ja loput poliklinikalta. Näytteenottajan apuna oli aamulla pari tuntia poliklinikan apuhoitaja, joka ohjasi potilaat virtsanäytteenottoon ja kirjoitti tarroja. Kaikki virtsanäytteet otettiin labrassa (tai vuodeosastoilla). Potilasvessoja oli neljä. Näytteenottoastiat olivat teräksisiä ja pestäviä. Keskivirtsanäytteen ottoon oli teräsdeegeli, johon pantiin pumpulipalloja ja hanasta vettä. Sillä pestiin, ja sitten virtsattiin teräskuppiin.

Kesällä 1968 kolme vastatullutta ja -valmistunutta laboratoriohoitajaa jäivät päineen, kun muut lähtivät lomalle. Hommat hoituivat, vaikka joskus tulikin ”tenkka poo”. *”Sen muistan, että jonain päivänä mietittiin kolmestaan, mikä on potilaan pyyntölapussa lukeva gc-värjäys ja miten se otetaan ja tehdään. Sekin selvisi, ja naama punaisena joku meistä selitti yhtä punaiselle nuorelle miehelle, miten hänen pitää näyte ottaa.”*

Näytteenottajalle kuului myös sydänfilmit ja vitalografiat sekä rasitus-ekg:t. Rasitus-sydänfilmit eivät tainneet nykymittapuun olla kovin laadukkaita, mutta kyllä niilläkin aina joku pääsi eläkkeelle. Ensin otettiin lepofilmi. Sitten potilas polki niin kauan kuin jaksoi, tai tuli oireita. Otettiin uusi käyrä. Odotettiin muutama minuutti ja taas uusi filmi. Yleensä lääkäri ei ollut mukana tutkimuksessa.

Ylilääkäri Korhonen katsoi yksityispotilaansa polkemista jonkun aikaa ja sanoi: nyt riittää ja lähti kävelemään. Me tehtiin loppuun. Aikaa meni ja kiire poltteli, kun jonossa oli monta potilasta ekg:hen ja näytteenotossa oli myös jono.

Laboratoriohoitaja Lea Krook näytteenotossa. Kuvassa näkyy myös tuon ajan ihonpuhdistusvälineistö. Kuva. Lea Krook.

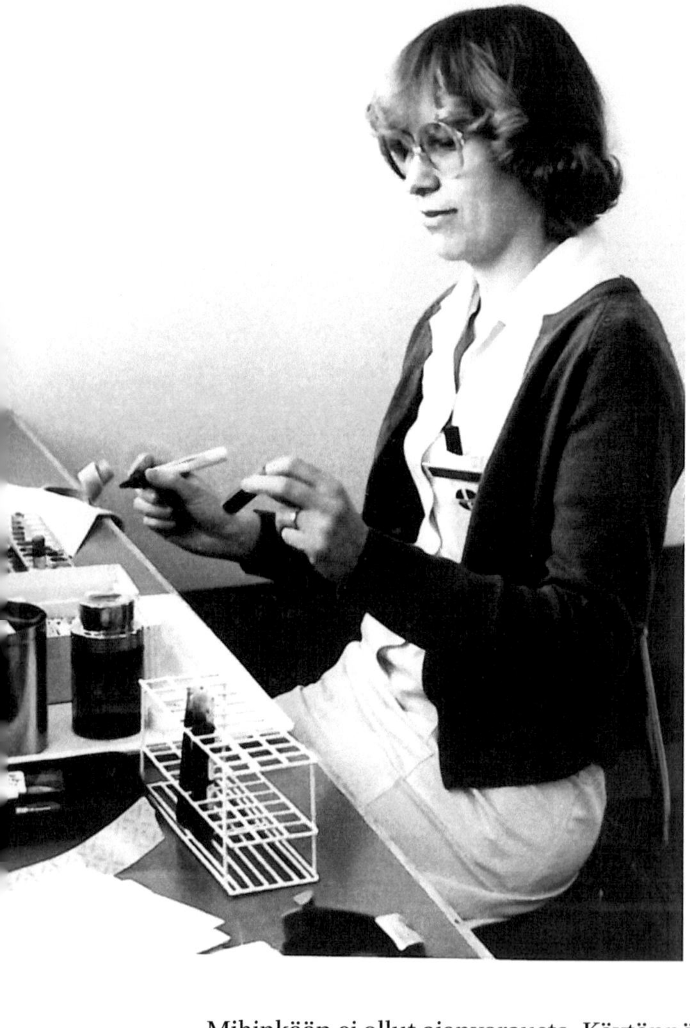

" Olin vastavalmistuneena sairaanhoitajana laboratoriossa sijaisena vuonna 1968. Tehtäväni oli ottaa sydänfilmit ja olla apuna virtsojen tutkimisessa. Muistan, kuinka jännitin imukuppielektrodien laittamista. Eriväriset johdot olivat sekavana nippuna koneen päälle nostettuna. Koneen alla lokerikossa oli lisäpaperia, partakone ja pirtupullo taitoksineen. Muovitaskussa oli kuva, jossa neuvottiin, mihin kohtaan rintakehää minkäkin värinen johto imukupilla piti kiinnittää. Ihokarvat piti raakata pois ennen elektrodien kiinnittämistä. Ja kello ottaa kädestä pois. Muistisääntönä raajakytkennöissä oli: punainen ja musta oikealle, keltainen ja vihreä vasemmalle. Sitten potilaalle kehotus olla liikkumatta ja kone käyntiin. Koneessa oli myös häiriönpoistonappi. Kun hyvännäköistä nauhaa oli riittävän pitkästi eikä siinä ollut paljon häiriöitä, painettiin stop-nappia. Ja lopuksi nauhaan kuulakärkikynällä potilaan nimi, syntymäaika ja päivämäärä. Seuraavaa potilasta varten elektrodit piti pestä ja kuivata." (Eeva 1968)

Mihinkään ei ollut ajanvarausta. Käytännössä otettiin ensin tunti verinäytteitä, sitten tunti ekg:tä ja taas tunti verinäytteitä. Siihen aikaan potilailla ei ollut niin kiire kuin nykyään, vaikka odotusajat olivat pitkät ja monet joutuivat olemaan syömättä. Kahvi- ja ruokatauon aikana jono seisoi. Aamukahvit juotiin porukalla klo 9. Silloin joku kävi huutamassa käytävällä: "Näytteenotosta heti nesteensiirtoon!". Hoksasivatkohan potilaat, että kahvillehan siitä lähdettiin. Syömään lähtiessä sanottiin potilaille, että nyt menen syömään. Harvoin kuului nurinoita. (Koork Lea 2012, s.5 ja muisteluryhmä)

Verinäytteet avosysteemillä pestäviin lasiputkiin

Lähes kaikki näytteenottovälineet olivat monikäyttöistä. Suurin osa neuloistakin oli alussa monikäyttöisiä. Käytetyt neulat pantiin likoamaan pesuaineveteen. 1960-luvun lopussa otettiin käyttöön vähitellen kertakäyttöneulat. *Verinäytteet otettiin alussa ns. avosysteemillä: staassi ja 18 G neulalla 10 ml lasiseen sentrifugiputkeen ilman hanskoja.* Iho puhdistettiin spriillä ja tuffereilla, jotka leikattiin levystä sopivankokoisiksi kannelliseen deegeliin (kuvassa edellä). 1980-luvun alussa siirryttiin suljettuun näytteenottoon, kun Etelä-Suomessa työssä ollut uusi laboratoriohoitaja toi tiedon Venoject-neulasta.

Kaikki putket olivat pestäviä lasiputkia. Ne piti ensin valmistella lisäämällä kuhunkin tutkimukseen sopiva reagenssi, esimerkiksi senkkaputkiin lisättiin 3,8% natriumsitraattia 0,5 ml ja verensokeriputkiin triklooretikkahappoa 1,0 ml. Leukosyyttiputkessa oli valkoinen korkki ja senkkaputkessa musta jne. Laboratoriohoitajien taskussa oli kumiletku, jonka toisessa päässä oli suukappale. Tätä tarvittiin pipetoitaessa sormenpäästä tai laskimoverestä monikäyttöisellä lasipipetillä 20 mikroa hemoglobiiniputkeen, 25 mikroa leukosyyttiputkeen, 100 mikroa verensokeriputkeen ja 10 mikroa erytrosyytteihin. Pipettiä huuhdeltiin joka pipetoinnin välissä vedellä ja eetterillä. Trombosyyteille oli oma pipetti. Hematokriitit otettiin kapillaareihin, jotka pistettiin pystyyn vahalevyyn. Laskolle ja trombotestille oli omat putket. Senkka imettiin mittapipettiin suulla ja laitettiin telineeseen. Mittaus oli tunnin kuluttua. (Krook Lea 2012 ja muisteluryhmä)

Tutkimukset tehtiin käsin vaihe vaiheelta

Laboratoriolaitteita oli vähän. 1960-70-luvuilla tutkimukset tehtiin käsin vaihe vaiheelta: Hematologisia tutkimuksia: Hemoglobiinit mitattiin Klett-fotometrillä, johon vaihdettiin tarvittavan aallonpituuden mukainen suodatin. Mittauskyvettiin (kuvassa edellä) kaadettiin nollaliuos, jolla laite nollattiin. Sitten kyvetti huuhdottiin pienellä määrällä seuraavaksi mitattavaa näytettä ja sen jälkeen mitattiin ko näytteen absorbanssi, Tulos katsottiin kemistin tekemältä kuvaajalta ja merkittiin pyyntölappuun. Näin mitattiin kaikki hemoglobiinit. Verensokerit keitettiin vesihauteessa ja väri mitattiin Klettillä, sopiva suodatin vaihdettuna.

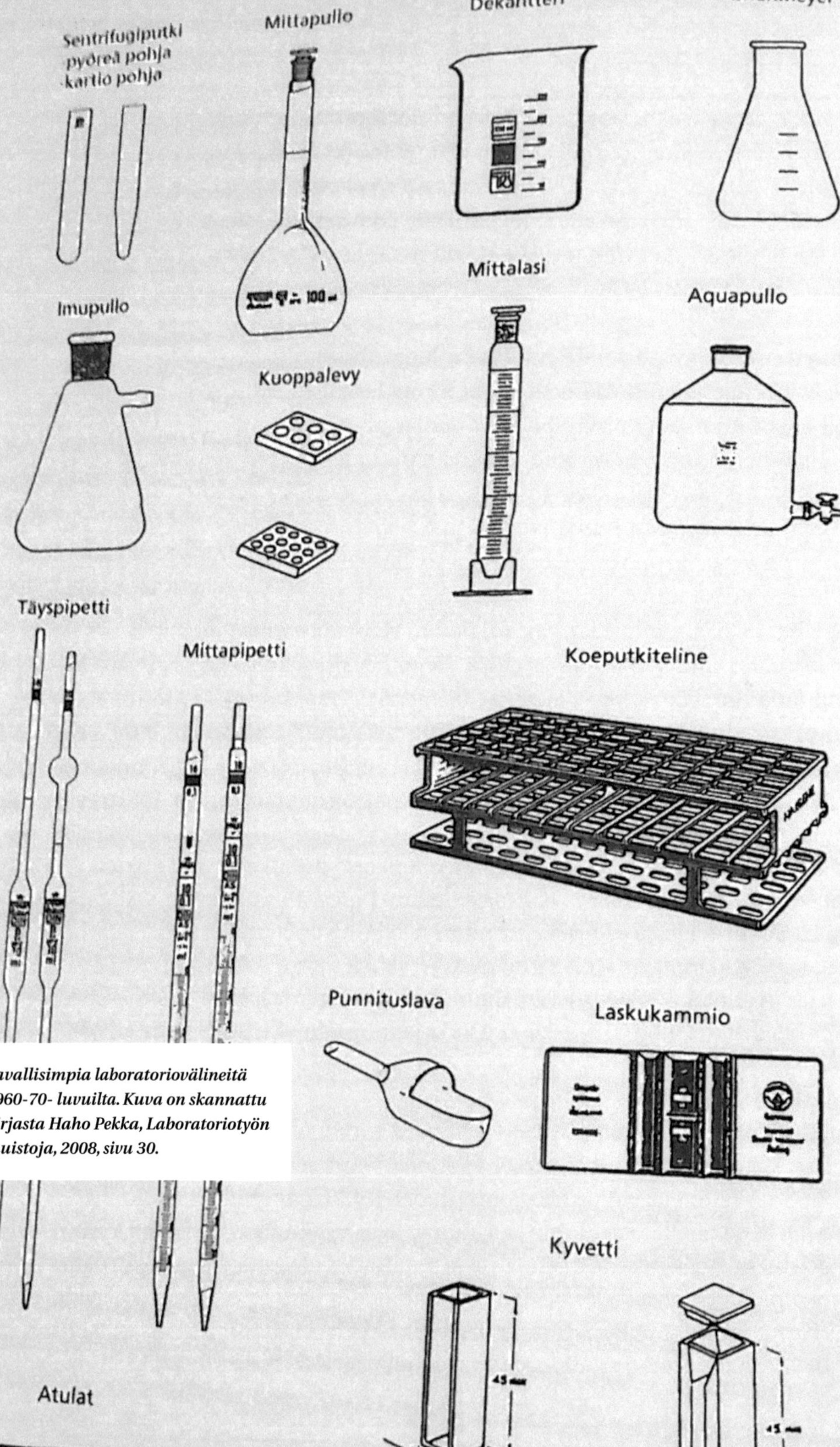

Tavallisimpia laboratoriovälineitä 1960-70- luvuilta. Kuva on skannattu kirjasta Haho Pekka, Laboratoriotyön muistoja, 2008, sivu 30.

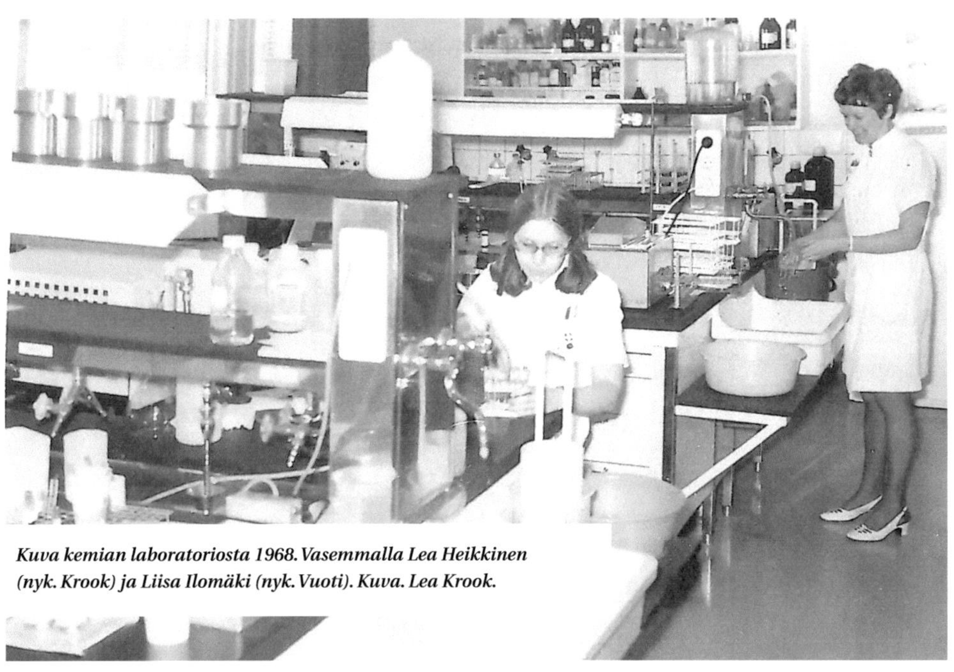

Kuva kemian laboratoriosta 1968. Vasemmalla Lea Heikkinen (nyk. Krook) ja Liisa Ilomäki (nyk. Vuoti). Kuva. Lea Krook.

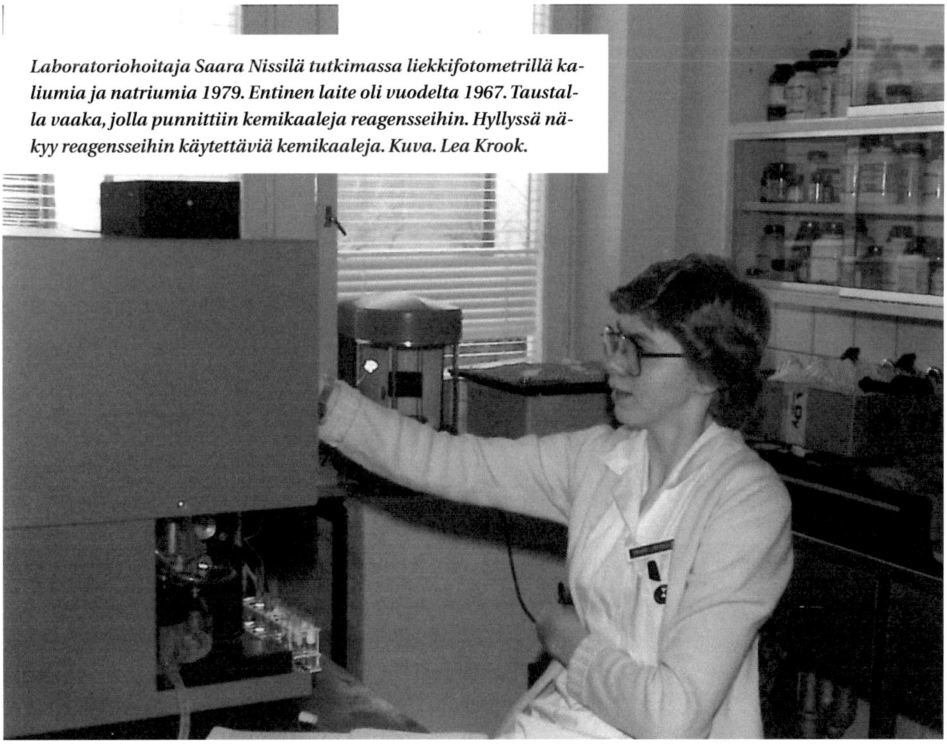

Laboratoriohoitaja Saara Nissilä tutkimassa liekkifotometrillä kaliumia ja natriumia 1979. Entinen laite oli vuodelta 1967. Taustalla vaaka, jolla punnittiin kemikaaleja reagensseihin. Hyllyssä näkyy reagensseihin käytettäviä kemikaaleja. Kuva. Lea Krook.

Tulos katsottiin kuvaajalta ja merkittiin pyyntölappuun. Leukosyytit, trombosyytit ja erytrosyytit laskettiin objektilasilta mikroskoopissa Neubauerin laskukammiossa. Astrup-tutkimusta pyydettiin paljon. Niitä varten oli iso laite. Siinä mitattiin ensin veren Ph ja sitten näyte tasapainotettiin kahdella erilaisella CO2 -O2-seoksella ja mitattiin kummassakin tapauksessa. Menetelmää varten laaditulle nomogrammipaperille merkittiin kaasuseoksella tasapainotettujen näytteiden pH:t ja niiden kautta piirrettiin suora. Nyt nomogrammipaperilta pystyttiin lukemaan kaikki happo-emästaseessa vastattavat tulokset.

Kemiallisiin tutkimuksiin näytteet sentrifugoitiin ensin. Melkein joka määritykselle oli oma putki, koska analyysiin tarvittava seerumimäärä oli 0,5 – 2 ml. Putkissa ei lukenut, mitä määrityksiä tehdään, vaan pyyntölappujen mukaan etsittiin vastaavat näyteputket, jotka numeroitiin. Trombotestit tehtiin vesihauteella yksi kerrallaan, mitattiin sekuntikellon kanssa reagenssilisäyksen jälkeen hyytymiseen kuluva aika. Tulos luettiin reagenssivalmistajan antamalta kuvaajalta. Natrium ja kalium tehtiin liekkifotometrillä. Laite kalibroitiin nolla- ja standardinäytteellä. Näytteet laimennettiin ensin ja sitten syötettiin laitteeseen. Sitten odoteltiin tuloksen tasaantumista ja kirjattiin vastaus pyyntölappuun. Infarktirutiineihin kuului GOT ja GPT. Niiden määrityksissä seurattiin absorbanssin muuttumista 5 minuutin ajan minuutin väliajoin ja siitä laskettiin lopullinen tulos. Mittaaminen oli aikaa vievää touhua. Kerralla pystyi mittaamaan vain neljä näytettä. (Krook Lea 2012, s. 5-7)

Eritetutkimuksia: Keskivirtsasta luettiin ensin silmämääräisesti stixillä sokeri ja proteiini. Kaikista keskivirtsoista katsottiin sedimentti (mikroskoopilla solut) ja alkuaikoina tehtiin sakasta gram-värjäys. Jos siinä näkyi bakteereita, tehtiin

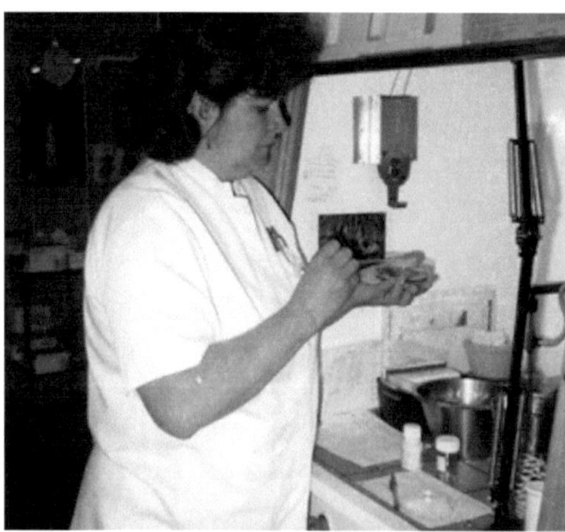

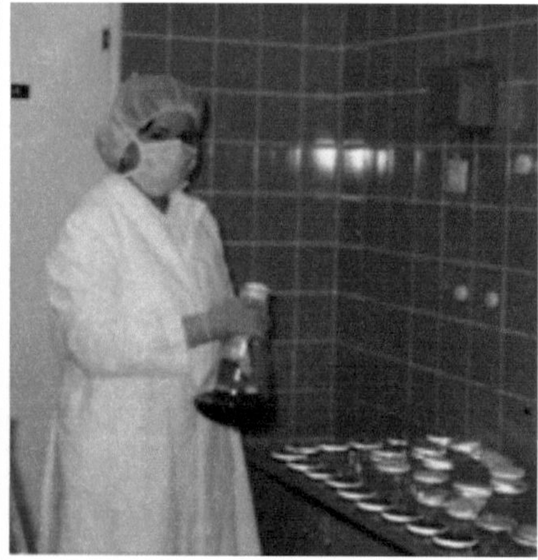

Vasemmanpuoleisessa kuvassa Helena Lankosaari tekee bakteeriviljelyä maljalle ja oikeanpuoleisessa kuvassa valmistetaan bakteeriviljelymaljoja Pellon terveyskeskuksen laboratoriossa 1990-luvun alussa. Samat työvaiheet tehtiin samalla menetelmällä meilläkin. Kuvat: Helena Lankosaari.

viljely maljalle. Virtsaviljelyyn tuli joksikin aikaa 1970-luvulla Uricult-menetelmä. Tehdasvalmisteinen elatusainelevy kostutettiin virtsaan ja laitettiin lämpökaappiin vuorokaudeksi 37 asteeseen. Sokerivirtsa oli keräysvirtsa, erikseen yö- ja päivävirtsa. Alkuaikoina sokeri tutkittiin polariskoopilla, myöhemmin o-toluidiinikeittokokeella. Ysköksistä tehtiin tubivärjäykset. Potilas yski osastolla purkkiin ja me liipattiin yskösobjektilasille, värjättiin ja katsottiin mikroskoopissa. Tubiviljely lähetettiin ulkopuoliseen laboratorioon ja vastaus tuli vasta kuuden viikon päästä. GC-värjäys oli tavallinen tutkimus. Näyte värjättiin Löfflerin metyleenisinisellä ja etsittiin solunsisäisiä diplokokkeja. Positiivisia tuloksia löytyi, siitä Rautaruukilla olevat komennusmiehet pitivät huolen. Myös Gc-viljelyt tehtiin itse.

Viljelymaljat olivat lasisia ja pestäviä. Agareita keiteltiin välinehuollossa osaksi kaupallisista aineista, mutta esim. veri- ja suklaamaljoihin käytettiin verenluovuttajien vanhentuneita veriä. Myös antibioottikiekot tehtiin itse. Paksuista, erivärisistä imupapereista tehtiin koivupölkyn päällä stanssin ja vasaran avulla pyöreitä kiekkoja. Niihin sitten kemisti tiputti byretistä tietyn määrän antibioottiliuosta. (Krook Lea 2012, s.8)

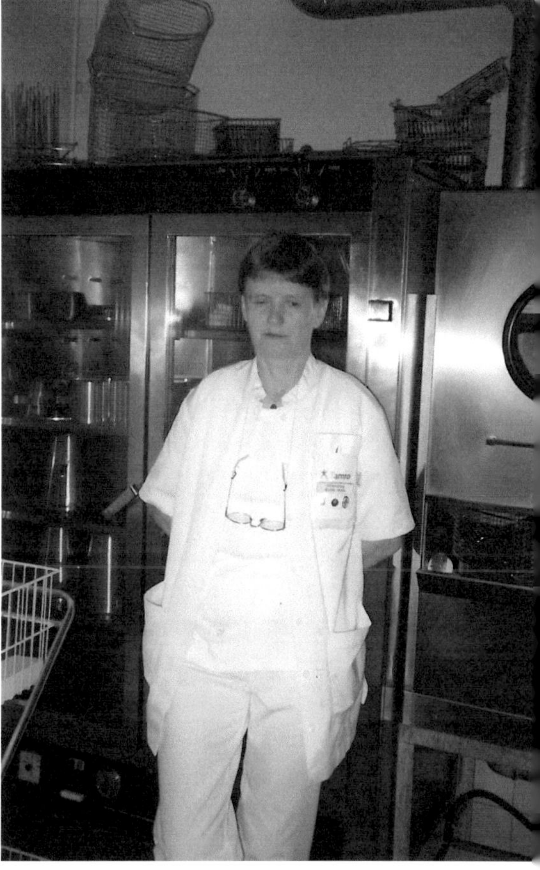

Välinehuoltaja Helena Ukura 1990-luvulla. Kuva. Pirjo Rönkä.

Pipettien pesua pulloharjalla ja hevosenhäntäjouhella

Välinehuollossa oli pipetinpesulaite, vedentislauslaite, lämpökaappi ja autoklaavi. Kaikki neulat ja putket, pipetit, viljelymaljat, objektilasit, dekantterit, mittapullot ja -lasit, kumikorkit, lasisauvat, virtsanäytteenottovälineet jne. pestiin käsin. Neulat ja veriputket kerättiin pesuaineveteen laboratoriossa, josta sairaala-apulainen Helena Ukura haki ne, tyhjensi hyytyneen veren viemäriin, huuhtoi putket ja laittoi ne likoamaan. Seuraavana päivänä hän pesi joka putken erikseen pulloharjalla ja huuhteli moneen kertaan tislatulla vedellä. Sitten putket laitettiin lämpökaappiin kuivumaan ja seuraavana päivänä laboratorioon oikeille paikoilleen. Objektilasit liuotettiin pesuaineliuoksessa, keitettiin kattilassa, huuhdeltiin hyvin ja kuivattiin pyyhkeellä jokainen lasi erikseen. Isot pipetit pestiin laitteella, jossa pystyssä olevaan pipettiin nousi ja laski vesi. Pienet pipetit, esim. verenkuvapipetit piti pestä yksitellen hevosenhäntäjouhella, jotka kemisti hommasi ylilääkäri Korhosen hevoselta. Hiljaa ja huomaamatta Helena ahersi kaiken päivää - käviköhän hän edes syömässä joka päivä. Siivokseen jäi tuskin paljonkaan aikaa. (Krook Lea 2012, s. 9). Jossain vaiheessa (1970-luvun lopulla) saatiin toinen välinehuoltaja Parpalan Orvokki.

Veripalvelua kahvitellen

Yksi iso työ hemalla oli veripalvelun hoito. Kaikki sairaalassa tarvittava veri otettiin omassa veripalvelussa. SPR:stä tilatiin verta vain 2-3 kertaa vuodessa. Meillä oli iso kortisto luovuttajista ja paljon henkilöitä, jotka kävivät säännöllisesti luovuttamassa. Jos jotain ryhmää puuttui, hemalainen soitteli kortistossa oleville ja pyysi tulemaan luovuttamaan verta. Potilas sai lähes aina ryhmänmukaista verta, koska siihen aikaan käytössä oli vain koko veri. Kun luovuttaja tuli paikalle, muut työt keskeytettiin ja hän oli etusijalla. Ensin luovuttaja haastateltiin ja varmistuttiin, että hän on terve eikä hänellä ole luovutusta estävää lääkitystä. Sen jälkeen otettiin hemoglobiini, ja jos se oli hyvä, niin hän sai luovuttaa. Veri laskettiin lasipulloon, johon piti muistaa laittaa ilmastointineula. Veren valuessa pulloon, laboratoriohoitaja kävi laittamassa kahvipannun päälle, ja kun vesi kiehui, hän höysti kahvin. Luovutuksen lopussa luovuttajalta otettiin näytteet SPR:ään tutkittavaksi: veriryhmä ja Sitolipin sekä myöhemmin myös Au-antigeeni. Luovutuksen lopuksi juotiin luovuttajan kanssa yhdessä pullakahvit. Tarjolla oli myös mehua ja keksejä. Vaikka oli kuinka kiire, kahvitella piti rauhalla. Rautaruukilta kävi paljon luovuttajia. Seminaarin pojatkin olivat aktiivisia luovuttamaan verta. Jos verikaappi tyhjeni, sitä täydennettiin tarpeen mukaan. Pullossa veri säilyi vain 2 viikkoa. Soitettiinpa mihin vuorokauden aikaan luovuttajille, he olivat valmiita tulemaan.

Kun meitä oli labrassa työssä kuusi henkilöä ja meidän veriryhmät olivat O-, A-, O+, B+, AB+ ja A+, me oltiin hyvä hätävara päiväsaikaan. Luovutuksia tuli meillekin tiuhaan tahtiin. Kun oli kiire saada verta, ja luovuttajana oli laboratorion henkilökuntaa, sovittiin, että otetaan hemoglobiini vasta luovutuksen jälkeen. Eihän sitä takaisin voinut laittaa, vaikka Hb oli vähän matala.

Joskus oli tiukka paikka. Lea muistelee: *Kerran kemisti oli hälytetty illalla töihin, kun meitä laboratoriohoitajia ei oltu saatu kiinni. Tarvittiin verta. Sii-*

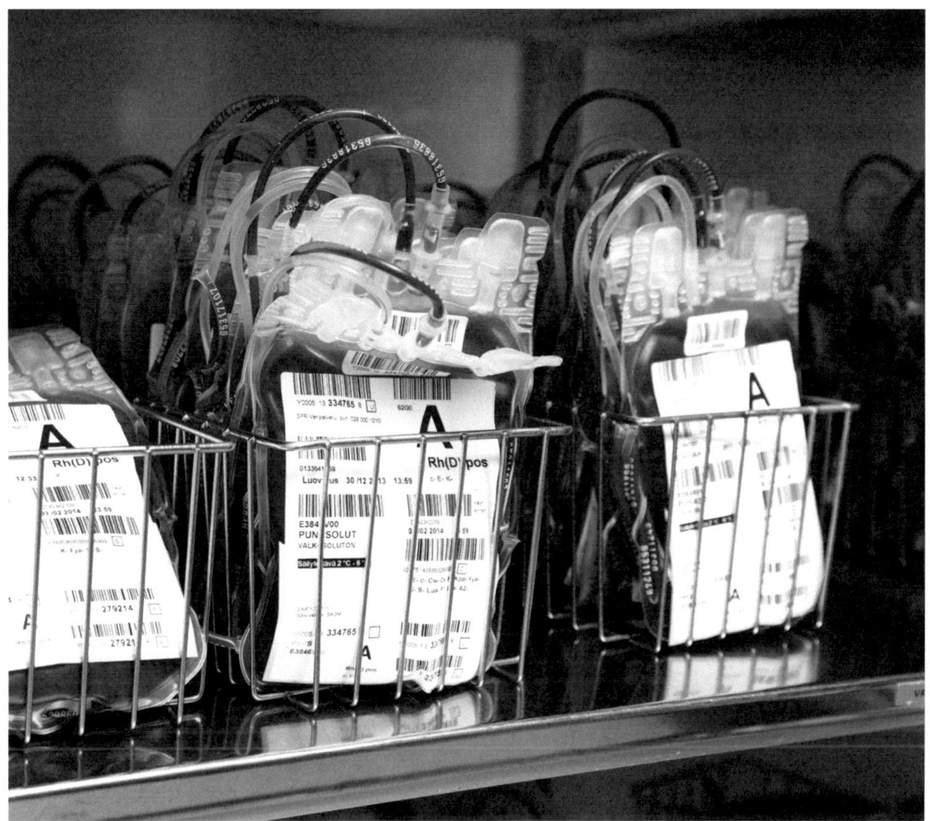

Punasoluvalmisteita. Kuva. Punaisen ristin veripalvelun aineistopankki.

nä vaiheessa kemisti sai minut kiinni. Kun tulin paikalle, selvisi, että tarvittiin A- verta. Minun veriryhmäni on A-, joten päätimme, että minä luovutan ja kemisti ottaa minun opastuksellani. Kemisti pisti kerran, tuli huti ja minä sanoin, että pistän itse, kuten teinkin. Veri saatiin, kemisti lähti kotiinsa. Minä tilasin vielä toisen luovuttajan ja sen jälkeen ristailin veret. Mitähän nyt hemalainen tuumaisi, jos kesken aamupäivän pölähtäsi kolme luovuttajaa, joista pitää / saa ottaa veret, ketellä kahvit ja seurustella ilman kiirettä. Hemalainen teki myös veriryhmät ja ristikokeet. Veriryhmät tehtiin isolla maitolasilla samaan tapaan kuin nykyään kuoppalevyllä. Ristikoe tehtiin kahdessa putkessa, toinen oli huoneenlämmössä ja toinen vesihauteessa. Vesihauteessa ollut putki pestiin keittosuolalla ja lisättiin Coombsin reagenssi. Putket tarkastettiin silmämääräisesti. (Krook Lea, 2012, s. 5-6)

Laitehuolto ja laaduntarkkailu

Kemisti pystytti menetelmät ja teki standardikuvaajat, joista katsottiin absorbanssia vastaava tulos. Kaupallisia reagensseja oli vähän, joten reagenssien valmistus vei aikaa. Laaduntarkkailua toteutettiin kemian laboratoriossa. Kerättiin isoja määriä seerumia potilaiden näytteistä ja tehtiin "seerumipooli", joka pakastettiin pienissä erissä ja käytettiin kontrollina. Kemisti huolehti laitteiden huollosta ja teki laitehankinnat, joita alussa tehtiin vähän. (Krook lea 2012, s.9)

Ruutuvihkosta tietokoneaikaan toimistotehtävissä

Ensimmäiset vuodet kitkuteltiin ilman omaa osastoavustajaa. Sisätautien vuodeosaston toimistoapulainen kävi pari tuntia päivässä kirjaamassa ruutuvihkoon tutkimusten vastauksia pyyntölapuista, joihin laboratoriohoitaja oli merkinnyt vastauksen. Hän pakkasi myös lähetettävät näytteet styrox-laukkuun. Matkahuolto (myöhemmin lähettikuljetus) haki laukun klo 10. Pääasiallinen lähetyspaikka oli Oulun Diakonissalaitoksen laboratorio. Lähetettävien näytteiden pyyntölaput kirjoitettiin käsin ja merkittiin ruutuvihkoon odottamaan vastausta. Alkuperäinen vastauslomake meni pyytäneelle osastolle potilaspapereihin.

Alkuvuodet laboratoriohoitajat tekivät kaiken toimistotyön osana tutkimusten tekoa: kirjoittivat käsin putkitarrat, kirjasivat tutkimustuloksen ensin pyyntölappuun ja siitä isoon vahakantiseen mustaan vihkoon. Pyyntölaput vastauksineen vietiin osastojen luukkuun, josta lähetti vei ne osastoille iltapäiväkierrollaan. Osaston väki kävi väliaikoina katsomassa vastauksia ja kyselivät niitä puhelimitsekin lääkärin kierrolle. Useimmat tutkimukset valmistuivat vasta iltapäivällä. Myös yksityisvastaanottojen potilaat hakivat vastauksiaan iltapäivällä. Siihenkin kului aikaa, kun etsi vastaukset hemalta, kemialta ja eritelabrasta. (Krook Lea 2012, s. 8)

Kun sairaalan toimintoja 1970-luvun alussa järjesteltiin uudelleen, laboratorioonkin saatiin oma osastoavustaja helpottamaan laboratoriohoitajien työtä. Ulkopuolelle lähtevien näytteiden lähetteet kirjoitettiin edelleen käsin, samoin näytteenottopisteen putkitarrat ja pyyntölomakkeet ja tutkimuksien vastaukset ruutuvihkoon. Tutkimukset tilastoitiin yksilöityinä. Oli kova homma laskea tukkimiehen kirjanpidolla, montako PVK, La jne. oli millekin osastolle päivittäin tehty ja sitten kuukauden lopussa vetää ne yhteen. Mihinkähän käytettiin tietoa, että kirurgian osastolle oli tehty x kappaletta pientä verenkuvaa ja sisätautiosastolle y kappaletta? Tutkimusten kokonaismäärällä sen sijaan perusteltiin lisähenkilökunnan tarvetta. 1970-luvun lopulla hankittiin sähkökäyttöinen 500 kirjaimen muistin omaava kiekkokirjoituskone. Siihen kirjoitettiin potilaan nimi ja sotu, päiväys ja osasto. Ne printattiin putkitarralle niin monta kertaa kuin oli putkia ja käsin lisättiin tutkimuksen nimi. Pyynnöt lajiteltiin eri läjiin värin perusteella: keltainen kemiantutkimus, punainen hematologinen tutkimus jne, - kaikki GOT:tit ja sitten vastaavat putket jne. Siitä tutkimuspyynnöt kirjattiin mustakantiseen vihkoon odottamaan laboratoriohoitajan merkitsemää vastausta. Sitten tulivat itsejäljentävät pyyntölaput.... Helpottihan se vähän, mutta edelleen jatkui saman tiedon kirjoittaminen moneen kertaan. (Aira Lehtelän moniste).

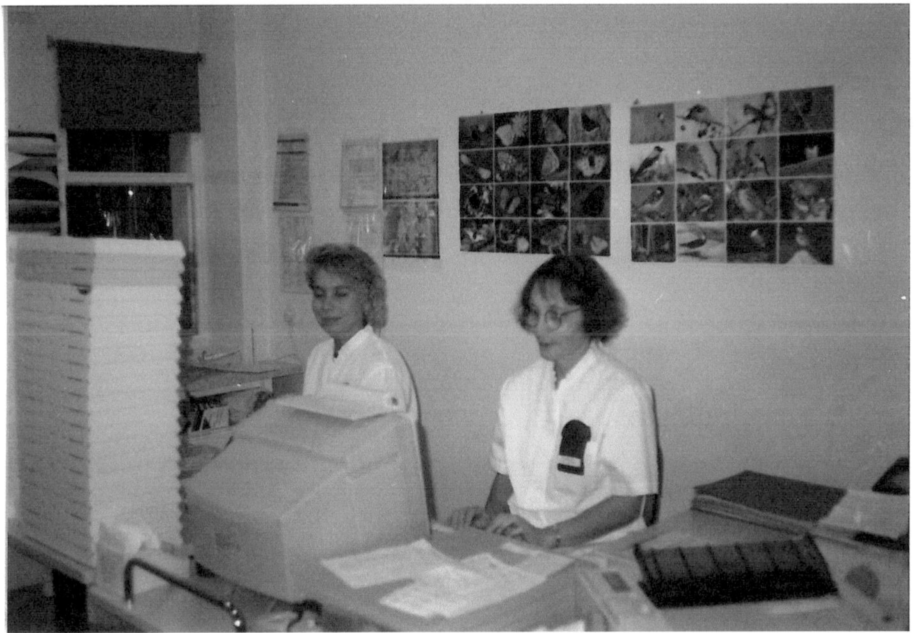

1980-luvulla saatiin ensimmäinen tietokone toimistotyöhön. Kuvassa oikealta osastoavustajat Aira Lehtelä ja Arja Joentakanen. Kuvan perällä näkyy potilaiden ilmoittautumisluukku. Kuva on 1990-luvulta. Kuva. Aira Lehtelä.

Ja viimein 1980-luvun puolivälissä hankittiin tietokone, johon asennettiin laboratorio-ohjelma. "Helsingistä tuli mies kolmeksi päiväksi pystyttämään ohjelmaa. Koko ajan hän paasasi kemistille ja minulle, ettei pieniin sairaaloihin kannat laittaa tietokoneohjelmaa. Tuli aina aamuisin myöhässä vasta puolenpäivän aikoihin ja kittasi yhtenään limsaa. Kävi Oulussa yöpymässä ja selvästikin juhlimassa. Kolmantena päivänä hän yllättäen katsoi kelloonsa ja sanoi: jos nyt lähden, olen Helsingissä siihen ja siihen aikaan. Niin hän lähti ja me jäätiin kemisti Kertun kanssa kuin nallit kalliolle. Emme ymmärtäneet asiasta vielä paljonkaan. Päätimme, että minut vapautetaan muusta työstä ja perehdyn ohjelmaan ajan kanssa. Ohjelmoin tutkimukset sinne, ja niin se pikkuhiljaa nousi pystyyn." (Aira Lehtelän moniste)

"Osastoilta tuli pyynnöt edelleen paperilla käsinkirjoitettuina. Me laitettiin ne koneelle, josta saatiin tarralaput: nimi + sotu + tutkimus. Sitten tulostettiin laboratoriohoitajille työlistat: sokerit yhdelle listalle jne.", muistelee osastoavustaja Aira Lehtelä. Oli suuri helpotus, kun saatiin putkitarrat eikä tilastojakaan tarvinnut laskea käsin tukkimiehen kirjanpidolla. 1990-luvun tietokoneohjelmilla tutkimuspyynnöt osastoilta ja niiden vastaukset kulkivat sähköisesti.

Lähetettävien näytteiden määrä kasvoi pikkuhiljaa 1970-80-luvuilla, kun sairaalan omat ja terveyskeskuspotilaiden tutkimusmäärät lisääntyivät ja monipuolistuivat. Näytteiden pakkaaminen, vastausten kirjaaminen ja hoitoyksiköihin toimittaminen vaativat oman aikansa osastoavustajien työpäivästä.

Näytteenottoon, lähettämiseen, vastauksiin ja tilastointiin liittyvien toimistotehtävien lisäksi osastoavustajien työnkuvaan kuului talous- ja henkilöstöhallintoon liittyviä tehtäviä. Reagenssit tilattiin kemistin ohjeen mukaan. Saapuneet tilaukset tarkastettiin vertaamalla, täsmääkö tavaralähetys lähetyslistan kanssa; päiväys ja puumerkki. Ja sitten vastaavan laskun tarkistus: vastaako lasku vastaanotettuja artikkeleita; tiliöinti ja hyväksyntä. Työvuorotaulukkojen puhtaaksikirjoittaminen ja korvattavien tuntien laskeminen olivat nekin aikaa vievää hommaa 1980-luvulla ennen tietokonepohjaisten työvuoro-ohjelmien tuloa.

Toimistotyöntekijän tehtävänimike, esimies ja työnkuva muuttuneet vuosikymmenittäin

1960-70-luvuilla oltiin toimistoapulaisia ja kuuluttiin talouspuolen toimistotyöntekijöihin. Kaikki työvälineet olivat manuaalisia. 1980-luvulla nimike muuttui osastoavustajaksi, esimieheksi tuli osastonhoitaja ja laboratorioon saatiin ensimmäinen tietokone. 1990- ja 2000-luvuilla työnkuva on muuttunut uusien tietokone - ohjelmien myötä. Tutkimuspyynnöt tulevat sähköisesti ja vastaukset kirjataan suoraan potilaskertomuksiin, osa suoraan tekopaikassa. Patologian vastaukset tulevat sähköpostiin turvapostina ja kirjataan laboratoriossa sairauskertomuksiin.

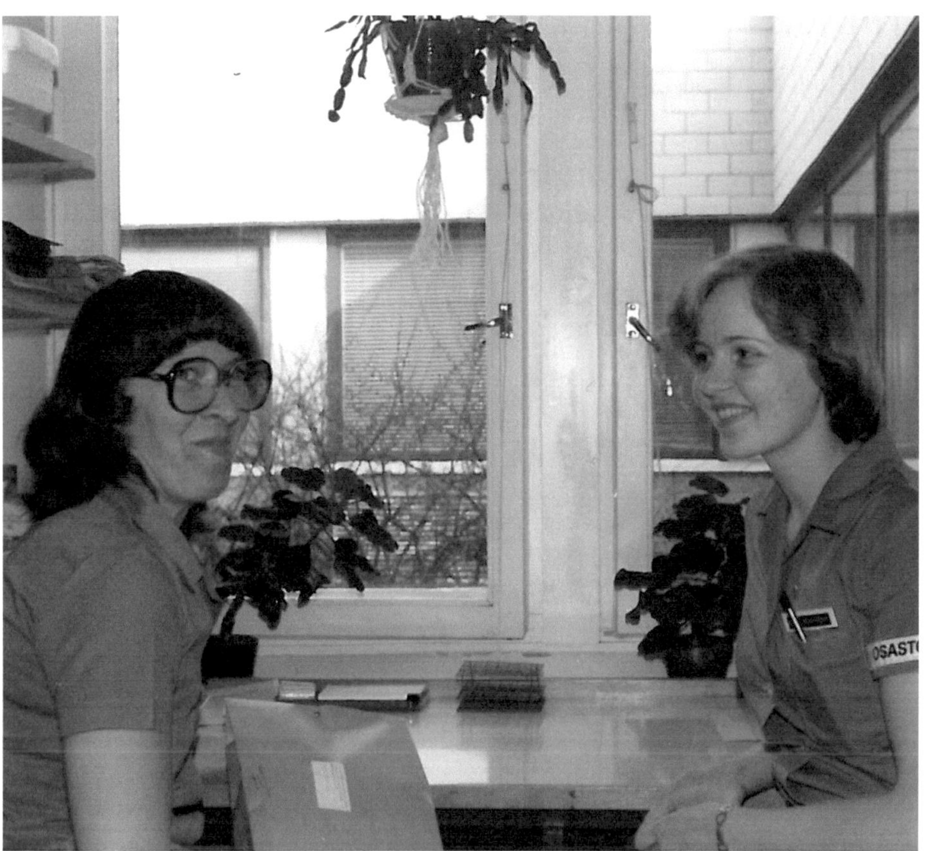

Lähetettävien näytteiden pakkausta 1980-luvun lopulla. Kuvassa oikealla osastoavustaja Anita Riihijärvi ja vasemmalla välinehuoltoapulainen Orvokki Parpala postiin lähtevä pakkauskuori kädessään. 1990-luvulla lähetettävien näytteiden määrä väheni, kun tutkimukset alettiin tehdä omassa talossa. Kuva: Lea Krook.

Kaikki laskut tulevat ja käsitellään tietokoneella. Laskutukseen liittyvä työ ei suinkaan vähentynyt, muutti vain muotoaan. Kun laskujen oikeellisuus ennen tarkistettiin paperilla olevista tiedoista, nyt samat työvaiheet tehdään tietokoneella. Esimerkiksi lähetettyjen näytteiden laskun tarkistus edellyttää, että jokaisen potilaan sairauskertomus avataan ja varmistutaan, että näyte on otettu ja vastaus tullut. Vasta sitten lasku pannaan maksuun.

Tehtävänimike muuttui 1990-luvun lopulla osastonsihteeriksi ja vuosituhannen taitteessa ajanvaraus tutkimuksiin mahdollistettiin. Osastonsihteerien puhelin soi. Hoitajat kyselevät, mikä on halutun tutkimuksen virallinen nimi, jolla tutkimuspyyntö pitää tehdä. Lääkärit etsivät vastauksia, mistä mikin vastaus löytyisi. Potilaat varaavat tutkimusaikaa ja kyselevät, joko vastaus on tullut jne. jne. Lopuksi: tietokoneet ovat muuttaneet työnkuvaa, ei niinkään vähentäneet työtä. (Aira Lehtelän moniste)

Muistelemassa:
Laboratoriohoitajat Lea Heikkinen Krook (aik. Heikkinen), Anja Ritola (aik. Martikainen), Annikki Simpanen, Liisa Vuoti (aik. Ilomäki), osastoavustaja Aira Lehtelä, sairaanhoitaja Eeva Tokola, sijaisena k- 1968.

Keuhkot täyteen ilmaa... Saa hengittää!

RÖNTGENOSASTO

Tilat ja henkilökunta

Kaikki oli suurta ja avaraa, kuvaa osastonhoitaja Raija Laulumaa kokemustaan ensimmäisenä työpäivänään joulukuussa 1966. Hän jatkaa: "Kaikki näytti niin suurelta ja avaralta. Huoneita oli paljon molemmin puolin käytävää. Työmiehet olivat täydessä touhussa viimeistelemässä paikkoja." Huonekalut ja röntgenlaitteisto olivat valmiina. Raija lähti Oulun lääninsairaalan röntgenosastolle oppiin ja kahden kuukauden aikana hän oli tilannut filmit, kehitteet, varjoaineet ja kaiken muun välineistön. Röntgenosasto oli valmiina kuvaamaan ensimmäisen potilaan, kun sairaala aloitti helmikuussa 1967 toimintansa. (Laulumaa 2017, s.211). Osastonhoitajan lisäksi henkilökuntaan kuului kaksi röntgenhoitajaa, joista toinen oli Pirkko Lapinkoski (nyk. Ukkonen).

Potilas sisään – kuva – potilas ulos

Röntgenhoitajan työ oli 1960-70-luvuilla paljolti teknistä suorittamista. Perinteiset natiivi- ja läpivalaisututkimukset olivat keskeinen osa työpäivää: natiivimaha, sappi, kaularanka, lanneranka, vasen polvi, thorax jne. Ihan alkuaikoina röntgenhoitaja teki kaiken itse: otti potilaan sisään, kuvasi ja kehitti filmin, tarkisti sen ja lopuksi päästi potilaan pois. Sisäänkirjoittamisessa täytettiin käsin pahvinen potilaskortti, johon tuli potilaan nimi ja syntymäaika, pyydetty tutkimus ja käyntipäivämäärä. Pimiössä potilaskortilla leimattiin kuvaan potilastiedot ja päivämäärä.

Röntgenkuvan ottamista varten potilas kiipesi rappusia vakiokorkeudella olevalle kuvauspöydälle. Hoitaja laittoi metallireunaisen kuvakasetin potilaan alle, asetteli potilaan kuvan edellyttämään asentoon ja käski olla liikkumatta. Ja keuhkokuvaa otettaessa hän lisäsi vielä käskyn vetää keuhkot täyteen ilmaa ja sitten pidättää hengitystä. Siinä potilas sitten odotti, että hoitaja kävi lasin takana painamassa nappia ja palasi sanomaan: "saa hengittää ja jääkää tuonne aulaan odottamaan". Kuvanoton jälkeen hoitaja laittoi kasetin ja potilaskortin pimiön läpiantoluukkuun. Pimiössä kuva kehitettiin. Potilas sai siirtyä odottelemaan kuvan kehittämistä, joka ruuhka-aikana saattoi kestää tunteja. Röntgenhoitaja tarkasti otetun kuvan valotaululla erillisessä kuvantarkastushuoneessa. Jos kuva ei ollut onnistunut, koko prosessi aloitettiin alusta.

Pimiöstä päivänvaloon

Alussa kuvien kehittäminen kuului röntgenhoitajan tehtäviin, kunnes saatiin kehittäjän virka. Virneksen Ritva siirtyi sairaala-apulaisen tehtävästä kehittäjäksi vuonna 1974. Työstään Ritva kertoo: *"Kehittäjän pääasiallinen tehtävä oli kehittää kuvat pimiössä. Pimiöstä oli säätöhuoneisiin läpiantoluukut, joista otin röntgenhoitajien sinne laittaman kasetin. Siinä oli potilaskortti: miehille sininen ja naisille punainen. Pimiössä oli leimauskone, johon laitoin potilaskortin ja kasetista filmin. Kone leimasi filmiin potilaan nimen, syntymäajan ja päivämäärän. Pimiössä oli kannelliset metallialtaat: kehitettä sisältävä allas, välihuuhteluun vesiallas ja kiinniteallas. Ensin ripustin kuvatun filmin kehitystankoon, upotin sen kehitealtaaseen ja pidin siinä muutaman minuutin. Aikaa otin munakellolla. Tämän jälkeen tuli vesialtaassa välihuuhtelu ja sitten filmi kiinnitealtaaseen, jossa pidin sitä kolme minuuttia. Lopuksi tuli vesihuuhtelu, jonka jälkeen laitoin filmin kuivauskaappiin kuivumaan. Altaista liuokset menivät lattiakaivoon, joka tahtoi mennä tukkoon. Minulla oli kumikalossit suojana. Hopea erottui letkua myöten pönttöön ja myytiin. Tein tätä päivätolkulla talouskäsineet kädessä. Höyryt meni silmiin ja hengitykseen. Silmiä kirveli, kurkku oli kipeänä ja ääni painuksissa. En muuta kaivannut kuin, että olisi uskottu..."*

Kun lomasijaiset valittivat samaa, asiaan tuli korjaus. Saatiin ensimmäinen kehityskone. Sen jälkeen syötin syöttöpöydältä filmin kehityskoneeseen, jossa oli kehiteallas ja kiinniteallas, huuhteluallas ja kuivaustelat. Kone pudotti muutaman minuutin päästä valmiin kuvan kuvantarkastushuoneen puolelle lokeroon, josta hoitaja nosti sen valotaululle ja katsoi, onko kuva hyvä; ellei, kaikki uudelleen. Pienoisröntgenkuvat kehitin edelleen käsin.

Kehittäjän tehtäviin kuului myös em. altaiden pesu ja kehite- ja kiinniteaineiden hakeminen pohjakerroksen varastosta. Osastonhoitaja tilasi "litkut" ja filmit. Kehittäjä osallistui myös toimistotehtäviin: haki potilaspapereita ja entisiä röntgenkuvia vertailukuviksi sekä tilasi muualla otettuja kuvia.

Kehityskoneiden kehittyessä hankittiin nopeampia koneita, joissa kuvan kehitysaika vaihteli 7-10 minuuttiin, myöhemmin vain 90 sekuntia. Ja 1990-luvulla saatiin päivänvalokehityskone, jolloin voitiin luopua pimiötyöskentelystä lähes kokonaan. Koneelle annettiin nimeksi Päiviö. (Laulumaa 2017, s.214).

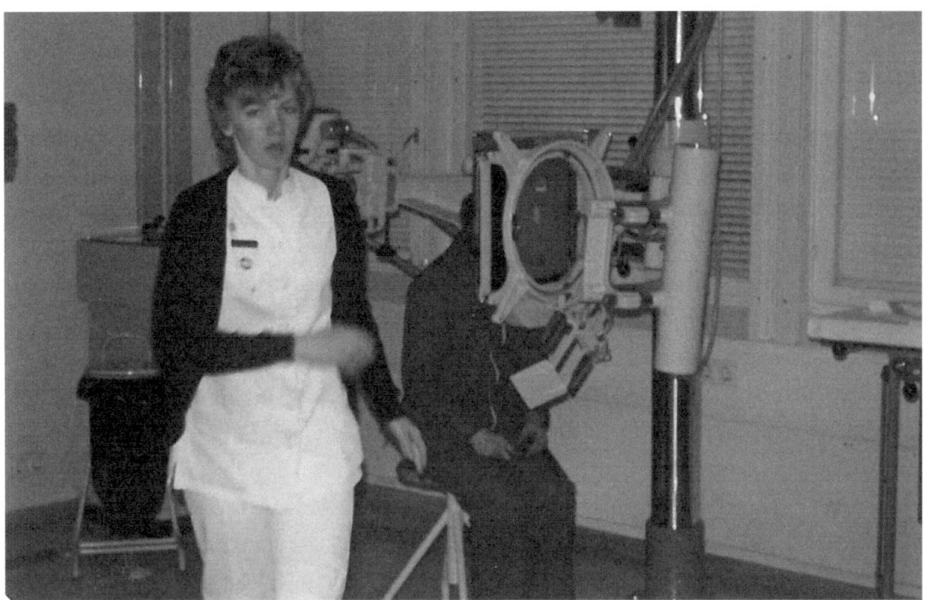

Kuvassa potilas aseteltuna kallokuvaustelineeseen. Kuva. Pirkko Ukkonen.

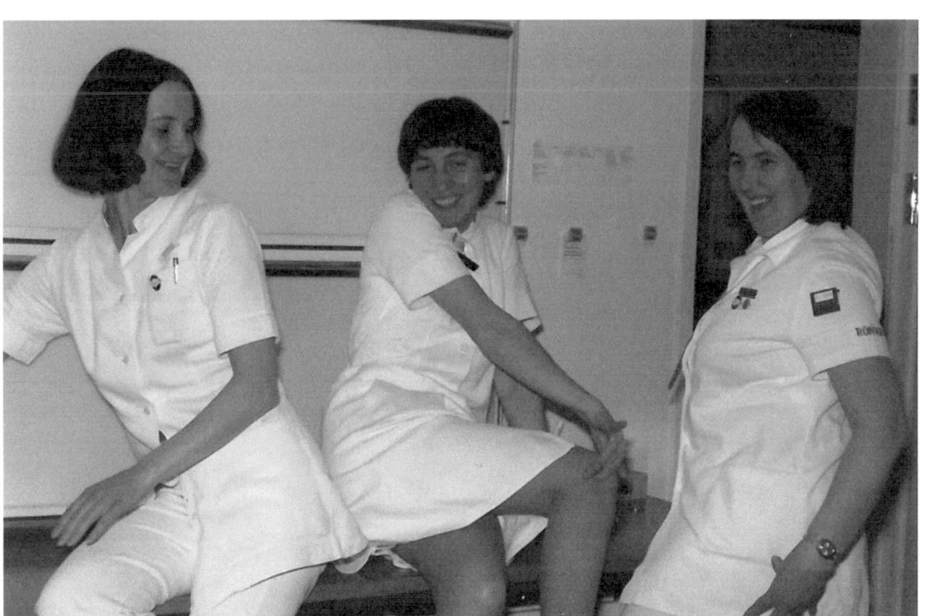

Välillä otettiin vähän rennommin. Kuvassa röntgenhoitajat vasemmalta Liisa Kivimäki, Eija Tapanainen ja Pirkko Ukkonen kuvantarkastushuoneessa 1970-luvulla. Taustalla valotaulu, jossa otetun kuvan laatu tarkastettiin. Kuva. Pirkko Ukkonen.

Ennen sihteeriä toimistotyötä tekivät kaikki

1970-luvun alkuun asti röntgenhoitajat huolehtivat kaikesta muusta toimistotyöstä paitsi sanelujen purku. Aittolan Aira kirjoitti sanelut sairauskertomusarkistossa. Kuvausmäärien lisääntyessä saatiin osastonsihteerin virka -70-luvun puolivälissä. Siihen valittiin Kirsti Karppimaa. Tämän jälkeen lausunnot kirjoitettiin röntgenissä. Röntgenpassitus oli kaksiosainen. Kalkkeeripaperi väliin ja toinen kappale röntgenkuvien mukana jäljennöksen jäädessä röntgeniin. Uusi lausunto kirjoitettiin edellisen perään. Aikaisemmat kuvat haettiin valmiiksi vertailukuviksi ja tilattiin muualla otettuja. Tilastot tehtiin tukkimiehen kirjanpidolla kirjanpitäjien suuren tilikirjan toimiessa taulukkopohjana. Kuukausittain laskettiin rivit yhteen osastoittain ja vuositilasto oli kuukausien summa. Kirstin tehtäviin kuului sanelujen kirjoittamisen lisäksi ajanvarauksen hoito ja potilaiden vastaanoton valmistelevat toimistotehtävät.

Alkuaikoina kuvat arkistoitiin yhteen osaston tyhjistä huoneista. Kun se täyttyi, kuva-arkisto siirtyi pohjakerrokseen. Sinne oli matkaa juosta useita kertoja päivässä. Sitten tehtiin kierreportaat yhdestä komerosta juuri arkiston yläpuolelta. (Laulumaa, 2017 s. 214). Arkiston perkaus 1980-luvun lopulla oli eräs mieleen painuneista työtehtävistä. Kuukauden 18. ja 29. päivä syntyneiden kuvat säilytettiin ainaisesti. Muut kuvat säilytetään 20 vuotta. Kuvat käytiin pussi pussilta läpi ja poistettavat kuvat pantiin myytäviin hukkafilmeihin (niistä saatavan hopean vuoksi) ja paperit revittäviksi. Nyt digitaaliaikaan järjestelmä poistaa kuvan automaattisesti, kun 20 vuotta tulee täyteen.

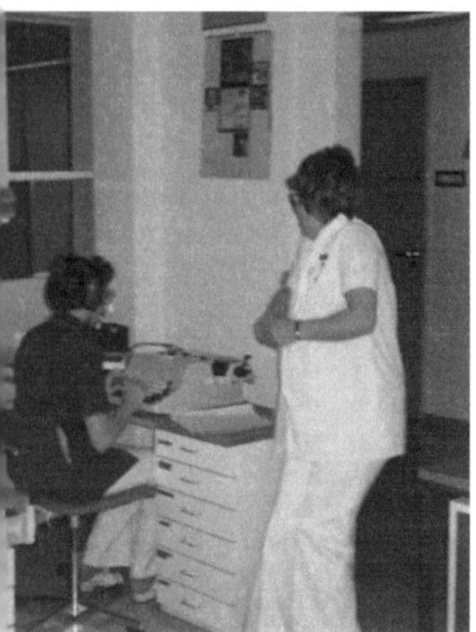

Osastonsihteeri Kirsti Karppimaa purkaa lääkärin saneluja 1970-luvulla. Kuva. Pirkko Ukkonen.

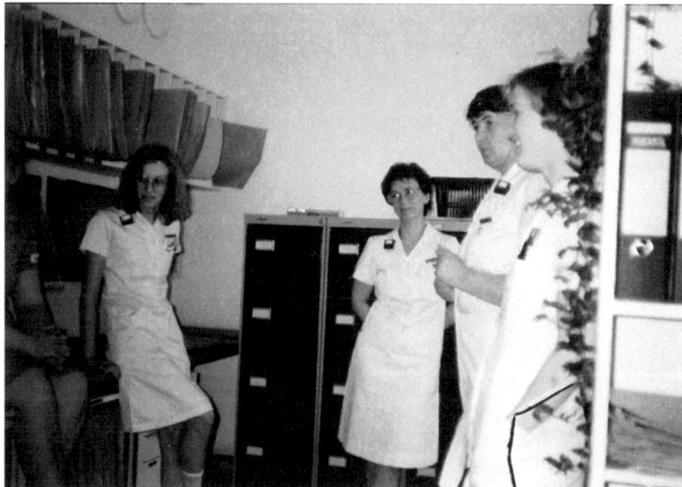

Kuvassa röntgenin hoitajia aamun työnjakopalaverissa vuonna 1983 kansliassa. Taustalla röntgenlausuntojen jäljennökset arkistolaatikoissa ja kuvapusseja lokeroissaan. Vasemmalta Anita Ylimaunula, Raija Laulumaa, Pirkko Ukkonen ja Tuula Kytöaho. Kuva. Pirkko Ukkonen.

Potilaskuljetukset

Sairaalan alkuaikoina infarktipotilaiden rutiinitutkimuksiin kuului torax eli keuhkokuva päivittäin. Vuodelevossa olevat potilaat kuljetettiin sängyllä joka aamu röntgeniin kuvattavaksi. Vuosina 1967-74 yleisten tilojen sairaala-apulainen Sirkka Kenakkala (nykyisin Hattuniemi) muistelee "haalanneensa" 15-16 potilasta päivittäin sängyllä röntgeniin. Hiedan Tuula tyhjensi ystävällisesti virtsapussin. Sänky oli raskas kääntää ja pukata. Eräs rintakipupotilas tuumasi, että "jos voittaisin lotossa, tälle tytölle antaisin..."

Ennen kehittäjäksi siirtymistään (1974) Virneksen Ritva toimi yhdistetyssä sairaala-apulainen-potilaskuljettajan tehtävässä. Työtehtävät olivat moninaiset. Röntgenosaston tilojen siivouksen lisäksi hän haki vuodeosastoilta aamuisin kuvattavat vuodepotilaat. Uusissa sairaalasängyissä oli toki pyörät alla, mutta niiden ohjattavuus piti ensin säätää lukitsemalla jalalla etupyörät tiettyyn asentoon. Vasta sitten sänkyä saattoi työntää suoraan eteenpäin. Jos halusi kääntyä, piti lukitus avata. *Se oli taitolaji ja kovaa hommaa haalata hissillä kirurgiselta osastolta säärivedossa oleva potilas punnuksineen kontrollikuvaan tai sisätautiosastolta infarktipotilaat tippatelineineen keuhkokuvaan.* Infarktirutiineihin kuului tuohon aikaan thorax maaten kolmena aamuna peräkkäin ja sitten hoidon kuluessa kontrollikuvat lähes päivittäin.

Monenlaisia tilanteita on jäänyt Ritvan mieleen potilaskuljettajan tehtävästä: *Menin sisätautiosastolta hakemaan vanhaa pappaa keuhkokuvaan. Pappa höpötti ja pyrki koko ajan ylös sängystä hokien "nyt mennään Ouluun ... nyt mennään Ouluun...". Sallisen Kerttu, kokenut apuhoitaja, tuli ja veti peiton päälle ylös leukaan, laittoi papan kädet peiton alle ja sanoi: "Nyt mennään ... joo, joo, nyt mennään... mutta ollaan vasta Kempeleesä menosa..."* Niin pappa rauhoittui ja matka röntgeniin pääsi alkamaan. Kun sitten päästiin röntgeniin, pappa sanoi osastoavustajan luukulla: "ostaisin lipun Kokkolaan", vastaus kuului:" nyt ei oo lipputoimisto auki." Sellaista oli muistisairaiden kohtelu 1970-luvulla. Arkista ja tilanteenmukaista. Kirurgisella osastolla hoidettiin -70-luvulla nuoria miehiä erilaisten tapaturmien vuoksi. "Laitatko kuikan? - En nyt jouva". Huumorilla homma hoitui eikä kukaan puhunut seksuaalisesta häirinnästä.

"Ei ollut erityistä perehdytystä työhön tai potilaisiin. Siinä työn lomassa hoitajat neuvoivat. Oli Hiedan Tuula, Sallisen Kerttu ja Tähjänjoen Anna-Liisa (Lappalainen). Alussa ei ollut selkeää tehtäväkuvaakaan. Tein, mitä käskettiin tai pyydettiin, Ritva kertoo. Röntgenin päässä oli fysioterapian osasto. Lääkintävoimistelija saattoi osastolle mennessään sanoa: *"Voitko käydä ottamassa potilaan pois venytyksestä?"* Kun epäröin, ettei se nyt oikein...hän sanoi, että voin minä sen tehdä... Ja niin tein. Myös potilailta tuli "tehtäväksiantoja". Potilaat saattoivat antaa rahaa ja pyysivät käymään kanttiinissa. Toin liköörikonvehteja ja palautin rahan, mitä jäi. Ei ollut otsaa kieltäytyä. Se oli raskasta aikaa. Oli liikaa töitä. Ei tainnut kellään olla työni kokonaisuudesta kuvaa." (RV)

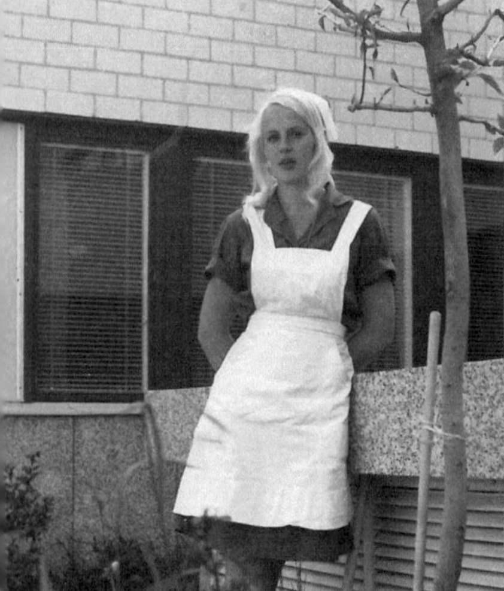

Ritva Virnes vuonna 1972 sairaala-apulaisen ja potilaskuljettajan tehtävässä yllään sairaala-apulaisen työpuku. Kuva. Pirkko Ukkonen.

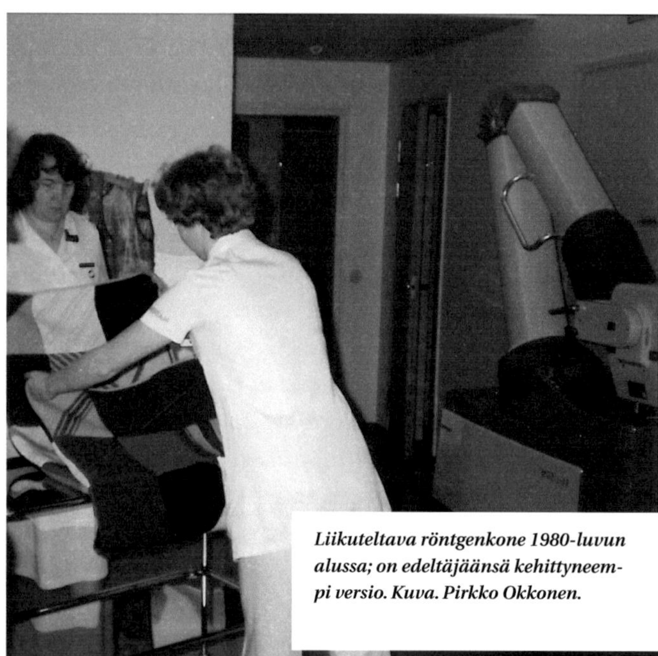

Liikuteltava röntgenkone 1980-luvun alussa; on edeltäjäänsä kehittyneempi versio. Kuva. Pirkko Okkonen.

Osastokuvaukset

Kun vuodepotilas piti kuvata vuodeosastolla, hoitajat ottivat kuvan liikuteltavalla röntgenlaitteella. Taas tarvittiin huumoria ja sitkeyttä. Jos sisätautiosastolla piti kuvata kolmen hengen huoneessa ikkunapaikalla oleva, piti ensin haalata ylipaikalla oleva vuodepotilas huoneesta käytävälle. Sitten pujotella röntgenkone sisään ja laittaa kasetti potilaan alle. Se oli joskus vaikeaa yksin, jos hoitajat eivät joutaneet kaveriksi. Siinä sitten yksin punoit. Millainen huoltosopimus niillä röntgenkoneilla lienee alkuaikoina ollut. Kerran osastolla liikuteltavasta röntgenkoneesta räjähti akku. Hoitaja säikähti. Siihen loppuivat osastokuvaukset vähäksi aikaa. *Kerran taas Tapanaisen Eija peruutti akkukoneen hississä varpaansa päälle. Röntgenosastolle palattuaan hän otti samaisella koneella kuvan varpaastaan ja todettuaan, ettei murtumaa ollut, jatkoi osastokuvausta. Vuodeosaston päivähuoneessa istunut tuttu potilas kysyi: "miksi nyt nilkutat? Ethän Sinä äsken nilkuttanut...". Ei tullut mieleen lähteä sairaslomalle. Hommat hoijettiin loppuun, vaikka nilkuttaen.*

Kymmenen ensimmäistä vuotta oli röntgenosastolla päivätyö, maanantaista lauantaihin aamuvuoro. Sairaalassa ei ollut päivystävää röntgenhoitajaa. Kun osastoilla ja poliklinikalla tarvittiin röntgenkuvaa diagnoosin määrittelyyn, hoitajat soittelivat sellaisille, joilla oli puhelin. Tapanaisen Eija muistaa sairaalalla asuessaan käyneensä kuvaamassa kolmekin kertaa saman pullataikinan aikana. Ensin kokeiltiin sairaalan asunnoista, sitten soitettiin kaupungilla asuvalle Laulumaan Raijalle. *Jos häntäkään ei saatu kiinni, viimeinen konsti oli lähettää poliisiauto hakemaan Ukkosen Pirkkoa Saloisista.* Hänellä ei ollut puhelinta. 1970-luvun lopulla työvuoroihin tuli lauantai- ja sunnuntaiaamut. 1990-luvun alussa saatiin talosta puhelimet ja alkoi ympärivuorokautinen päivystys kotoa.

Suolen tyhjennystä ja varjoainekuvauksia

1960-luvun lopulla keikkalääkäri Oulusta kävi lauantaisin tekemässä varjoainekuvauksia: venografiaa, ventrikkeliä, colongrafiaa ja passagea. Niihin potilas piti valmistella. Aina ei ollut helppoa saada potilaan suolta puhtaaksi colongrafiaa varten. Alkuaikoina ei ollut vielä Colonsteril-suolentyhjennysmenetelmääkään. Ohjeena oli liemiruoka kolme päivää ennen tutkimusta, Metalax-tabletit aamua iltaa ja vesiperäruiskeita punaisella, monikäyttöisellä kumista valmistetulla rektaaliputkella. Vanhukset ja monisairaat otettiin vuodeosastolle valmisteluja varten. Poliklinikkapotilaille vesiperäruiske annettiin röntgenissä. Oli pieni peräruiskekoppi, jossa vesiperäruiske annettiin esim. colongrafia-tutkimusta varten. Puolitoista litraa vettä emalisesta litran kannusta valutettiin hitaasti peräsuoleen. Välillä letku suljettiin hetkeksi pänkseillä. Oli tarkat ohjeet, millä kyljellä potilaan piti maata vettä valutettaessa: vasemmalla kyljellä – vatsallaan – oikealla kyljellä – pidättää – ja sitten laverin vieressä olevalle pöntölle. Kapealla laverilla potilaan oli vaikea kääntyillä. Joskus sattui haavereitakin. Eija muistaa, kuinka kerran potilaan suoli tyhjeni juuri samalla hetkellä, kun hän pyörähti laverilta pöntölle. Seinien alaosa oli kuin ruiskutettu ruskealla ”maalilla”. Röntgenosastolla raikui: Sirkka, apua! Kenakkalan Sirkka hälyytettiin siivoamaan. Oli kiire saada huone siistittyä seuraavaa potilasta varten.

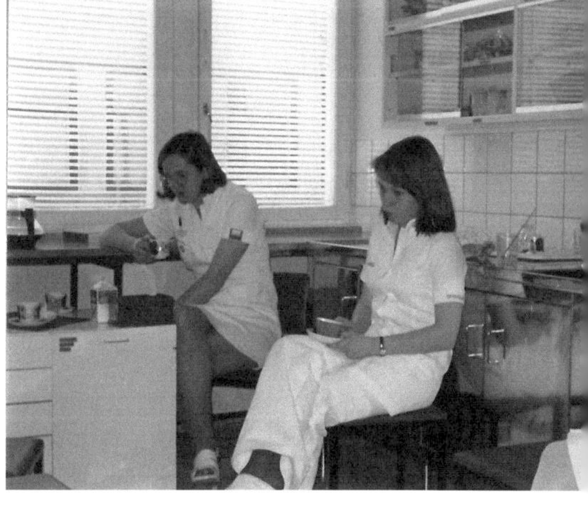

Kuvassa röntgenhoitajia kahvitauolla. Ylhäällä lasikaapissa on steriili tavara. Tässä huoneessa valmisteltiin steriilit pöydät tutkimuksiin. Kuva. Pirkko Ukkonen.

1980-luvulla alettiin puhua radiologisesta hoitotyöstä

Tutkimusmenetelmien kehittyessä ja monipuolistuessa 1980-luvulla siirryttiin tehtäväkeskeisestä kuvan otosta laaja-alaisempaan hoitotyöhön. Päivänvalokehityskoneen myötä potilaan hoitoprosessi muuttui niin, että sama hoitaja kuvasi, tarkisti ottamansa kuvan ja neuvoi potilaan röntgenistä eteenpäin. Aikaisemmin oli työnjakomallina ns. kuvaaja-kehittäjä-kuvantarkastaja-menetelmä, jossa aamulla jaettiin kuvaushuoneet ja osastonhoitaja tarkisti kaikki kuvat kuvantarkastushuoneessa. Hoitajan työn keskiöön tuli potilaan ohjaus ennen tutkimusta, valvonta ja tukeminen kuvauksen aikana ja jälkiohjaus. Kun lääkäri sanoi tutkimuksen yhteydessä, että on todennäköisesti syöpä, hoitajan tehtävä oli tukea potilasta: kuunnella ja keskustella. Potilaan vastaanottoon valmistauduttiin katsomalla lähete, selvittämällä allergiat ja laboratoriovastaukset ja tutustumalla jatkohoitosuunnitelmaan. Ohjeet potilaan valmistelemiseksi röntgentutkimuksiin uudistettiin ja numeroitiin painatuskeskukseen, josta osastot saattoivat niitä tilata. Osastoilla käytiin pitämässä osastotunteja henkilökunnalle tutkimuksiin valmistamisesta, kuvausten suorittamisesta ja jälkitarkkailusta.

Säteilysuojaus kehittyi

1960-70-luvuilla otettiin paljon natiivikuvia ja keuhkojen pienoisröntgenkuvaus oli hyvin yleistä. Kuuluihan se vuodeosastoilla ns. tulorutiineihin. Sen huono puoli on suurehko sädeannos, josta ei kyllä tuolloin puhuttu. *Ukkosen Pirkko muistaa, että 1960-luvun alussa sädesuojia ei käytetty potilaille. Lääkäri ja hoitaja käyttivät lyijyessua läpivalaisu- ja osastokuvauksissa.* Seuraavassa vaiheessa, 1970-luvulla otettiin huomioon myös potilaan sädesuojaus: sukukypsässä iässä olevien naisten 10 päivän sääntö alavatsalle kohdistuvissa tutkimuksissa ja miesten sukuelinten suojaus. 1980-luvulla läpivalaisututkimusten määrä laski, kun käyttöön otettiin ultraäänitutkimukset ja kliinikot aloittivat scopioiden teon. UÄ-tutkimusten myötä aloitettiin myös toimenpideradiologia röntgenosastolla.

Lääkintöhallituksen vuonna 1967 antaman asetuksen perusteella röntgenhoitajat alkoivat saada vuosiloman lisäksi ns. sädelomaa yksi arkipäivä työssäolokuukautta kohti. Tämä tuli vuoden 1970 virkaehtosopimukseen. Säteilyaltistuksen seuraamiseen käytettiin annosmittaria. Edellä mainittu sädeloma-asetus kumottiin 1997, jonka jälkeen sen toteutuminen on edellyttänyt työnantajan ja ammattijärjestön välistä paikallista sopimusta. (Pohjois-Pohjanmaan sairaanhoitopiirin hallitus 22.02.2010). Muistan, kun me hoitajat vuodeosastoilla aikoinamme ihmettelimme, miksi röntgenhoitajat saivat ylimääräistä lomaa. (Eeva Tokola). Niin vähäistä oli sairaanhoitajien tietämys röntgentutkimusten aiheuttaman säteilyn vahingollisuudesta ihmiselle. Tutkimusmenetelmien ja laitteistojen kehittyessä säteilyaltistus on nykyään vähäinen.

SÄTEILYSUOJAUSASIAIN
TUTKINTOLAUTAKUNNAN
JÄSEN

Täten todistetaan, että Röntgenhoitaja Pirkko Anneli Ukkonen

Oulainen

tänään toimittamassani kuulustelussa on osoittanut omaavansa säteilysuojausasetuksen 5 §:ssä

tarkoitetun pätevyyden vatsaavaksi hoitajaksi röntgentutkimuksessa ilman

aputyövoimaa. Lisäksi hän täyttää valvontaviranomaisen vaatimukset vas-

taavaksi käyttäjäksi röntgentutkimuksessa ja sädehoidossa.

Helsingissä 13 päivänä loka kuuta 1978

Tutkintolautakunnan jäsen

Aulis Isola

Lunastus 20 mk

187805524P—12

Todistus. Pirkko Ukkonen.

1990-luvulla kaikki muuttui

Jarmo Reponen tuli apulaisylilääkärin virkaan 1992. Siitä alkoi muutosten aika. Hän käynnisti tietokonealan oppilaitoksen kanssa yhteistyönä projektin, jonka tuloksena syntyi tietokonepohjainen radiologian tuotannonohjausjärjestelmä, RALLI. Järjestelmä mahdollisti sähköisen ajanvarauksen, tutkimusmäärien seurannan ja kustannuslaskennan laskutuksineen. Ensimmäisenä aluesairaalana Suomessa Raahesta saatiin kuvayhteys yliopistolliseen sairaalaan konsultointia varten. Voitiin heti kysyä neuvoa vaikeissa potilastilanteissa ja potilassiirtojen yhteydessä lähettää kuvat ennalta Oys:iin. Tietokonekerroskuvaukset (TT) aloitettiin 1993 ja magneettikuvaukset (MRI) 1996. Röntgenhoitajat Anitta Ylimaunula ja Maarit Kittilä perehtyivät uuteen kuvausmenetelmään ja opettivat sen jälkeen muita. 1990-luvun lopulla otettiin käyttöön Oys:n radiologian tuotannonohjausjärjestelmä ja ESKO-sairauskertomusjärjestelmä. Osastoilta paperisena tulevat kuvauspyynnöt ja lausunnot alettiin käsitellä sähköisesti. Kuvien sähköinen arkistointi aloitettiin vuonna 2000. Digihoitajaksi ja CT-tädiksikin kutsuttu röntgenhoitaja Eija Tapanainen vastasi näiden muutosten oppimisesta ja laati ohjeistukset käyttöhäiriöiden varalle. Kaikki tämä oli valtakunnallisesti ja kansainvälisesti edistyksellistä. Röntgenhoitajat kävivät niitä esittelemässä kongresseissa Wienissä ja Trondheimissa. (Reponen, 2017).

Muistelemassa:
Röntgenhoitajat Pirkko Ukkonen, Eija Tapanainen, Pirjo Härkönen, sairaala-apulainen / potilaskuljettaja, kehittäjä, osastonsihteeri Ritva-Liisa Virnes.

Tyhjennysyskityksestä apuvälineen tarvearviointiin

LÄÄKINNÄLLINEN KUNTOUTUS

Tilat, laitteet ja henkilökunta

Uuden sairaalan kuntoutusosaston tilat sijaitsivat röntgenosaston käytävän päässä olevalla poikkikäytävällä konehuonetta vastapäätä. Välissä kulki tie asuntoloihin ja synnyttäjien vastaanottoon. Samoissa tiloissa työskenteli 1970-luvulla muutaman vuoden myös terveyskeskuksen lääkintävoimistelija. 1980-luvun puolivälissä valmistui terveyskeskukseen uusi kuntoutusosasto, johon tuli tilat myös sairaalan lääkintävoimistelijoille. Yhteistoiminta terveyskeskuksen henkilöstön kanssa oli alussa vähäistä. Molemmilla oli omat kansliat, kuntoutusvälineet ja toimintakäytännöt; sairaalan välineet RAS-merkinnällä varustettuina. 1970-80-luvuilla käytetyt fysikaaliset hoitolaitteet on äkkiä lueteltu: infrapuna, ultraääni ja sähköärsytyslaite ja kylmä- ja lämpöpakkaukset sekä kaula- ja lannerangan venytyslaite. Nivelten liikkuvuuden mittaamiseen käytettiin kulmamittaria eli goniometriä. Vasta vuonna 1996 terveyskeskuksen ja aluesairaalan fysioterapiayksiköt yhdistyivät yhteisen osastonhoitajan johdettavaksi.

Osastonhoitajan viran lisäksi alussa oli yksi lääkintävoimistelijan virka. Sen ensimmäinen viranhaltija perusti puolen vuoden työskentelyn jälkeen yksityisen fysikaalisen hoitolaitoksen Raaheen vuonna 1969. Vakinainen osastonhoitaja saatiin vasta 1974. Seuraavana vuonna lääkintävoimistelijan virkaan tuli paikkakunnalla asuva, vastavalmistunut lääkintävoimistelija Tarja Mattila. 1970-80-luvuilla oli aikoja, jolloin työssä ei ollut yhtään lääkintävoimistelijaa. Apuhoitajat Priitta Löytynoja, Onerva Raivio ja Irja Tuomikoski sekä sairaanhoitaja Leena Ruskoaho toimivat avoimissa lääkintävoimistelijan viroissa osastopotilaiden kuntouttajina. He eivät antaneet fysikaalisia hoitoja eivätkä hoitaneet poliklinikkapotilaita. Oppia käytiin hakemassa Oyks:in kuntoutusosastolta ja potilaskohtaista opastusta ostettiin yksityiseltä lääkintävoimistelijalta. Iltaisin opeteltiin kotona kuntoutuskirjasta huomisen päivän potilaiden kuntoutusta... lonkkapotilaan ylösnousua, leikatun olkapään liikehoitoa, sauvakävelyä jne. Ylihoitaja (sairaanhoitaja) Eeva Tokola toimi esimiehenä ja tuutorina ohjaten ja osallistuen koulutuksiin ja käytännön kuntoutustyöhön. Vuosina 1988 – 89 fysioterapiayksikkö käynnistettiin käytännössä uudelleen alusta alkaen, kun sairaalan oma lääkintävoimistelija Tarja Mattila palasi erikoistumasta osastonhoitajan virkaan, ja kahteen avoimeen virkaan saatiin lääkintävoimistelija ja kuntohoitaja.

Fysikaalisia hoitoja, tyhjennysyskitystä ja kävelytystä 1970-luvulla

1970-luvulla lääkintävoimistelija hoiti puoli päivää poliklinikkapotilaita ja puoli päivää osastopotilaita. Molemmat potilasryhmät tulivat lääkärin lähetteellä. Potilaista oli pahvinen kortisto, johon annetut hoidot kirjattiin. Selkä-, niska- ja hartiakipupotilaita oli paljon. Kudosten lämmittämiseen, verenkierron vilkastuttamiseen ja rentouttamiseen käytettiin infrapunalampulla, ultraääni- ja UKW-laitteilla annettuja hoitoja. Lihasten rentoutuminen helpotti kipua ja samalla vähensi jäykkyyttä sekä paransi nivelten liikkuvuutta. Hermovauriotilanteessa lihasta pidettiin kunnossa sähköärsytyshoidolla, jossa erityisellä laitteella annettiin motorisiin pisteisiin supistutumisimpulsseja lihaksille. Näin lihas pysyi kunnossa, kun odotettiin hermon paranemista. Liikeharjoituksia käytettiin lisäämään lihasvoimaa, kestävyyttä, nivelliikkuvuutta ja rentoutta. Potilas noudatti passiivisena lääkintävoimistelijan isolla äänellä antamia ohjeita: koukkuun – ojennus – koukkuun tai askel – askel -askel jne. Hieronta ei vielä silloin ollut muodissa.

Osastopotilaista hengityselinsairaat oli suurin ryhmä. Tyhjennysyskitys ja hengitysharjoitukset olivat päivittäin toistuvia hoitotoimenpiteitä.

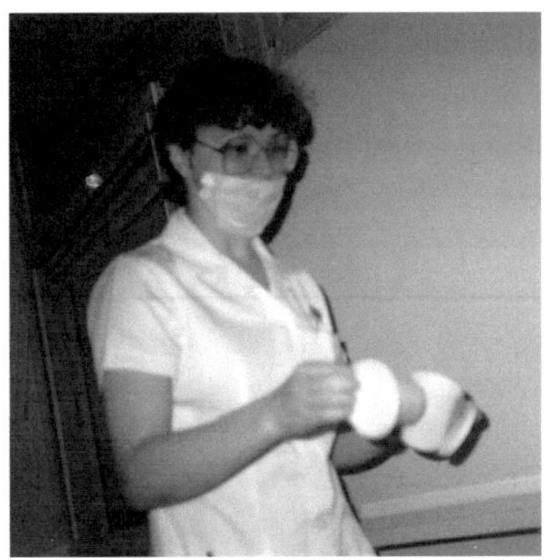

Lääkintävoimistelija Tarja Mattila aloittamassa "tyhjennysyskitystä". Kuva. Tarja Mattila.

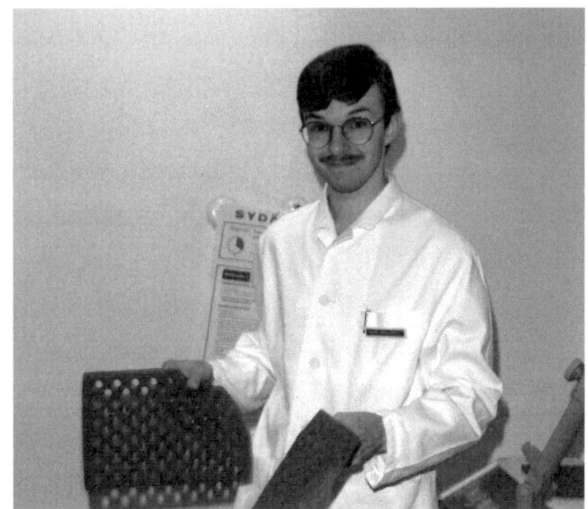

Siviilipalvelusmies ja UKW-hoidon välineistöä. Kuva. Tarja Mattila.

Matti Kantanen tuli kirurgian ylilääkärin virkaa vuonna 1975 ja halusi lääkintävoimistelijan osallistuvan lääkärinkiertoon. Fysioterapian tarve lisääntyi erityisesti kirurgisella osastolla. Leikkauspotilaiden hoitoon kuului hengitysharjoitukset ennen ja jälkeen leikkausta, ensimmäisenä päivänä sängystä nousun opastus ja avustaminen, nivelkierukkaleikkauksen jälkeen polven liikeharjoittelu, sauvakävelyn opettaminen jne. Potilaiden kävelyttäminen katsottiin kuuluvan lääkintävoimistelijan työhön. *1970-luku ja pitkälle -80-lukua vuodeosastojen hoitajien kanssa "saikattiin" potilaiden kävelyttämisestä, jota ei mielletty potilaiden perushoitoon kuuluvaksi.* Hoitajien tehtäväksi miellettiin tuolloin vain lääkärin määräysten toteuttaminen ja potilaan puolesta tehtynä pesut, syöttäminen ja vuoteiden kunnostus jne.

Uusia potilasryhmiä ja työkäytäntöjä 1980-luvulla

1980-luvulla kuntoutusosaston toiminta vilkastui, kun saatiin vakinaisia lääkäreitä kirurgian ja sisätautien osastoille. Oyks:sta tuli potilaita jatkohoitoon ortopedisten leikkausten jälkeen. Lonkkaleikkaukset omassa sairaalassa aloitettiin -80-luvun lopulla. Kirurgisella osastolla oli jatkuvasti tuki- ja liikuntaelinsairauksia sairastavia potilaita 2-3 viikon kuntoutusjaksolla laitoskuntoutuksen asemesta. Fysioterapiassa potilaan ohjauksen ja neuvonnan merkitys lisääntyi. *Alettiin korostaa potilaan aktiivista omaehtoista harjoittelua aiemman passiivisen liike- ja muun hoidon vastaanottamisen sijasta.* Sisätautiosastolla aivohalvauspotilaat olivat päivittäistä kuntoutusta vaativa ryhmä: oikeat asennot vuoteessa, liikehoidot, tasapainoharjoitukset, kävelyttäminen jne. Hoitajien opastus oikeaan auttamistekniikkaan, esimerkiksi aamupesuissa ja ruokailussa, oli osa työtä. Infarktipotilaat ja diabeetikot tulivat uusina potilasryhminä osaksi lääkintävoimistelijan työtä. Heille alettiin pitää liikuntaryhmiä.

1980-luvulla lääkintävoimistelija osallistui säännöllisesti molemmilla vuodeosastoilla lääkärienkiertoon ja niiden jälkeen hoitajien pitämään kiertoraporttiin. Samoihin aikoihin aloitettiin vuodeosastoilla potilaan hoitoon osallistuneiden ammattiryhmien (lääkäri, sosiaalityöntekijä, sairaanhoitaja ja lääkintävoimistelija) yhteistyöpalaverit, joissa alettiin yhdessä suunnitella ja arvioida potilaan hoitoa ja kotiutusta sekä varmistaa kuntoutuksen jatkuminen kotona. Lääkintävoimistelijan osuus potilaan kokonaishoidossa tuli aikaisempaa paremmin hoitajien tietoon, *kun lääkintävoimistelija kirjasi osuutensa päivittäiseen hoitosuunnitelmaan vihreällä värillä. Samalla lääkintävoimistelija kirjasi hoitajille ohjeita, miten avustaa ja ohjata potilasta apuvälineen käytössä ja päivittäisissä toiminnoissa.* Ohjeiden mukaan pyrittiin toimimaan ja toteuttamaan esim. potilaan kävelyttäminen iltavuorossa.

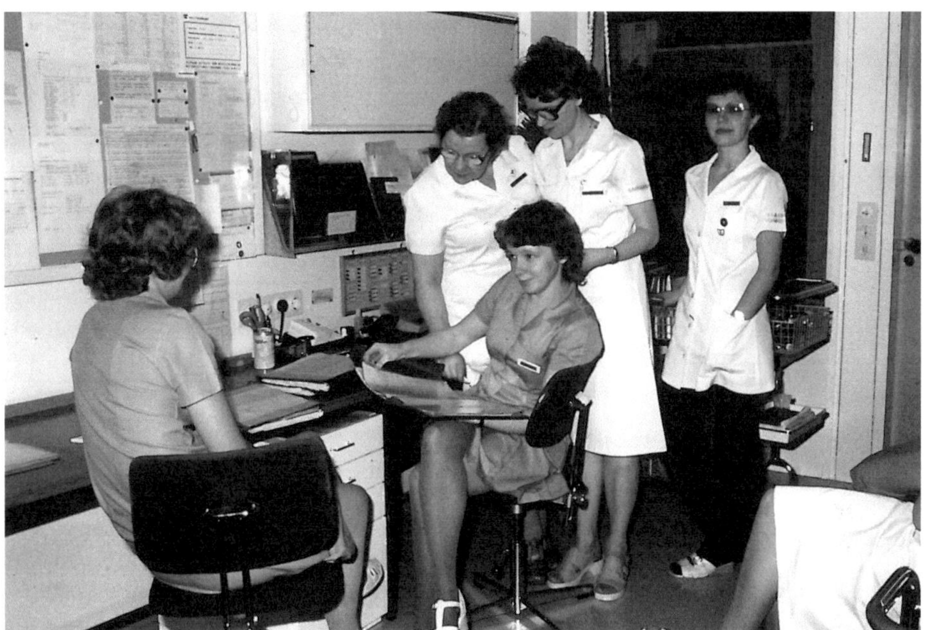

Lääkärinkierto-raportti meneillään sisätautiosastolla. Kuvassa hoitajia ja seisomassa oikealla lääkintävoimistelija Tarja Mattila. Selin istuu osastoavustaja Anneli Hourula. Kuva. Tarja Mattila.

Hoitotyöhön tuli -80-luvulla prosessiajattelumalli potilaan hoidon jäsentämiseen. Siihen asti oli toimittu niin kuin koulutuksessa oli opetettu. Kun opiskelijat alkoivat tehdä fysioterapiakertomuksensa prosessimallia noudattaen, ohjaajankin piti siihen syventyä. Haastattelemalla, havainnoimalla ja mittaamalla arvioitiin potilaan liikkumis- ja toimintakykyä, ja arvioinnin perusteella suunniteltiin toteutettavat terapiamenetelmät. Hoidon lopussa arvioitiin hoitojen vaikutusta. Jatkuva opiskelijaohjaus oli iso, joskin antoisa lisä päivittäiseen työhön.

VALTAVA-uudistus oli nimensä veroinen

1980-luvulla työnkuva monipuolistui, kun vammaisille aikaisemmin invalidihuoltolain perusteella annettu lääkinnällinen kuntoutus siirtyi 1984 terveydenhuollon järjestettäväksi (SVOL tai VALTAVA-laki). Lääkinnällisen kuntoutuksen tarve, tavoitteet ja sisältö oli määriteltävä kirjallisena kuntoutujan yksilöllisessä kuntoutussuunnitelmassa. Hieman aikaisemmin oli sairauskertomuslomakkeisiin tullut ns. FYS-lehti (fysiatrian erikoisalan lomake). Lääkärit kirjoittivat lähetteen fysioterapiaan tälle lomakkeelle. Vastaavasti fysioterapeutti arvioi potilaan liikkumis- ja toimintakyvyn, laati suunnitelman tarvittavista hoidoista ja teki loppuarvioinnin samaan lomakkeeseen. Tämä vaati fysioterapeutilta aikaisempaa tarkempaa paneutumista potilaan fysioterapeuttiseen ongelmaan ja kirjaamiseen. Reumaatikot olivat suuri fysioterapian ja apuvälineiden käyttäjäryhmä aivohalvauspotilaiden ja tule-ongelmaisten lisäksi.

Työnkuvaan tuli myös apuvälineen tarvearviointi ja käytön opastus. Apuvälineiden lainaus kortistoineen ja huollon järjestäminen toivat oman lisänsä myös lääkintävoimistelijan työhön. Keskusvarasto kortistoi kaikki lainattavat yleiset ja säädettävät apuvälineet ja tarvikkeet. Keskitalon Pentti konehuoneelta huolehti niiden huollosta ja korjauksista. Kuntoutustyöryhmä (vastuulääkäri, sosiaalityöntekijä ja lääkintävoimistelija) käsitteli kaikki lääkäreiden suositukset / lähetteet laitoskuntoutusjaksojen ja yksilöllisesti sovitettavien apuvälineiden hankkimiseksi maksusitoumuksella. Ylilääkäri ja osastonhoitaja kutsuttiin kokoukseen tarpeen mukaan. Jalka- ja rintaproteesit olivat kirurgisella osastolla tavallisimpia yksilöllisesti mittojen mukaan tehtäviä apuvälineitä. Avohuoltona toteutettavat kuntoutusjaksot toteutettiin kirurgian ja sisätautien vuodeosastoilla omana työnä.

Sama lakiuudistus velvoitti keskussairaalat ohjaamaan ja valvomaan alueensa erikoissairaaloiden toimintaa. Oyks:iin perustettu kuntoutusyksikkö antoi kuntoutuksen järjestämiseen liittyviä ohjeita, koordinoi ja järjesti koulutusta, johon osallistuttiin säännöllisesti.

Sairaalan ja terveyskeskuksen fysioterapiaosastot yhteen 1996

Vuonna 1996 aloitettiin kahden erillään toimineen fysioterapiayksikön yhdistäminen yhden osastonhoitajan johdettavaksi. Lähetekäytännöt uudistettiin, fysioterapiaprosessit yhtenäistettiin ja opeteltiin uutta yhdessä tekemisen toimintakulttuuria. 1990-luvun alussa lääkintävoimistelijoiden koulutus oli muuttunut ja ammattinimikkeeksi tullut fysioterapeutti. Osastoille laadittiin nosto- ja siirtotekniikoista selkeät, valokuvin varustetut Ergonomia-opaskirjat. Lukematon määrä osastotunteja pidettiin ja käytännössä harjoiteltiin tekniikoita. Opaskirjat kuluivat myös Oulaisten terveydenhuolto-oppilaitoksen sairaanhoitaja- ja lähihoitajaopiskelijoiden oppikirjana. Samoin kiitollisena muistetaan fysioterapiaosaston laatimat uudet ohjeet eri potilasryhmien kuntoutuksesta sairaalajakson aikana ja sen jälkeen kotona, esimerkkinä aivohalvauspotilaiden ohjaus kuvineen.

Tekstin perustana on lääkintävoimistelija Tarja Mattilan erikoistumiskoulutukseen liittyvä opiskelutehtävä keväällä 1993. Sitä on muokattu ja täydennetty Tarja Mattilan haastattelun muistiinpanoilla, sairaanhoitaja Leena Ruskoahon, apuhoitaja Onerva Raivion ja ylihoitaja Eeva Tokolan muistikuvilla.

Arkiston Aira

SAIRAUSKERTOMUSARKISTO

Ensimmäinen työpäivä oli järkytys

”Lehdessä oli auki paikka toimistovirkailijanimikkeellä. Hakijoita oli paljon. Olin tuolloin työssä Oulaisten tuberkuloosiparantolassa. Olin hakenut ja päässyt Oulaisten sotilaspiiriinkin, mutta tulin miehen perässä Raaheen. Menin talouspäällikkö Hassin huoneeseen 16.9.1967. Hassi vei minut ylihoitaja Loden luo, jonka kanssa menimme pohjakerrokseen sairauskertomusarkiston tiloihin: kaksi tyhjää huonetta, pienet kapeat ikkunat vaakatasossa seinän yläosassa. Ylihoitaja oli käynyt opissa Tampereella ja tilannut kansiot. Konehuoneen pojat laittoivat hyllyt. Ylihoitaja antoi ohjeeksi, että syntymäluvun mukaan arkistoidaan. Syntymävuosi hyllyn päähän. Oli miesten ja naisten kansiot: punainen teippi naisille ja vihreä teippi miehille. Potilaspaperit olivat vielä osastoilla. Ylihoitaja lähti, ja siihen jäin. Perehdytys oli siinä. Oli järkytys. Yksinäistä. En osannut…” Näin kertoo Aira Aittola, 22-vuotias toimistovirkailija ensivaikutelmastaan uudessa työpaikassa.

Potilasasiakirjojen arkistointia Lääkintöhallituksen ohjeen mukaan

”Pikkuhiljaa osastot toivat papereitaan. Laitoin kansioihin ja hyllyyn syntymäajan mukaan. Johtavalta lääkäriltä tuli lääkintöhallituksen määräykset ja muut ohjeistot. Lääkintöhallitus antoi yleiskirjeellään ohjeet sairauskertomusten säilyttämisestä ja arkistoinnista. Tein niiden mukaan, mitä ymmärsin. Pysyvästi arkistoitavat ja excitukset (kuolleet) luokittelin erikseen ja panin hyllyyn. ”Työ tekijäänsä neuvoo” -periaatteella syntyivät käytänteet potilasasiakirjojen säilyttämiseen ja hävittämiseen, nykykielellä sanottuna arkistonmuodostussuunnitelma. Pari kertaa pääsin arkistopäiville Tampereelle. Kun aluesairaala vuonna 1988 liitettiin Pohjois-Pohjanmaan sairaanhoitopiiriin, pääsin Oyks:n koulutuksiin. Niihin osallistuivat myös ylihoitaja ja taloustoimistosta arkistovastaava.” (Aira).

Vasta 1980-luvun lopulla laadittiin sairaalan ensimmäinen varsinainen organisaatiopohjainen arkistonmuodostussuunnitelma, jossa oli ohjeet sekä potilasasiakirjojen että hallinnon asiakirjojen arkistointiin.

Työnkuvaan mahtui monenlaista

”Poliklinikan hoitajat ja reserviyöhoitajat hakivat päivystyspotilaiden sairauskertomukset. Ajanvarauspoliklinikoilta tuli päivittäin listat aamulla, ja hoitajat hakivat sairauskertomukset iltapäivällä. Lähetti toi aamulla listat vuodeosastojen LP-potilaista (luvattu paikka-) ja iltapäivällä osastoavustajat hakivat. Pahvinen lainauskortti laitettiin kansioiden väliin merkiksi. Alkuaikoina pyydettiin toisiin sairaaloihin sairauskertomuksia puhelimitse. Vein johtavan lääkärin pöydälle sairauskertomukset ja pyyntölapun päälle. Hän merkitsi, mitä saan lähettää ja allekirjoitti luvan. Seuraavassa vaiheessa piti olla potilaalta lupalappu. Tutkijoille annoin listan mukaan. Yksityisvastaanotoille toimitin sairauskertomukset poliklinikan tekemän listan mukaan. Ylilääkäri Korhosen vastaanottopotilaat olivat oma lukunsa. Eero pyysi ottamaan potilaiden nimet ja syntymäajat ja tuomaan paperit hänen pöydälleen. *Kapinoin mielessäni: onko tämä oikein, että poliklinikan käytävällä kaikkien kuullen kysytään nimet ja syntymäajat ja onko tämä minun tehtävä??? Potilaat eivät valittaneet.*” (AA).

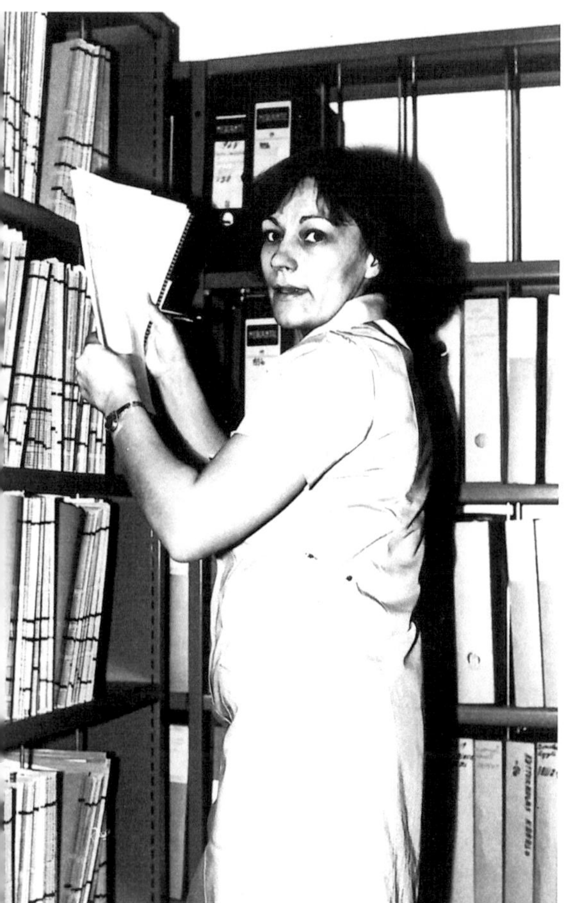

Toimistoapulainen Aira Aittola työssään 1970-luvulla. Kuva. Aira Aittola.

”Varsinaisen arkistonhoidon lisäksi merkitsin osastoilta ja poliklinikalta lähetettyjä laboratoriotutkimusten vastauksia ja kirjoitin lääkäreiden saneluja. Yksikköjen esimiehet antoivat toisistaan tietämättä tehtäviä: röntgensanelujen kirjoittaminen ja potilastoimistoon avuksi samana päivänä! Ei ollut nimettyä lähiesimiestä, johon turvautua - talouspäällikkö ja / vai ylihoitaja? Siihen aikaan työn sisäinen lähtökohta oli, että tehdään, mitä pitää. Seurauksena oli, että viikonloppuisin oli migreeni.” (Aira).

Yhdessä ja erikseen terveyskeskuksen kanssa

1970-luvulla arkistoon tuli myös terveyskeskuksen potilasasiakirjat. Aluksi terveyskeskuksen potilastiedot liitettiin olemassa oleviin sairauskertomuksiin. 1980-luvun lopulla hallinnon muutoksen vuoksi sairaalan ja terveyskeskuksen potilasasiakirjat erotettiin toisistaan. Terveyskeskuksen asiakirjat laitettiin valkoisiin kansiin ja siirrettiin omaan arkistotilaansa terveyskeskuksen puolelle. Sairaalapotilaiden kansiot uusittiin ja naisten paperit laitettiin punaisiin kansioihin ja miesten alkuperäisen värisiin, vihreisiin kansioihin. (Aira). Reilun kymmenen vuotta mentiin näin, kunnes vuoden 1997alussa sairaala palasi Raahen seudun terveydenhuollon kuntayhtymään. Arkistotilat olivat jälleen yhteiset. Potilaskertomuksia ei kuitenkaan tuolloin yhdistetty, vaan kansanterveystyön ja erikoissairaanhoidon potilaskertomukset jäivät erilleen.

Työtilat ja -välineet vaihtuivat

Sairauskertomusarkisto sijaitsi pohjakerroksen kahdessa pienessä huoneessa 1980-luvulle asti. *Työsuojelutarkastuksen yhteydessä havaittiin, että ilmastointi oli järkytys – oliko ilmastointia ollenkaan...* Kesällä sopiva, talvella kylmä. (Aira). 1980-luvun puolivälissä muutettiin sairaalan ensimmäiseen kerrokseen ensin fysioterapialta vapautuviin tiloihin ja seuraavassa vaiheessa ylihoitajalta vapautuviin tiloihin (röntgenosaston perällä olevalle poikkikäytävälle konehuonetta vastapäätä). Ilmanvaihto parani vähän, mutta potilasmäärien lisääntyessä nämäkin tilat olivat niin ahtaat, että kansiot menivät rikki. 1990-luvulla palattiin taas pohjakerrokseen remontoituihin tiloihin ja tietokoneiden alkuaikaan.

Alussa toimistotila oli varaston nurkassa: kirjoituspöytä, tuoli ja hylly. Työvälineet olivat manuaalisia: oli kynä ja paperi, pahviset kortistot, kirjoituskone ja monistuskone viereisessä keskusvarastossa. Siellä otettiin tarvittavat kopiot. Sanelujen purkulaite oli poliklinikalta.

Summa summarum

”Huonoa oli se, ettei ollut kirjallista työnkuvaa, ei lähiesimiestä, ei työyhteisöä – olin yksin. Ei ollut intoa kehittää, miten paremmin tai järkevämmin olisin työtä tehnyt. Tuntui, ettei työni kiinnostanut ketään. Työtila oli aina muutoista huolimatta ahdas ja epäkäytännöllinen. Hyvää oli itsenäinen työ. Sain itse päättää, miten ja milloin työni teen. Työn sisäinen lähtökohta oli, että tehdään, mitä pitää. En alkaisi uudelleen, ellei olis` ihan pakko. Olin vain siksi, että sain rahaa.” (Aira).

Muistelemassa:
Toimistoapulainen (apulaiskanslisti) Aira Aittola lähti opiskelemaan sairaanhoitajaksi 1990-luvulla ja palasi Raahen aluesairaalaan.

Eeva Tokola muistelee:
"Toimin lähes koko 80-luvun ylihoitajana. Alkuun en lainkaan mieltänyt, että sairauskertomusarkisto ja Aira kuuluisi jotenkin minun tehtäväalueeseen. Toimintakertomusten mukaan hoitohenkilökuntaan kuului arkistonhoitaja. Vasta johtosääntöuudistuksen yhteydessä 1983-84 (hoitohenkilöstöön kuuluvia työntekijäryhmiä tarkasteltaessa) ymmärsin, että myös sairauskertomusarkiston työn sisällön kehittäminen kuuluu ylihoitajan tehtäväalueeseen. Henkilöstöhallinnolliset tehtävät kyllä olin hoitanut. Arkistonhoidosta en ymmärtänyt mitään. Muistan, kuinka yritin perehtyä lääkintöhallituksen asiaa koskeviin yleiskirjeisiin. Oyks:n koulutukset parina viimeisenä työvuotenani avasivat silmiäni. Nyt tajuan, miten yksin Aira jäi. En osannut."

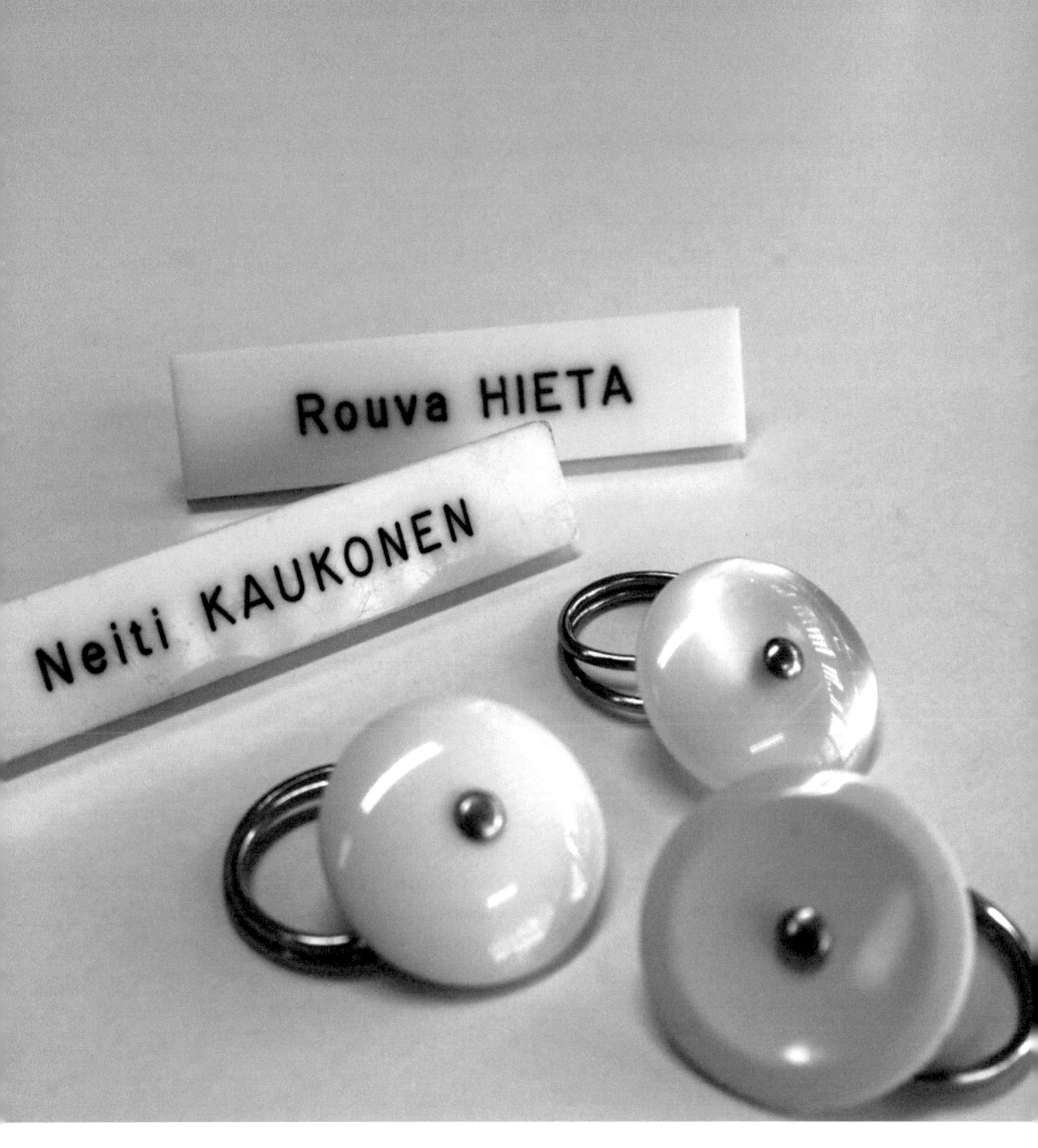

Osa 2. Sitten hoidettiin

Ylilääkäri määräsi tahdin

OSASTONHOITAJA YLILÄÄKÄRIN JA YLIHOITAJAN AISAPARINA

Pysyvät osastonhoitajat olivat toiminnan kivijalka

Ylilääkäri johti erikoisalansa lääketieteellistä toimintaa tuomalla käytäntöön uusia tutkimus- ja hoitolaitteita ja hoitomenetelmiä potilaiden hoitoon. Hoitohenkilökunnan tehtävänä oli (ja on edelleen) toteuttaa lääkärin antamat potilaan hoitoa koskevat määräykset osastonhoitajan johtamana. Ylihoitaja oli johtavan lääkärin alainen tehtävänään huolehtia hoitohenkilökunnan hankkimisesta, koulutuksesta ja sairaalan sisäisestä tiedonkulusta. Alkuaikoina lääkärit pitivät hoitajille 5. kerroksessa luentoja sairauksien tutkimuksista ja hoidoista. Tämän lisäksi hoitohenkilöstö osallistui vuosittain oman alansa valtakunnallisille koulutuspäiville.

Talouspäällikkö ja johtava lääkäri johtivat sairaalan toimintaa ja vastasivat talousarviosta liittohallitukselle. Sairaalan johtoryhmässä ylihoitajalla oli 1960-70-luvuilla lähinnä kuuntelijan rooli voidakseen tiedottaa osastonhoitajille hoitohenkilökuntaa koskevista uusista asioista. Ylilääkärit pitivät johtavan lääkärin johdolla palaverejaan ja suunnittelivat työtään. Osastonhoitaja kuuli sitten ylilääkäriltä ja osastonlääkäreiltä uudesta toiminnasta.

1980-luvulla hoitohenkilöstön asema sairaalan hallinnossa vahvistui ylihoitajan saadessa oman alansa asioiden esittelyoikeuden liittohallituksessa lääkärikunnan vastustuksesta huolimatta. Hoitotyön itsenäiseksi toiminnaksi määriteltiin uudistetussa johtosäännössä se työ potilaan kokonaishoidossa, ”jota hoitohenkilöstö tekee lääkärin välittömästä valvonnasta riippumatta koulutuksensa ja asiantuntemuksensa puitteissa”. Hoitotyötä alettiinkin kehittää määrätietoisesti ylihoitajan johdolla 1980-luvulla. Osastonhoitajien tehtäväkuva ja vastuu laajeni näin potilaan lääketieteellisen hoidon käytännön toteuttamisesta hoitotyön kehittämisestä vastaamiseen.

Ylihoitajat ja ylilääkärit tekivät työtään persoonallaan, joten osastonhoitajat joutuivat taipumaan monenlaisiin uudistuksiin ja saamaan henkilökuntansa mukaan. Osastonhoitajat olivat kuin kahden tulen välissä: toiselta puolen lääkärikunta toi uusia hoitomenetelmiä toimeenpantavaksi ja opeteltavaksi, ja toisaalta ylihoitaja vaati potilaan hoitotyön suunnittelemista ja systemaattista kirjaamista. Osastonhoitajat tunsivat henkilökuntansa ja käytännön mahdollisuudet muutosten toteuttamiseen omassa yksikössään. Sopiva määrä muutosvastarintaa piti muutostahdin järkevissä puitteissa.

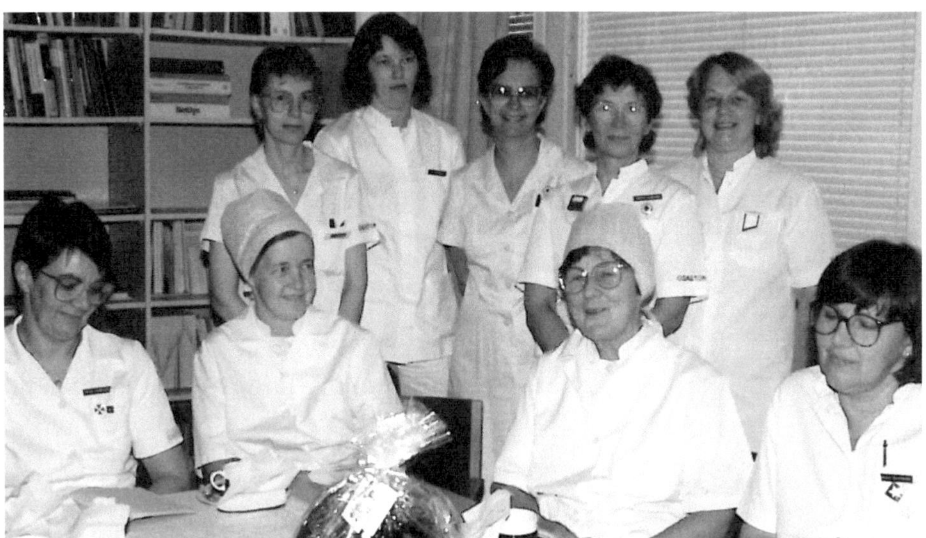

Osastonhoitajat 1980-luvun lopulla leikkaussalin osastonhoitaja Aune Keräsen läksiäiskokouksessa. Aune jäi eläkkeelle ja pöydän päässä oikealla istuva Tuulikki Soikkeli jatkoi osastonhoitajan pestiä, hänkin eläkkeelle asti. Istumassa oikealta Ulla Okkonen, synnytysosasto, Aune Keränen, leikkausosasto, Tuulikki Soikkeli, leikkausosasto, Anita Korkiakangas, kirurgian vuodeosasto. Seisomassa vasemmalta Lea Krook, laboratorio, Sylvi Litmanen, siivoustyön ohjaaja, Sirpa Hätinen, jakamaton poliklinikka, Raija Laulumaa, röntgenosasto ja Sirkka-Liisa Lassila, välinehuollon osastonhoitaja ja hygieniahoitaja joka toimi 1980-luvlla ylihoitajan sijaisena. Sirkka-Liisaa lukuun ottamatta kaikki olivat tulleet uuteen aluesairaalaan ja pysyivät 1990-2000-luvun taitteeseen, eläkkeelle jäämiseensä asti. Kuva. Eeva Tokola.

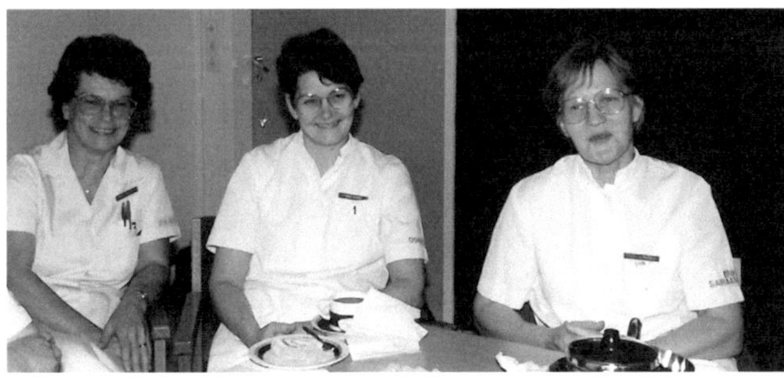

Pöydän toisessa päässä istuvat vasemmalta Virpi Saarenpää, naistentautien ja sisätautien jakamaton vuodeosasto, Tuula Hieta, sisätautien vuodeosasto. Äärimmäisenä oikealla ylihoitaja Eeva Tokola. Kuva. Eeva Tokola.

Eeva oli vuoden 1988 virkavapaalla ylihoitajan tehtävästään toimien erikoissairaanhoitajana varahenkilöstössä. Eeva siirtyi sairaanhoidon opettajaksi Oulaisten terveydenhuolto-oppilaitokseen ja tuli sairaalan osastoille opiskelijoiden ohjaajana. Myös Virpi ja Tuula olivat eläkkeelle asti 2000-luvun taitteeseen. 1990-luvun lopulla toteutetuissa vuodeosasto- ja poliklinikkahoitojen uudelleen järjestelyissä hieman ennen eläkkeelle jäämistään Virpi ja Anita "joutuivat" siirtymään toisiin tehtäviin: Virpi heräämöön ja Anita yhdistetylle synnytys-naistentauti- ja kirurgian vuodeosastolle, jonka osastonhoitajaksi tuli Briitta Karihtala.

Ylilääkärit määräsivät tahdin

Kun sairaala avattiin helmikuussa 1967, oli vain kaksi ylilääkärin virkaa täytettynä: kirurgian ylilääkäri Aaro Hyttinen ja sisätautien ylilääkäri Eero Korhonen. Parin ensimmäisen vuoden ajan kirurgian ylilääkärit vastasivat myös synnytysosaston toiminnasta ja tekivät mm. vastasyntyneiden lähtötarkastuksia. Vuonna 1971 Seija Niemi-Pynttäri tuli naistentautien ja synnytysten ylilääkäriksi ja pysyi eläkkeelle asti vuoteen 1989. Hänenkin muistetaan alkuaikoina päivystäessään leikanneen "umppareita". "Pynttä" hoiti 70-luvulla yksin synnytys- ja naistentautien osastot ja poliklinikat yötä päivää. Alkuvuosina hän, samoin kuin Korhonen ja Vääräniemi pitivät iltaisin yksityisvastaanottoa poliklinikan tiloissa ja välineillä. He antoivat itse ajat ja rahastivat. Kaiken muun valmistelutyön ja loppuseurannan poliklinikan hoitajat toteuttivat. Kerrotaan, että kerran, kun sairaala-apulainen meni siivoamaan ylilääkärin kansliaa ja eteistä ylilääkäri Korhosen työtakin taskuista pursusi seteleitä eilisillan vastaanoton jälkeen.

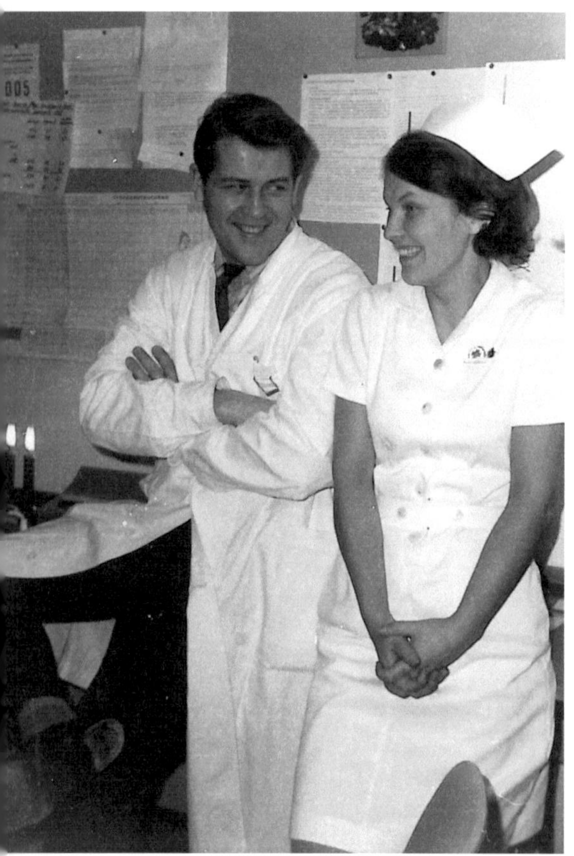

Kirurgian ylilääkäri Ilkka Toivio ja osastonhoitaja Raija Kauppila kirurgisen osaston kansliassa jouluna 1969. Kuva. Leila Pyykkönen.

Hietan Tuula ja ylilääkäri Korhonen – sisätautiosaston pysyvä kaksikko

Tuula tuli osastonhoitajaksi Hilda Pennalan jälkeen 1970-luvun taitteessa. Hän toimi ylilääkäri Korhosen työparina reilut 30 vuotta. Kun Korhonen jäi eläkkeelle vuonna 1993, työ jatkui ylilääkärin tehtäviin tulleen Matti Honkalan kanssa vielä kymmenisen vuotta.

Ylilääkäri Korhonen muistetaan tasaisena ja rauhallisena lääkärinä tilanteessa kuin tilanteessa. Vain kerran 1970-luvulla hänen muistetaan tulleen tuohtuneena käytävälle ja sanoneen apuhoitajalle: *"Rouva Sallinen, hommatkaa mulle sopiva takki!" "Minkä kokoinen sen pitää olla?" "En minä tiiä, kunhan on sopiva!"*

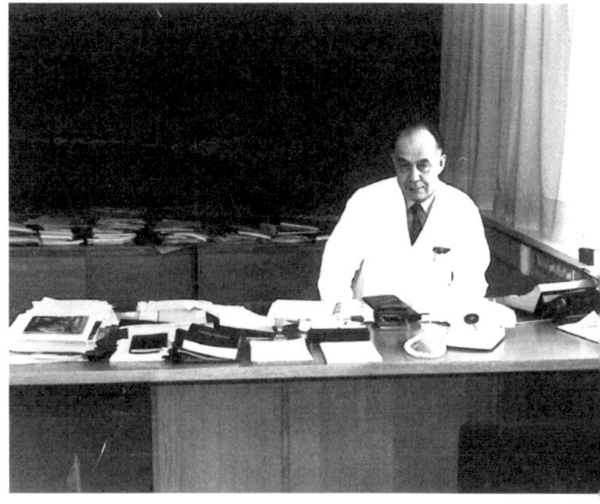

Sisätautien ylilääkäri Korhonen kansliassaan 1970-luvulla. Kuva. Seija Luttinen

Korhonen keskittyi potilaiden tutkimiseen ja hoitoon. Kun maalaisemännät kertoivat monisanaisesti rintakipujen alkuvaiheista lehmänpoikimisaikaan, hän tapasi sanoa väliin: *niin, niin...mutta mikä se on se päällimmäinen vaiva...* Hän huolehti potilaistaan ja soitti iltaisin kysyäkseen illalla otetuista tutkimuksista. Hänhän takapäivysti melkein aina. Kerran hänelle piti soittaa verensokeri vastaus klo 23.30. Apuhoitaja oli yöhoitajana. Asia hoidettiin. Samalla Korhonen kysyi klo 21 otetusta keuhkopöhöpotilaan kontrolli – thoraxista (keuhkokuvasta). Apuhoitaja sanoi, ettei osaa katsoa röntgenkuvaa. ”Korhonen neuvoi: pane ne kuvat vierekkäin röntgentauluun ja katso tummaa aluetta, onko se suurentunut vai pienentynyt aamun kuvaan verrattuna ja minä sanoin, mitä näin”.

Lääkärinkierrolle pyrittiin järjestämään aina sairaanhoitaja. Kun kerran sairaanhoitajapulan aikana ei saatu sairaanhoitajaa kierrolle, Korhonen sanoi: ”Pysyy se kynä apuhoitajankin kädessä. Annan kunnolla määräykset...”

1970-luvulla ylilääkäriä passattiin ja puhuteltiin kolmannessa persoonassa. Korhonen ei katsonut päin osastolla liikkuessaan. *Me naureskeltiin, että Korhonen tuntee meijät säärien perusteella... tunsi se muutenkin... eläkkeellä ollessaankin toi eläkkeelle jäävälle hoitajalle ruusukimpun!* Ylilääkäri ei tehnyt sinunkauppoja työssä ollessaan, mutta kun marjametsässä tuli vastaan, sanoi, ”Päivää, Sinäkin oot lähtenyt marjaan – on vapaapäivä...” Osastonhoitaja ja ylilääkäri tekivät sinunkaupat yhteisellä hallinnon kurssillaan Jyväskylässä 20 yhteisen työvuoden jälkeen.

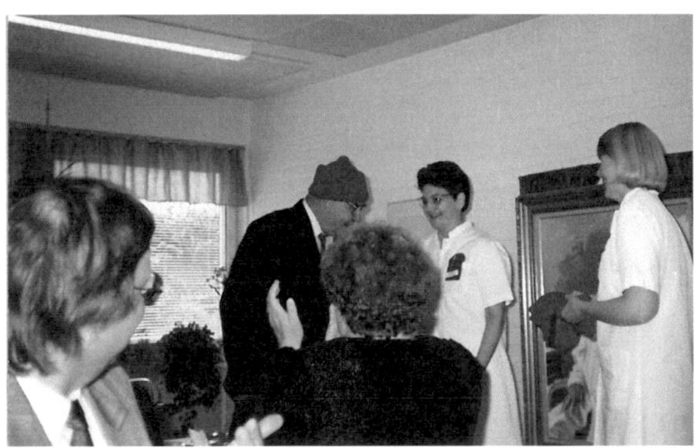

Hoitajat antoivat ylilääkärilleen punaisen pipon eläkejuhlassa 1993. Hänellä kun tiedettiin olevan Revonlahdella metsäpalstoja. Kuva. Anna-Helena Pisilä.

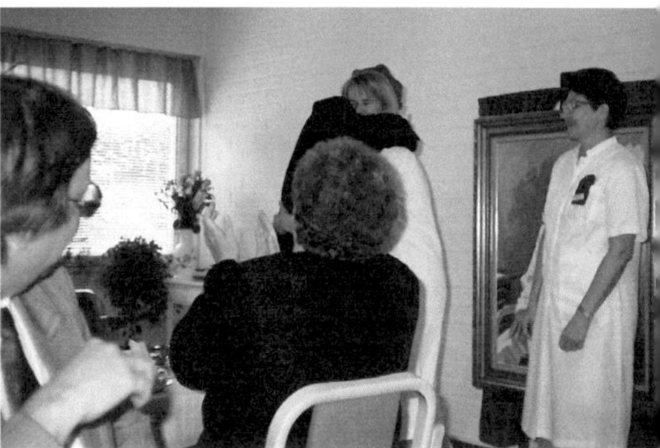

Ikä ja yhteiset vuodet ovat lähentäneet ylilääkäriä ja hoitajia. Perushoitaja Tuulikki Korpela kiitoshalauksessa. Kuva. Anna-Helena Pisilä.

Korkiakankaan Anita ja Keräsen Aune vastasivat kirurgien huutoon

Kirurgian puolella ylilääkärit vaihtuivat alkuun parin kolmen vuoden välein: Hyttisen jälkeen tuli Ilkka Toivio ja sitten Eero Vääräniemi. Toivio muistetaan koiraleikkauksista ja tapaturmaisesti "irtipoikki-irronneen" jalan liittämisestä. Eetu taas leikkasi "umppareita" yötä päivää. Kerrotaan, että kerran potilas ihmetteli, miksi häneltä on umpisuoli leikattu, vaikka olkapää on kipeä. Kaiken kaikkiaan 1960-70-luvun taite on hoitajien muistoissa yhtä "hullun myllyä": tajuton aivovammapotilas intuboituna hengityskoneessa, ilmarintapotilas pleuraimussa, prostatapappa 3-tiehuuhteluineen, kallo- ja reisiluun murtumapotilaat vedoissaan ja mummoja lantiokipsissä. Siihen sitten tavanomaiset "listaleikatut" sappi- ja tyrä- ja suonikohjuleikkauspotilaat... Osastonhoitaja vaihtui lähes joka vuosi, ja sairaanhoitajat hakivat muualle töihin.

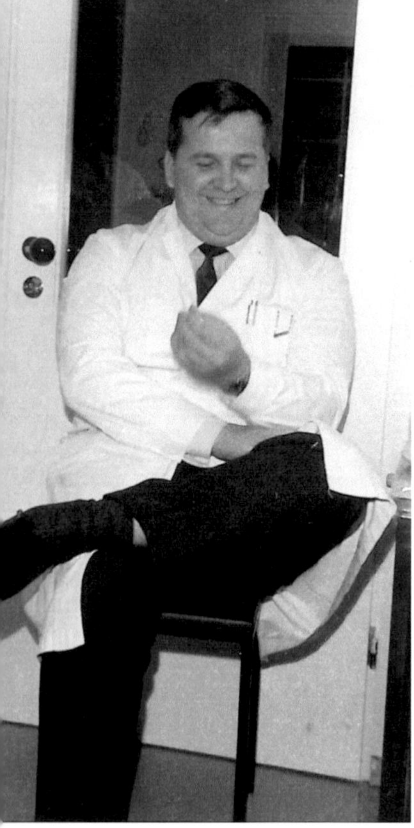

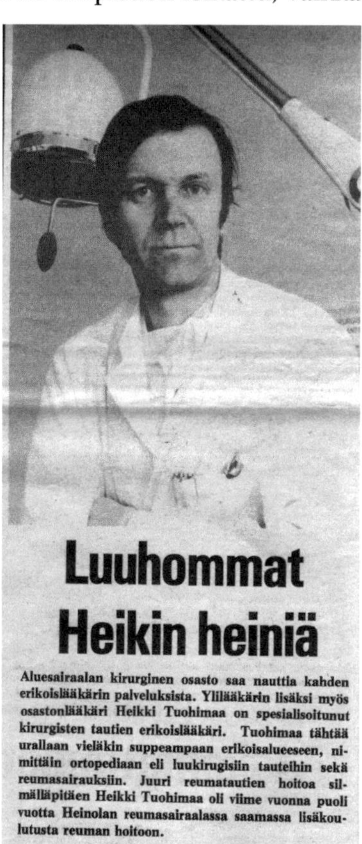

Luuhommat Heikin heiniä

Aluesairaalan kirurginen osasto saa nauttia kahden erikoislääkärin palveluksista. Ylilääkärin lisäksi myös osastonlääkäri Heikki Tuohimaa on spesialisoitunut kirurgisten tautien erikoislääkäri. Tuohimaa tähtää urallaan vieläkin suppeampaan erikoisalueeseen, nimittäin ortopediaan eli luukirugisiin tauteihin sekä reumasairauksiin. Juuri reumatautien hoitoa silmälläpitäen Heikki Tuohimaa oli viime vuonna puoli vuotta Heinolan reumasairaalassa saamassa lisäkoulutusta reuman hoitoon.

Vasemmalla: 1970 otetussa kuvassa hymyilee nuori kirurgian osastonlääkäri Pentti Kemppainen, joka löysi Raahesta elämänkumppaninkin. Kuva. Leila Pyykkönen.

Oikealla osastonlääkäri Heikki Tuohimaa. Raahelainen 25.5.1980. Lehtileike.

Ensimmäiset nuoret erikoistumassa olleet osastonlääkärit muistetaan iloisina ja mukavina työkavereina, vaikkakin heitä -70-luvun alkuun piti teititellä ja puhutella tohtoreiksi. Kirurgian osaston väki muistaa Kemppaisen, Kokko Einon, Lauri Nuutisen ja Porkka Heikin. Aamutyöläiset löysivät kerran Heikin paareilla nukkumasta lääkärin kansliasta, potilastyyny ja -peitto päällään, kengät jalassa ja karvaiset sääret paljaana. Taisivat iltariennot venähtää... Samainen Porkan Heikki tuumasi päivystäessään sisätautiosastolla, että Raahen kirkon kellojen kannattimet pitää kohta uusia, kun niitä joka päivä soitetaan... Kokon Eino hyppäsi korkeimmalle tasahyppyä portaissa 5. kerroksen kokoushuoneeseen mentäessä. Toivio hommasi siihen laatan, joka nyt viime remontin yhteydessä on valitettavasti maalattu piiloon.

Tuohimaan Heikki oli ensimmäistä kertaa kirurgian osastonlääkärinä vuosina1971-72 aikana. Hän tuli vakinaiseen virkaan syksyllä 1975 ja pysyi eläkkeelle asti vuoteen 2003. Heikki kulki polkupyörällä kesät talvet ja taka-päivysti Kantasen Matin kanssa vuorotellen. *Heikki ei hermostunut koskaan eikä moittinut ketään, kääntyili ja tuumaili ja antoi sitten määräyksensä.* Hän erikoistui ortopediaan: aloitti polven virheasennon korjaus- ja polven jäykistysleikkauksilla ja kipeytyneen olkapään nivelkalvon poistoilla ja päätyi polven tekonivelleikkauksiin. Leikkaussalin ja kirurgian vuodeosaston hoitajille tuli uutta opittavaa.

Neljäs ylilääkäri Matti Kantanen pysyi pitempään, vuodesta 1975 vuoteen 1988, jonka jälkeen tullut Virpi Honkala vuoteen 2009 asti. Matin aikana kirurginen toiminta rauhoittui ja vakiintui uomiinsa. Tehohoitoa vaativat potilaat lähetettiin Oyks:iin. Hoitajilla oli nyt mahdollisuus keskittyä oman alansa kehitysvirtauksiin. Matti muistetaan hyväntuulisena, huumorintajuisena ja sanavalmiina lääkärinä. Varsinkin leikkaussalissa Matti oli varsinainen sanavirtuoosi ja taipui tarvittaessa lattialle makaamaan näyttääkseen venäläiselle potilaalle oikean asennon selkäydinpuudutusta varten. Tai hoitajien hoputtaessa häntä taas johonkin hommaan, saattoi lausahdus olla: *"nyt iski äkillinen evm-syndrooma. Selitystä kysyttäessä kuultiin, että kyseessä oli "ei viitsis millään syndrooma".* (Tuohimaa, 2017 teoksessa Gellmanin testamentti ja muita tositarinoita).

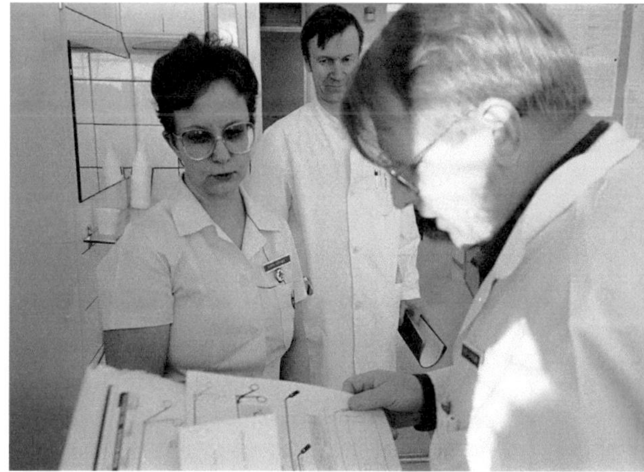

Jakamattoman poliklinikan osastonhoitaja Sirpa Hätinen tutkii Heikki Tuohimaan ja Matti Kantasen kanssa syksyllä 1985 seuraavan vuoden budjetista hankittavia instrumentteja. Kuva. Jarmo Reponen.

Poliklinikan pito ei tainnut aina olla Matille mieleen. Poliklinikan hoitajat muistelevat: "Kantasen Matin tuloa vastaanottoa pitämään jännitettiin... millähän tuulella hän tänään on. Koskaan ei ollut sopivasti potilaita... milloin oli liikaa, milloin jotain muuta huomautettavaa... Matin puoliso Anni oli sosiaalihoitajana. Aina piti treffata yhdessä ruokasaliin. Kun he täyttivät pyöreitä vuosia, työkaverit ostivat heille tandempyörän Ja poliklinikoita valmistellessa *Tuohimaan Heikille laitettiin pitkää pinnaa vaativat (eläkeasiat) ja Kantasen Matille uusintakäynnille tulevat."* Kullekin luonteensa mukaisesti. Hommat hoituivat kuitenkin huumorilla. Ja potilaat tulivat lopulta katsotuiksi siltä päivältä.

Hätisen Sirpa polilla taipui moneen

Hätisen Sirpa tuli ns. jakamattoman poliklinikan osastonhoitajaksi vuonna 1970 ja pysyi tehtävässään eläkkeelle asti, 2000-luvun alkuun. Ylilääkärit vaihtuivat: naistentaudeilla Seija Niemi-Pynttäri, sitten Antti Hakala; kirralla Ilkka Toivio, Eero Vääräniemi, Matti Kantanen, Virpi Honkala; sisätaudeilla Eero Korhonen ja Matti Honkala; lastentaudella Hannu Taskila ja Hannu Paajanen. Ja 1990-luvulla aloitettiin reumapoliklinikka, korvatautien poliklinikka, kipupoliklinikka jne. Ylihoitajiakin riitti: Saara Paavilainen, Helme Nuuttila, Marjatta Mäkinen, Eeva Tokola, Toini Mononen ja Sirkka Ylisaari. Monenlaisia persoonia kehittämispyrkimyksineen – siinä vaadittiin joustavuutta, pitkämielisyyttä ja sinnikkyyttä saada henkilökunta mukaan uudistuksia toteuttamaan.

Lastentautien ylilääkärinä toimi Hannu Taskila viran perustamisesta, vuodesta 1978 alkaen hänkin eläkkeelle asti vuoteen 2005. Hän vastasi vastasyntyneiden hoidosta ja piti lastentautien poliklinikkaa. Hoitajat muistavat Hannun rauhallisena ja turvallisena työkaverina, joka ei koskaan korottanut ääntään. "On parempi, että soitat liian herkästi kuin että lapselle tulee jotakin…", Hannun muistetaan sanoneen kätilölle päivystysajan soitoista. Hannu suhtautui rahallisesti myös vuoden kestäneeseen johtavan lääkärin pestiin 1980-luvulla. Mutta huumoriakin löytyi. Olin aikaisempina vuosina johtoryhmän koulutus- ja kokousmatkoilla yöpynyt Seija Niemi-Pynttärin kanssa samassa hotellihuoneessa. Niinpä sitten hotellin sisäänkirjoituksessa tuumasin Hannulle: *"Käytäntö on ollut, että johtava lääkäri ja ylihoitaja nukkuvat samassa huoneessa"… "Eiköhän jätetä tällä kertaa väliin…", tuumasi Hannu.* (Eeva Tokola).

Pirkko Ahokas aloitti vastavalmistuneena lääkärinä sisätautien vuodeosastolla vuonna 1975. Hänet muistetaan erityisesti lämpimänä ja toverillisena työkaverina, joka järjesti jo 70-luvulla ensimmäisen debriefing-tilaisuuden yhdessä sisätautiosaston hoitajien kanssa. He olivat edellisenä iltana voimattomina joutuneet kokemaan nuoren raskaana olleen, äkillisen mahakivun vuoksi osastolle tulleen naisen kuoleman. Ruumiinavauksessa selvisi, että kyseessä oli aorttarepeämä. Vasta 1990-luvulla hoitotyössä vakiintui käytännöksi koota hoitajat yhdessä käsittelemään traumaattisia tilanteita.

Pirkko palasi Raaheen vuonna 1987 erikoistuttuaan sisätauteihin ja reumatologiaan ja aloitti reumapoliklinikan toiminnan. Parin vuoden päästä hän sai työparikseen reumapotilaan hoitoon ja ohjaukseen perehtyneen sairaanhoitajan.

Okkosen Ulla ja Saarenpään Virpi pysyivät Niemi-Pynttärin vauhdissa

”Pynttäri” piti äitiys- ja gynen poliklinikkaa, kiersi kaksi osastoa, leikkasi ja päivysti aina… johtavan lääkärin tehtävien ohella. *Hänet muistetaan taitavana ja nopeana lääkärinä niin leikkaussalissa, poliklinikalla kuin osastoillakin.* Hän luotti kätilöihin tietäen kokemuksesta, että he soittavat hänet päivystysaikaan paikalle vain silloin, kun se on välttämätöntä. ”Soita leikkaussali paikalle ja käske laittaa pöydälle, niin minä menen tekemään sektion (keisarinleikkauksen).” *Hän saattoi tulla aamutakissa ja tossuissaan papiljotit päässä, kun oli hätä. Lapset* Miisa Ja Minna jäivät leikkauksen ajaksi synnärille. Toimenpide - selkeät hoitomääräykset - ja takaisin kotiin…

RAAHELAINEN 25.5.80

Reumapotilaan kultainen hoito

Aiemmin oli reumapotilaiden hoito Raahessa järjestetty yhteistyössä paikallisen reumayhdistyksen kanssa. Edelleen on mainitulla aktiivisella yhdistyksellä tärkeä sija reumapotilaan kokonaishoidossa. Heinolan reumaparantola, joka johtaa ja koordinoi maassa toteutettavaa reumasairauksien hoitoa, toivoo, että jokaisessa isommassa terveyskeskuksessa olisi yksi reumasairauksiinperehtynyt lääkäri, joka olisi käynyt asianmukaiset kurssit Heinolassa ja kykenisi paikallisten reumapotilaiden hoitoa ja seurantaa toteuttamaan. Raahen terveyskeskuksessa tämä lääkäri on Pirkko Ahokas.

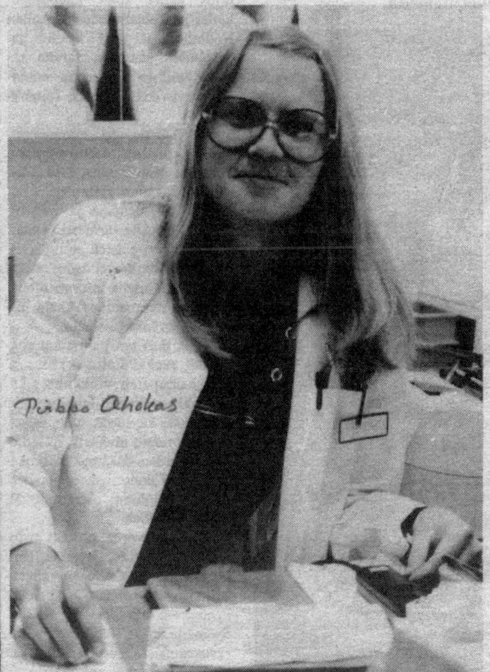

Hän pitää reumapotilaille vastaanottoa joka torstai koko päivän. Pirkko Ahokas kertoo, että terveyskeskuksen reumapoliklika on lähetepoliklinikka. Sinne lähetetään potilaita muilta lääkärinvastaanotoilta. Edelleen poliklinikan tarkoitus on hoitaa jo todettuja reumatapauksia.

Lääkäriä avustaa erityinen reumahoitaja, jota tehtävää hoitelee osastonhoitaja Toini Marttinen.

Reuman hoidossa lääkehoidon perustan muodostaa edelleen kulta. Sen lisäksi malarialääkkeillä ja penisillamiinillä on todettu olevan edullinen vaikutus reumaattisen prosessin kulkuun.

Kultahoidon pahin haitta on monet sivuvaikutukset. Hoidon vaikutusmekanismia ei tunneta, tiedetään vain, että likaseen annettu kultapiikki kerran kuukaudessa estää vakavien nivelmuutosten kehitystä varsinkin taudin alkuvaiheessa.

Tauti tulisi löytää varhain

Pirkko Ahokas korostaakin reumataudin varhaisdiagnostiikkaa. Tauti pitäisi löytää ja paikallistaa mahdollisimman aikaisessa vaiheessa. Tätä varten mm terveyskeskuksen reumapoliklinikka toimii.

Reumapolin asiakas on usein monivaivainen potilas. Pirkko Ahokas toteaa,e ttä asiakas hoidetaan kokonaisuutena, ei ole tarkoituksenmukaista jättää huomioimatta mahdollisia muita vaivoja.

Terveyskeskuksen reumapoliklinikalla annetaan lääkehoitoa, seurataan reumaprosessin kulkua, lähetellään potilaita edelleen kuntoutuksiin ja jatkohoitoihin.

Lehtileike: Raahelainen 26.5.1980.

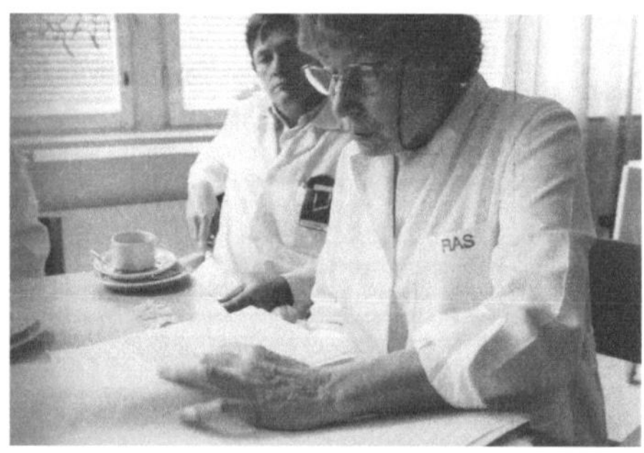

Lastentautien ylilääkäri Hannu Taskila ja gynekologian ylilääkäri Seija Niemi-Pynttäri meetingissä vuonna1996. Kuva. Jarmo Reponen

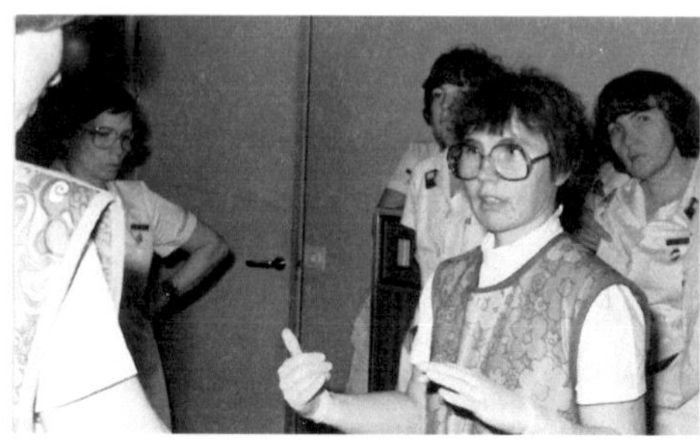

Röntgenylilääkäri Leena Alaruikka neuvottelemassa röntgenhoitajien kanssa 1980-luvun lopulla. Kuva. Pirkko Ukkonen.

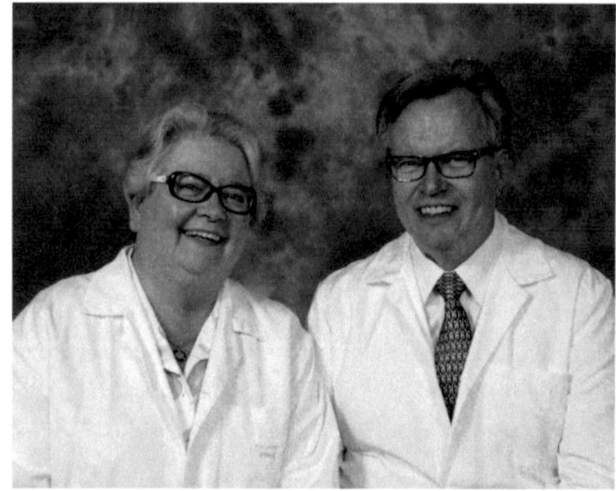

Virpi ja Matti Honkala 1990-luvulla. Kuva. Jarmo Reponen.

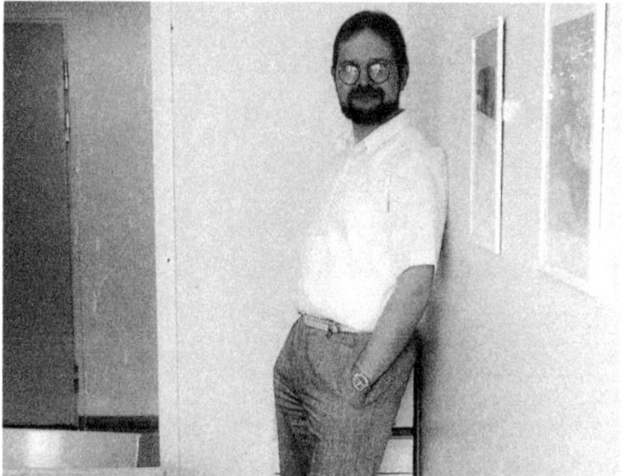

Jarmo Reponen, 1990-luvun alussa nuorena apulaisylilääkärinä. Kuva. Eija Tapanainen.

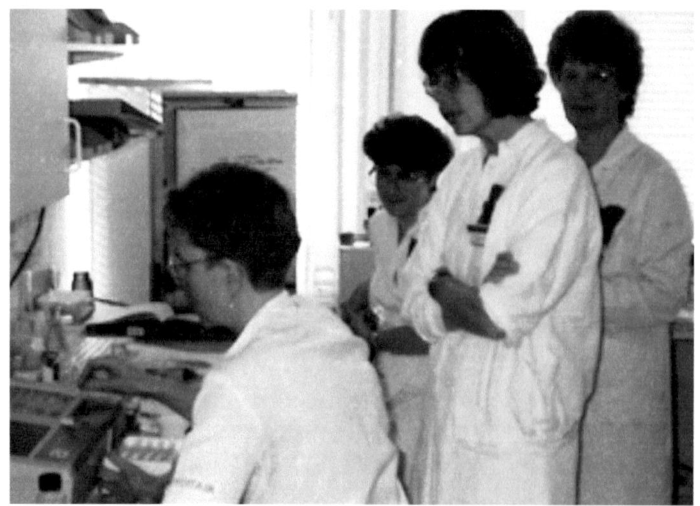

Kemisti Kerttu Mäyrä laitimmaisena oikealla seisomassa 1980-luvulla. Laboratoriohoitajat Pirkko Tolonen ja Pirjo Nikula ja istumassa osastonhoitaja Lea Krook. Kuva. Lea Krook.

Ylilääkäri Seija Niemi-Pynttäri toimi pitkiä aikoja myös johtavana lääkärinä. Hän perehtyi huolellisesti ylihoitajan esittämiin asioihin. Hänen oli vaikea ymmärtää, että sairaalassa oli jotakin sellaista toimintaa, joka ei olisi lääkärin johtamaa. 1980-luvun alussa terveyskeskuksen ja aluesairaalan johtavat ylihoitajat saivat valveutuneiden päättäjien ansiosta oikeuden esitellä hoitotyön toimialan asiat liittohallituksessa. Johtavat lääkärit vastustivat muutosta. *"Siellä ylihoitaja ja johtava lääkäri keskustelevat…"*, muistelevat käytävällä johtavan lääkärin kanslian ohi kulkeneet työntekijät. Niin äänekästä oli toisinaan hoitotyön asioiden käsittely. Äänenpainot tasoittuivat vuosien kuluessa, ja ylihoitaja sai pikkuhiljaa tasavertaisen aseman johtoryhmässä hoitajien työn asioiden ajajana.

Parina ensimmäisenä vuotena röntgenlääkäri kävi Oulusta lauantaisin antamassa lausunnot hänelle jätetyistä kuvista. Sinikka Toivio oli lyhyen aikaa ylilääkärinä ja vuodesta 1970 alkaen Leena Alaruikka eläkkeelle asti 1990-luvun alkuun. *"Leena teki pyyteetöntä lääkärintyötä: tuli klo 7, saneli kuvat, siisti pöydän ja vasta sitten lähti kotiin. Lastensa odotusajatkin hän kuvasi potilaita lyijyessuihin kääriytyneenä…* Hän saattoi huutaa hoitajat katsomaan röntgenkuvasta jotain löydöstä…" Hänen jälkeensä tulleen Jarmo Reposen johdolla mullistettiin radiologiset tutkimusmenetelmät ja tiedonkulku – siirryttiin digiaikaan. Röntgenhoitajien ja muun henkilökunnan työvälineet ja tehtäväkuva muuttuivat. Itse asiassa kaikki muuttui.

Jarmo Reposen ylilääkärikautena 1990-luvulta alkaen röntgenosastosta on tullut kansainvälisesti tunnettu edelläkävijä tietoverkkojen ja tietojärjestelmien käyttöotossa, uusien tutkimusmenetelmien hyödyntämisessä ja etäkonsultaatiomahdollisuuden luojana. Hoitohenkilöstö joutui / pääsi opettelemaan aivan uudenlaiset työvälineet ja työtavat. Jarmo kiittelee vuolaasti Raahen sairaalan 50-vuotisjuhlakirjassa röntgenhoitajia ja osastonavustajia pari vuosikymmentä jatkuneen kehitystyön toteuttamisesta.

Krookin Lea ja kemisti Kerttu Mäyrä

Kemisti huolehti laitteiston kunnosta ja tutkimusmenetelmien laadusta ja kehittämisestä. 1990-luvulla kemistiksi tuli Pirjo Ketola, jonka aikana laboratorion laitteistot uusittiin ja tutkimusvalikoima laajeni vastaamaan sairaalan monien erikoisalojen vaatimuksiin.

Honkaloiden johdolla aluesairaaloiden kärkeen

Virpi ja Matti tulivat ensimmäisen kerran Raaheen 1970-80-luvun taitteessa: Virpi kirralle ja Matti neloselle. Erikoistumisensa jälkeen he palasivat takaisin vuonna 1987 ja alkoivat ajanmukaistaa ja kehittää lääketieteellisten erikoisalojensa toimintaa. Virpi valittiin kirurgian ylilääkäriksi vuonna 1988 Kantasen Matin jälkeen. Hänen aikanaan leikkausmenetelmät ja laitteet uusittiin ja leikkausosaston tilat remontoitiin uuteen uskoon. Kirurgian poliklinikan jonot purettiin, päiväkirurginen toiminta aloitettiin jne., jne. Johtavana lääkärinä hän toimi vuosina 1989–2009.

Matti Honkala kehitti ylilääkäri Korhosen toivomuksesta sisätautien vuodeosaston ja poliklinikan toimintaa. Sisätautien tarkkailuyksikön perustaminen ja ensimmäinen onnistunut sydäninfarktin liuotushoito 1987 toteutuivat Matin johdolla ja opastuksella. Diabetespotilaiden hoidon ja opetuksen järjestämisen ohella mahasuolikanavan tähystystutkimukset olivat "Matin heiniä". Hän jatkoi sisätautien ylilääkärinä Eero Korhosen jälkeen vuodesta 1993 alkaen eläkkeelle asti, vuoteen 2016.

Honkaloiden aikana Raahen sairaala sananmukaisesti "nousi maailmankartalle" kustannustehokkaana ja lääketieteen erikoisalojen toiminnan edelläkävijänä. Siinä "hötkeessä" hoitohenkilöstö joutui venymään äärimmilleen. Molemmat Honkalat kiittelevätkin sairaalan 50-vuotisjuhlakirjassa vuolaasti osastonhoitajia ja hoitajia lääketieteellisen toiminnan kehittymisestä ja monipuolistumisesta.

Ylihoitajat ja aikakaudet vaihtuivat

Osastonhoitaja joukkoineen oli päivittäisen potilashoidon eturintamassa. Ylilääkäreiden päätökset uusien tutkimus- ja hoitomenetelmien käyttöönotosta näyttäytyivät hoitajien arjessa jatkuvana muutosvaateena opetella uusien laitteiden käyttö ja huolto siinä päivittäisen työn lomassa. 1980-luvulla tämän lisäksi ylihoitajankin taholta alkoi tulla paineita muuttaa työkäytäntöjä myös hoitajien oman työn alueella. Sairaanhoidon perinne ja kuuliaisuus esivaltaa kohtaan velvoittivat tekemään niin kuin esimies käskee. 1960–70-luvut tehtiin niin kuin aina ennenkin, ts. pestiin, petattiin ja syötettiin potilaat mahdollisimman hyvin ja pidettiin osasto siistinä ja järjestyksessä.

Ylihoitaja Saara Paavilaisen aika meni henkilökunnan värväämiseen. Saaran aikana luotiin ns. reserviyöhoitajan systeemi auttamaan vuodeosastoilla (Gellman mukaan lukien) yksin valvovia apuhoitajia vuodepotilaiden käännöissä ym. Toimikautensa (1968–1975) alussa hän vastasi myös sairaala-apulaisten ja toimistoapulaisten työtehtävien järjestelyistä. Ja molempia oli aivan liian vähän.

Tokolan Eevan aika, 1980-luku, muistetaan hoitotyön luennoista, potilasneuvonnan kehittämisestä ja hoitotyön kirjallisen suunnitelman käyttöönotosta. Suunnitelmallinen diabetes- ja infarktipotilaiden neuvonta alkoi sairaanhoitaja Maija-Liisa Pajusen toimeenpanemana. Hygieniatoimikunta perustettiin ja ensimmäinen hygieniahoitaja Sirkka-Liisa Lassila aloitti uudessa tehtävässään. Sairaala-apulaisten työn mitoitustakin kokeiltiin siivoustyönohjaaja Sylvi Litmasen johdolla. Siivoustyön työjärjestyksiä uusittiin; laitteistoa ja välineistöä hankittiin. Ja jokaisen työyksikön työryhmään saatiin oma nimetty osastonavustaja. Eevan aikana luotiin varahenkilöjärjestelmä helpottamaan sijaisen saamista äkillisiin poissaoloihin. Työnohjaustakin kokeiltiin eri henkilöstöryhmille. Osastonhoitajat alkoivat laatia vuosittain myös hoitotyön toimintasuunnitelman ja -kertomuksen. Talousarvion laadinta oli edelleen ylilääkäreillä ja johtoryhmällä.

”Ylihoitaja (Eeva Tokola) oli puheineen ja vaateinen aina monta askelta edellä. 1980-luvulla oli paljon osastonhoitajien keskinäistä kanssakäymistä yhteisten kokousten ja koulutusten puitteissa. Päällimmäiseksi muistoksi tuolta ajalta on jäänyt osastonhoitajien keskinäinen kinastelu siitä, montako hoitajan virkaa milläkin osastolla tarvitaan… ja kummalle sisätautiosastolle – kolmoselle vai neloselle ylipaikalle – uudet päivystyspotilaat otetaan...” (eräs osastonhoitaja).

1990-luvulla toiminnan tehokkuus- ja taloudellisuusvaade tuli osastonhoitajien työn keskiöön. Hoitotyön kehittäminen kuitenkin jatkui ylihoitaja Toini Monosen johdolla. Yksilövastuista hoitotyötä juurrutettiin hoitajien työnjakoon. *Hoitotyö kansainvälistyi.* Ulkomaisia hoitotyön asiantuntijoita vieraili sairaalassa, ja sairaanhoitajat kävivät kansainvälisissä konferensseissa (mm. Tukholmassa Ja Brysselissä) esittelemässä projektejaan. Mm. Potilaan polku -projekti ja Harvinaista sairautta sairastavan lapsen kotihoidon ohjaus -projekti herättivät kansainvälistäkin kiinnostusta. Lääkäri-hoitajatyöparityöskentely alkoi poliklinikoilla ym., ym.

Toiminnan tehokkuuden ja taloudellisuuden nimissä osastoja suljettiin, ja henkilökuntaa siirrettiin toisille osastoille ja työtehtäviin, osastonhoitajat mukaan lukien. Osastonhoitajien keskinäinen kanssakäyminen väheni, ja aluesairaalan oman ylihoitajan viran lakkauttaminen ylihoitaja Sirkka Ylisaaren (1996–1999) luvun lopussa tyrehdytti työyksikköjen yhteistoiminnan ja hoitotyön resurssien yhteensovittamisen.

Organisaatiomuutosten yhteydessä osastonhoitajista tuli palveluesimiehiä. Hoitotyön johto etääntyi ja perustason hoitotyön tuntemus väheni. Keskinäinen kasvotusten tapahtuva kanssakäyminen on vähäistä. Johtaminen tapahtuu sähköisen viestinnän keinoin ja erilaisten raporttien välityksellä.

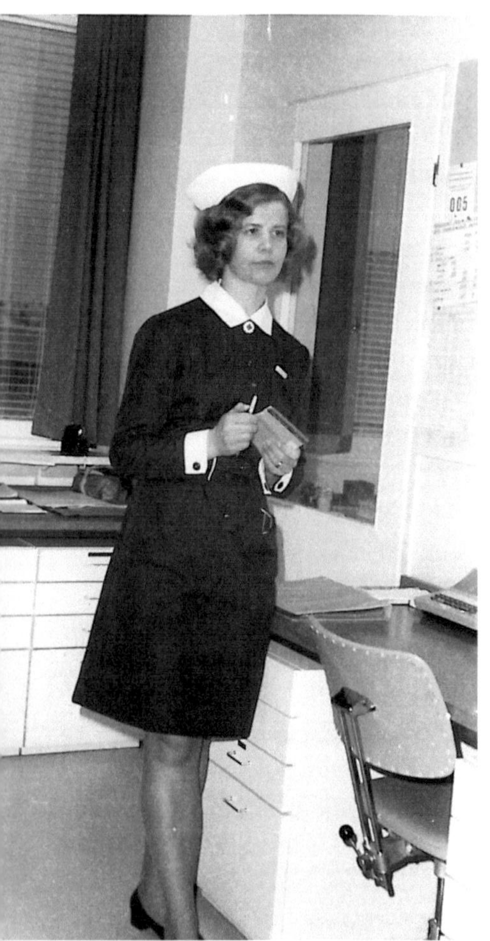

Ylihoitaja Saara Paavilainen 1970-luvulla kirurgisen vuodeosaston kansliassa. Kuva. Leila Pyykkönen.

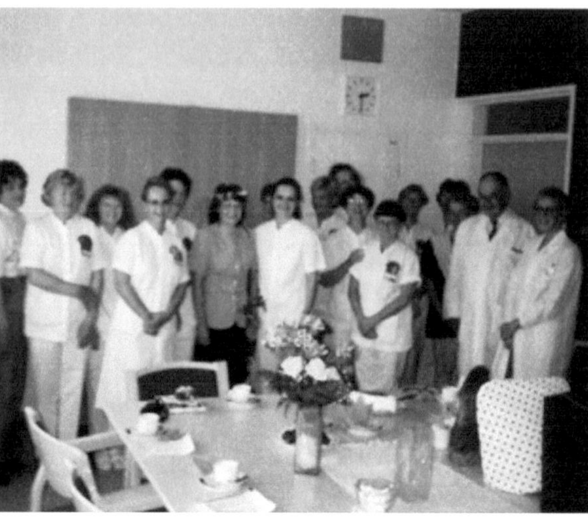

Äärimmäisenä oikealla on ylihoitaja Toini Mononen 1990-luvun alkupuolella sairaala-apulainen Maire Takalon läksiäisissä. Maire keskellä. Kuva. Eeva Tokola.

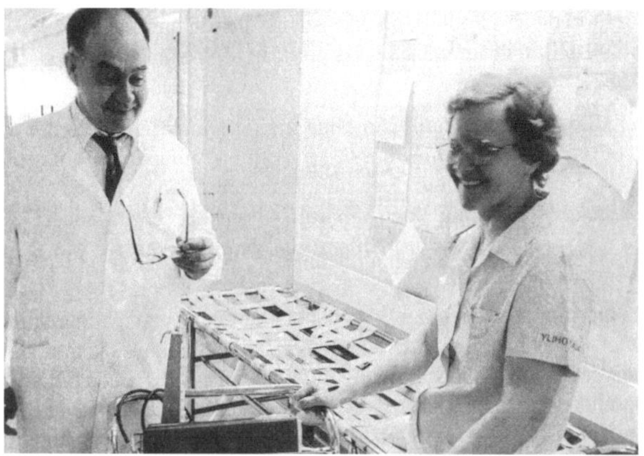

Sisätautien ylilääkäri Eero Korhonen ja ylihoitaja Eeva Tokola kierrolla vuonna 1986. Kuva. Jarmo Reponen

Muistelemassa:
Eeva Tokola on koonnut tekstin kaikkien haastateltujen (96) kertomuksista. Lähteenä on käytetty myös lukuisia kirjoituksia Raahen sairaalan 50-vuotisjuhlakirjassa vuodelta 2017.

Lääkärin kierto, lääkehoito ja raportit – sairaanhoitajan hommia

LÄÄKÄRIN KIERTO

Lääkärit kokoontuivat aamuisin röntgeniin meetingiin, jossa Alaruikan Leena esitteli heille röntgenlöydökset. Sieltä he tulivat vuodeosastoille kierrolle, usein jo puoli yhdeksältä. 1960-70-luvuilla vastaava sairaanhoitaja saattoi olla ainoa sairaanhoitaja. Aamuraportti, aamulääkkeet potilaiden pöydille, antibiootit lihakseen ja suoneen ja sitten kiireellä kierrolle. Lääkärinkierron jälkeen pidettiin kiertoraportti muille työvuorossa oleville: sairaanhoitaja, apuhoitajat, sairaala-apulainen ja osastonavustaja. Kukin kirjasi muistiin oman tehtäväalueensa työtehtävät ja toteutti ne. Sairaanhoitajan tehtäviin kuului huolehtia lääkemääräyksistä, suoneen annettavasta nestehoidosta, punktioista yms. ja tarkkailupotilaista. Osastonavustaja kirjoitti laboratoriopyynnöt ja esivalmisteli kotiin lähtevien potilaiden sairauskertomukset lääkärille, tilasi kontrolliajat jne. Vastaava sairaanhoitaja vei sitten kotiinlähteville poliklinikkakortin, lääkereseptit, taksilapun jne. Koko ajan saattoi tulla päivystyspotilaita, joiden lääkärin määräykset piti ehtiä toteuttaa… Kylvettäjä oli tuonut päivähuoneeseen luvatulle paikalle tulleet potilaat…

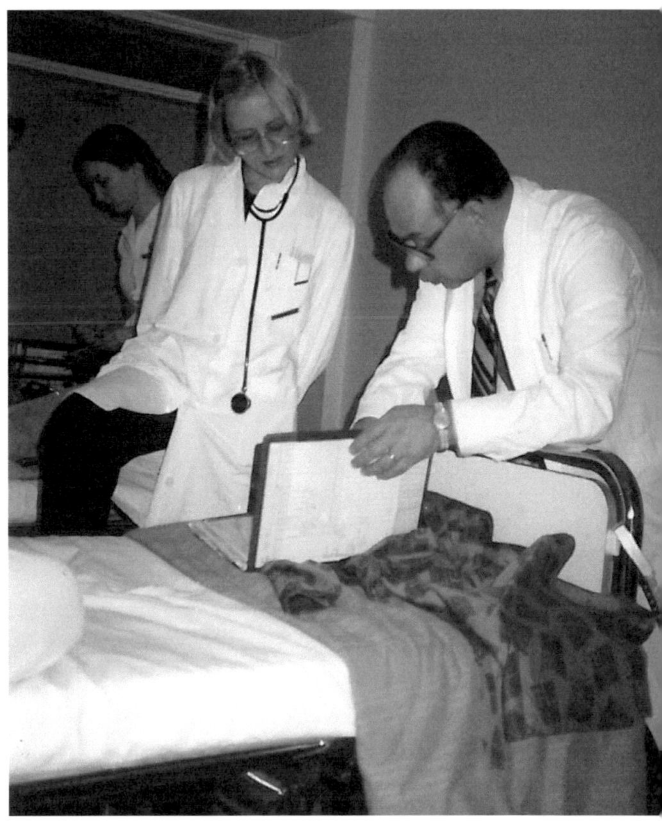

Sisätautien ylilääkäri Korhonen osastonlääkärin kanssa kierrolla 1970-luvun lopulla. Taustalla sairaanhoitaja Eija Kärkkäinen. Kuva. Eija Kärkkäinen.

1970-luvulla ylilääkäri puhutteli potilaan ja sitten keskusteli pikkulääkärin kanssa. *Hoitaja pysytteli sivummalla ja kuunteli keskustelua poimien siitä lääkärinmääräykset. Jos ylilääkäri kysyi jotain, siihen vastattiin.* Oma-aloitteisesti ei sanottu mitään. Sairaanhoitajan rooli kierrolla vaihteli osaston perinteen ja persoonallisten ominaisuuksien mukaisesti.

1990-luvun alussa alettiin kokeilla kansliakiertoa. Kiertävä sairaanhoitaja kutsui / auttoi potilaan lääkärinkansliaan. Hoitaja kirjasi määräykset "kiertokirjaan". Nykyään lääkäri pyytää potilaan huoneeseensa ja kirjaa hoitomääräykset sähköiseen potilaskertomukseen, josta sairaanhoitaja lukee sen aikanaan. Viikonloppuisin etu- ja takapäivystäjä kävivät / käyvät ensin potilaat papereista läpi, ketä potilaita katsotaan. *1980-luvulla korostettiin sairaanhoitajan roolia potilaan puolesta puhujana. Sairaanhoitaja kertoi potilaan voinnin, jos potilas itse ei pystynyt kertomaan.* Samoin hän alkoi osallistua potilaan kotiuttamista koskevaan päätöksentekoon sanoen näkemyksensä potilaan kotiutuskelpoisuudesta. Jos kotona tarvittiin ulkopuolista apua, sosiaalityöntekijä hankki kotiapua. Jotkut lääkärit kysyivät / kysyvät hoitajalta, osa ei kysy mitään.

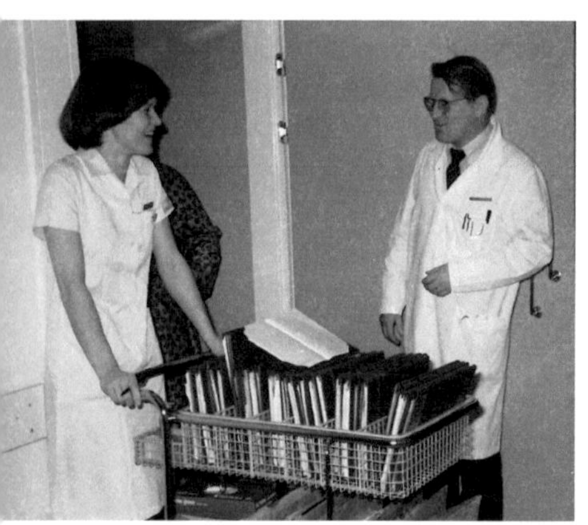

Kirurgian ylilääkäri Matti Kantanen ja sairaanhoitaja Kaisa Käräjäoja kierrolla kirurgian vuodeosastolla 1980-luvun alussa. Kuva. Kaisa Käräjäoja.

Muovikantiset potilaskansiot säilytettiin kiertokärryssä. Kansio sisälsi lääkärin tarvitsemat lääketieteelliset potilasasiakirjat, kuten meneillään olevan hoitojakson "kuumekurva", laboratoriotutkimuksetlomake, röntgenlausunnot, nestetasapainotaulukko ja lääketieteen erikoisalan lehti sekä aikaisempien hoitojaksojen epikriisit. Hoitajien merkinnät lääkärinmääräysten toteuttamisesta ja potilaan vointiin liittyvistä huomioista olivat erillisellä lomakkeella. Nämä potilaiden "huomiointikaavakkeet" oli kerättynä samaan rengaskansioon. Potilaan kotiutuessa lomake arkistoitiin hoitojaksokohtaisiin potilasasiakirjoihin. Kärryn alaosassa oli pieni lokero, jossa säilytettiin kierrolla tarvittavia pieniä tutkimusvälineitä, kuten verenpainemittari, refleksivasara, kertakäyttöhanskat ja vaseliini tuseerausta (sormella emättimen tai peräsuolen kautta tunnustelua) varten yms. Röntgenkuvapussit olivat alhaalla lokerikossa aakkosjärjestyksessä.

Kansioiden päällä oli lääkärinmääräyskirja, johon sairaanhoitaja kirjasi lääkärin antamat lääkemääräykset ja muut hoitomääräykset, kuten laboratorio- ja röntgentutkimukset, liikkumisluvat, ruokavalio jne. *Lääkärin määräyskirja poistui käytöstä, kun sähköinen potilaskertomus otettiin käyttöön 2010-luvulla.*

Lääkärit alkoivat kiertää yksin ja kirjata määräyksensä suoraan potilaskertomukseen lääkärin määräykset-lomakkeelle, josta hoitajat sitten lukevat ja toteuttavat ne. Vähäinenkin lääkärin ja sairaanhoitajan välinen suullinen vuorovaikutus on jäänyt pois.

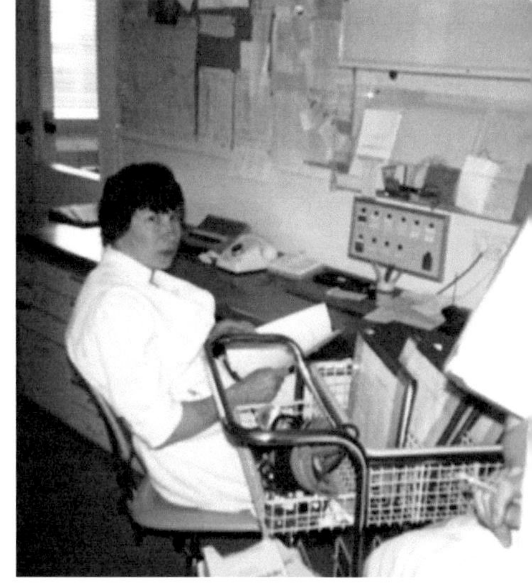

Naistentautien ja synnytysten ylilääkäri Seija Niemi-Pynttäri synnytysosastolla "paperikierrolla" 1970-luvulla(?). Kuva. Pirkko Ahokas-Tuohinto.

Sairaanhoitajan tehtävä oli toteuttaa lääkemääräykset

Injektioina annettavat lääkkeet ja nestehoito

Työhuoneessa oli lyijykynällä täytetty lista lihakseen pistettävistä lääkkeistä, esim. sydänlääkkeet (Digoxin ja Furesis) ja antibiootit (G-penisilliini ja Procain-penisilliini). 1970-luvun alkupuolella oli jo kertakäyttöneuloja, mutta ruiskut olivat vielä jonkin aikaa monikäyttöisiä. Väliin laitettiin yhdistäjä. Suoneen annettavista antibiooteista muistetaan Ampicin ja Mycipen. Jotkut lääkkeet pistettiin alkuaikoina injektioneulalla stoossina suoraan suoneen, antibiootit kuitenkin yleensä sivutippana. Infuusioletkun kumiosaan laitettiin tavallinen injektioneula, johon siirtolaite liitettiin. 1970-luvulla esim. Ampicin 6 g iv. laimennettiin NaCl 500 ml:n pulloon, joka sitten tippui sivutippana koko vuorokauden. Jossain vaiheessa käytäntö muuttui siten, että 3 g Ampicinia / NaCl 100 ml tiputettiin sivutippana suoneen aamulla ja illalla uudelleen.

1970-luvulla oli siipineulat, joissa ei ollut luer lock-kantaa (lukitsevaa kierrekantaa). Tippaletku tökättiin suoraan neulan kantaan. Tippaa piti käydä usein katsomassa, onko suonessa ja pysyykö tippaletku paikoillaan. Monet kerrat letku irtosi tai tippa tippui kudokseen, ennen kuin ehdittiin laittaa uudelleen. Tippaletkua ei voinut irrottaa suonikanyylistä edes suihkuun mentäessä, vaan käsi suojattiin käärimällä muoviin. 1980-luvulla suonikanyylit kehittyivät niin, että tuli luer lock -kanta ja ensimmäiset kolmitiehanat ja jakoletkut. Nyt tuli mahdolliseksi irrottaa infuusioletkusto kanyylista esim. aamupesujen ja röntgenissä käynnin ajaksi. Suonen tukkeentumisen ehkäisemiseksi kanyyli huuhdeltiin Heparin-NaCl-liuoksella ja laitettiin tulppa päähän. Tämä korvautui myöhemmin kanyylin sisään laitettavalla muovisella mandriinilla.

Lääkelaimennosten tekoon saatiin jossain vaiheessa lääkkeen sekoituskanyylit ja lääkkeen ruiskuun vetämiseen lääkkeenottokanyylit tavallisten injektioneulojen tilalle. Samalla lääkkeiden aseptinen käsittely parani. Alkuun lääkelisäykset merkittiin tippapullon kylkeen tussilla: lisätyn lääkkeen nimi, vahvuus ja määrä. 1980-luvulla alettiin lääkelisäys merkitä yksilöidysti pullon kylkeen liimattavaan punaiseen lääkelisäyslappuun. Alkuvuosina hoitaja laski tiputusnopeuden kellostaan. Vasta 1980-luvulla saatiin ensimmäiset tipanlaskimet.

Vuorokauden aikana tiputettavaksi määrättyihin infuusioliuospulloihin merkittiin tushilla potilaan sukunimi ja potilaspaikka, esim. 4-1; joskus pelkkä paikka. Pullot laitettiin huonejärjestyksessä työhuoneen pöydälle vaihtoa odottamaan. Sairaanhoitaja tai apuhoitaja vaihtoi infuusiopullot, jotka olivat 1970-luvulla lasipulloja. Niihin piti laittaa erikseen muovinen pullon kannatin ja ilmastointineula. Natriumia ja Kaliumia lisättiin kirkkaisiin liuoksiin lääkärin määräyksen mukaan. Tippaletkuja oli kahdenlaisia: ilman suodatinta olevia käytettiin kirkkaisiin liuoksiin ja suodattimella varustettuja verensiirtoihin. 1980-luvulla kaikki infuusioletkut olivat suodattimellisia ja rullasulkijalla varustettuja.

Kuva 16. Nesteensiirtokojeen kaavakuva.

1. ilmasuodatin
2. ripustinlaite
3. nesteensiirtopullo
4. ilmastusletku
5. kanyyli
6. pullon kierretulppa
7. pullon kumitulppa
8. tippakammion kumitulppa
9. tippakammio
10. suodattimen kannatin
11. suodatin
12. siirtoletku
13. letkunpuristin
14. tarkkailuputki
15. nippa
16. sulkurengas
17. ilmastusputki

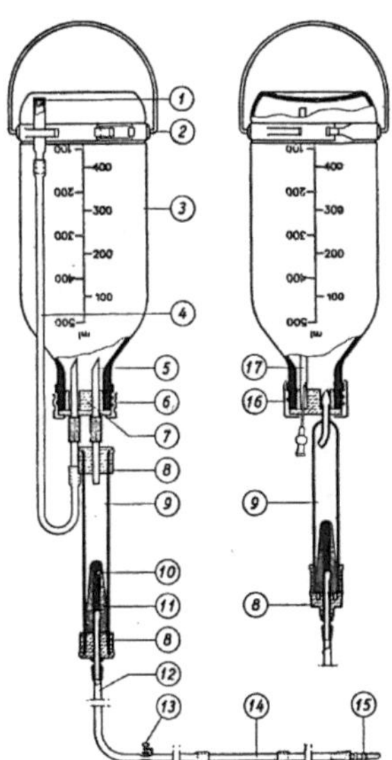

Nesteensiirtolaitteen kaavakuva kirjasta Railo-Pasanen, Kirurgia ja kirurginen sairaanhoito, 1973, s. 226.

Veripussi haettiin laboratorion verikaapista, annettiin lämmetä kaksi tuntia huoneen lämmössä ja näytettiin lääkärille ennen tiputtamista. Lääkäri aloitti aina verensiirron ja teki biologisen kokeen. Alkuvuosina verensiirtoon laitettiin lasiputkessa steriloitu paksu injektioneula, joka teipattiin käteen ruskealla heftalla. Neulan paikoillaan pysyminen varmistettiin sitomalla pahvinen lasta sideharsolla kiinni. Systeemi purettiin, kun piti katsoa, onko neula suonessa. Sitten saatiin verensiirtoonkin muovinen suonikanyyli, joka oli helppo kiinnittää heftalla/teipillä. Suonikanyylit vaihdettiin 3 vuorokauden välein.

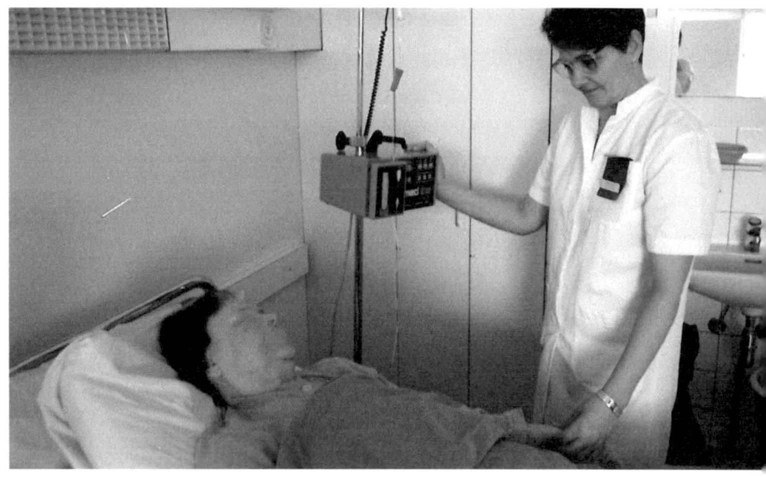

Ensimmäinen tipanlaskija ja osastonhoitaja Tuula Hieta 1980-luvun alussa. Kuva. Seija Luttinen.

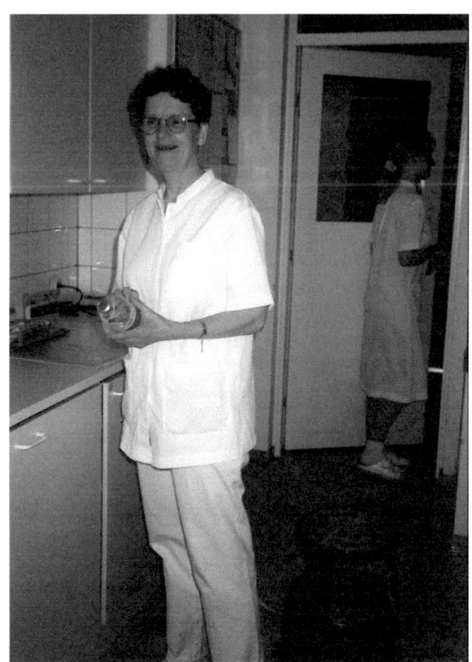

Sairaanhoitaja Anna-Liisa Miettinen 1980-luvun alussa remontoidussa työhuoneessa kädessään lasinen infuusiopullo, johon laitettiin muovinen pullonkannatin. Muoviset infuusiopussit korvasivat lasipullot 1980-luvun lopulla. Kuva. Anna-Helena Pisilä.

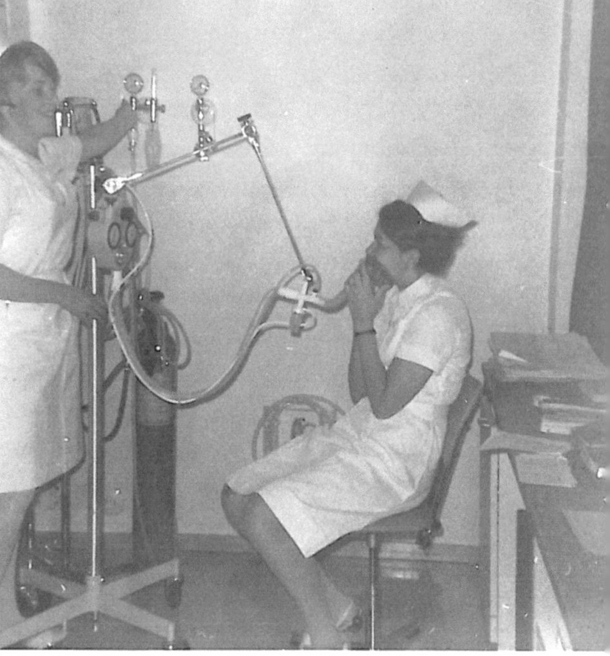

Sairaanhoitaja Tuula Hieta harjoittelee lääkärinkansliassa astmalääkkeen ottamista Bennet-respiraattorilla vuonna 1967. Kuvassa näkyy uuden sairaalan hoitolaitteita: lattialla siirreltävä happipommi ja limaimulaite telineessään, seinällä hapen ja imun ulostulot liittimineen ja virtausmittareineen. Kuva. Tuula Hieta.

Lääkkeet suun kautta

Potilaskohtaiset lääkeannokset jaettiin alkuvuosina jokaista jakokertaa varten muoviselle ristikkotarjottimelle, "jossa oli luotettavalla tavalla kullekin potilaalle tuleva lääkeannos." Pieneen potilaskohtaiseen lääkelappuun merkittiin lyijykynällä potilaan nimi, lääkkeen antoajat ja lääkkeiden nimet, vahvuudet ja annostelu. Kiertoraportin jälkeen siihen tehtiin tarvittavat muutokset. Lääkityslistat tarkistettiin sunnuntaisin vertaamalla kuumekurvan lääkelista ja lääketarjottimen "lääkelaput" toisiinsa ja tarvittaessa korjattiin vastaamaan lääkärin määräystä. Kotilääkitys laitettiin yleensä ensin jatkumaan päivystysaikaan tulleelle potilaalle. Seuraavan päivän kierrolla lääkäri tarkisti lääkityksen.

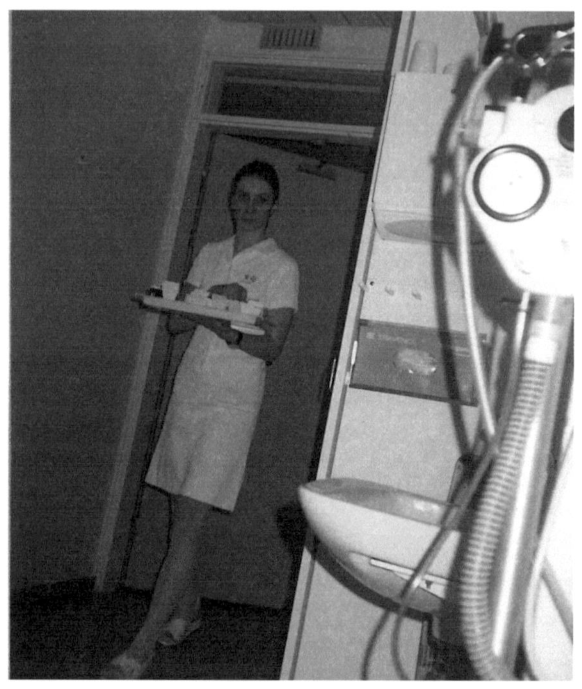

Sairaanhoitaja Eija Kärkkäinen tuomassa lääkkeitä potilashuoneeseen. Seinällä näkyy kertakäyttökäsineiden laatikko, ns. mikkihiiret olivat ensimmäiset suojakäsineet 1960-70-luvuilla. Kuva. Eija Kärkkäinen.

-70-luvun puoliväliin asti käytettiin teräksisiä lääkelaseja, jotka pestiin käsin potilaskeittiössä tai työhuoneen teräsaltaassa. 1970-luvun lopulla alettiin käyttää kertakäyttöisiä lääkelaseja, joiden väri vaihteli lääkkeen antoaikojen mukaan. Tämä mahdollisti lääkkeiden jaon tarjottimelle kerran vuorokaudessa, kun vuorokauden lääkelasit saattoi pinota päällekkäin. Myös näitä kertakäyttölaseja pestiin keittiössä astianpesukoneessa. Hygieniavaatimusten kasvaessa käytännöstä kuitenkin luovuttiin. Säästäväisyyteen tottuneista hoitajista uusi käytäntö tuntui tuhlaukselta. Siihen aikaan ei omalle työlle laskettu arvoa.

Kuvan lääkekaapit ovat alkuperäiset. Sisäisesti ja ulkoisesti käytettävät lääkkeet säilytettiin omissa kaapeissaan aakkosjärjestyksessä; C- ja D-lääkkeet omissa kaapeissaan, tabletit ja liuoslääkkeet erillään toisistaan, ulkoisesti käytettävät silmä- ja korvatipat, peräpuikot jne. erillään oven lokeroissa. Lukittava

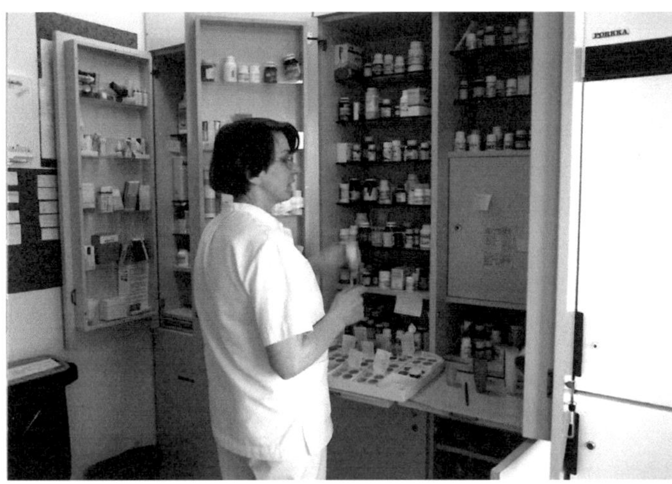

Sairaanhoitaja Hanna Kokkonen jakaa lääkkeitä tarjottimelle 1980-luvulla. Kuva. Seija Luttinen.

erillinen huumausainelokero oli C-kaapin sisällä. Lääkejääkaapit näkyvät kuvassa oikealla. ”Apteekkari” tarkisti lääkekaapit kaksi kertaa kuukaudessa. Lääkekaapit siivottiin kerran kuukaudessa.

Lääkekaapin avaimia oli iso nippu: sisäisesti- ja ulkoisesti-kaapeille omansa jne. Ne piti aina olla sairaanhoitajan taskussa ”ulkopuolisten ulottumattomissa”. Muovinen ristikko vaihtui 80-luvulla pahvisiin potilaskohtaisiin lokerikkoihin, joihin oli hyvä annostella koko vuorokauden lääkkeet. Kuvassa näkyy seinällä ruskealla ilmoitustaululla suoneen ja lihakseen annettavista lääkkeistä potilaskohtaiset lääkelaput antoaikoineen.

Sairaanhoitaja Eija Kärkkäinen tekee uudistetussa työhuoneessa lääketilausta 1990-luvulla. Ennen tietokoneaikaa lääketilaukset tehtiin osastokohtaisiin lääketilauskirjoihin, jotka kulkivat lääkekoreissa osaston ja apteekin väliä. Osastonlääkäri allekirjoitti tilauksen peruslääkevalikoiman lääkkeistä ja ylilääkäri huumausainekortit ja -tilauksen.

Lähetti kuljetti apteekin täyttämät lukitut lääkekorit ja jätti ne työhuoneen lattialle. Sairaanhoitaja purki laatikon sitten, kun ehti. Vasta 2000-luvun alussa alettiin kiinnittää huomiota lääkekuljetusten turvallisuuteen ja edellyttää vastaanottajan allekirjoitusta.

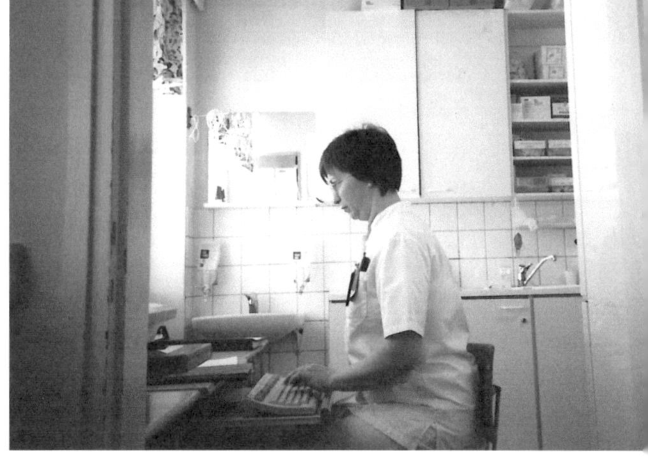

Sairaanhoitaja Eija Kärkkäinen tekee lääketilausta tietokonepäätteellä 1990-luvun alussa. Kuva. Tuula Hieta.

Apuhoitaja auttoi lääkehoidossa 1960–70-luvuilla

Lääkehoidon toteuttaminen oli säännösten mukaan sairaanhoitajan tehtävä. Tämä ei aina toteutunut, koska sairaanhoitajan virkoja oli liian vähän. Osastoilla hoidettiin tehohoitopotilaita. Iltavuorossa oli sairaanhoitaja ja apuhoitaja kahdestaan. Ja apuhoitajat valvoivat yksin ensimmäiset viisi vuotta. Poliklinikan päivystä sairaanhoitaja auttoi, minkä ehti. Sisätautiosaston apuhoitajat muistelevat -70-lukua:

"Periaatteessa raja sairaanhoitajan ja apuhoitajan tehtävissä tiedettiin, mutta kun yksi sairaanhoitaja ei ehtinyt, apuhoitaja teki kaveriksi... lääkkeet ja muut hoitomääräykset piti toteuttaa.... Meille oli opetettu, että potilaan pitää saada lääkärin määräämä hoito."

"Työkokemuksen perusteella kokenut apuhoitaja teki kaikkea muuta paitsi ivkanyylin laitto, kun potilaan hoito niin vaati. Suoniveriäkin alussa otettiin. Kun tilanne vaati, me jaettiin huoneisiin tablettilääkkeet ja lihakseenkin pistettiin. Kiilakosken Paula näytti ja sanoi: tuosta noin kiinni, sitten pistä neula syvälle.... Ei koulussa oltu opetettu... Alussa annettiin kaikki lihakseen, Procain - penisilliinit ja muut... Sairaanhoitaja teki lääkeliuoksen ja apuhoitaja veti lagenulasta ruiskuun ja pisti. Sydämen vajaatoiminta- ja keuhkopöhöpotilaille pistettiin Furesista lihakseen ja hätätilassa suoneenkin, jos ei saatu sairaanhoitajaa paikalle."

"Ei me ymmärretty, miten suuri vastuu oli, kun näitä teki... ei tiedetty kaikkia komplikaatioriskejä.... Vastuuntuntoa oli, että potilaiden pitää saada lääkärin määräämä hoito, ja kun sairaanhoitaja ei ehtinyt, silloin autettiin ja tehtiin, mitä piti. *"Kerran olin yökkönä. Potilaalla oli Lidocain-tippa, (40 gtt / min.). Aamuyöllä huomasin, että tippaletkun sulkija oli auennut ja pullo oli tyhjä!! Alkuaikana tippaletkun sulkija vain taitettiin (kuten leipäpussin sulkija). Se saattoi aueta, jos letku jäi selän alle tms. Aamulla kerroin raportilla. Joku sitten sanoi, mitä olisi voinut tapahtua... Mutta potilas eli ja jäi henkiin... Eipä meinannut uni tulla..."* Tämän tapauksen jälkeen tuli määräys, että lääketippapulloihin pitää laittaa rullasulkijalla varustettu tippaletku."

Kun 1970–80-luvun taitteessa oli valtava pula sairaanhoitajista, kokenut apuhoitaja jakoi lääkkeet tarjottimelle ja antoi potilaille. Lääkärin kierrolla ollut sairaanhoitaja teki muutokset lääkemuutokset lääkekortteihin. Työvuorolistaankin oli merkittynä apuhoitajalle U-vuoro, jossa hän teki muitakin sairaanhoitajan tehtäviä, kuten nenämahaletkun laittaminen ja katetroinnit.

Lääkintöhallitus ohjeisti lääkehoidon käytäntöä

Lääkehoitoa toteutettiin 1960–70-luvun taitteessa pääasiassa perinteen/vakiintuneen käytännön mukaan. Potilastilanteen niin vaatiessa apuhoitajat jakoivat lääkkeitä tarjottimelle ja potilaille sekä pistivät lääkkeitä lihakseen. 1970-luvun puolivälissä Lääkintöhallitus kiinnitti asiaan huomiota ja antoi ohjekirjeen sairaaloiden lääkehuollosta. Sairaaloissa alettiin pitää hoitajille lääkkeiden käsittelyyn liittyvää koulutusta. Apuhoitajilta edellytettiin tenttiä ja käytännön näyttöä lääkkeen lihakseen antamiseen ja vastaavasti sairaanhoitajilta suonikanyylin laittoon ja lääkkeen antamiseen suoneen. Lääkärit pitivät luennon sairaanhoitajille. Ja sairaanhoidon opettaja Eeva Tokola piti alueen sairaaloissa apuhoitajille 1970-luvun puolivälissä näitä lupakursseja. Näillä mentiin -80-luku.

Lääketurvallisuuteen alettiin uudelleen kiinnittää huomiota 1990-luvun lopulla, koska monissa sairaaloissa oltiin sairaanhoitajapulan vuoksi palattu entiseen, ts. apuhoitajat toteuttivat lääkehoitoa varsin laajasti. STM julkaisi 2005 vuoden lopulla Turvallinen lääkehoito-oppaan, jossa kiinnitettiin erityinen huomio lääkkeiden säilytykseen ja käsittelyyn työyksiköissä. Työyksiköt velvoitettiin laatimaan lääkehoitosuunnitelma, jossa tuli määritellä myös eri henkilöstöryhmien lääkehoitotehtävät ja niiden edellyttämät luvat, osaamisen varmistaminen ja tarvittava lisäkoulutus. Tässä yhteydessä lääkkeiden käsittely ja jakaminen potilaskohtaisiin annoksiin siirtyi rauhattomista työyksikköjen kanslioista ja työhuoneista erillisiin lääkehuoneisiin, joissa on kulunvalvontasysteemit. Lääkkeiden kaksoistarkastus ennen potilaalle antamista vakiintui käytännöksi. Lääkemääräysten siirtäminen moneen kertaan jäi pois sähköisten potilaskertomusten tultua. Tulostetut potilaskohtaiset jakolistat säilytetään rengaskansiossa.

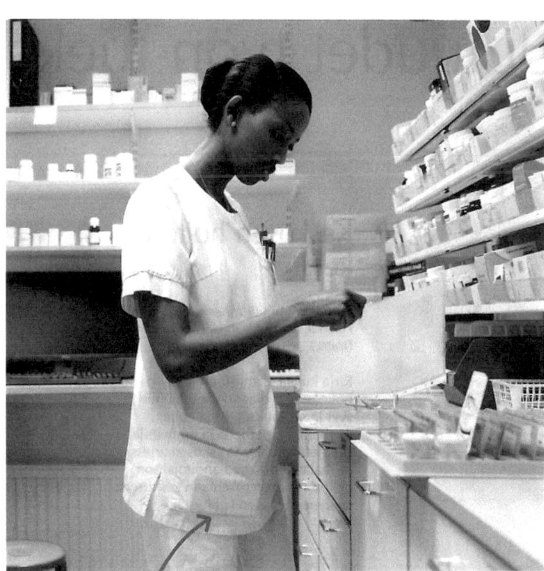

Näkymä lääkehuoneesta 2010-luvulla. Tehy 5 – 2017.

Suullinen raportointi varmisti hoidon jatkuvuuden 1960-70-luvuilla huomiointikaavakkeesta

Suulliset raportit olivat potilastiedon siirtymisen ja hoidon jatkumisen kivijalka aina 1990-luvulle asti. Raporttitilaisuuksia pidettiin työvuorojen vaihtuessa: aamutyöläisille klo 7.15, iltavuorolaisille klo 13.30 ja yövuoroon tulevalle klo 21.30. Työvuoroissa saadut lääkärin määräykset siirrettiin lääkärinmääräyskirjasta kuumekurvaan ja huomiointikaavakkeeseen. Määräysten toteuttaminen merkittiin ruksilla. Annetut lääkkeet kirjattiin punaisella ja vahvistettiin antajan nimikirjaimella. Elintoimintojen tarkkailuista ja mittauksista tehdyt yhteenvedot ja potilaan voinnissa tapahtuvat muutokset merkittiin rengaskansiossa oleviin huomiointikaavakkeisiin. Kirjaaminen oli niukkasanaista perinteitä noudattaen. Jos voinnissa ei ollut muutosta, riitti merkintä ei erik. ja yövuorossa merkintä nukk. Vain annetut lääkkeet ja lääkärin määräämät hoidot ja tutkimukset kirjattiin tarkasti.

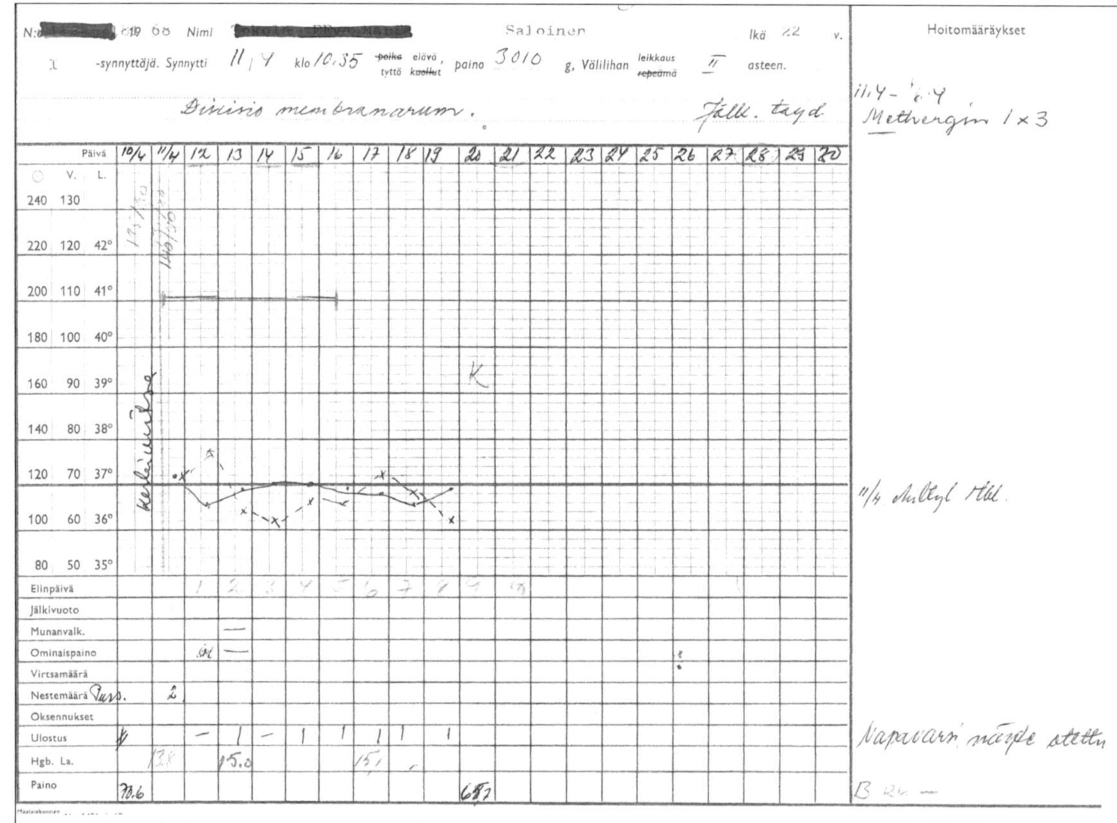

N: 19 68 Nimi Saloinen Ikä 22 v.

I -synnyttäjä. Synnytti 11/4 klo 10.35 ~~poika~~ tyttö elävä, ~~kuollut~~ paino 3010 g. Välilihan leikkaus ~~repeämä~~ II asteen.

Divisio membranarum. Fälle. tayd.

Hoitomääräykset

11.4 – 18.4 Methergin 1×3

11/4 Anttyl Akk.

Napavarsi näyttää ...

Päivä	10/4	11/4	12	13	14	15	16	17	18	19	20	21	22	23	24	25	26	27	28	29	30
Elinpäivä			1	2	3	4	5	6	7	8	9	10									
Jälkivuoto																					
Munanvalk.				—																	
Ominaispaino				—																	
Virtsamäärä																					
Nestemäärä		2																			
Oksennukset																					
Ulostus			—	1	—	1	1	1	1	1											
Hgb. La.		13,8		15,0				15,1													
Paino	70,6										68,7										

Kuumekurva, Eeva Tokolan sairauskertomuksesta kopio.

Suku- ja etunimet:

Syntymäaika:

Os

pvm	klo	klo	klo
11/4-68	Sain synt. klo 10.35 f.e. 3010 gr. Jälk. täyd. Sp. II Katetroitu ennen synt.	Sai [illegible] Miltyl 1 tbl. puss. 2 tbl.	Kohtu ja vuoto norm.
12/4	Voi hyvin.	Puss. 2 tbl.	Nukkunut. Kohtu ja vuoto norm.
13/4	Voida hyvin.	Voi hyvin. [illegible] hyvin. [illegible] vuoto normi.	Hyvin nukkunut
14.4	Voi hyvin. Rinnanpäät arat.	Voi hyvin.	Nukkunut
15.4	Voi hyvin.	-"-	-"-
16.4	Voi hyvin – rinnat [illegible].	-"-	-"-
17/4	Voi hyvin.	Voi hyv.	-"-
18/4	-"-	-"-	-"-
19.4	Voi hyvin.	-"- [illegible] kotiin.	-"-

Huomiointikaavake, Eeva Tokolan sairauskertomuksesta kopio.

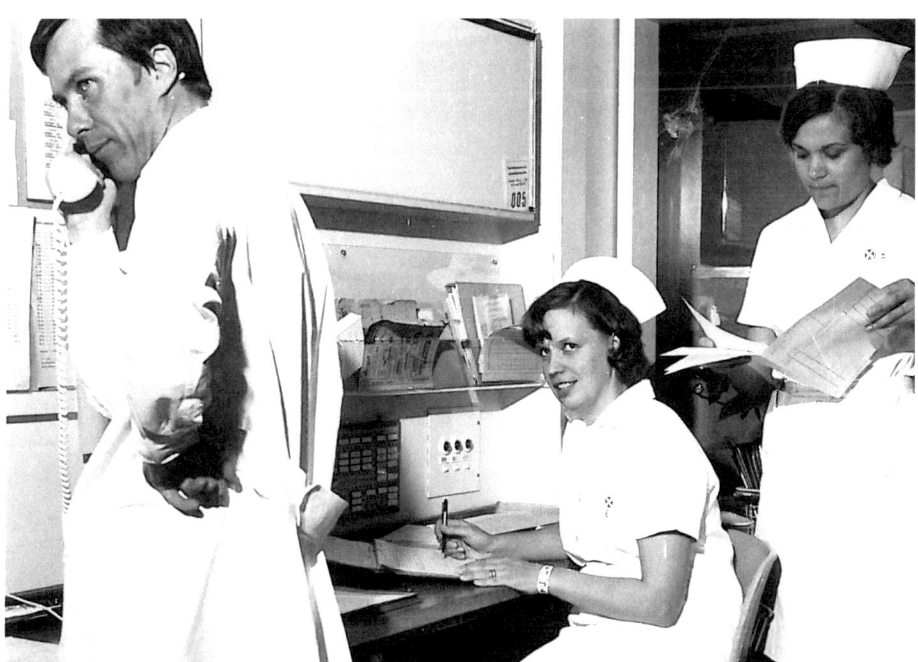

Kiertoraportin kirjaamista huomiointikaavakkeeseen 1970-luvun alussa. Osastonhoitaja Vuokko Hietajärvi kirjaa kierron jälkeen lääkärinmääräyksiä huomiointikaavakkeeseen 1970-luvun alussa. Sairaanhoitaja Maj-Len Tennilä tutustuu uuden potilaan sairauskertomuksiin. Kuva. Mailis Kankaanpää (ent. Kärsämänoja).

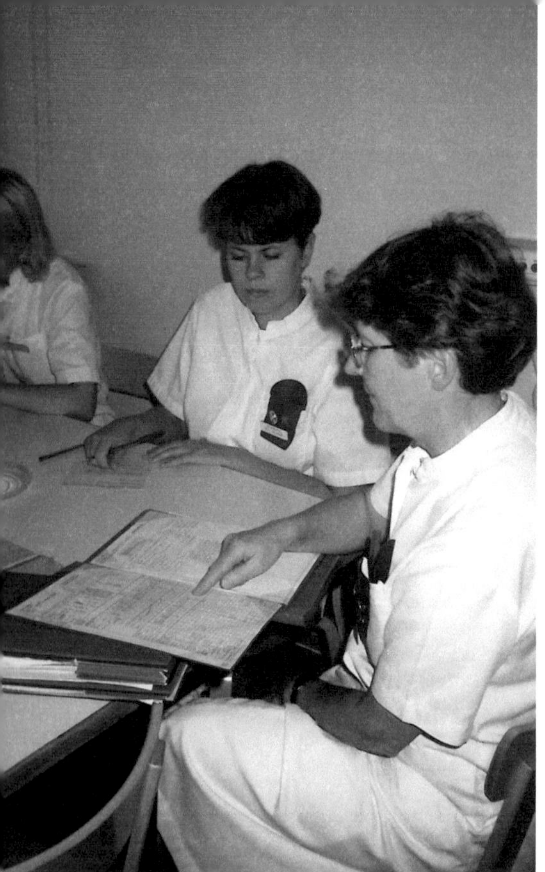

Iltapäiväraportin pitoa suoraan hoitosuunnitelmasta. 1980- luvun lopulla. Kuva: Anna-Helena Pisilä.

1980-luvun lopulla raportti suoraan kirjallisesta hoitotyön suunnitelmasta

1980-luvulla kehitettiin uusi hoitosuunnitelma-lomakkeisto, jossa yhdistyi entinen poliklinikalla täytetty "rahtikirja" (tulosyy ja hoito-ohjeet osastolle), taustatiedot ja nykytilanne ja hoitosuunnitelma tutkimus- ja hoito-ohjeineen. Tästä tarkemmin osassa 5.

Raportit valmisteltiin yhdessä keskustellen ja sairaanhoitaja vastasi siitä, mitä kirjattiin. Piti kyetä suullisesti antamaan raportti seuraavalle. Se edellytti potilaan kokonaishoidon hahmottamista ja oleellisen tiedon löytämistä. Raporteilla oli mahdollisuus kysyä tarkennusta ja yhteisesti tarkastella potilaan hoitoa. Tämä varmisti, että jokaisella oli käsitys potilaan hoidon kokonaisuudesta sen lisäksi, että oli kirjannut omat työtehtävänsä työvuoronsa ajalta. Tältä pohjalta tulee ymmärrettäväksi käytäntö, että aina autettiin työkaveria, vaikka sitten omat ammattirajat ylittäen. Yhdessä vastattiin siitä, että työvuoron työt tuli tehdyiksi. Jokaisella työntekijällä oli yleensä jonkinlainen kokonaiskäsitys potilaiden tilanteesta ennen kotiinlähtöä.

Uudet tiedotteet päiväraportilla

Ensimmäiset viisi vuotta päiväraportin yhteydessä tiedotettiin uusista käytännöistä ("määräyksistä"). Myös saapuneet tiedotteet, esim. vuosilomalistat ja koulutustilaisuudet käsiteltiin lyhyesti. Tiedotteet kerättiin mappiin, joista pitkillä vapailla olevat saattoivat ne lukea. Raportin yhteydessä juotiin kahvit ja vaihdettiin kuulumisia sekä jaettiin iloja ja suruja. 1970-luvun puolivälissä voimaan tulleen yhteistoimintalain seurauksena työyksiköissä osastonhoitajat alkoivat pitää osastokokouksia kerran 3-viikkoistyöjaksossa. Niiden tarkoituksena oli antaa työntekijöille mahdollisuus vaikuttaa omaan työhönsä. Siihen aikaan ei kuitenkaan osattu ilmaista omia mielipiteitä kokoustilanteessa. Olkoonkin, että liinavaatevarastossa oltiin innokkaastikin otettu kantaa osastonhoitajan esittämiin uudistuksiin. Osastokokoukset olivat pitkälle -80-lukua usein miten osastonhoitajan pitämiä tiedotustilaisuuksia.

Raas. os 3

Raahe

Pvm.	Ongelmat/Tavoitteet	Lääkärin määräykset/Muut hoitokeinot	tot	Hoidon seuranta ja arviointi

Hoitosuunnitelmalomake 1980-luvun lopulla. Kopio on Eeva Tokolan omasta sairauskertomuksesta.

Muistelemassa:
Apuhoitajat: Kiilakoski Paula, Korpela Tuulikki, Pisilä Anna-Helena, Lappalainen (ent. Tähjänjoki) Anna-Liisa, Uurinmäki Eila.
Sairaanhoitajat: Alakangas Anita, Hieta Tuula, Huumonen Leena, Kinnunen-Luovi Kaisa (ent. Kinnunen), Kärkkäinen Eija, Käräjäoja Kaisa, Patanen Raili, Tokola Eeva.

Apuhoitajan työnkuva oli lavea 1970-luvulla

Vuodepotilaan perushoito oli taitolaji 1970-luvulla

Hyvä perushoito oli kunnia-asia: ihon puhtaus, puhdas ja sileä vuode, hyvä ruoka ja asentohoito, siinä makuuhaavojen ehkäisyn aakkoset. *Potilaan ihonhoito aloitettiin huolellisilla pesuilla.* Oli tarjotin, johon kerättiin pesuvati, monikäyttöiset (teräs)kaarimalja ja hammasmuki, pyöreä teräskuppi vessapaperisykeröineen ja alusastia naisten alapesua varten. Ihon pesuun oli monikäyttöinen froteepesulappu ja jokaisella potilaalla oma palasaippua kotelossaan. Potilaan pöydän takana oli koukussa kaksi pyyhettä: toinen kasvoille ja ylävartalolle, toinen alapesun jälkeen; väri erotti, kumpi. Samalla froteepesulapulla pestiin ensin kasvot tietyssä järjestyksessä, sitten kädet, rinta ja kainalot ja sitten käännettiin ja pestiin selkä ja jalat. Kynnet tarkistettiin ja tarvittaessa leikattiin. Ja kuivattiin sitä mukaa. Sitten pestiin alapesu: naisilla alusastian päällä paperisykeröillä ”mikkihiirihanskat” kädessä. Oli tietty järjestys pyyhinnässä: ylhäältä alaspäin, ettei viedä peräaukon bakteereja emättimeen. Miesten annettiin usein häveliäisyyssyistä pestä pesulapulla itse. Jos potilaalla oli kestokatetri joko virtsan pidätyskyvyttömyyden vuoksi tai eturauhasleikkauksen jälkeen, silloin hoitajan piti pestä huolellisesti vitsaputken suu ja esinahan alta. Kerran vanha herra sanoi ilahtuneena tämän operaation aikana: ”katohan, siinähän on vielä eloa…”.

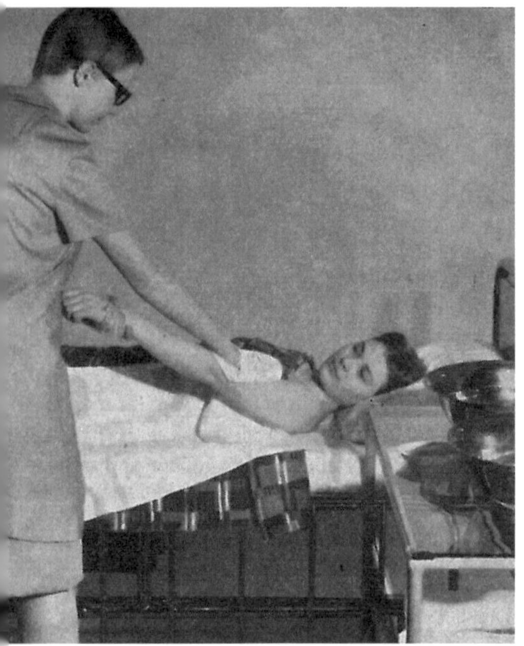

Vuodepesu. Kuva skannattu kirjasta Veteläsuo Ritva, sairaanhoito-oppi, 1972, s. 91.

Oikealla olevassa kuvassa näkyy ”viltti”. Meillä oli heti alussa vasemman kuvan mukainen pussilakana, jonka sisällä oli puuvillainen ”verkkohuopa”. Huoneissa ei ollut potilaiden välissä väliverhoja, joten kuvassa näkyvää vartalon suojausta pyrittiin käyttämään. Väliverhot saatiin 1970-luvun loppupuolella.

Potilaita/omaisia opastettiin tuomaan oma hammasharja ja -tahna sairaalaan. ”Talosta” löytyi kyllä kertakäyttöhammasharja ja huoneen käsilavuaarin päällä olevalla peilitasolla oli Vademecum-suuvettä suun huuhteluun. Pullot jouduttiin jossain vaiheessa keräämään pois, koska eräs sairaalan vakioasiakas kävi öisin niitä tyhjentämässä suuhunsa. Hammasproteesit pestiin lavuaarilla juoksevalla vedellä ja laitettiin yöksi vesilasiin. 1980-luvulla tuli hammaslääkäriltä ohje, että ne pitää säilyttää kuivana sieni-infektioiden vähentämiseksi. Hammastahnaa saatiin tilata keskusvarastosta vasta joskus 1980-luvulla. Tajuttoman potilaan suun hoitoa varten kerättiin tarvikkeet tarjottimelle: pänksit (peanit), sakset, taitoksia, deegeli (liuoskuppi), vanupuikkoja eli joditikkuja, Borax-glyseriiniä ja ruokaliina potilaan suojaksi sekä mikkihiiri-suojakäsineitä hoitajalle.

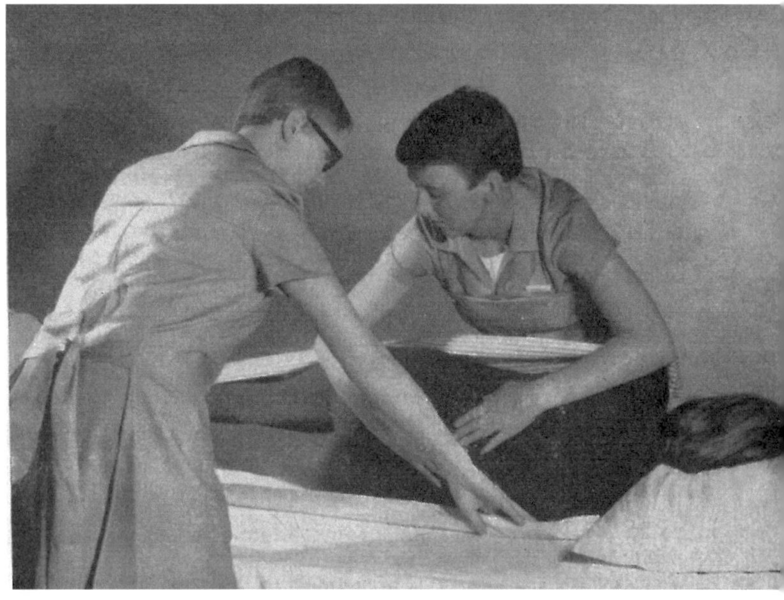

Vuodepotilaan sängyn petausta. Potilas on käännetty kyljelleen poikkilakanan ja aluslakanan irrottamista varten. Kuva on skannattu kirjasta Veteläsuo Ritva, sairaanhoito-oppi, 1972, s. 49.

Hiusten pesu vuoteessa suoritettiin tavallisesti pesuvadin päällä siten, että laitettiin tyyny hartioiden alle pitämään päätä koholla. Toinen hoitaja kaatoi teräskannuista vettä toisen pestessä hiukset. Jos potilasta ei saanut viedä ammeeseen monen viikkoon, hiukset pestiin tällä tavoin vuoteessa: esim. aivohalvauspotilaat 6 viikkoa ja "kirralla" piikkivetopotilaat ja lantiokipsipotilaat samoin viikkokausia.

Miespotilaiden partaa siistittiin alussa vain saksilla tai ajeltiin monikäyttöisellä, pestävällä partakoneella. Osastoa kohti oli vain yksi sähkökäyttöinen partakone. Osastonhoitajan pyytäessä toista talouspäällikkö Hassi vastasi, että "yksi riittää kyllä". Kun talouspäällikkö vaihtui 1970-luvun puolivälissä Veikko Saarelaksi, saatiin pari sähköpartakonetta lisää. Potilaiden välillä terät pyyhittiin A 12 T:llä ja lopuksi terät puhdistettiin huuhteluhuoneessa harjalla ja liuotettiin "pirtussa" ja annettiin kuivua ennen kokoamista.

Kaikkien potilaiden vuoteet purettiin joka aamu ja petattiin uudelleen "pohjia myöten". Iltapäiväkierrolla potilaiden selät pyyhittiin "pirtulla" ja poikkilakana tarkistettiin ja laitettiin uudelleen. Useimmiten se oli kuitenkin vaihdettava, koska oli vain poikkimuovi poikkilakanan alla ja 60 cm x 60 cm kroonikkovaippoja, ei nykyaikaisia vaippoja. Melko pian 1970-luvun alussa alettiinkin kaikille kasteleville potilaille laittaa rutiinisti kestokateri. Jos kasteli kolme kertaa, laitettiin kestokatetri. 1980-luvulla tästä käytännöstä luovuttiin ja siirryttiin harsohousuihin eli pitsareihin ja suoriin vaippoihin. Teippivaipat tulivat 1980-luvulla. Sunnuntaisin oli ns. puhtaaksi petauspäivä. Kaikkiin sänkyihin vaihdettiin kaikki lakanat ja peitot sekä tyynyliinat.

Pesujen, petausten, kukkien huollon ja potilaspöytien järjestämisen jälkeen varmistettiin vielä soittokello ja lopuksi tuuletettiin huone sekä luotiin yleissilmäys huoneeseen ja potilaisiin. Sitten oli seuraavan huoneen vuoro. Konemestari oli kyllä kieltänyt ikkunoiden avaamisen, koska "oli uudenaikainen keskustuuletus". Hoitajat uhmasivat kieltoa jatkuvasti. Gellmanin hoitajat muistavat, että konemestari Eino naulautti vihoissaan ikkunat kiinni eikä laittanut hakoja.

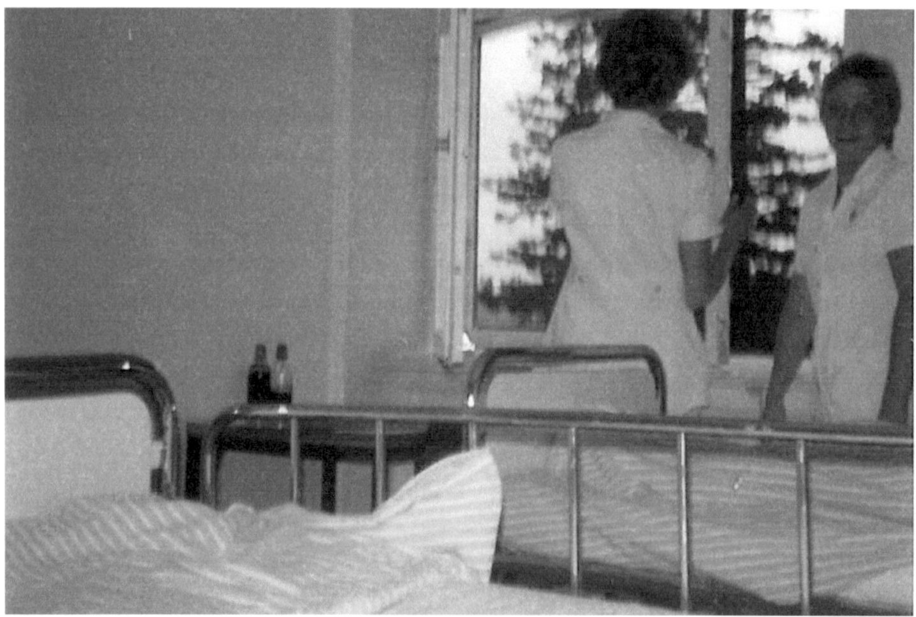

Anna-Helena Pisilä työkaverinsa kanssa huoneen tuuletushommissa 1970-luvulla. Petit piti olla ojennuksessa.... Kuva. Anna-Helena Pisilä.

Potilasnostot ja asentohoito kääntölistoineen

Gellmanissa ja sisätautiosastolla kaikki liikuntakyvyttömät pitkäaikaispotilaat käytettiin kerran viikossa ammekylvyssä. Samalla pestiin hiukset ja tarkastettiin / leikattiin kynnet. Potilas vietiin paareilla kylpyhuoneeseen, ja siitä potilas kannettiin "naisvoimin" ammeeseen. Amme pestiin pesuaineella ja harjalla jokaisen potilaan välissä. Pian kuitenkin saatiin kertakäyttöinen ammemuovi suojaksi. Ja pesun jälkeen sama nosto-siirto-operaatio toisinpäin. Kirurgisella osastolla hoidettiin palovammapotilaita kylvetyksin ja avohoitona. Palovamman paikasta riippuen, kylpy tapahtui joko ammeessa tai "kylpyämpärissä" raajaa liuottaen. Avohoidosta luovuttiin jossain vaiheessa voimakkaan ruvenmuodostuksen vuoksi. Ammeet poistettiin 1970-luvun puolivälissä, ja potilaita alettiin käyttää suihkupaareilla suihkussa. Kylvyn aikana petattiin vuode ja laitettiin kroonikkovaippa suojaksi. Potilaalle vaihdettiin puhtaat pitovaatteet ja lopuksi potilas tuettiin vuoteessa tyynyillä hyvään asentoon.

Kuvan kylkiasento säilyi pitkään aivohalvauspotilaiden kylkiasentona. Selkäasennon tueksi laitettiin alussa kiilatyynyjä. Pian alettiin käyttää niiden sijaan tavallisia tyynyjä esim. käden alla. Painehaavaumien ehkäisemiseen käytettiin kuvassa näkyvää irrallista päätylautaa peitteiden kohottamiseen. Kantapäiden alle laitettiin vaahtomuovisia renkaita ja potilaan alla käytettiin lampaantaljaa. Vuodepotilaan asennon vaihdosta 4 tunnin välein ei tingitty. Potilaspöydällä oli ns. kääntölista, johon merkittiin ruksilla suoritettu asennonvaihto; ruokailujen aikana potilaspöytään päin. Asennon vaihdon yhteydessä tyyny käännettiin ja poikkilakanasta siirrettiin puhdas ja viileä kohta alle.

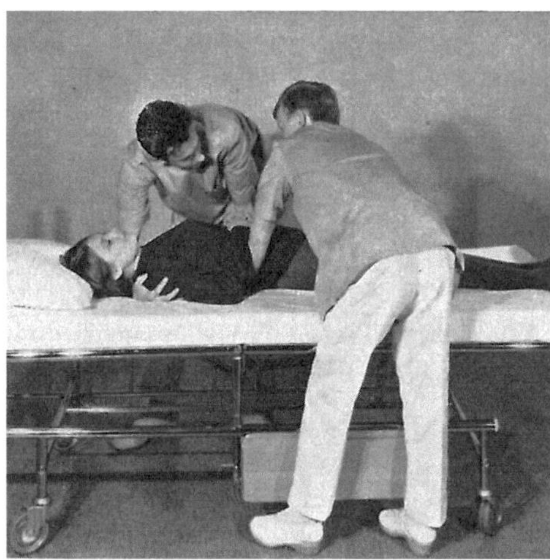

Siirto sängyssä ylöspäin vuoteessa. Kuva on skannattu kirjasta Veteläsuo Ritva, Sairaanhoito-oppi, 1972, s. 56.

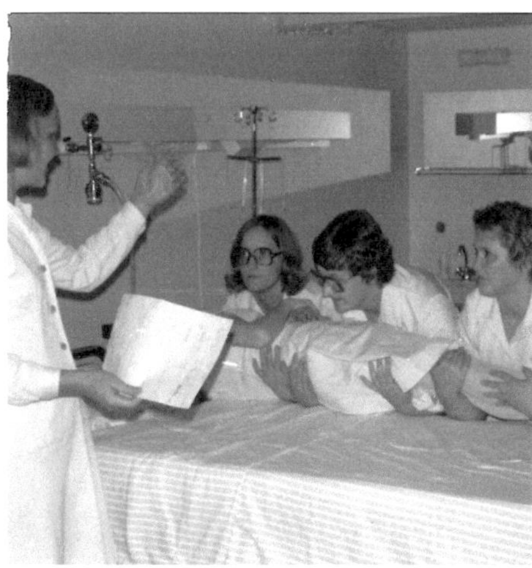

Potilaan siirto sängystä esim. kylpyammeeseen tai poliklinikkapotilaan siirto paareilta sänkyyn jne. Kuva. Eeva Tokola.

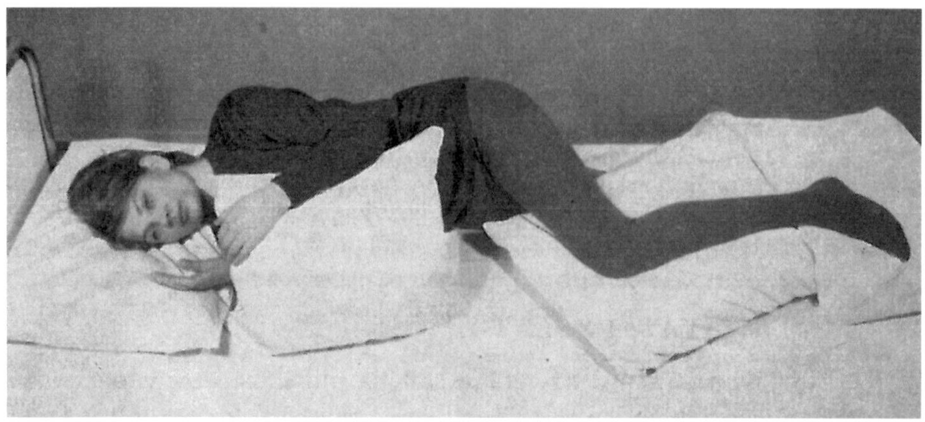

Tuettu kylkiasento. Kuva on skannattu kirjasta Veteläsuo Ritva, Sairaanhoito-oppi, 1972.

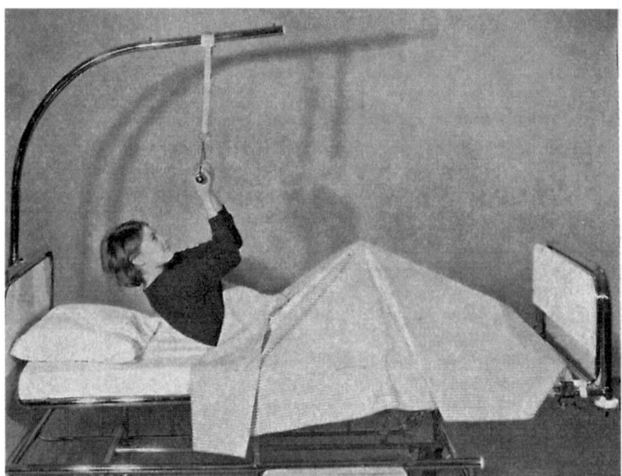

Potilaan ylävartalon kohottaminen kohottautumistelineellä. Kuva on skannattu kirjasta Veteläsuo Ritva, Sairaanhoito-oppi, 1972, s. 74.

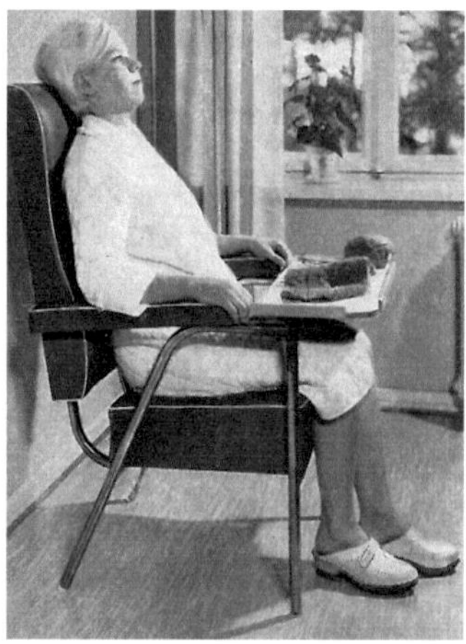

Oikea istuma-asento geriatrisessa tuolissa. Kuva on skannattu kirjasta Veteläsuo Ritva, Sairaanhoito-oppi, 1972, s. 78.

Kansanterveyslain myötä terveyskeskus alkoi huolehtia henkilökunnan työterveyshuollosta. Alettiin kiinnittää huomiota hoitajien työasentoihin ja potilaan nostoihin. Alettiin puhua ergonomiasta, ja terveyskeskuksen fysioterapeutit pitivät osastotunteja potilassiirroista ja kävelyttämisestä. Paikallinen yrittäjä teki 1980-luvun alussa ensimmäisen "hydraulisen sängyn" lisäämällä käytössä olevan sängyn alle pumppulaitteen, jota polkemalla sänky nousi ja laski. Seuraavana vuonna saatiin sitten talousarvioon rahaa säädettävien sänkyjen ostoon. Poikkilakanasta tehtyjen kääntölakanoiden rinnalle saatiin tehdasvalmisteisia kääntölakanoita ja vanerista tehtyjä liukulevyjä potilaan siirtymistä helpottamaan. Muutama geriatrinen tuoli vuosittain mahdollisti huonokuntoisten potilaiden itsenäisen ruokailun jne. 1980-luvulla hankittiin lisää siirron ja liikkumisen apuvälineitä. Ja 1990-luvulla lääkintävoimistelijat tekivät kaikkiin työyksiköihin opaskirjan, jossa oli selkeät valokuvat potilaan avustamisesta ergonomisesti.

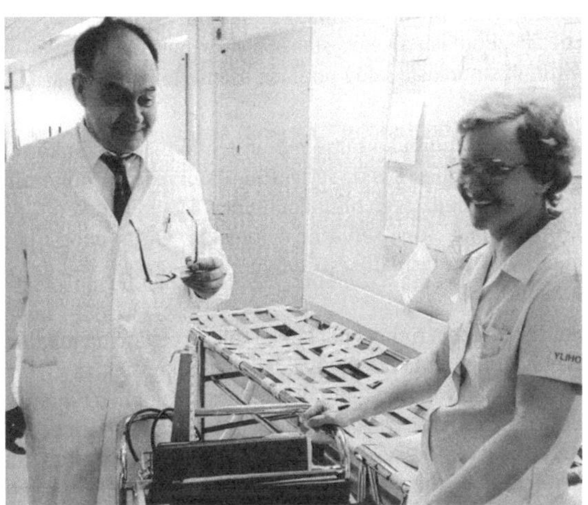

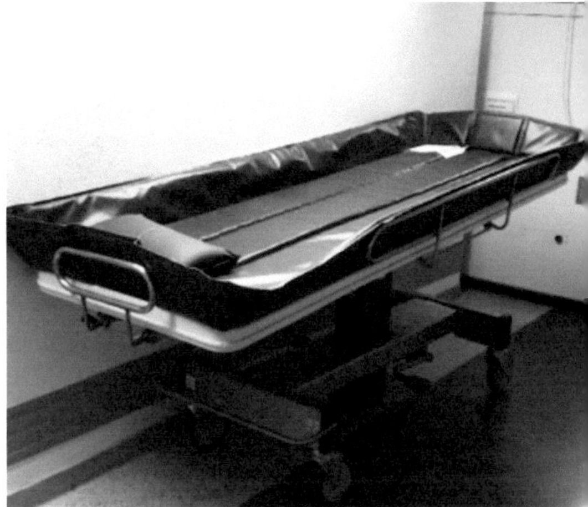

Vasemmalla ensimmäiset suihkupaarit 1970-luvulta ja oikealla kehittyneempi versio 1980-lvulta. Vasen kuva. Jarmo Reponen ja oikea kuva. Eeva Tokola.

Huuhteluhuonetyöt

Kaikki vuodepesuun tarvitut välineet tarjottimineen tuotiin huuhteluhuoneeseen. Aamupesujen jälkeen apuhoitaja suojasi vaatteensa muoviesiliinalla, laittoi talouskäsineet käteen ja alkoi altaassa pestä pesuvälineitä harjalla Savlonpesuaine-vedessä. Pesun jälkeen astiat laitettiin isoon kiinteään höyrykattilaan kiehumaan ja keitettiin vähintään 10 minuuttia. Tämän jälkeen välineet nosteltiin teräspöydälle, kuivattiin pyyheliinalla ja lopuksi laitettiin hyllyyn. Alusastiat ja portatiivit tyhjennettiin ensin kaatoaltaaseen, jossa oli polkimella toimiva suihkusuutin. Tyhjennyksen jälkeen ne pestiin Savlonilla ja harjalla, huuhdeltiin ja kuivattiin. Puhtaita alusastioita säilytettiin seinäkaapissa, jossa oli lasiovet. 1980-luvulla saatiin ensimmäinen DEKO-huuhteludesinfektiolaite, johon sai tyhjentää ulosteen ja virtsan ensin, ja sitten laittaa alusastian ja portatiivin puhdistumaan. Kone pesi ja huuhteli ja desinfioi höyryllä astiat. Se tuntui alussa oudolta, että samaan koneeseen voi laittaa kaarimaljat, hammasmukit, välinehuoltoon lähtevät hoitovälineet ylähyllylle ja alusastian alas.

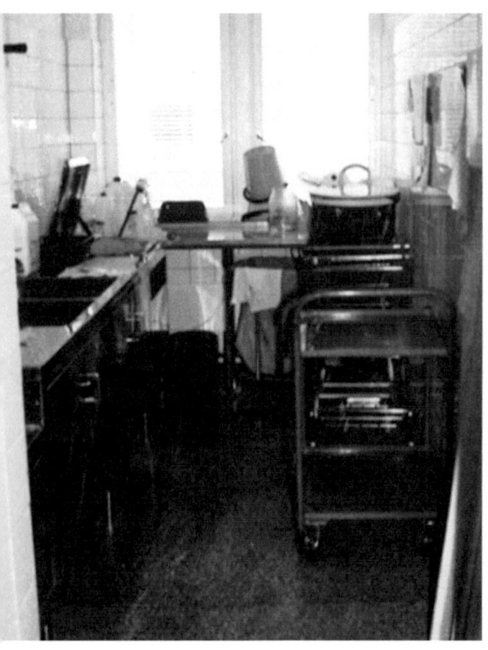

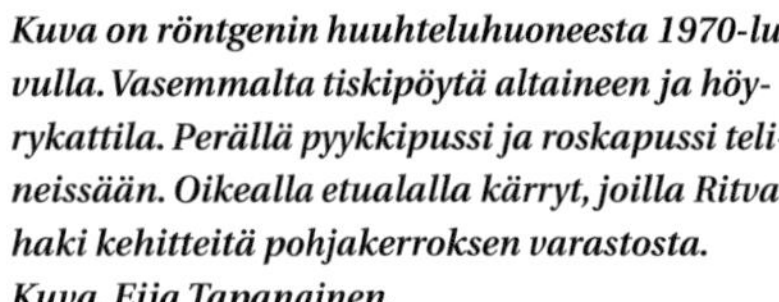

Kuva on röntgenin huuhteluhuoneesta 1970-luvulla. Vasemmalta tiskipöytä altaineen ja höyrykattila. Perällä pyykkipussi ja roskapussi telineissään. Oikealla etualalla kärryt, joilla Ritva haki kehitteitä pohjakerroksen varastosta. Kuva. Eija Tapanainen.

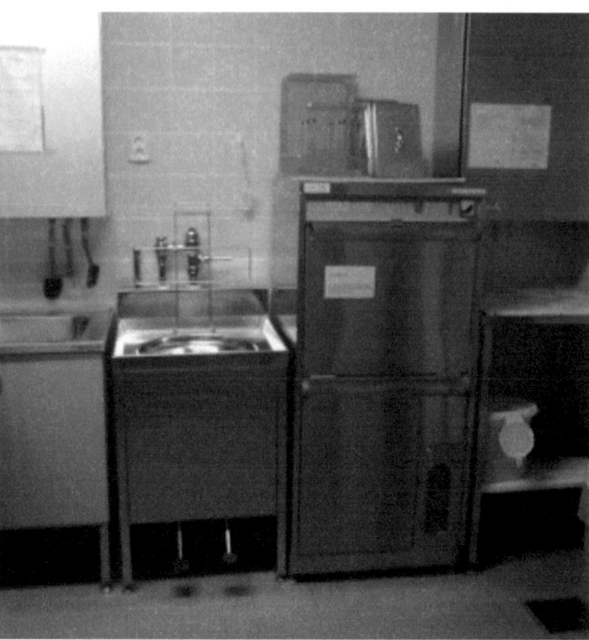

Huoltohuone (entinen huuhteluhuone) 1980-luvun lopussa. Keskellä näkyvä kaatoallas oli tähän asti ollut ainoa portatiivien, alusastioiden ja virtsapullojen tyhjennys- ja huuhtelupaikka. Kuva. Eeva Tokola.

Lämpöjen mittauksen jälkeen lasiset kuumemittarit pantiin huuhteluhuoneessa kaarimaljaan likoamaan Savlon-liuokseen, pestiin juoksevalla vedellä ja kuivattiin pyyhkeellä. Lopuksi elohopeapatsas lyötiin kädenheilautuksella alas ja puhtaat mittarit pantiin kaarimaljaan odottamaan seuraavaa käyttöä. Jos mittari putosi lattialle ja särkyi, elohopea kerättiin ruiskulla vettä sisältävään purkkiin ja vietiin aika-ajoin konehuoneelle. Mihin konehuoneen pojat sen panivat, sitä emme tienneet. Joku muistelee, että 1960-luvun lopulla elohopea kerättiin lattialta harjalla ja "kihvelillä" ja heitettiin huuhteluhuoneen isoon roskapussiin. 1980-luvun lopulla elohopea alettiin viedä apteekkiin, joka toimitti sen Riihimäen ongelmajätelaitokselle.

Ruuanjako ja syöttämiset porukalla

1980-luvun puoliväliin asti ruoka tuli keittiöltä lämpövaunuissa osaston keittiöön, jossa vaunujen sähköjohto laitettiin seinään. Puurot ja pääruuat olivat isoissa teräsastioissa, joista ne annosteltiin ruokakortin mukaan kullekin potilaalle. Sairaala-apilaiset huolehtivat aamupalasta, välipaloista ja iltapalasta. Lounaalla ja päivällisellä sairaanhoitaja annosteli lämpimän ruuan lautaselle, apuhoitaja otti tarjottimelle maidon ja leivän ja sairaala-apulainen keräsi tarjottimet kuljetustelineeseen, vei potilaille ja auttoi itseruokailevat potilaat ruokailuasentoon. Lopuksi sairaanhoitaja teki ruokatilauksen keittiölle. Sitten mentiin porukalla syöttämään syötettävät potilaat.

Yövuorot olivat kauheita 1960-1970-luvuilla, etenkin sisätautiosastolla

Yövuorossa poliklinikan päivystävää sairaanhoitajaa sai soittaa avuksi tarvitessaan. Hän ja päivystävä lääkäri nukkuivat ensimmäisessä kerroksessa. Sairaanhoitaja aloitti päivystyspotilaille lääkärin määräämät hoidot ja lähti sitten nukkumaan. Jos potilaan voinnissa tuli äkillinen muutos, hänelle soitettiin, ja hän hälytti lääkärin tarvittaessa. Sitten tuli ns. reserviyöhoitajasysteemi vuonna 1972: vuodeosastojen apuhoitajat valvoivat koko talon yhteisenä käyden osastojen apuhoitajien apuna tarvittaessa ja säännönmukaisesti ns. kääntökierroilla klo 24 ja klo 4, myös Gellmanin pitkäaikaisosastoilla. Muutaman vuoden päästä reserviyökkönä oli sairaanhoitaja. Hän otti uudet potilaat vastaan ja aloitti hoidot lääkärin lääkärinmääräysten mukaan ja oli apuna kääntökierroilla.

Käännöt ja näytteet

Aivan alussa yöllä käännettiinkin yksin: kädet selän alle ja vedettiin…ei tahtonut kädet riittää… *”Täällä on koulun käyneet hoitajat kääntämässä”, pappa sanoi maaten selällään ja ootti, että käännän.”* Joskus -70-luvun puolivälissä alettiin taittaa poikkilakanoista kääntölakanoita. Myöhemmin saatiin tilata liinavaatevarastosta talossa ommeltuja kääntölakanoita, joissa silkkikangaspätkä vähensi kitkaa. Ja reserviyökön kanssa käännöt sujuivat helposti.

Heti, kun oli ”kiertänyt huoneet” ja ottanut määrätyt kontrollit, kysellyt potilaiden voinnit ja vaihtanut pöydille uudet nestelistat, *piti kiirehtiä huuhteluhuoneeseen vuorokausivirtsojen mittaukseen.* Suojaesiliina eteen ja käsineet käteen – ja kerran kun sait virtsaa päällesi, niin myös kumisaappaat jalkaan. Siinä sitten läärättiin ja mitattiin ja merkittiin vihkoon. Huuhteluhuoneen pöytä oli täynnään täysiä kestokatetripusseja ja virtsankeräyskannuja, joiden kyljessä oli teipillä huoneen numero ja potilaan nimi. Oli diabetesta sairastavien sokerivirtsat, tubi-virtsat kolmena vuorokautena: tbc-virtsa I, II ja III -virtsat ja 5-HIAA-keräykset (epäiltiin syöpäkasvainta suolistossa). 5-HIAA-keräyksen alussa ja lopussa piti potilas herättää tyhjentämään rakkonsa klo 24. Vuorokausi-sokerivirtsanäytettä varten piti ensin sekoittaa keskenään kertyneet 2–3 kannullista virtsaa, sitten mitata määrä ja ottaa näyte näytepurkkiin laboratorioon tutkittavaksi. Kaikista keräysvirtsoista mitattiin määrä, ominaispaino lasisella ominaispainomittarilla, sokeri ja valkuainen – alkuajan menetelmää ei muisteta, stixit tulivat melko pian -70-luvulla. Tulokset merkittiin ruutuvihkoon, josta aamuvuoron sairaanhoitaja siirsi ne kuumekurvaan. Tässä touhussa meni helposti tuntikin. Kun yksin valvoi, toivoi, ettei puhelin tai kellot soineet ... välillä kävi käytävällä kattomassa, näkyykö potilaita liikkeellä.

”Virtsashouvin” jälkeen olikin jo kello kahden ”huonekierto”. Ohjeena nimittäin oli, että ”potilashuoneet piti kiertää kahden tunnin välein”. Ja kaiken aikaa oli ”kuikan” (virtsapullon) ja alusastian vientiä ja tyhjentämistä virtsankeräyskannuihin, kroonikkovaippojen vaihtoa, vesilasin täyttöä ja nestelistoihin merkitsemistä.... oli kestokatetripotilaiden pussien vaihtoa jne.

Kello neljän ”kääntökierron” jälkeen alettiin valmistella aamutöitä. Huuhteluhuoneessa laitettiin laboratorionäytteet valmiiksi. Vuorokausivirtsanäytteiden lisäksi oli ulostenäytteitä ja yskösnäytteitä: Hematest-näyte kolmesta peräkkäisestä ulosteesta (ulosteen veri) ja madonmunat kaikilta uusilta potilailta. Tubi- ja tuumorisolut ysköksistä otettiin kolmena peräkkäisenä päivänä. Potilaita opetettiin antamaan hyvä yskösnäyte siten, että ensin syvään sisäänhengitys ja sitten voimakkaasti hönkäisemällä näyte kirkkaaseen korkilliseen purkkiin. Sylkynäyte ei kelvannut. Näytteet laitettiin lähetteineen tarjottimelle, jonka aamuvuoroon tuleva apuhoitaja vei ensi töikseen laboratorioon. Ja viime tippaan asti metsästettiin keskivirtsoja. Silloin ei vielä ollut sääntöä: ”virtsa rakossa 4 tuntia ennen näytteenottoa”.

Aamulla kello 6 mitattiin määrätyt elintoimintojen tarkkailut. Kaikilta otettiin rutiinisti kainalolämpö ja pulssi, jotka merkittiin ruutuvihkoon. Pulssi laskettiin 10 sekunnin ajan omalla kellolla mitattuna. Sitten soitettiin yöllä tulleille potilaille keittiöstä ruoka ja laitettiin ruokalappu koteloon. Joskus vielä yritettiin pestä joku vuodepotilas ja petata sänky aamutyöläisille valmiiksi. Heillekin jäi kyllä työtä liiankin kanssa.

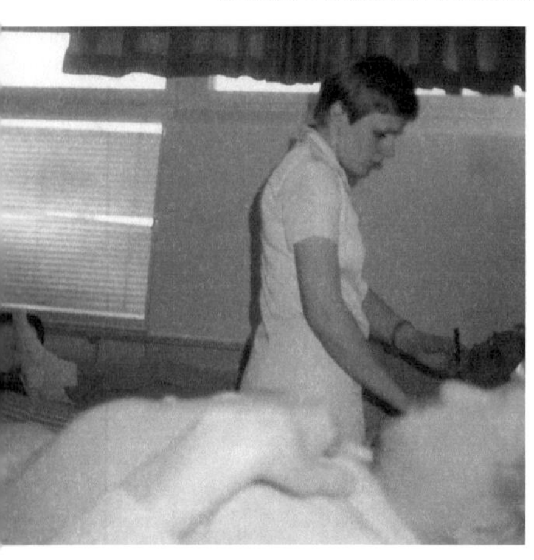

Apuhoitaja Anna-Helena Pisilä lämmönmittauskierrolla. Kuva. Anna-Helena Pisilä.

Työtä ja vastuuta yli ymmärryksen

Oli potilaita hengityskoneessa seurantoineen. Bennetissä olevat potilaat olivat oman onnensa varassa. Määrävälein koetettiin käydä katsomassa hengitystä, imemässä limaa hengitysteistä ja ottamassa verenpaine- ja pulssiarvot jne. Oli nestehoitopotilaita pullon vaihtoineen, nestelistoineen ja tunti-diureeseineen jne. Oli itkeviä lapsia pinnasängyissään. Oli tänään leikattuja prostatapappoja huuhteluineen ja päivystysleikkauspotilaita tarkkailuineen ja tippapullon vaihtoineen. Oli astmapotilaita tukehtumaisillaan limaan kortisonitipasta huolimatta. Astma- ja sydänpotilaat tulivat osastolle usein aamuyön tunneilla poliklinikalta selvittyään. Oli infarktija aivohalvauspotilaiden vuodelepovaiheen verenpaine- ja pulssiseurantaa...

Uuden potilaan vastaanottoon liittyvät tehtävät veivät nekin aikansa: potilasvuoteen varusteet (laidat ja tippateline) paikoilleen; potilaskansio, kuumekurva ja huomiointikaavake valmiiksi ja nimilappu potilastauluun jne. Sitten nostettiin reserviyökön kanssa potilas paareilta sänkyyn - soittokellon esittely, ja nopeasti lääkärinmääräyksiä toteuttamaan ... Yöllä saattoi tulla kaksikin uutta potilasta. *"Yöllä ei ehtinyt aina syödä eväitään. Kontrolleja useita... elvytettäviä monta... aamulla kaikki paikat hyrskyn myrskyn. Työtä ja työtä ja vastuuta yli ymmärryksen – ei uni aamulla aina tullut yövuoron jälkeen"* Kun lähti pätkäaamusta, niin katsoi, miltä osastolta on reserviyöhoitaja. Oli turvallista tulla illalla yövuoroon, jos oli omalta osastolta.

Sairaanhoitajan töitä tehtiin tilanteen mukaan

1970-luvulla sisätautiosastolla oli aina potilaita ylipaikoilla, kirrallakin 1970-luvun puoliväliin. Sisätautiosastolla aamuvuorossa oli tavallista, että kuuden hengen huoneissa oli kaksi kolmekin ylipaikalla, kolmen hengen huoneissa 1-2 ja vastaavasti yhden hengen huoneissa aina yksi ylipaikkalainen. Päivähuoneessakin oli pari kolme potilasta, joku sängyssä ja osa lattialla patjalla, usein myös valmistushuoneen laverilla. Pahimmillaan 32-potilaspaikan sisätautiosastolla oli aamulla ennen lääkärinkiertoa 52 potilasta, muistin mukaan myös käytävällä patjalla. Tavallisimmin ylipaikoilla oli 3-4 potilasta. Ensimmäiset viisi vuotta oli vuodeosastoilla aamuvuorossa yksi sairaanhoitaja ja kaksi apuhoitajaa, iltavuorossa yksi sairaanhoitaja ja yksi apuhoitaja sekä yövuorossa apuhoitaja yksin. 1970-luvun alussa saatiin ns. reserviyökkö, joka avusti osastoilla valvovaa yöhoitajaa.

Perushoidossakin olisi ollut kylliksi työtä. Mutta *"meille apuhoitajille oli opetettu, että potilaiden pitää saada lääkärin määräämä hoito. Ja kun sairaanhoitaja ei ehtinyt, silloin autettiin ja tehtiin, mitä piti. Kaikessa autettiin sairaanhoitajaa eikä aina ymmärretty kokonaisuutta eikä tiedetty mahdollisia komplikaatioita."* Kun yksin valvoi, piti osata toimia.

Lääkehoidon toteuttamiseen osallistuttiin, jos sairaanhoitaja ei ehtinyt. Ja 1960-70-luvuilla ei läheskään aina ehtinyt, yksin kun oli vuorossaan. Lihakseen pistämiset ja tablettilääkkeiden jako osattiin ja tehtiin. ”Sitä me apuhoitajat joskus ihmeteltiin, että päivällä sairaanhoitajan aikaa ei saisi osata… mutta yöllä sitten piti tehdä kaikkea…”

Lapset äiteineen säälitti. Vierastunti oli tunnin pari päivällä ja tunti illalla. *Lapset roikkuivat vanhempiensa vaatteissa ja itkivät perään… piti repiä irti ja lohduttaa…* Pikku huoneessa saattoi olla 3-4 lastensänkyä. Yövuorossa äidit olivat yöhoitajan turva. Hoitivat toistensa lapsia. Kerran aamuvuorossa röntgenin potilaskuljettaja, Virneksen Ritva tuli sanomaan, että siellä lapsi syö omaa ulostettaan. ”Kerran lapsi oli tukehtua, kun meni jotain kurkkuun. Vaistomaisesti nostin jaloista ylös ja taputin selkään. Lapsi selvisi!”

Tästä vaietttiin

Väkivaltaa esiintyi potilaiden taholta, mutta siitä ei puhuttu muualla kuin aamuraportilla. *”Monta kertaa on aiottu tappaa. Kerran sekava pappa heitti minua täysinäisellä kuikalla. Se osui poskeen. Pesin kasvoni ja vaihdoin vaatteet…. ja jatkoin töitäni.”*

1985 syksyllä oli kortisonipsykoosissa oleva potilas, jolla astmatippa. Kolmoselta yökkö soitti ja sanoi: *”teidän potilas istuu täällä käytävän lattialla ja virsiä veisaa. Menin hakemaan. Potilas lähti hyvin mukaan. Mutta portaissa, kun kuljimme rinnakkain ja juteltiin, hän yhtäkkiä tarttui kaulaani ja kuristi kaksin käsin…Pääsin rimpuilemalla irti ja lähdin karkuun… Miettisen Anna-Liisa (reserviyöhoitaja) soitti päivystäjälle, joka hommasi potilaan Ouluun. Sinne eivät meinanneet ottaa. Lääkäri huusi ja kirosi puhelimeen…*

Kerroin aamulla raportilla – ei ollut kriisiryhmiä, ei jälkibriefinkiä…ei menty työterveyteen eikä sen kummemmin käsitelty, vaikka oli jäljet kaulassa ja olin aivan shokissa… Kotona miehelle puhuin. Vieläkin koskettaa, kun puhun….

Me ihmeteltiin, kun kaksi poliisia toi humalaisia ja jätti yökölle, joka yksin…! Iltatyöläiset olivat siirtäneet juoppohullu - potilaan päivähuoneeseen. Kun menin iltatyöläisen raportin jälkeen kierrolle potilaita katsomaan, tämä seisoi sängyssään ja hikipäissään piti kattoa käsillään päänsä päällä: *”katto putoaa päälle… pikku-ukkoja juoksee tuolla… kato - kato, etkö nää?”* ”Kerroppa vielä, millaisia ne oikein ovat jne” juttelin rauhallisesti. Pikkuhiljaa potilas rauhoittui nukkumaan…

Kerran yksi potilas oli hyppäämässä huoneen ikkunasta. Oli aukaissut yhden hengen huoneessa ikkunan isolle ja seisoi tuolilla hypätäkseen… Toisen kerran osaston käytävän päässä oleva iso ikkuna oli avattuna ja potilas heitti tuolin pihalle. ”Siinä saat, kun et antanut sitä lääkettä!” Oli pyytänyt Libriumia….

Muistelemassa:
Apuhoitajat Kiilakoski Paula, Korpela Tuulikki, Lappalainen (ent. Tähjänjoki) Anna-Liisa, Pisilä Anna-Helena, Törmänen (ent. Hyväri) Liisa, Uurinmäki Eila. Sairaanhoitajat Anita Alakangas, Tuula Hieta, Kaisa Käräjäoja, Eija Kärkkäinen, Vähäkangas Sirkka-Liisa ja Eeva Tokola.

Työpuku ja puhuttelu ilmaisi aseman

Herra tohtorista sinunkauppoihin

Sairaalat ovat aina olleet organisaatiorakenteeltaan hierarkisia. Organisaation rakennehan tarkoittaa sitä, millaisessa suhteessa ihmiset ja heidän työtehtävänsä ovat toisiinsa. Rakennetta kuvaa lopulta ehkä parhaiten se, kuinka määrätietoisesti eri ammattiryhmät varjelevat tehtäväkuviensa rajoja. Lääkärin ja sairaanhoitajan välinen tehtäväraja oli selkeä: ”kyllähän se lääkäri oli kingi… lääkärin sana oli laki…” Sairaanhoitajan oli vaikea, lähes mahdoton puuttua lääkärin tekemisiin. Mieliin palaa humalassa ja lääketokkurassa päivystänyt lääkäri. Kaikki tiesivät asian, mutta kukaan ei puuttunut; ei lääkärikollegat eikä esimieskään…*Sydäntä särki katsoa vierestä, kun humalainen lääkäri yritti saada tippaa suoneen ja potilas vaikeroi…* 1980-luvulla alkoi ilmetä lääkkeiden ja alkoholin väärinkäyttöä myös hoitajien keskuudessa.

Selkeimmin asemaa työyhteisössä osoitti työpuku ja puhuttelu. Alkuaikoina lääkäriä teititeltiin tai puhuteltiin kolmannessa persoonassa. Tuohimaan Heikki puhui passiivissa: ”mennäänpä… otetaanpa…” Leikkaussalissa, synnytysosastolla ja poliklinikalla lääkärit käyttäytyivät vapaammin kuin vuodeosastoilla: myös ylilääkäreitä sinuteltiin. Ylihoitaja opasti 1970-luvulla uutta sairaala-apulaista: ”seuraile, ketä muut teitittelevät…” 1980-luvulla sinuttelu yleistyi kaikkien ammattiryhmien välillä. Pisimpään taisi ylilääkäri Korhonen säilyttää teitittelyn. Vasta 20-vuoden yhteisen työvuoden jälkeen hän teki sinunkaupat osastonhoitaja Tuula Hiedan kanssa yhteisessä johtamiskoulutuksessa.

Kolmoselle tuli 1970-luvun alussa osastonhoitajaksi Vuokko Hietajärvi, suorasanainen ”pohjoisen tyttö”, joka lopetti lääkäreiden passaamisen. Hoitajat olivat vieneet ylilääkäri Korhoselle kansliaan sopivankokoisen takin, hakeneet kanttiinista keksit ja keittäneet lääkäreille kahvit valmiiksi kierron jälkeen juotavaksi. Vuokko lopetti sen käytännön.

Toinen työperinne loppui niin ikään. Uusi nuori osastonlääkäri Lauri Nuutinen tuli osastolle ensimmäistä kertaa. Toinen lääkäri esitteli hänet osastonhoitajalle: tässä on tohtori Nuutinen… johon Vuokko tokaisi: ”Oikeinko väitellyt tohtori?” Siihen loppui lääkäreiden ”Tohtoriksi tituleeraaminen”.

Ammattinimikkeet ja työpuvun väri muuttuivat – asema hierarkiassa pysyi samana

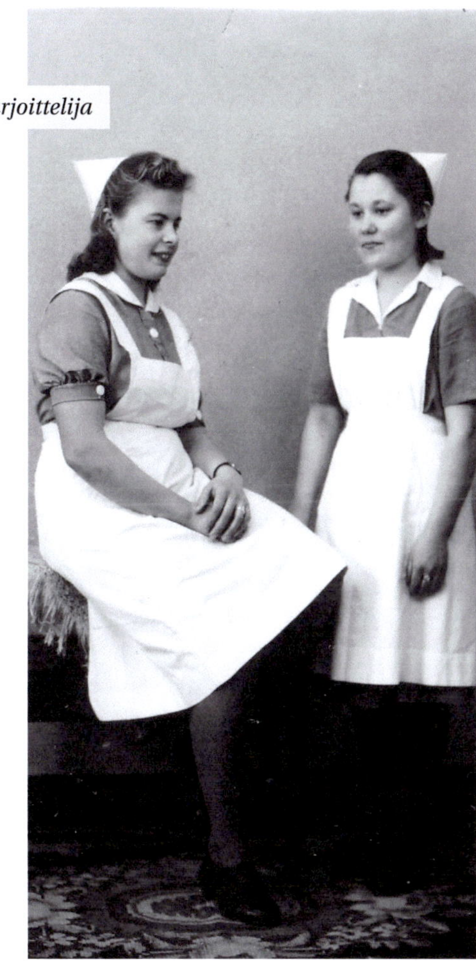

Harjoittelijat Hinni Pihkakoski (nyk. Kuivila) ja Vieno Impola vuonna 1948. Kuva. Hinni Kuivila.

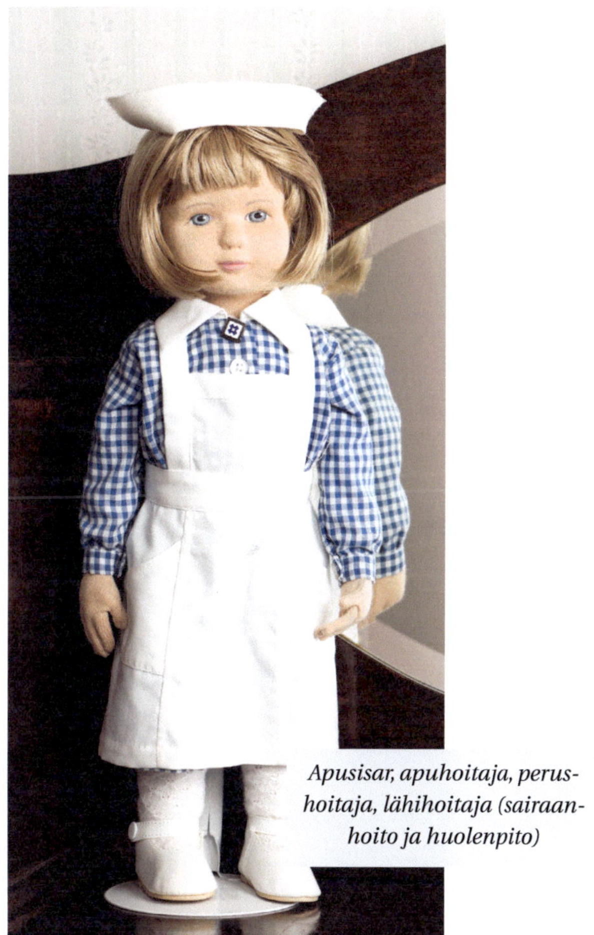

Apuhoitajan työpuku 1950-luvun lopulla mallinuken päällä. Kuva. Kari Tirkkonen. Nuken omistaa Anneli Hannus.

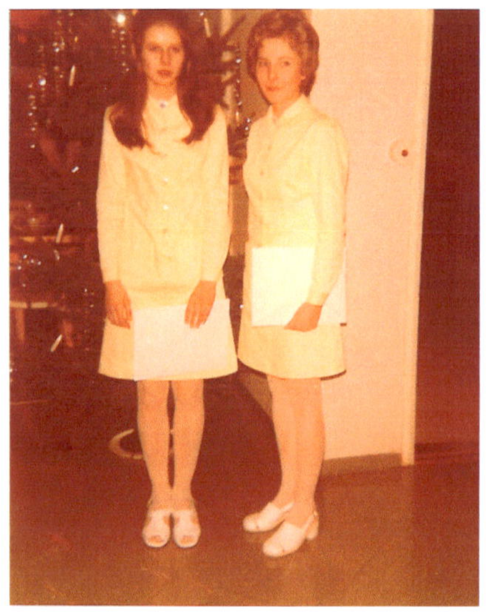

Apuhoitajan juhlapuku 1973 valmistujaisissa. Kuva. Raija Hietala.

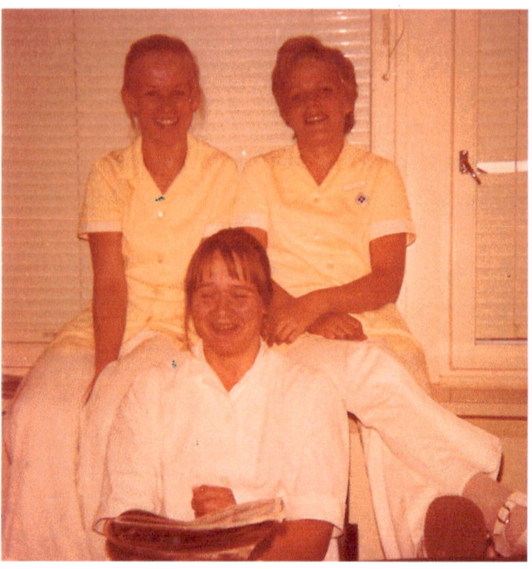

Perushoitajan housupuku 1980-luvulla. Kuva. Anna-Helena Pisilä.

Lastenhoitaja, lähihoitaja (lasten ja nuorten hoito)

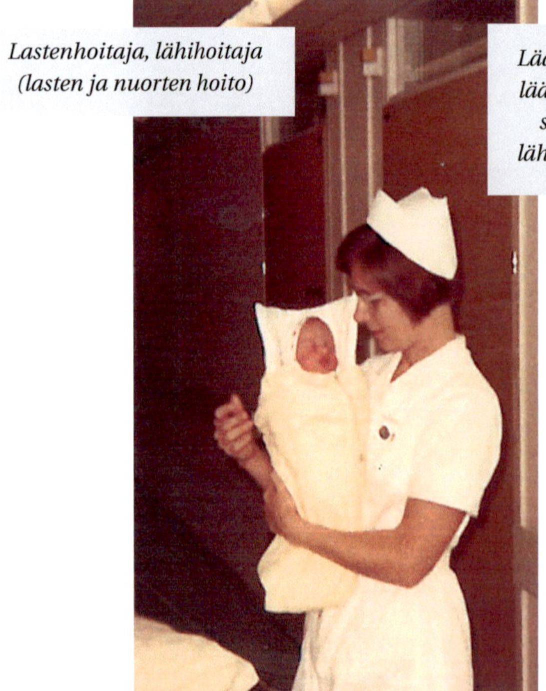

Lastenhoitajan työpuku 1960-luvulla. Kuva. Raili Toppari.

Lääkintävahtimestari, lääkintävahtimestari-sairaankuljettaja, lähihoitaja (ensihoito)

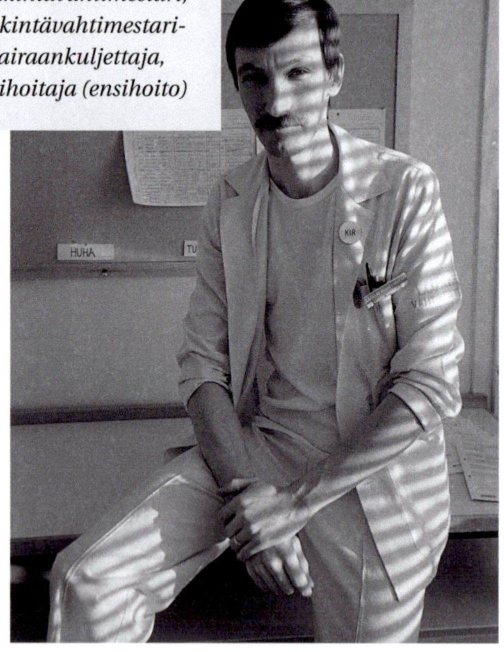

Lääkintävahtimestari Hannu Syngelmä. Kuva. Jarmo Reponen.

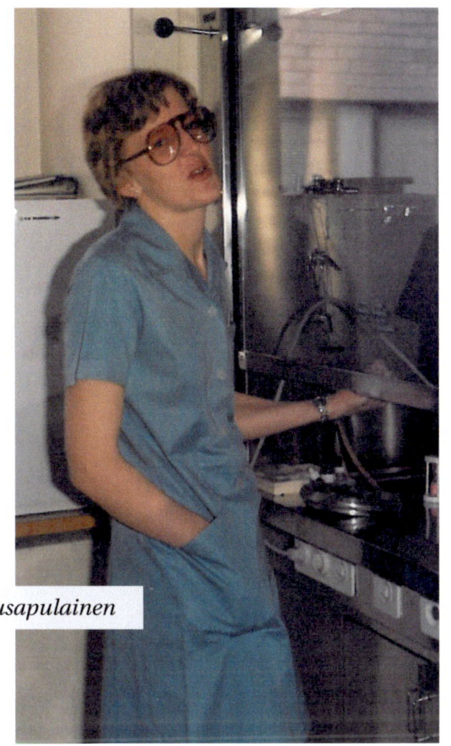

Tutkimusapulainen, laboratorio 1980-luvulla. Kuva. Lea Krook.

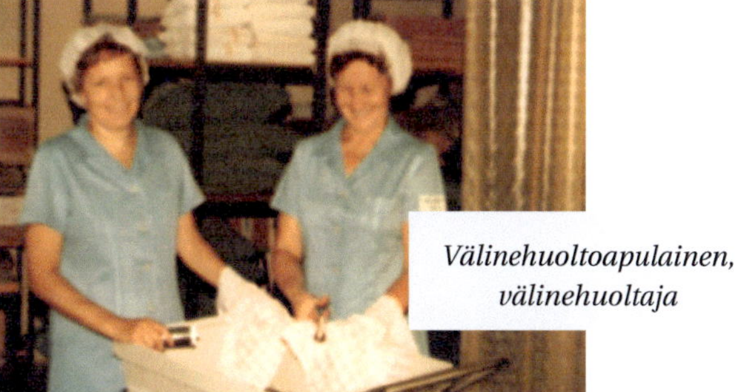

Välinehuoltoapulaiset työnsä äärellä 1980-luvulla. Vasemmalla Vappu Toppari (myöh. Jukkola) ja oikella Salli Roth. Kuva. Helena Lankosaari (ent. Pöllä).

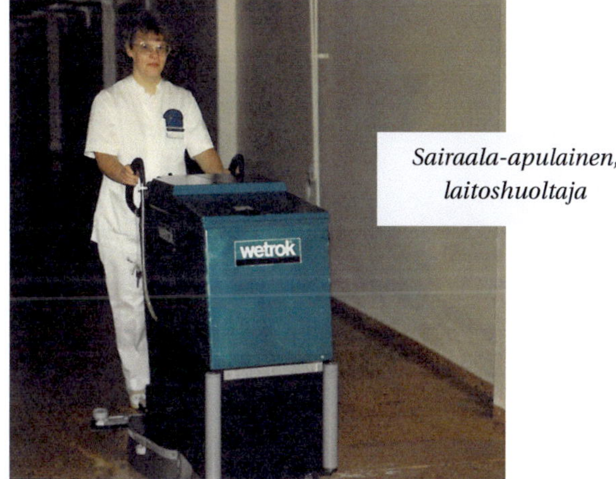

Oikealla: Laitoshuoltaja 1990-luvulla. Kuva. Vuokko Riihijärvi.

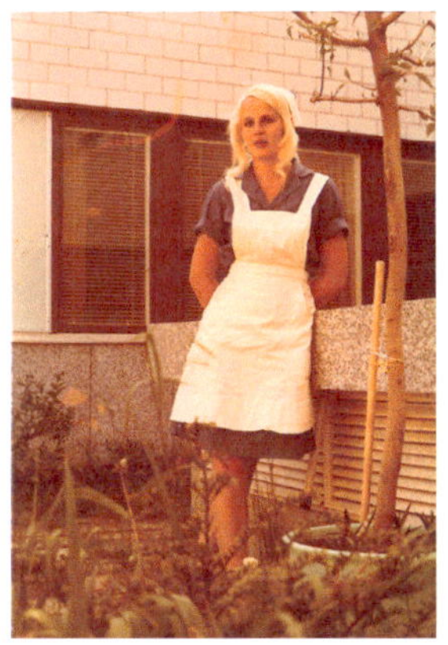

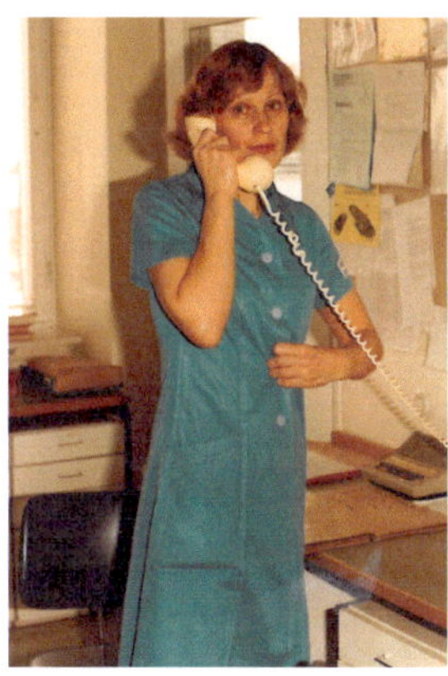

Keskellä ja oikealla 1980-luvun sairaala-apulaisen työpukumalleja. Kuvat. Pirkko Ukkonen.

Kuva. Marja-Leena Tuominen.

Toimistoapulainen, osaston-avustaja, osastonsihteeri (lähihoitaja, asiakaspalvelu ja tietohallinto)

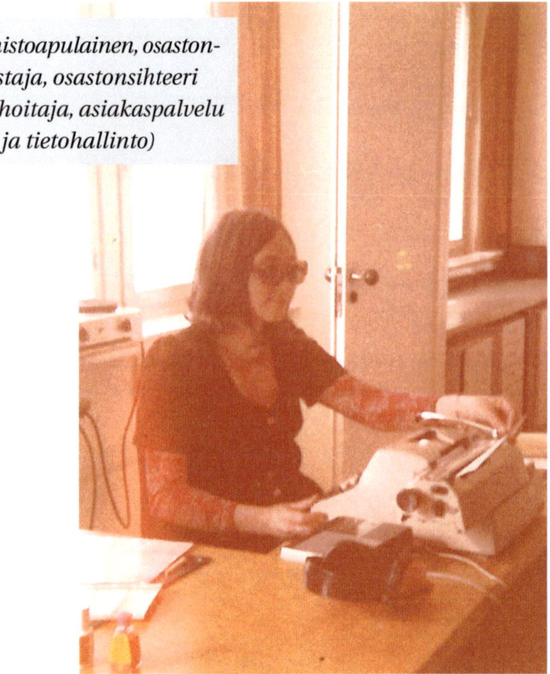

Toimistoapulainen Aira Lehtelä taloustoimistossa 1967, omat työvaatteet. Kuva. Aira Lehtelä.

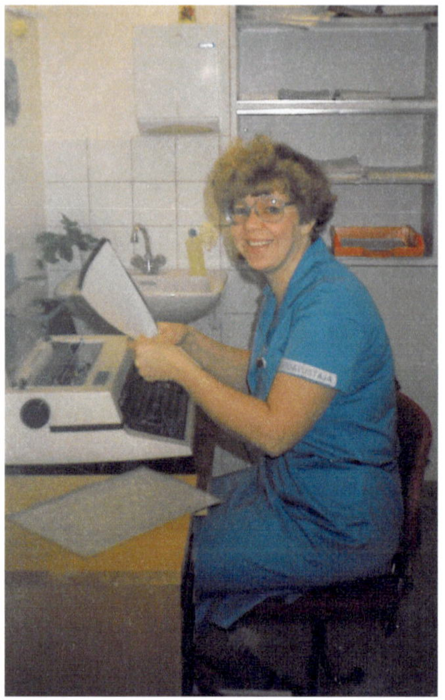

Osastonavustaja Seija Luttinen 1980-luvun alussa. Kuva. Seija Luttinen.

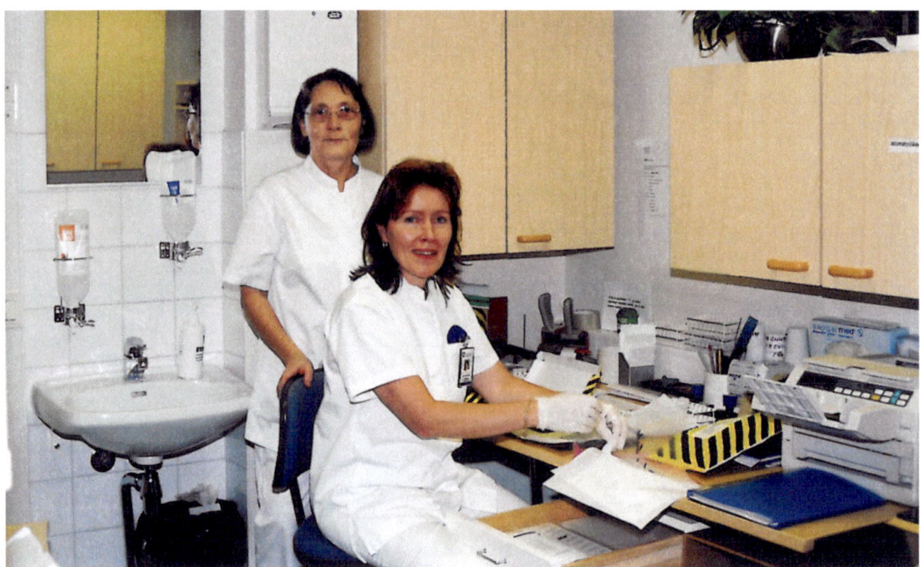

Osastonsihteerin työpuku 1990-luvulla. Kuva. Aira Lehtelä.

1960-luvun sairaanhoitajakoulun opetus oli, että hameen pituus mitataan 37 cm lattiasta. Pituudesta purnattiin. Jossain vaiheessa -70-lukua tuli minimuoti, ja silloin puvut olivat hoitotyön työasentoihin nähden liiankin lyhyitä. 1980-luvulla saatiin housupukuja. Talo pesi ja tärkkäsi myssynkin, joka sitten itse taiteltiin. Puku piti hommata itse ja ommella siihen kanttinauhassa oma nimi. Työpuvut on aina pesty talossa. Työpukuun kuuluivat valkoiset nauhalliset umpikengät ja sukat tai sukkahousut, joita oli saatavana jo 1960-luvulla. Nauhakenkäsääntöäkin rikottiin. Koulussa opetettiin, ettei työpuvun kanssa saa olla sormuksia eikä kelloa tartuntojen leviämisen ehkäisemiseksi. Hiukset piti olla lyhyet tai sidottuina taakse. Siitä pidettiin yleisesti kiinni, jotkut meistä koko työuran.

Sairaanhoitaja, sairaanhoitaja AMK

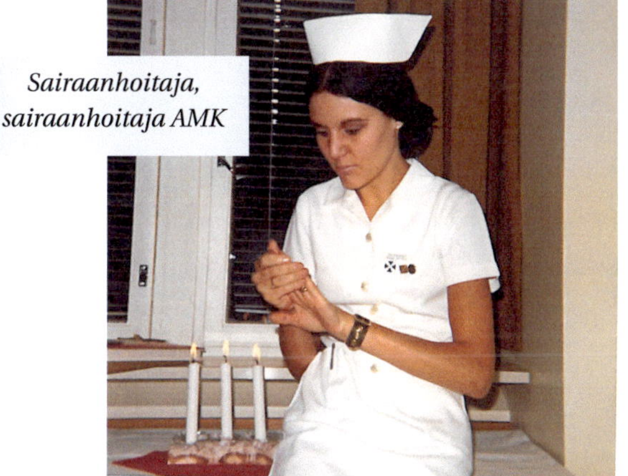

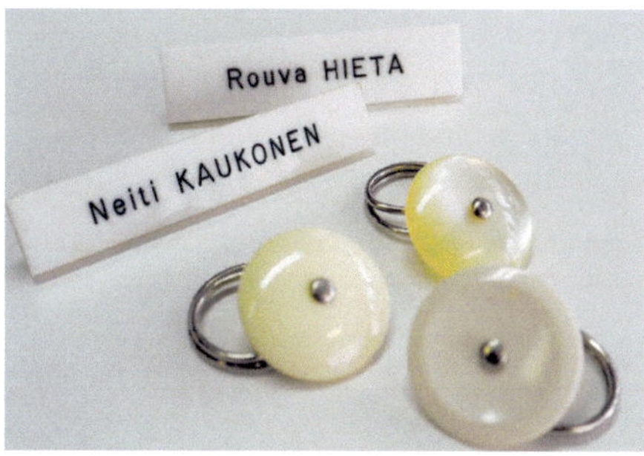

Sairaanhoitajan työpuku 1967. Kuva. Mailis Kankaanpää. Yllä irrotettavat napit ja nimineulat 1967 ja 1970. Kuva. Nimineulat Tuula Hieta. Napit Kaisa Käräjäoja.

Kätilö, ätilö-erikoissairaanhoitaja, kätilö AMK

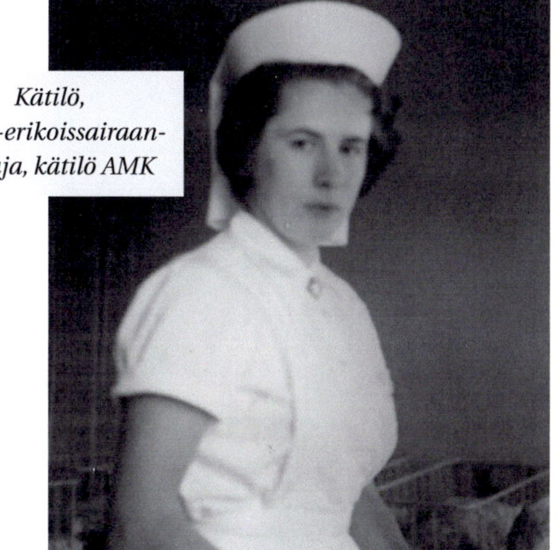

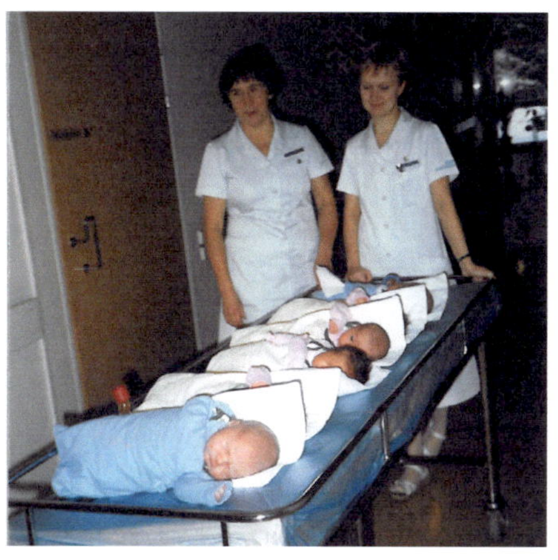

Kätilön työpuku 1960-luvulla ja 1980-luvulla. Kuvat. Alli Kuusirati.

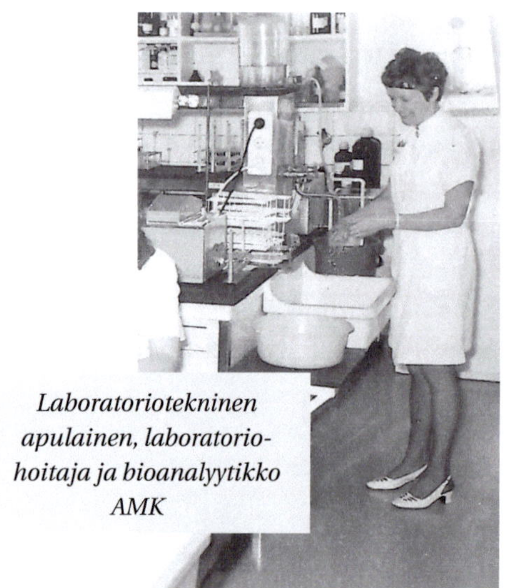

Laboratoriotekninen apulainen, laboratorio-hoitaja ja bioanalyytikko AMK

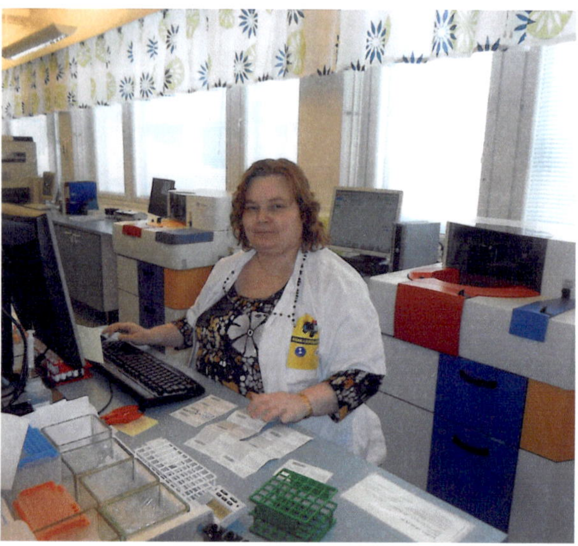

Laboratoriohoitajan työpuku 1967 vasemmalla. Oikealla laboratoriohoitaja Anu Pajula istuu kemian analysaattorin ääressä 2000-luvulla. Kuvat. Lea Krook.

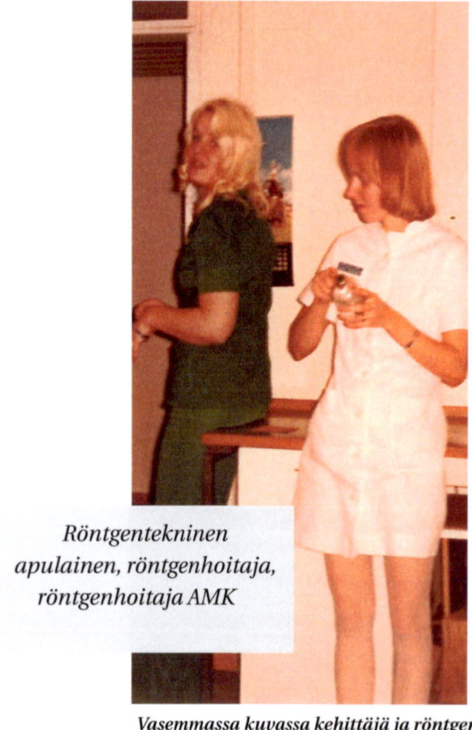

Röntgentekninen apulainen, röntgenhoitaja, röntgenhoitaja AMK

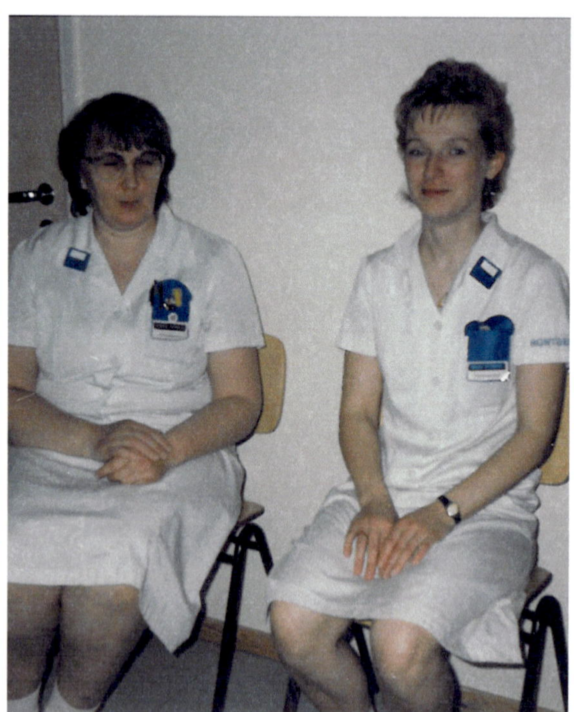

Vasemmassa kuvassa kehittäjä ja röntgenhoitaja 1970-luvulla ja oikeanpuoleisessa kuvassa röntgenhoitajia 1980-luvulla. Kuvat. Pirkko Ukkonen.

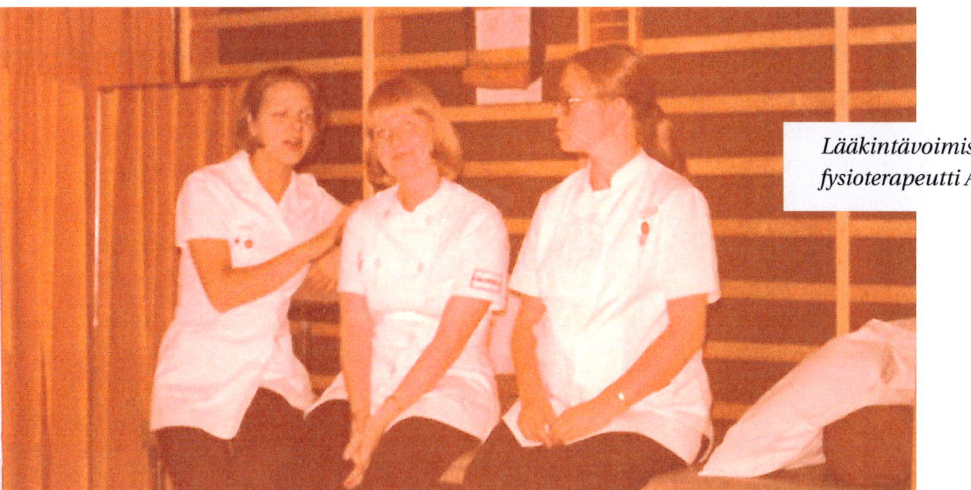

Lääkintävoimistelijoita. Kuva. Tarja Mattila

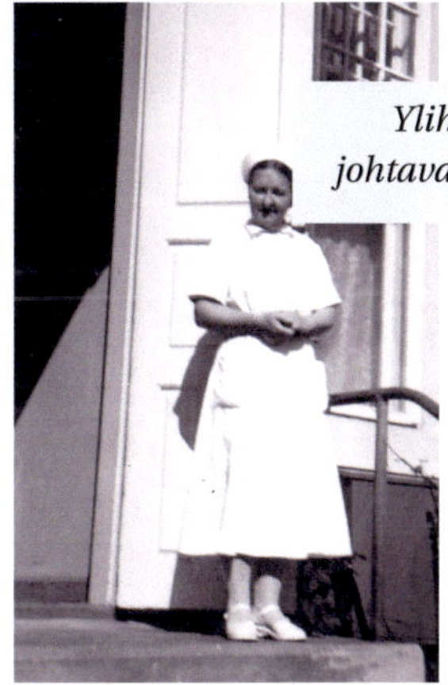

Ylihoitaja Hilda Pennala Gellmanin portailla 1960-luvulla. Kuva. Pirkko Ahokas-Tuohinto.

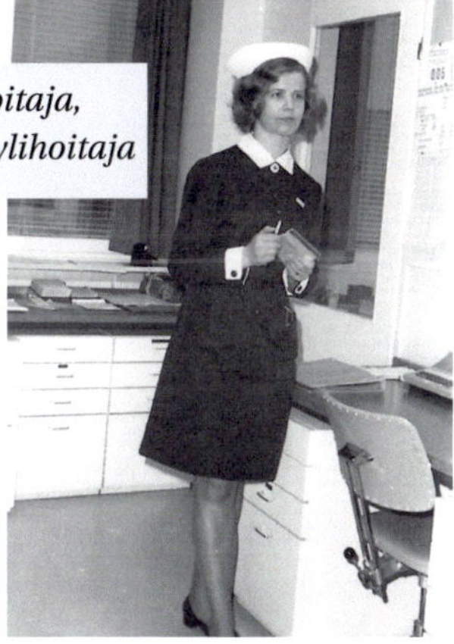

Ylihoitaja Saara Paavilainen 1970-luvulla. Kuva. Leila Pyykönen.

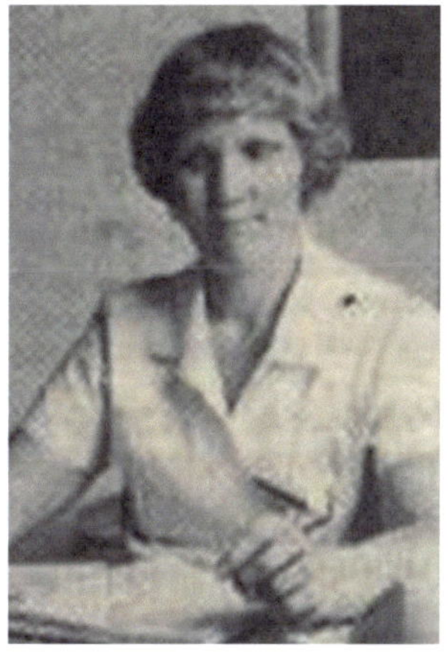

Ylihoitaja Eeva Tokola 1980-luvulla. Lehtileike: Sanomalehti Kansantahto 15.9.1982. Aluesairaalan arkisto.

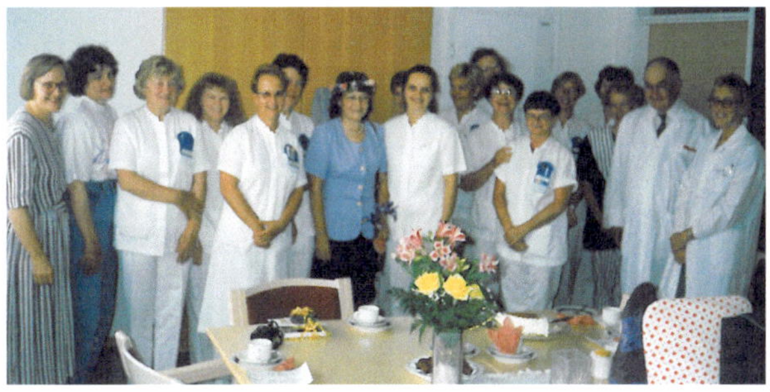

Äärimmäisenä oikealla johtava ylihoitaja Toini Mononen 1990-luvun alussa sairaala-apulainen Maire Takalon läksiäisissä. Maire keskellä. 1990-luvulla kaikille yhteneväiset valkoiset suojavaatteet. Kuva. Lahja Kellokumpu, myöh. Karjalainen.

Sosiaalitilana potilaiden keittiö

Hoitohenkilökunnalle ei oltu suunniteltu sosiaalista tilaa. Alkuaikoina kasseja (eväineen) säilytettiin kanslian ikkunalaudalla. Jossain vaiheessa laitettiin eväät potilaskeittiön jääkaappiin. *Sisäistetyn työmoraalin mukaan hoitajien piti olla aina valmiina, kun potilaat tarvitsivat. Ruokasaliin menoa ei pidetty sopivana. Virkaehtosopimuksessa oli teksti: joutuisasti työtä häiritsemättä ruokailu kuuluu työaikaan. Soittokelloihin vastattiin vaikka kesken eväiden syöntiä.* 1980-luvulla remontoitiin yhden hengen potilashuoneesta hoitajille sosiaalitila, johon hankittiin jääkaappi, kahvinkeitin ja mikro sekä lukolliset kaapit henkilökunnan kasseille.

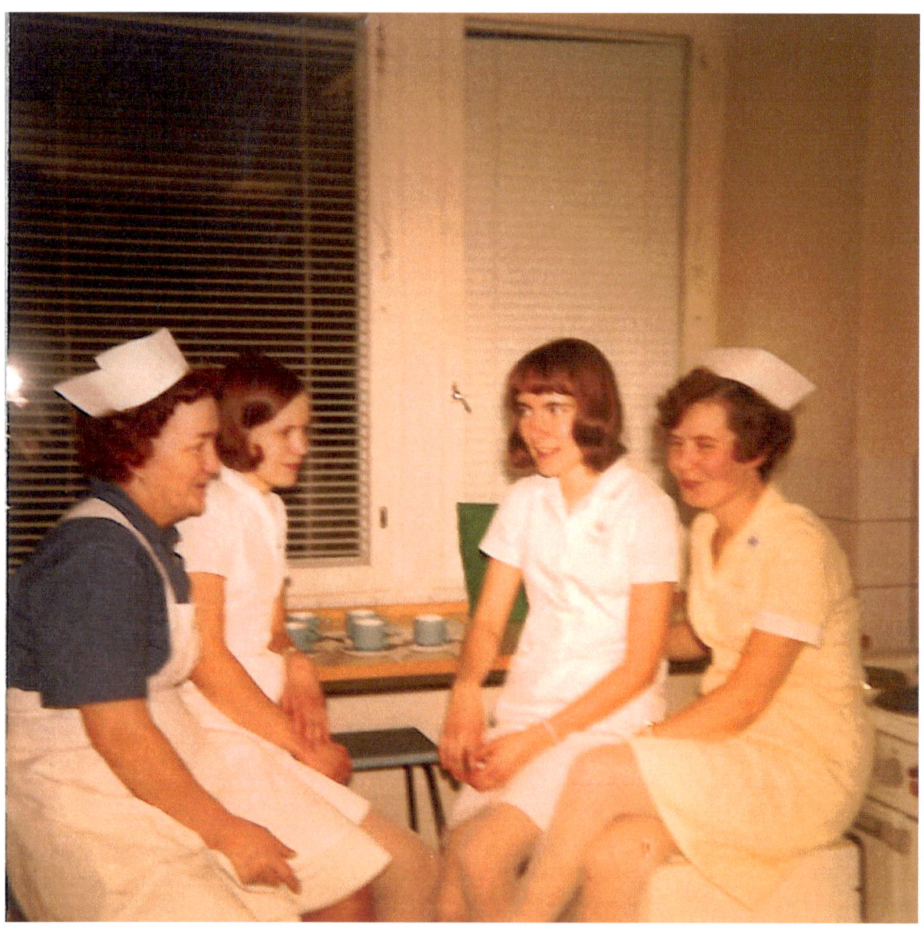

1970-luvun työpukuja vasemmalta: sairaala-apulainen, sairaanhoitajat ja apuhoitaja. Kuva. Kaisa Käräjäoja.

Äidit ja vauvat ykkösellä

SYNNYTYSOSASTO

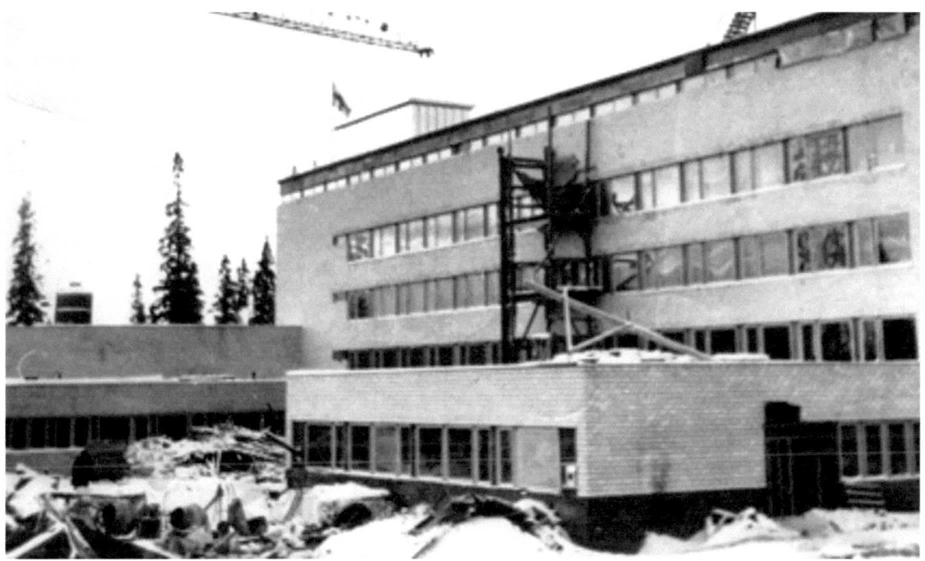

Synnytyssalit etualalla ja synnyttäjien vastaanotto. Kuva. Pirkko Ahokas-Tuohinto

Tilat ja henkilökunta

Synnyttäjien vastaanotto ja kolme synnytyssalia sijaitsi sairaalan merenpuoleisessa päässä vuodeosastotornin yhteydessä olevassa yksikerroksisessa "lisäsiivessä". Kulku oli meren puolelta omasta erillisestä ovesta, jossa luki synnyttäjien vastaanotto. Soittokello oli oven pielessä.

Synnyttäjän vastaanottoa varten oli kanslia ja sen vieressä pieni pukukoppi vaatteiden vaihtoa ja vesiperäruiskeen antoa varten. Käytävän toisella puolella oli kolme synnytyssalia. Synnytyssalin varustukseen kuului mm. synnytyspöytä, instrumenttipöytiä hoitovälineitä ja potilaspapereita varten, likavaate- ja roskapussit, hapen ja ilokaasun liitännät sekä katossa iso leikkaussalilamppu. Salien seinät ja lattiat oli kaakeloitu ja helposti puhdistettavat. Salien välissä oli vastasyntyneen alkuhoitoa varten pieni tila, jossa oli kylpyamme ja hoitopöytä vaakoineen ja mittanauhoineen.

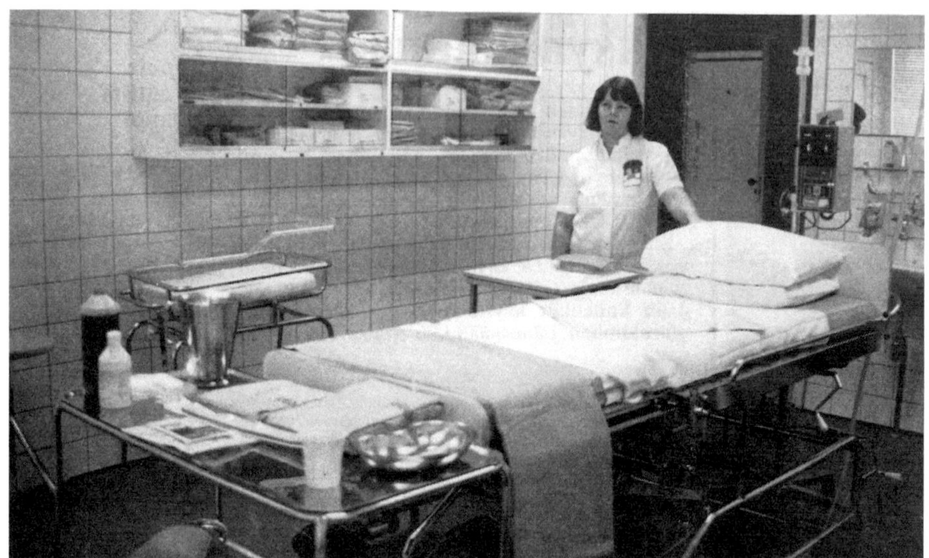

Tältä näytti synnytyssali 1980-luvulla. Lehtileike Raahen Seutu 9.10.1988.

Synnytyksessä käytetyt instrumentit ja muu hoitovälineistö huuhdottiin ja liuotettiin Delegol-liuoksessa, pestiin ja steriloitiin itse. Välinehuolto toimitti synnytysosastolle pakkauksina mm. steriilit alapesuvälineet, suturaatio-, napa-, kaavinta- ja mikroastrup-välineet, mutta välinehuollon luovutuskaapeissa ei ollut synnytysosastolle välineitä. Kätilöillä oli huoli, riittääkö välineet pitkien pyhien aikana. Pesutilan yhteydessä oli myös oma autoklaavi, joten tarvittaessa esim. pitkien pyhien aikana voitiin huoltaa kaikki välineet itse.

Vuodeosastolle mentäessä olivat pukukopit, joissa oli suojavaatteet synnytyssalissa vieraileville. Vierailijan piti pukeutua suojavaatetukseen suojatakkeineen, päähineineen, maskeineen ja kengänsuojuksineen. Synnytyssali oli steriili paikka, jossa turhia käyntejä piti välttää. Vuodeosaston puolella oli 24 potilaspaikkaa: yhden hengen ja kolmen hengen potilashuoneita, joista synnytyssaleja vastapäätä sijaitseva huone oli synnyttämättömiä varten. Kansliaa vastapäätä oli lastenhuone. Lääkekaapit sijaitsivat kansliassa. Lisäksi oli potilaille kylpyhuone ja vessat.

Tilat olivat monessa suhteessa epäkäytännölliset. Vessat olivat ahtaat eikä niissä ollut alapesusuihkua. Siitä riideltiin, mutta Hassin vastaus oli, että "arkkitehti on suunnitellut...mitään ei muuteta". Vielä 1970-luvullakin arkkitehdit tiesivät, kun terveyskeskuksen neuvolatiloja suunniteltiin. Terveyssisaret eivät pyynnöistään huolimatta päässeet mukaan suunnitteluun. Lisäksi oli hoitotar-

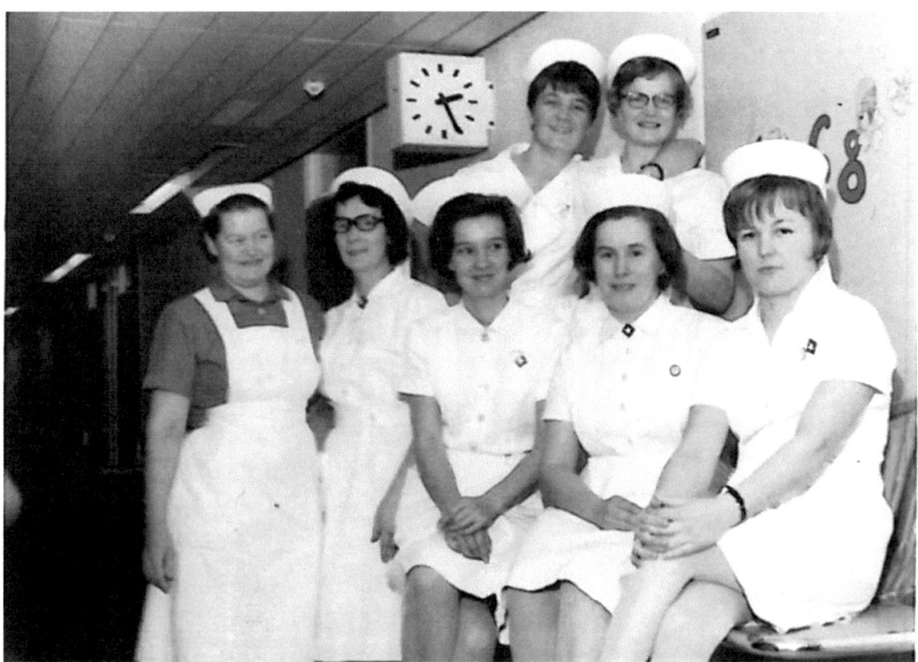

"Synnärin" henkilökuntaa1960-luvun lopussa: edessä vasemmalta sairaala-apulainen Kerttu Haarala, kätilö Mirjami Kytökangas, osastonhoitaja Liisa Törmälä (nyk. Rauhala), kätilöt Alli Kuusirati ja Onerva Pulkkinen. Takana vasemmalta lastenhoitajat Irja Rauhala ja Pirjo Kurkela (nyk. Männistö). Kuva. Alli Kuusirati.

vikevarastotila, liinavaatevarasto, huuhteluhuone, potilaskeittiö ja maitokeittiö, jossa käsiteltiin äitien lypsämä rintamaito ja pestiin ja steriloitiin vauvojen tuttipullot. Käytävän päässä meren puolella oli ns. pölytys vuodehuoltoa ja jätehuoltoa varten. Sen läpi pääsi tuuletusparvekkeelle. Potilaiden päivähuone sijaitsi lähinnä osaston pääovea potilaskeittiötä vastapäätä.

Henkilökunta muodostui vuoden 1968 toimintakertomuksen mukaan osastonhoitajan, 7 kätilön, 5 lastenhoitajan ja kolmen sairaala-apulaisen virasta sekä puolen toimistoapulaisen työpanoksesta. Aamuvuorossa oli synnytyspuolen kätilö ja vuodeosaston kätilö sekä lastenhuoneessa lastenhoitaja. Yövuorossa oli kätilö ja lastenhoitaja tai toinen kätilö. Yksi sairaala-apulainen oli aamuja yksi iltavuorossa.

Liisa Törmälä (nyk. Rauhala) oli ensimmäinen osastonhoitaja. Hänen siirryttyään 1970-luvun puolivälissä terveydenhoitajaksi, osaston kätilö Ulla Okkonen siirtyi osastonhoitajan virkaan. Gellmanista olivat siirtyneet kätilöt Anja Jussila, Mirjami Kytökangas ja Ulla Okkonen. Alkuajan lastenhoitajista muistetaan Raili Toppari, Liisa Rauhala, Hilkka Satokangas, Vuokko Suorsa ja Pirjo Kurkela (nyk. Männistö) sekä Leena Pesämaa.

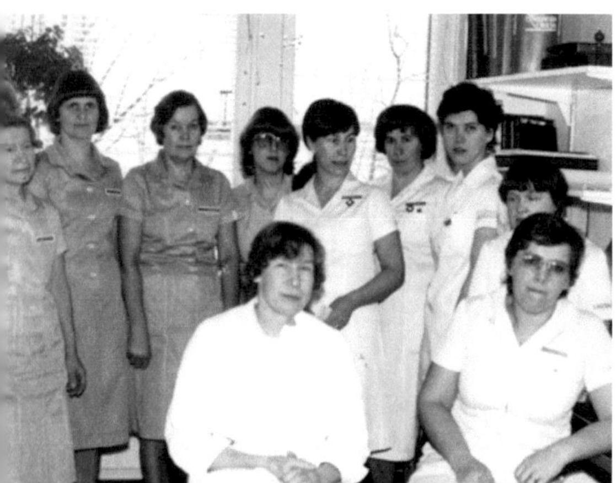

Henkilökuntaa 1980-luvun alkupuolella: vasemmalta sairaala-apulaiset Orvokki Rajala, Taina Suonvieri ja Aila Turpeenoja, osastonavustaja Liisa Tuomiranta, kätilöt Anja Jussila, Alli Kuusirati ja Anne Mattila ja lastenhoitaja Leena Pesämaa. Edessä istumassa ylilääkäri Seija Niemi-Pynttäri ja osastonhoitaja Ulla Okkonen (oik.). Kuva. Pirkko Ahokas-Tuohinto.

Alussa ei ollut omaa gynekologia. Kirurgian ylilääkärit Hyttinen ja Toivio tarkastivat äidit ja lapset. Sitten saatiin Kauppilan Erkki käymään Oulusta. Ja vuonna 1971 tullut Seija Niemi-Pynttäri hoiti synnyttäjät, äitiyspoliklinikan sekä osaston potilaat ja lapset; piti gynen poliklinikan, hoiti naistentautien osaston, leikkasi ja päivysti yötä päivää. Kerran tuli osastolle äiti, joka sanoi haluavansa oikein kädestä kiittää Niemi-Pynttäriä: ”… tuli yöllä leikkaukseen ja pelasti lapsen ja minut…”. Vuonna 1978 saatiin viimein oma lastenlääkärin virka ja siihen Hannu Taskila. Hän huolehti vauvat ja lastentautien poliklinikan.

Synnyttäjä ovella – ”tämä syntyy kohta”

Helmikuun 1967 puolivälissä syntyi ensimmäinen poikavauva uudessa sairaalassa. Usein synnyttäjä soitti kotoaan, että supistuksia on tiheään ja tuli ovelle neuvolakortti kädessään. Raskaus näkyi selvästi. Saattaja lähti kotiinsa. Alkuvuosina ei ollut äitiyspoliklinikkakäyntejä, joten yllätyskaksosiakin oli joskus. Vaatteiden vaihto, vesiperäruiske (käynnisti synnytyksen ja tyhjensi peräsuolen ulosteesta), sydänäänet torvella, ulko- ja sisätutkimukset jne… Tarvittaessa soitettiin lääkäri paikalle. Oli huoli, kun päivystävänä lääkärinä oli kuka vaan ennen Niemi-Pynttärin tuloa. Kerran päivystävä lääkäri kysyi, mitä soinnuton ääni tarkoittaa…. *Toisinaan päivystävä lääkäri saattoi sanoa, että Sinähän oot kokenut kätilö, sano Sinä, mitä tässä pitää tehä.* Ja kerran polilta tuli nuori päivystäjä katsomaan huonoväristä ja huonosti hengittävää vauvaa – vilkaisi ja sanoi, että ihan hyvä värihän tuolla on ja lähti pois…

Synnytyskipuihin annettiin happea ja ilokaasua, ja tarvittaessa Litalginia lihakseen. Selällään vaaka-asennossa polvet koukussa ja alusastian päällä synnytettiin. Synnytysvalmennuksesta ei oltu kuultukaan. Äitiysneuvolan kätilö oli kertonut, miten synnytys etenee. Joku muistaa perätilasynnytykset ja pihtisynnytyksenkin. Keisarinleikkaukset tehtiin leikkaussalissa.

Kun äiti oli valmis synnyttämään, soitettiin pikapuhelimella osaston kätilölle tai yöllä lastenhuoneeseen: ”tämä syntyy kohta”, että kätilö / lastenhoitaja tiesi tulla ottamaan lapsi vastaan. Lapselta mitattiin paino, pituus ja pään ympärys sekä lämpö. Sitten ammekylpy teräsammeessa, kuivaus ja Konakion-injektion pistäminen. 1970-luvun puolivälissä ammekylvystä luovuttiin. Riitti, kun vastasyntynyt kuivattiin ja kapaloitiin. Lopuksi lapsi puettiin kokokapaloon ja ennen vauvansänkyyn panoa vielä näytettiin äidille. Lapsen tunnistamista varten kätilö oli laittanut ranteeseen muovisen tunnisterenkaan, ja sängyn päätyyn laitettiin nimilappu, jossa oli lapsen sukunimi, sukupuoli, syntymäaika ja Apgar-pisteet.

Synnytyssalin puolella kätilö hoiti äidin: istukka hoidettiin ja kohdun supistuminen tarkistettiin ja annettiin tarvittaessa Metherginia lihakseen, mitattiin verenpaine, ommeltiin episiotomia (välilihan ompelu) jne. Ehdoton vuodelepo oli määrätyn tuntimäärän. Ellei virtsarakon tyhjentäminen onnistunut alusastian päällä, katetroitiin. Jossain vaiheessa vuodelevosta luovuttiin, ja synnyttäneet kävelivät salista vuodeosastolle.

Osaston puolella kätilön hoidossa 1970-luvulla

Synnyttäneille tehtiin alkuvuosina steriilit alapesut alusastian päällä kolme kertaa päivässä, koska vessat olivat ahtaat eikä niissä ollut alapesusuihkua. Samalla oli hyvä seurata kohdun kokoa ja vuodon väriä, hajua ja määrää. Methergin tabletti kolmesti päivässä annettiin muutaman päivän ajan edistämään kohdun supistumista. Virtsasta katsottiin sokeri, valkuainen ja ominaispaino. Hemoglobiiniakin seurattiin. Lämpöä ja pulssia seurattiin kerran päivässä iltapäivällä. Haluttiin varmistua, ettei ole tulehduksia. Vatsan toimimiseksi annettiin kaksi Pursennid-tablettia synnytyspäivän iltana.

Vauva vietiin ensimmäisen kerran rinnalle seuraavana päivänä, ja samalla ohjattiin imetystekniikkaa. Rinnat pestiin juoksevan veden alla ja kuivattiin puhtaaseen pyyhkeeseen. Rinnat tuettiin jokamiehen lakanakankaasta tehdyllä, pitkällä suorakaiteen muotoisella rintasiteellä. Sen sitominen ja kiinnittäminen eteen hakaneulalla opeteltiin. Siteen tarkoitus oli lämmittää, tukea ja eristää rinnat epäpuhtauksilta. Ensisynnyttäjillä rinnan päät menivät usein rikki. Imetyssuppiloa käytettiin rauhoittamaan tilannetta ja vähentämään aristusta. Tarvittaessa äiti syötti pullosta parina päivänä.

Äidit saivat levätä 7-9 vrk synnytyksen jälkeen. Pitkällä hoitoajalla haluttiin varmistua, ettei äidille tule komplikaatioita kotona ja, että lapsen paino ehtii nousta (kahteen kiloon?). Ennen kotiinlähtöä kätilö antoi lapselle Calmette-rokotuksen, ja lääkäri teki äidille ja lapselle lopputarkastuksen. Ja kunnankätilö tuli kotikäynnille viikon päästä varmistamaan, että äiti ja lapsi voivat hyvin ja että lapsen hoito sujuu.

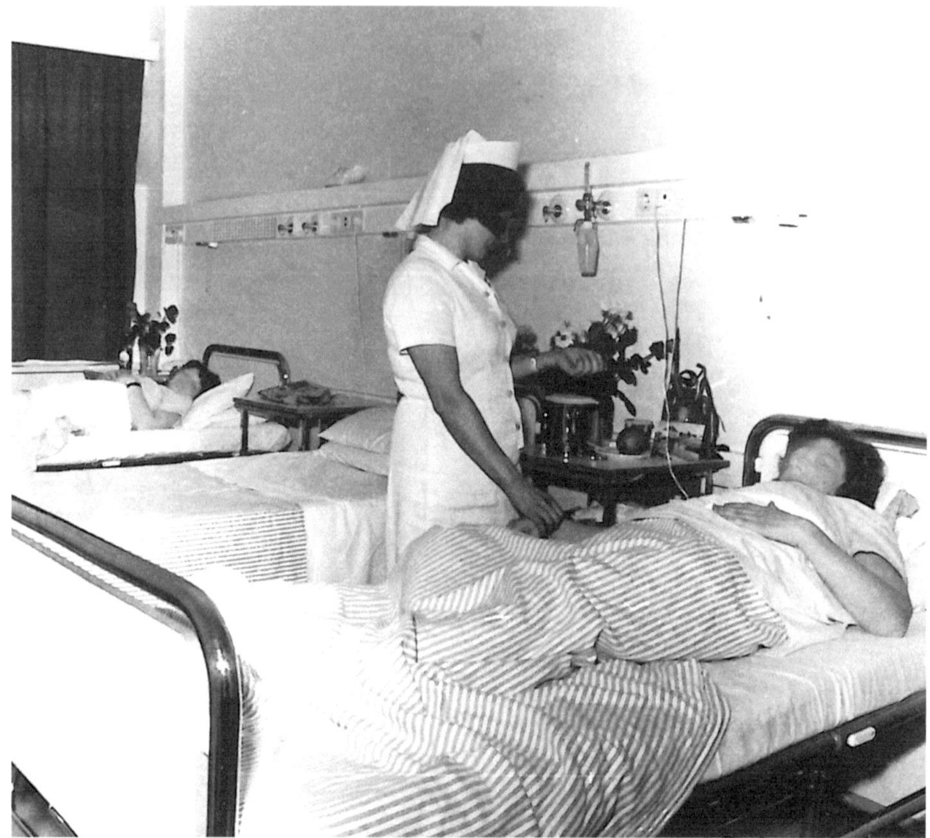

Kätilö Alli Kuusirati vuodeosaston puolella pulssia mittaamassa 1960-luvun lopulla. Kuva. Alli Kuusirati.

Muistoja lastenhuoneesta

Vastasyntynyt laitettiin kokokapaloon – lämmön takia ja siksi, ettei raavi itseään. Ensimmäistä pissaa ja ulostusta odotettiin ja merkittiin huomiointikaavakkeisiin. Hengitystä ja ihon väriä tarkkailtiin. Joka aamu lapset kylvetettiin ammeessa 37 asteen vedessä. Ihoa ja taipeita tarkkailtiin, tarvittaessa kynnet lyhennettiin ja napavarsi hoidettiin. Muisteltiin, miten napanuora oli milloinkin sidottu: aikoinaan oli lanka, sitten klemmari ja 1960-luvun lopulla tuli kumirengas. Napavarren juuri kuivattiin ensin pumpulipuikolla ja sitten laitettiin Betadinea. Kun varsi putosi, kuivattiin pumpulipuikolla. Vaipat olivat sideharsosta. Ne piti taitella tietyllä tavalla ja vaihtaa usein. Pylly pestiin juoksevalla vedellä vaipanvaihdon yhteydessä ja rasvattiin. Punoitukseen laitettiin sirotepurkista talkkia. Lopuksi vauva laitettiin joko koko- tai puolikapaloon.

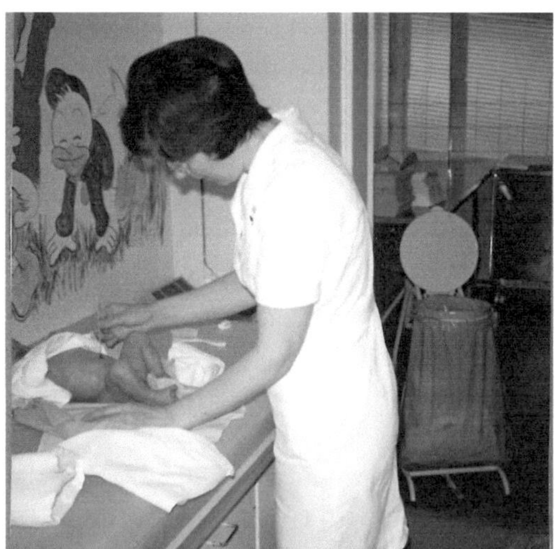

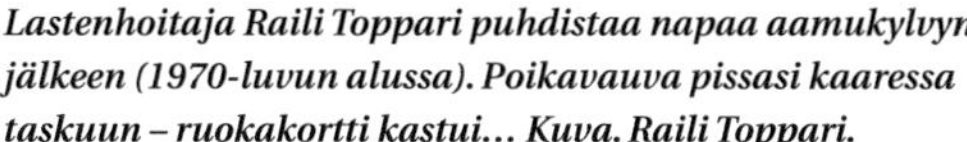

Lastenhoitaja Raili Toppari puhdistaa napaa aamukylvyn jälkeen (1970-luvun alussa). Poikavauva pissasi kaaressa taskuun – ruokakortti kastui… Kuva. Raili Toppari.

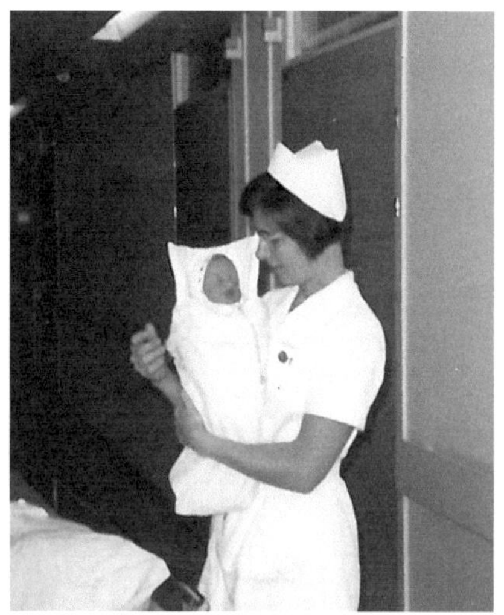

Tässä ollaan "syöntireissulla" kokokapalossa 1960-luvun lopulla lastenhoitaja Raili Topparin sylissä. Kuva. Raili Toppari.

Hoitojen yhteydessä lasta tarkkailtiin: jäntevyyttä, keltaisuutta jne. Tarvittaessa otettiin kantapäästä verinäytteet verensokeri- ja bilirubiiniseurantaan. Keltaisuuden vuoksi vauvat kuljetettiin Ouluun puisessa kuljetuslaatikossa, joka lämmitettiin kuumavesipusseilla. Vauvaa saattoi tarkkailla kuljetuksen aikana vain pienestä kurkistusaukosta. 1970-luvulla saatiin ensimmäinen sinivalolaite, jolla hoidettiin vauvan keltaisuutta.

Vauvat vietiin äidille syömään neljän tunnin välein; tarvittaessa vaikka herätettiin. Puettiin syöttökapaloihin ja laitettiin syöttökärryyn vierivviereen. Siitä sitten jaettiin huoneisiin. Tässä vaiheessa vain harva vauva nukkui. Kätilö ja lastenhoitaja kiersivät huoneissa opastamassa äitiä imettämisessä. Yöllä vauvat syötettiin lastenhuoneessa pullosta heräämisjärjestyksessä. Ja lopuksi nostettiin olkaa vasten röyhtäilemään. Silloin katsottiin, että äitien pitää saada levätä ja nukkua yöllä. Tästä käytännöstä luovuttiin 1970-80-luvun taitteessa Hannu Taskilan tullessa lastenlääkäriksi. Jossain vaiheessa sitten vauvat alettiin viedä äidille syömään silloin, kun heille tuli nälkä.

Syöntiaikojen välillä annettiin sokerivettä pullosta, ja lopuksi suu huuhdottiin vedellä. Jos suussa oli sammasta, (muistin mukaan) siihen laitettiin pumpulipuikolla Gentiaanaviolettia. Jossain vaiheessa sokerivedestä ja suun huuhtomisesta luovuttiin, ja sanottiin, että äidinmaito on parasta suun hoitoa. Taisi tämäkin olla Taskilan Hannun ohje. Sokerivesipullot ja maitopullot pestiin ensin pulloharjalla, sitten keitettiin kattilassa ja lopuksi pantiin kuumailmakaappiin. Ylilääkäri Toivio oli hankkinut pullojen pesukoneenkin, jota ei koskaan käytetty! Sitten myöhemmin kaikille vauvoille juotettiin samasta pullosta keitettyä vettä. Vain steriloitu tutti vaihdettiin välillä.

"Ehtii se nähä sen kotona"

sanoi talouspäällikkö Hassi vuonna 1968, kun hoitajat halusivat lastenhuoneen oveen ikkunaa, josta olisi voinut näyttää isälle vastasyntyneen. Kerran sanomalehdestä tultiin tekemään juttua uudesta sairaalasta ja synnytysosastosta. *Lastenhuoneeseen ei ollut asiaa.* Erityisjärjestelyin saatiin kuva äidistä ja vauvasta kokokapalossaan.

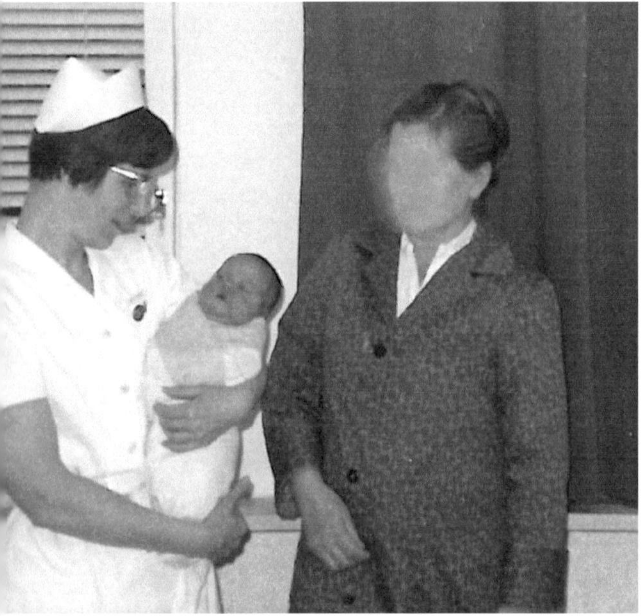

Poikkeusjärjestelyin saatiin sanomalehteen kuva äidistä ja vauvasta uudessa sairaalassa vuonna 1968. Kuva. Raili Toppari.

Jossain vaiheessa 1970-luvulla ikkuna kuitenkin saatiin, ja lasta alettiin näyttää lasin takaa vain oman perheen jäsenille vierastunnin lopussa, enintään kolme kertaa hoitojakson aikana. Näyttökerrat merkittiin vauvan sängyn päädyssä olevaan nimikorttiin. Lapset hoidettiin visusti lastenhuoneessa, johon ulkopuolisilla ei ollut asiaa.1970-luvun puolivälissä ensisynnyttäjillä, ja tilanteen mukaan kokeneemmallakin äidillä, oli mahdollisuus totutella vauvan hoitoon erillisessä vierihoitohuoneessa 1-2 päivän ajan. Tämä oli tärkeä edistysaskel siihen, että alkuvuosina ei ollut minkäänlaista kotihoidon ohjausta. Joskus huoletti, kun näki, miten äitiä ja isää jännitti lähteä pienen lapsen kanssa, kysyttiin, onko sukulaisia tai tuttuja naapureita… Onneksi kunnankätilö tuli kotikäynnille ja neuvoi.

"Liisa, tuuppa painamaan!"

Synnytysosastolla ja naistentautien osastolla oli alussa puoli toimistoapulaisen virkaa yhteisenä. Se riittikin alkuvuosina äitiyspoliklinikan ja kotiutettavien saneluihin. Kätilöt hoitivat muut toimistotehtävät, esim. tekivät synnytyskertomuksen käsin valmiille paperiselle lomakkeelle ja merkitsivät synnyttäjän synnytyspäiväkirjaan sekä kirjoittivat syntymätodistuksen. 1970-luvun puolivälissä saatiin oma osastonavustajan virka ja siihen Tuomikosken Liisa. Hän vastasi puhelimeen, esitäytti kotiinlähtöpaperit lääkärille valmiiksi kirjoitti äitiys- ja naistentautipoliklinikan sanelut sekä teki hoitopäivälaskun. Potilaat maksoivat sen kassalle kotiin mennessään. 1980-90-luvuilla toiminnan monipuolistuessa myös toimistotyöt lisääntyivät.

Liisa oli varsinainen yleisapu kaikenlaisiin "hätätilanteisiin", lastenhoidosta saattoapuun. Kun joku oli synnyttämässä, saattoi kuulua salista: "Liisa, tuuppa painamaan!" Ylilääkäri ja johtava lääkäri Seija Niemi-Pynttäri saattoi tulla ja kysyä: "Liisa, onko Sulla puuteria" – oli tapaaminen edessä ja posket punottivat... Tai SNP soitti kotoa: "nyt potilas pöydälle"... tai pyysi Liisaa menemään kotiinsa hakemaan lapasia lapsille kouluun. Lapset, Minna ja Miisa, soittivat osastolle ilmoittaakseen tulleensa koulusta kotiin. Ja monet kerrat Liisa kävi potilaan kanssa taksilla ultraäänitutkimuksessa Oulussa. *Kerran synnyttäjä meni psykoosiin. Hänetkin Liisa saattoi taksilla Ouluun "piirille".*

1980-luvulla otettiin ensiaskeleet kohti perhehoitoa

1980-luvulla äitiysneuvoloissa aloitettiin synnytys- ja perhevalmennus. Ensimmäinen valmennuksen käynyt isä pääsi synnytykseen mukaan vuonna 1983. Ensisynnyttäjät pääsivät vierihoitohuoneeseen opettelemaan vauvansa hoitoa "yötä päivää". Myös isät saivat tutustua uuteen perheenjäseneen. Heille sallittiin tavanomaista pitemmät vierailuajat. Kätilöt ohjasivat kädestä pitäen vauvan hoitoa, ja kävivät huoneessa äitien tukena pulmatilanteissa, kuten napavarren irrotessa tai ilmavaivojen häiritessä unta.

Myös muiden äitien kotihoidon ohjausta tehostettiin pitämällä synnyttäneille äideille ryhmäneuvontatilaisuuksia päivähuoneessa. Potilaiden huoneissa oleva opaskirjanen ja kotiin annettavat kirjalliset ohjeet uudistettiin 1980-luvulla.

Vauvat hoidettiin edelleen pääsääntöisesti lastenhuoneessa, ja vietiin yöllä syömään kainalossa kantaen kukin omaan tahtiinsa. Ja syöttöohjausta annettiin kullekin tarpeen mukaan. Äidinmaito tuli kunniaan. Osaston lypsykone oli ahkerassa käytössä. Näin saatu äidinmaito laitettiin jääkaappiin ja annettiin lisämaitona tarvitseville vauvoille. Ylimääräinen maito pakastettiin pahan päivän varalle.

Vierihoitohuoneesta oli vielä pitkä askel varsinaiseen perhehoitoon. Vasta 1990-luvun puolivälissä saatiin ensimmäinen varsinainen perhehuone, jossa koko perhekin saattoi asua muutaman päivän. Isä saattoi käydä sieltä työssään ja vanhempi lapsi päivähoidossaan. Perhehuoneet kalustettiin kodin kalusteilla keittiönurkkauksineen. Äidit saivat ensituntuman vastasyntyneen hoitoon. Äitiä ja isää ohjattiin vauvan päivittäisen hoidon lisäksi vanhemmuuteen ja hyvään vuorovaikutukseen vauvan kanssa.

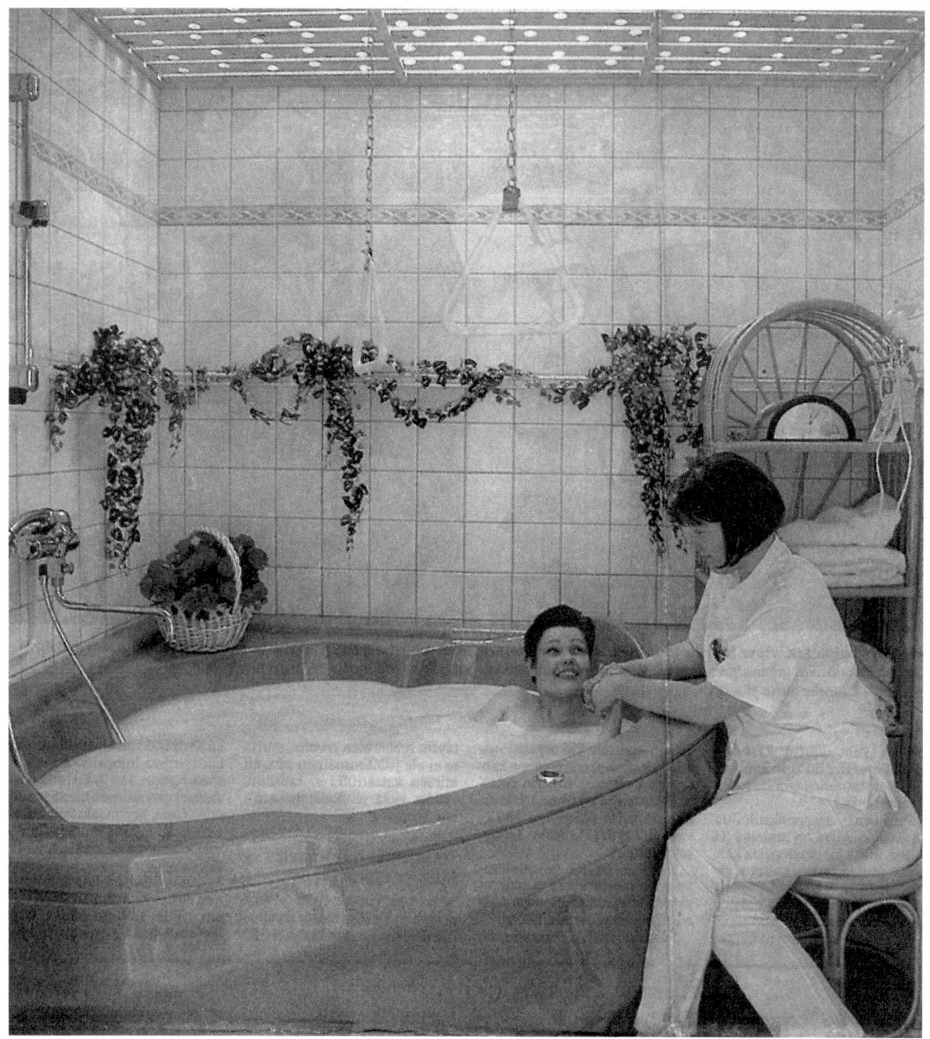

Näin synnytettiin 1990-luvun lopulla. Lehtileike Raahen seutu 1998.

Kivunlievitykseen uusia keinoja 1990-luvulla

Oli kuljettu pitkä taival kivunlievityksessä kolmessakymmenessä vuodessa: 1960-luvun lopun Litalginista ja ilokaasusta Petidiiniin ja selkäydinpuudutuksiin. Näiden lisäksi 1990-luvulla alettiin puhua myös veden rauhoittavasta vaikutuksesta synnyttäjän tuntemaan stressiin ja jännitykseen. Vedessä rentoutumisen todettiin vähentävän kipua. Ammeessa saattoi vaihtaa asentoa, tehdä hengitysharjoituksia ja liikehtiä avautumisvaiheen aikana. Ja tarvittaessa vaikka käydä suihkussa välillä. 1990-luvun lopulla osastolle saatiin ensimmäinen synnytysamme. Toiseen erikoistilauksena hankittuun ammeeseen isäkin mahtui äidin seuraksi niin halutessaan! Ammehuoneen lisäksi synnytyssaleihin oli hankittu tyynyjä, jakkaroita, kiikkutuoleja, istuma-asentoon säädettävä sänky, musiikkia jne. Aikoinaan synnytykseen luonnollisena kuuluvaa kipua pyrittiin monin eri keinoin lievittämään ja välttämään.

Kaikki naiseuteen liittyvä toiminta keskitettiin ykköselle

Äitiyspoliklinikka toimi 1970-luvun alusta alkaen synnytysosaston yhteydessä. Laitteistoa oli vähän. Kuulotorven (sikiöstetoskooppi) rinnalle saatu sydänäänten kuuntelulaite oli edistysaskel. Ja jossain vaiheessa kaikista synnyttäjistä tulostettiin sydänäänikäyrää paperille tarpeen mukaan. 80-luvulla lähes kaikille äideille tehtiin ultraäänitutkimus. Paino, verenpaine ja virtsatutkimus kuuluivat tutkimusrutiiniin ennen lääkärin tarkastusta ja kotihoito-ohjeistusta.

Vuodeosaston puolella hoidettiin synnyttäneiden äitien lisäksi äitejä, jotka tarvitsivat sairaalahoitoa raskauden aikana esim. ennenaikaisten supistusten tai raskausmyrkytyksen vuoksi. Suunniteltua keisarinleikkausta varten tuleville potilaille tehtiin leikkausvalmistelut ja äiti ja lapsi hoidettiin normaaliin tapaan leikkauksen jälkeen.

Myös naistentautien poliklinikkatoiminta siirtyi poliklinikan tiloista 1990-luvun alussa ”ykköselle”. Sama henkilökunta huolehti kaikki naiseuteen liittyvät toiminnat samoissa tiloissa. Kätilöt olivat vuorotellen äitiyspolilla, synnytyssalissa, vuodeosastolla ja lastenhuoneessa sekä naistentautien poliklinikalla. Myös lastenhoitajat hoitivat tilanteen mukaan synnyttäneitä ja osaston muita potilaita. Työ oli vaihtelevaa ja kokonaisvaltaista.

Synnytystoiminta loppui 2000-luvun alussa. Tilalle tulivat päiväkirurgiset potilaat ja viimein koko kirurgisen vuodeosaston toiminta.

Muistelemassa:
Kätilö Alli Kuusirati, osastonhoitajat Liisa Rauhala (entinen Törmälä) ja Briitta Karihtala, lastenhoitaja Raili Toppari, sairaanhoitaja Eeva Tokola, (lastenhoitajan sijaisena keväällä 1968 ja kesälomien aikana 1975 – 78 ja varahenkilönä 1988) sekä osastonavustaja Liisa Tuomiranta.

Kylpyosaston kautta osastoille

KYLPYOSASTO

Alkutilanne

”Tulin työhön Raahen aluesairaalaan tammikuussa vuonna 1967. Ylihoitaja löi avaimet kouraan ja vei kylpyosastolle. Perehdytys oli siinä. Jäin seisomaan ja ihmettelemään: iso kaakeloitu kylpyhuone, jossa iso kylpyamme, pari pikku koppia – toinen naisille ja toinen miehille – riisumista ja pukeutumista varten ja pieni sivukoppi, jossa pöytä ja tuoli. Ei hyllyjä, ei kaappeja, ei mitään. Käytävän toisella puolella oli ovi, jossa luki potilaiden vaatevarasto. Siellä oli naulakkoja rivissä, ei hengareita tai muuta sellaista. Siinä minä seisoin ja mietin, mitä nyt. Kylvettäjän hommaan olin hakenut. Työ selkeni pikku hiljaa. Keskusvaraston Sirkan kanssa suunniteltiin, mitä tavaroita tilataan, ja poliklinikan hoitoapulainen kertoi, miten potilaat tulevat kylpyosastolle, josta minä kärräsin heidät vuodeosastoille.

”Potilailla oli ns. ”rahtikirja”, johon Korhonen oli kirjoittanut hoito-ohjeita osastolle ja latinaksi diagnoosin. Sitä en tietenkään ymmärtänyt, mutta potilaat kertoivat, mikä heitä vaivaa. Minulla ei ollut kiire mihinkään. Vettä ammeeseen, potilas siihen, ja siinä me sitten poristiin. Taisi siinä tulla potilasneuvontaa ihan maalaisjärjellä vain. Kovasti aina kiittelivät, kun oli joku, jolla ei ollut kiirettä ja jolla oli aikaa kuunnella – ja siinä samalla opin latinaakin!” Näin kuvasi ensimmäinen kylvettäjä Aino Kesti tulotunnelmiaan uudessa sairaalassa helmikuussa 1967.

Työtahti kiihtyi 1970-luvulla

Kaikki vuodeosastohoitoon luvatulle paikalle tulleet potilaat tulivat kylpyosaston kautta. Heidän lisäksi päivystyksenä tuli solkenaan potilaita. Poliklinikan sairaala-apulainen tai hoitoapulainen jäi auttamaan paaripotilaan pesuissa ja vei sitten potilaan osastolle. Päivystysaikana tulleiden vaatteet piti hakea poliklinikalta muovilaatikoissa, useimmiten sekaisin. Poliklinikan päivystävä hoitaja oli luetteloinut vaatteet ja antanut luettelosta kopion potilaalle. Monen kymmenen potilaan ammekylvetys, punnitus (painon mittaus) ja saattaminen osastolle, ja lopuksi vaatteiden luettelointi ja pussitus, vei koko aamupäivän ja otti hartioihin. Jos potilaan vaatteet olivat kovin likaiset, kylvettäjä pesi ne ennen vaatesäilytykseen laittoa. 1980-luvulla alettiin likaisimpia laittaa pesulaan. Iltapäivä kului kotiin lähtevien potilaiden vaatteiden kuljettamisessa osastoille.

Kirralla oli äkänen osastonhoitaja (Eeva Tokola): onko verikokeissa käyty, onko keuhkokuva otettu, onko vanhat paperit mukana?? Joskus kylvettäjä joutui menemään potilaan kanssa takaisin kylpyosastolle painoa ottamaan, kun se puuttui papereista. Aina ei löytynyt osastolla vastaanottajaa. Tuntui pahalta jättää potilas päivähuoneeseen ja viedä paperit kanslian pöydälle. Joskus hävetti potilaan puolesta, kun kuuli hoitajan sanovan toiselle hoitajalle: "taasko se tulee" tai kylvettäjälle "ei ole paikkaa, vie sinne päivähuoneeseen..." Liikaa potilaita tiloihin ja työvoimaan nähden oli silloinkin.

Kylvettäjän tehtäviin kuului myös avustaa hautaustoimistoa vainajien arkkuun laittamisessa. Joskus oli vaikeaa olla puuttumatta, kun hautaustoimiston mies nakkeli vainajia epäkunnioittavasti. Myös pohjakerroksen sairaala-apulainen oli tarvittaessa nostamassa vainajaa kylmiöön: "Kerran oli pilkkimies kävellyt sulaan ja reppu sylissä jäätynyt... sen jälkeen en enää lähtenyt ". Kylvettäjän oli lähdettävä, vaikka joskus pelottikin, esim. silloin, kun "Raahessa oli tapahtunut ampumavälikohtaus ja ruumishuoneen ovi oli auki... Talonmiehet siellä järjestelivät ammuttuja...".

"Mikähän rutto se vainajan patjasta tarttui..."

joka piti noin voimallisesti nujertaa, kertoi talon ensimmäinen kylvettäjä Aino Kesti muistellessaan työrupeamansa alkuaikaa 1960-luvun lopulla. Kylpyosaston vieressä pohjakerroksessa oli vainajien patjojen desinfiointiin tarkoitettu formaliiniuuni hoitajien pukukoppien vieressä lähinnä ulko-ovea. Varsinaisen uunihuoneen vieressä oli ns. tuuletushuone, jossa oli vain pieni ikkuna. *Ilman päällistä oleva superlon-patja pantiin uuniin ja formaliinihöyryt päälle. Kun ovi avattiin, huone ja koko alakerran käytävä oli savusi. Kaasun tuuletus tapahtui käytävälle. Silmiä ja kurkkua kirveli ja päätä särki. "Ei se ole terveydelle vaarallista, työterveydestä sanottiin vielä 1970-luvun lopullakin..."* Patjat vietiin vuodeosaston parvekkeelle tuulettumaan ennen uudelleen käyttöä. Tutkimustiedon lisäännyttyä uunin käyttö lopetettiin 1980-luvulla.

Tila- ja työjärjestelyjä 1980-luvulla

Pohjakerroksen käytävä oli kylmä ja vetoinen. Talonmies piti talvellakin pitkiä aikoja ulko-ovea auki, kun kuljetti osastoilta hissikuilusta pudotettuja likapyykkipusseja ja roskapusseja. Kylvettäjä joutui työskentelemään jatkuvassa vedossa potilasvaatteita varastoon viedessään ja hakiessaan. Alkuvuosina valittaminen ei auttanut. *Konemestarin ja talouspäällikön vastaus oli tuttu: "arkkitehti on suunnitellut, mitään ei muuteta."* 1980-luvulla työsuojelutoiminnan kehittyessä saatiin käytävälle väliovi, mikä helopotti tilannetta. Samaan aikaan patjojen desinfiointi uunissa lopetettiin.

Siivoustyönohjaaja oli tullut taloon 1970-luvun alkupuolella, ja sairaala-apulaisten työvälineitä ja työtapoja ajanmukaistettiin. Kylpyosaston tiloihin laitettiin 1980-luvun lopulla siivouskeskus, jossa oli pesukoneet lattiamoppien pesuun sekä pesuaineiden ja siivousvälineiden säilytykseen. Kun kylvettäjä jäi eläkkeelle, virka lopetettiin, ja potilaat alkoivat mennä suoraan osastoille. Vaatteet luetteloitiin siellä ja laitettiin potilashuoneen kaappiin.

Muistelemassa:
Kenakkala Sirkka (nyk. Hattuniemi), Kesti Aino, Litmanen Sylvi ja Tokola Eeva

Leikkaussalissa leikattiin ja kirralla hoidettiin

Kirurgisen osaston sairaanhoitajana ja osastonhoitajana työskennellyt Eeva Tokola kirjoitti henkilöstölehteen kronikan vuonna 1993. Koirista markkoihin-kronikka kuvaa kirurgista toimintaa 1960-luvulta 1990-luvulle. Viesti ei ehkä kaikille avaudu, mutta "kirralaiset, leikkurin ja polin väki" varmasti muistavat tuon ajan.

1. Saatiin Raaheen rautatehdas
erikoisalat, vauvatehdas.
Intoa ja toivoakin oli,
koirilla kun kokeiltiin
ja ihmisiä hoidettiin.
Väliin väsyttiin ja riideltiin,
sitten kakkukahvein sovittiin,
väestä kun täyttyi poli.

(yl. Ilkka Toivio ja osh:t
Marja-Leena Peltola ja Anja Kuusinen)

2. Selma oli tarkka täti,
kengän korot tahtiin kävi.
Ohjeet antoi noviisille:
vaikka otsaan jääpussi ja
traktorilla Oyks:iin Jussi.

(yl. Ilkka Toivio ja osh Selma Mutanen)

3. Eetu varmaan ajatteli,
umppari on paha veli,
jokaiselta pois sen kaiveli.
Eeva oiva sotaherra.
Tiukka oli järjestys ja tahti:
joka sottaa, se myös siistaa.
Uupumusta ei saanut näyttää,
eikä lepohetkeäkään käyttää.
Siinä vasta esivalta,
joka jyräs` heikot alta.
Kirran kiersi monet kaukaa.

(yl. Eero Vääräniemi ja osh. Eeva Tokola)

4. Sitten alkoi Matti soutaa.
Potilashan oottaa joutaa,
hoitaja kun kermaa noutaa,
että alkais` veitsi viiltää,
josta Aune kauniisti vois` kiittää.

(yl. Matti Kantanen ja osh. Aune Keränen)

5. Polilla oli pitkä jono,
tukala niin monen olo.
Ensin käydään possukeho,
sitten katsotaan vain keskiverto.
Sirpa peruu ylijäämät,
jälleen putoo käyntimäärät.

(yl. Matti Kantanen ja osh. Sirpa Hätinen)

6. Virpi miettii, laskee markat.
Koko läänin sapet, mammat
sopuhintaan kunnille ne tuottaa.
Kirran koko tyttöjoukko
hanskaan saapi kaikki hommat.
Leikkauspaikkaa ei tartte vuottaa.
Hetkessä he hyvän olon potilaalle tuottaa.

(yl. Virpi Honkala, osh:t Sirpa Hätinen,
Anita Korkiakangas ja Tuulikki Soikkeli)

TOIVION JA VÄÄRÄNIEMEN AIKA OLI YHTÄ HULLUN MYLLYÄ 1967–1974

Nuoret ja innostuneet hoitajat ja lääkärit

Kirurginen vuodeosasto avattiin helmikuussa 1967. Selma Mutanen oli ensimmäinen osastonhoitaja ja ylilääkärinä oli Aaro Hyttinen. Osastolla oli viisi sairaanhoitajan ja viisi apuhoitajan virkaa. Alkuajan sairaanhoitajista muistetaan mm. sairaanhoitajat Marjatta Keskitalo (nyk. Korhonen), Elli Kinnunen, Vuokko Konttila, Pirkko Tuohinto ja Maija Haukipuro; apuhoitajista Anni Arola, Rauni Reinikainen, Hilda Niskala (nyk. Mainio), Leila Savela (nyk. Pyykkönen), Helli Viirret, Ritva Äijälä, Helvi Sallmen ja Aino Peltola (myöhemmin Pekkala). Sairaala-apulaisia oli kolme: Helvi Majava, Anita Virtanen ja Orvokki Jokinen.

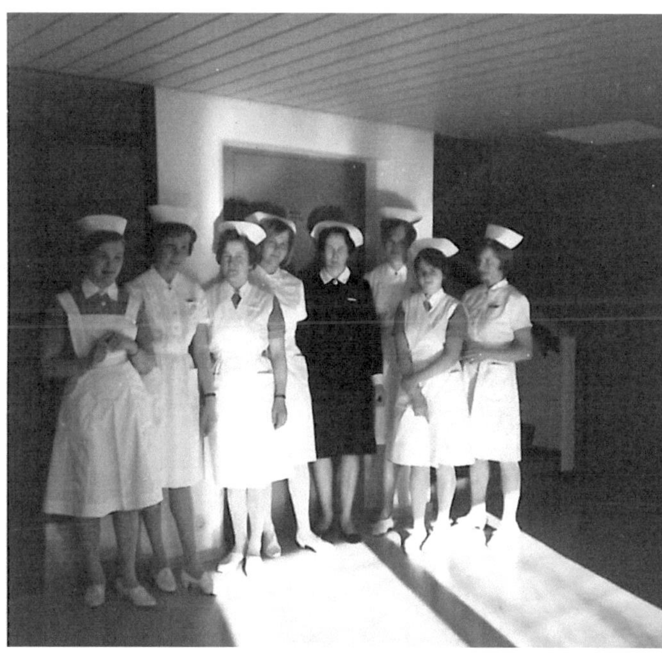

Kirurgisen vuodeosaston ensimmäisiä hoitajia hissiaulassa vuonna 1968. Keskellä ylihoitaja Kirsti Lode. Ensimmäisenä vasemmalla on apuhoitaja Hilda Niskala, sairaanhoitaja Elsa Ahokas, apuhoitaja Anni Arola, sairaanhoitaja Sirkku Valtonen, sairaanhoitaja Hilkka Ojantakanen, apuhoitaja Ritva Äijälä ja äärimmäisenä oikealla sairaanhoitaja Pirkko Tuohinto. Kuva. Leila Pyykkönen (ent. Savela).

Ylilääkärit vaihtuivat alkuun vuoden välein: Hyttisen jälkeen ylilääkäriksi tuli Ilkka Toivio ja sitten Eero Vääräniemi vuonna 1970. Toivio muistetaan koiraleikkauksista ja tapaturmaisesti ”irtipoikki-irronneen” jalan liittämisestä. Eetu taas leikkasi ”umppareita” yötä päivää. Usein diagnoosiksi osoittautui lymphadenitis mesenterica (suoliliepeen imusolmuketulehdus). Kerrotaan, että kerran potilas ihmetteli, miksi häneltä on umpisuoli leikattu, vaikka olkapääkivun vuoksi hän tuli. Yhtä lailla moni potilas muistaa kiitollisena Vääräniemen leikanneen hänet ja siten pelastaneen hänen henkensä.

Ylilääkäreiden tapaan myös osastonhoitajat vaihtuivat alkuvuosina tiheään. Selma Mutasen jälkeen tuli Kaija Kauppila ja hänen jälkeensä Eeva Tokola syksyllä 1970. Anita Korkiakangas toimi sitten kirurgisen osaston osastonhoitajana vuodesta 1974 siihen asti, kun kirurgisen osaston toiminta siirrettiin synnytysosaston tiloihin 1990-luvun lopulla.

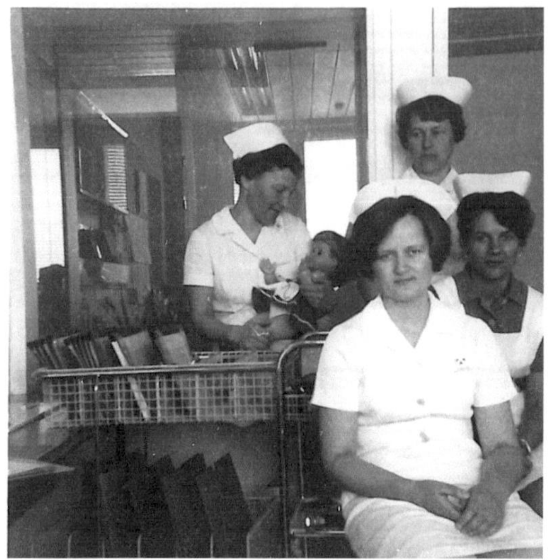

Kuvassa aamuvuorolaiset 1967. Istumassa: edessä sairaanhoitaja Vuokko Konttila ja hänen takanaan sairaala-apulainen Orvokki Jokinen. Takana vasemmalla apuhoitajat Leila Savela (nyk. Pyykkönen) ja Anni Arola. Kuva. Leila Pyykkönen.

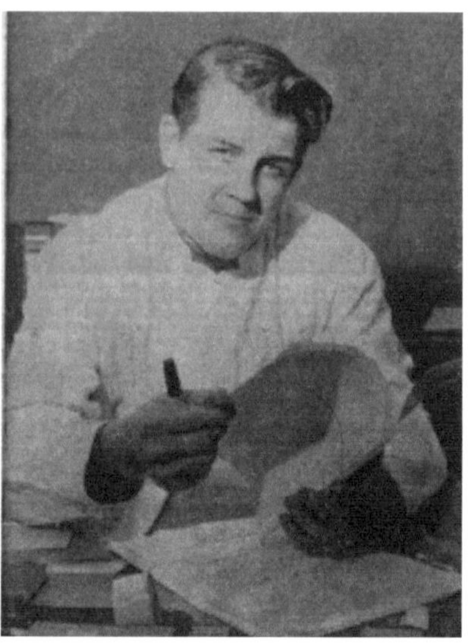

Ylilääkäri Ilkka Toivio. Lehtileike: Sanomalehti Raahen Seutu 18.9.1969. Raahen sairaalan kokoelma.

Tehohoitoa vuodeosastolla

Potilaspaikkoja oli 32: miesten ja naisten 6 hengen huoneet, viisi 3 hengen huonetta ja loput yhden hengen huoneita. Kansliaa vastapäätä oleva kolmen hengen huone oli tehohuoneena. 1960-70-luvun taite ja -70-luvun alku on hoitajien muistoissa yhtä ”hullun myllyä”: tajuton aivovammapotilas intuboituna hengityskoneessa, ilmarintapotilas pleuraimussa, prostatapappa 3-tiehuuhteluineen, kallo- ja reisiluun murtumapotilaat piikkivedoissaan ja mummoja lantiokipsissä; maharesektio-potilas nenämahaimussa, palovammapotilas sidehoitoineen puhtaassa eristyksessä ja rintasyöpäpotilas rinnan poiston jälkeen. Vuoteeseen hoidettavia olivat em. veto- ja lantiokipsipotilaiden lisäksi selkäkipupotilaat. Siihen sitten tavanomaiset ”listaleikatut” discus-, sappi- ja tyrä- ja suonikohjuleikkauspotilaat. Pikkupoikien ympärileikkaukset ovat jääneet mieleen. Kolmena päivänä viikossa oli ”kirran” leikkauspäivä, ja päivystyspotilaat päälle. 1970-luvun taitteessa tehtiin myös tonsillectomioita (nielurisojen poisto) ja kitarisaleikkauksia lapsille. Osastonlääkäri Eino Kokko erikoistuikin myöhemmin korva-, nenä- ja kurkkutauteihin. Vuonna 1970 kuormitusprosentti oli 106,6%, keskimääräinen hoitoaika 6,9% ja kuolleita koko vuonna 6.

Kymmenestä hoitajan virasta riitti arkipäivinä aamuvuoroon osastonhoitajan lisäksi yksi sairaanhoitaja ja kaksi apuhoitajaa, iltavuoroon sairaanhoitaja ja apuhoitaja. Apuhoitaja valvoi yksin. Ensimmäiset pari vuotta yöllä sai kutsua avuksi poliklinikan päivystävän sairaanhoitajan. Sitten luotiin ns. reserviyöhoitajasysteemi: vuodeosastojen hoitajat valvoivat vuorollaan koko talossa. Lisätyövoimaa esim. hengityskonepotilaan vuoksi ei saatu. Oli pärjättävä omillaan. Juuri ja juuri ehdittiin toteuttaa lääkärin määräämät elintoimintojen tarkkailut, lääkehoidot ja muut hoitotoimet. Kuri ja järjestys piti olla, jotta kaikesta jotenkuten selvittiin. *"Ja vuodepesu oli jämpti homma – mistään ei lipsuttu. Ja katetrointi- ja sidevaihtovälineet piti olla koottuna valmiina seuraavaa käyttöä varten".* Joka otti viimeisiä lääkkeitä tai hoitotarvikkeita, laittoi heti tilaukseen. Joulun ja juhannuksen aikaan oli leppoisampaa.

Yksi apuhoitaja yöhoitajana ja osastolla lähes kolmekymmentä potilasta… Sairaanhoitaja reservinä koko taloa varten… Potilaalle oli tehty yöllä keuhkoleikkaus ja hänet oli siirretty Engströmissä (nukutuskoneessa) pieneen leikkaussalin yhteydessä olevaan heräämötilaan. Lewandovski neuvoi potilasta hoitavalle reserviyöhoitajalle: katso noita mittareita: arvot ne ja ne… Aamulla potilas alkoi kakistella ja hänet siirrettiin osastolle…. Joka kerta ei käynyt näin hyvin. -70-luvulla hoidettiin kirran tehohuoneessa kolaripotilasta hengityskoneessa (Bennetissä). Kun potilas kuoli yöllä, Lewandowski sanoi: hoitajat eivät olleet ajan tasalla… Tämä tuntui epäoikeudenmukaiselta…

Kahdestaan oltiin iltavuorossa ja yössä yksin: koko työvuoron juoksit. Hullun lailla työtä tehtiin. Oltiin nuoria ja jaksettiin. Hyvässä hengessä toinen toistaan opetettiin. Aina joku osasi. Apuhoitajista Arolan Anni ja Savelan Leila tiesivät, miten piikkiveto laitetaan ja vetolaite kootaan tai miten 3-tiehuuhtelu toimii. He kun olivat olleet teholla työssä. "Neiti Savela voi vaihtaa katetrin", Hyttisen muistetaan sanoneen, kun teki appiukolleen prostataleikkauksen. Tai: "Neiti Savelako käski antaa tuota lääkettä…". Sairaanhoitajista Kinnusen Elli ja Korhosen Marjatta neuvoivat, miten pleuraimu toimii tai miten keskuslaskimopaineen mittaussysteemi (CVP) laitetaan, ja miten se mitataan. Marjatta muistaa, että joskus 70-luvulla osastolta soitettiin kotiinkin: "tuutko laittamaan potilaalle kallovedon…" Tai kysyttiin kotona konemestarimieheltä kahden pullon imun toimintaperiaatetta. Muistisäännöksi noviisille jäi, että imupullot on oikein koottu, jos vesipullossa ilma kuplii. Useimmat meistä tulivat suoraan koulusta ensimmäiseen työpaikkaansa. Kirjallisia ohjeita hoitolaitteiden käytöstä ja huollosta ei ollut. *Oravan Matti, huoltomies konehuoneelta, oli meidän kävelevä opaskirja.*

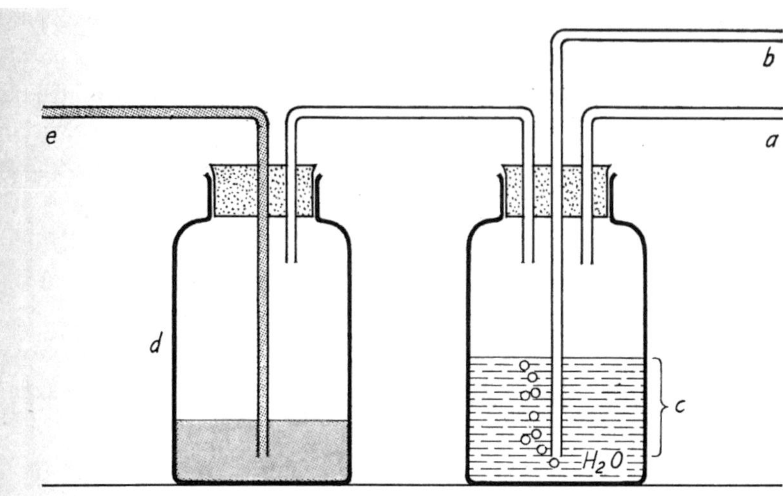

Kuva 2. Paineentasauspullo.
a. putki imulaitteeseen
b. paineentasauspullon ilmastusputki
c. vedenkorkeus, joka määrää imun voimakkuuden
d. eritteen keräyspullo
e. imuputki potilaaseen
Imun voimakkuus riippuu siitä miten syvällä putki b on vedessä: kuta syvemmällä se on sitä voimakkaampi imu tarvitaan vetämään ilmaa sen kautta tasauspulloon.

Kaavakuva mahaimusta. Kuva on skannattu kirjasta Kirurgia ja kirurginen sairaanhoito, Railo-Pasanen 1973, 19.

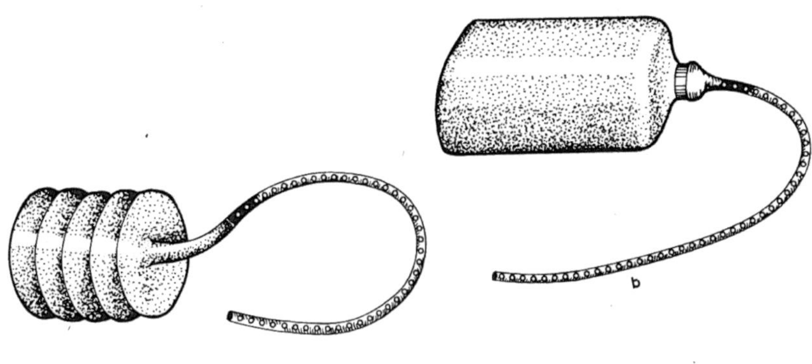

Kaksi kertakäyttöistä tyhjiöimua / haavaimua 1970-luvulla. Kuva on skannattu kirjasta Kirurgia ja kirurginen sairaanhoito, Railo-Pasanen 1973, 58.

Kaikki dreenit (pleura- ja haavadreenit), keskuslaskimokatetrit, luunmurtumien kipsaukset ja piikit vetohoitoihin laitettiin leikkaussalissa.. Punktiot laboratorionäytteineen tehtiin osastolla: sternaali-, lumbaali- ja polvipunktiot muistuvat mieleen. Välineet koottiin tarjottimelle ja mentiin laittamaan potilasta oikeaan asentoon. Lääkäri teki toimenpiteen ja otti näytteen. Sairaanhoitaja huolehti lopusta. Joskus päivystysaikaan preparoitiin suonikin osastolla, jos muutoin ei saatu nestehoitoa toteutetuksi. Vuotavan leikkaushaavan ja palovammojen sidevaihto sekä tulehtuneen haavan incisio (avaus) suoritettiin niin ikään vuodeosasto-olosuhteissa. Ja kaikki tehtiin ehdottoman steriilisti: huolellinen käsien vesipesu, vihreät liinat ja steriilit instrumentit sekä paperikääreessä olevat leikkauskäsineet jne. Toimintatavat tartuntojen leviämisen ehkäisemiseksi olivat iskostuneet selkäytimeen eikä niiden täsmällisestä noudattamisesta lipsuttu missään tilanteessa. Ns. aseptinen omatunto pysyi puhtaana.

Hoitotoimenpiteet saatiin jotenkuten tehdyiksi, mutta potilaat olivat pitkiäkin aikoja oman onnensa nojassa; erityisesti lapsipotilaat. Se kalvoi mieltä. Monia hoitajia säikäyttäneitä hetkiä palautuu mieleen. *Autokolaripotilas yhden hengen huoneessa tarkkailtavana contusio cerebri (aivoruhje)-diagnoosilla: nestetiputuksessa, pään haava ommeltuna ja sidottuna - ilmestyy iltavuorossa käytävälle tippatelineen kanssa, veri valuen tiputusneulasta ja pään sidokset irti revittyinä... Nuori, vastavalmistunut sairaanhoitaja järkyttyi niin, ettei enää muista, miten siitä selvittiin.* Useimmiten tilanteet päättyivät onnellisesti. Apuhoitaja muistelee yövuoroaan, kun tehohuoneessa hoidettavaa kallovammapotilasta ei löytynyt sängystään. Etsintöjen jälkeen potilas löytyi pimeästä henkilökunnan vessasta. Tai palovamma-mummu haettiin synnytyssalista. Kerran taas yöhoitajan mennessä leikattuja katsomaan, prostataleikattu potilas seisoi sängyssään ja kolisutti ”apinapuuta” (nousutuki). Hän oli repinyt katetrin pois huuhteluineen ja oli levoton ja sekava. Rauhoittelun jälkeen hän suostui makuulle. Annettiin Largactilia ja laitettiin katetri ja huuhtelusysteemi takaisin. Päästiin aamuun.

Elvytyksiä oli usein. Siirrettävä potilaspuhelin laitettiin usein yöajaksi puhelinkopista tehohuoneeseen, jotta saattoi nopeasti soittaa päivystävän lääkärin hakuun. Elvytysvälineet olivat luetteloituina pienessä kärryssä. Adrenaliini otettiin lääkejääkaapista. Käytön jälkeen huolehdittiin uudet välineet valmiiksi ja vaihdettiin vesi hapen virtausmittariin ja desinfektioliuos limaimupulloon. Joka kerta kokeiltiin laitteiden toimivuus seuraavaa käyttöä varten.

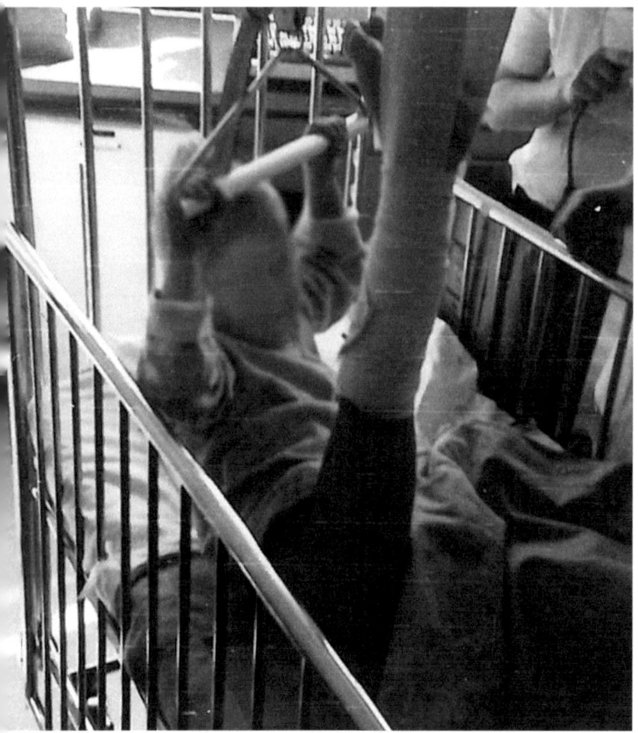

Iloinen pieni potilas vedossa vuonna 1967. Kuva. Leila Pyykkönen.

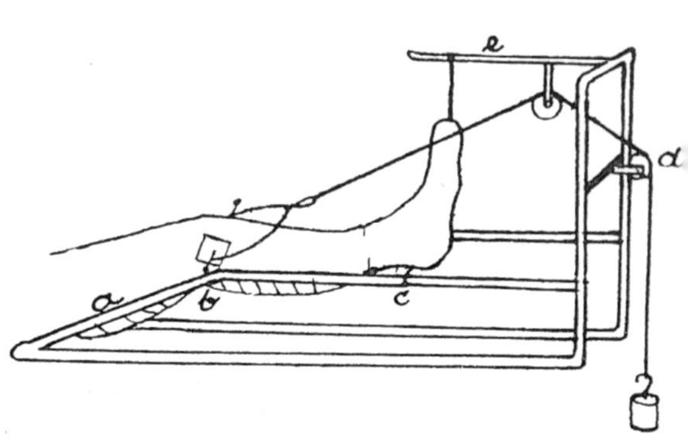

Kaavakuva Braun-Brofeldtin vetotelineestä. Kuva on skannattu kirjasta Railo-Pasanen, Kirurgia ja kirurginen sairaanhoito, 1973, s. 296.

"Eikö tästä häkkyrästä pääse irti", tuumasi pappa reisivedossa ollessaan 1980-luvulla. Eihän siitä päässyt viikkokausiin…

Potilas Käpylään lentokoneella, saattaja jäi Helsinkiin

Kiilakosken Paula (silloin Öhman), vastavalmistunut apuhoitaja muistelee potilaan saattokeikkaa 1970-luvun alussa. "Meillä hoidettiin Vihannin kaivoksessa loukkaantunutta monivammapotilasta. Sairaanhoitaja tuli vapaapäivänä kotiin kysymään, lähtisinkö huomenna viemään potilasta Käpylään lentokoneella. Totta kai lähdin, kun tarvittiin. Ambulanssilla mentiin Oulun lentokentälle, jossa yksi lentoyhtiön tarvitsema paperi puuttui. Asia järjestyi puhelinsoitolla lääkärille. Helsingissä taas ambulanssilla, ja potilas jäi Käpylään. Siellä vasta havahduin, että millä minä pääsen takaisin kotiin. Ei ollut lippua. Onneksi oli omaa rahaa mukana. Kävelin rautatieasemalle junalippua ostamaan. Ei ollut istumapaikkaa. Seuraava juna oli yöjuna, joka pysähtyi Ylivieskassa. Niinpä päätin mennä käymään siskolla Kirkkonummella… Ja "Kallu" tuli yöllä hakemaan

Ylivieskasta. Menin aamulla aamuvuoroon." Monet potilaat siirrettiin ambulanssilla Ouluun. Ja saattajaksi lähti joku osaston sairaanhoitajista tai apuhoitajista, työvuorossa oleva tai kotoa vapaa-ajalta hälytetty. Jos ei ollut puhelinta, soitettiin naapuriin tai poljettiin pyörällä kysymään. Työvuoroja vaihtamalla aina saattaja järjestyi. Spontaania tilanteen mukaista toimintaa potilaiden hyväksi ja ehdotonta työlle omistautumista...

Jokaisella oli omat ennalta määritetyt työtehtävät

Aamu-, ilta- ja yövuoroa varten oli tehtäväluettelot ammattiryhmittäin: apuhoitajan / sairaanhoitajan / sairaala-apulaisen työtehtävät. Osastonhoitaja oli lääkärinkierrolla ja kirjasi määräykset lääkärinmääräyskirjaan. Ainoastaan lääkärin kysyessä hän kertoi potilaan voinnista ja käsityksensä tämän kotiinlähtökunnosta. *Kierron jälkeen hän piti ns. kiertoraportin, jossa kuultiin lääkärinmääräykset. Raporttiin osallistuivat kaikki vuorossa olevat ammattiryhmät: toimistoapulainen, apuhoitajat, sairaanhoitaja ja sairaala-apulainen.* Kukin kirjoitti muistiin omaan tehtäväalueeseensa kuuluvat työtehtävät. Raportin lopuksi osastonhoitaja luetteli tänään tulevat potilaat ja heidän paikkansa. Ja jokainen ammattiryhmä teki oman osansa kotiuttamiseen ja uuden potilaan vastaanottamiseen liittyvistä työtehtävistä. Se oli vaiheistettua sarjatyötä. Jokainen huolehti ensisijaisesti omista työtehtävistään ja tarvittaessa meni auttamaan työkaveria, jotta potilaat saivat hoitonsa. Ennen työvuoron vaihtoa kokoonnuttiin kansliaan kirjoittamaan päiväraporttia. Sairaala-apulaiset osallistuivat kaikkiin raportteihin, jotta osasivat avustaa potilaita ruokailuissa ja seurata potilaiden vointia huoneita siivotessaan. He toivat monesti tärkeää tietoa potilaan voinnista ja odotuksista. He olivat tärkeä osa hoitoryhmää.

Esimerkkinä potilaan kotiuttamiseen liittyvä tehtäväjako:

Kiertoraportin jälkeen toimistoapulainen soitti kylpyosastolta omat vaatteet, vei lääkärille kotiin lähtevien sairauskertomukset, ennalta valmisteli lääkärin kirjoittaman poliklinikkakortin, lääkereseptin ja tarvittavat lääkärintodistukset sekä tilasi jälkinäyttöajan poliklinikalle. Apuhoitajat pukivat (tarvittaessa) potilaan ja "käskivät päivähuoneeseen papereita ja hakijaa odottamaan". Sen jälkeen he veivät sängyn käytävän päähän, jossa sairaala-apulaiset pesivät ne. He pyyhkivät myös potilashuoneessa potilaspöydän ja pukukopin seuraavaa potilasta varten. Sairaala-apulaiset poistivat keittiössä ruokakortit. Sängyt puhtaaksi-petattiin käytävän päässä porukalla. Huomenna leikattaville petattiin ns. leikkauspeti: sänkyyn tippateline ja poikkimuovilla varustettu poikkilakana sekä avopaita ja kaarimalja puuvanuineen.

Osastonhoitaja kotiutti potilaat: antoi poliklinikkakortin, reseptit ja lääkärintodistukset. Tämän jälkeen hän otti vastaan kylvettäjän saattamana päivähuoneeseen tulleet uudet potilaat. Kotihoidon ohjausta ei ollut nimeksikään. Kotioloista ja hoidon jatkumisesta kotona me hoitajat emme juuri tienneet. Tärkeintä oli saada potilas nopeasti kotiin. Uusi potilas odotti jo päivähuoneessa. Tilattiin vain taksi ja autettiin potilas siihen lääkintävoimistelijan tuoman apuvälineen kanssa. Taksinkuljettaja tunsi oman kylänsä potilaat ja huolehti tarvittaessa lääkkeen hakemisen apteekista ja ruokaa kotiin. Sairaalan sosiaalityöntekijän tehtäviin kuului järjestää kotiin tarvittaessa kotipalvelua ja sairaanhoitoa. Diakonissat ja terveyssisaret huolehtivat kotisairaanhoidosta. Potilas tai omaiset ottivat heihin yhteyttä tarvitessaan.

Apuhoitajilla oli perushoitotehtävät (pesut, petaukset, ruokailut, kävelyttämiset), huuhteluhuonetyöt ja liinavaatehuoltohuolto sekä em. vuodehuolto yhdessä sairaala-apulaisten kanssa. Tarkemmin luvussa Apuhoitajan tehtäväkuva oli lavea 1970-luvulla, osa 2.1.

Apuhoitajat muistelevat työtään: Aamuvuorossa toinen vei huuhteluhuoneesta näytteet laboratorioon ja toi tullessaan luukussa olevat laboratoriovastaukset ja röntgenkuvat. Toinen aloitti heti ns. aamutyöt: aamupesut ja vuoteiden petaukset. Liinavaatekärry ja likapyykkiteline vaan käytävälle ja hommiin: koko petaus joka aamu, poikkilakana vaihdettiin joka päivä jne. Reisiluun murtumapotilaat hoidettiin vedossa viikkoja ja lonkkamurtumapotilaat kipsikaukalossa kuukausikaupalla. Vuodepesut tehtiin päivittäin ja hiukset pestiin kerran viikossa. Iltavuorossa kierrettiin potilashuoneet ja kohennettiin vuodetta laittamalla poikkilakanasta puhdas kohta. Samalla pyyhittiin pirtulla kaikkien potilaiden selät.

Potilaat tulivat tutuiksi. Vuorovaikutus oli kodinomaista jutustelua ja huumoria pesujen lomassa. *Nuoret miehet kertoivat kaksimielisiä vitsejä ja vanhat papat taputtelivat takapuolelle.* Nuorta hoitajaa saattoi jännittääkin mennä kuuden hengen miesten huoneeseen aamupesuja tekemään. Nuorille miehille tehtiin jäynää tekemällä pussipeti. He taas hieroivat lämpömittariin kuumetta, ja olivat kovasti sairaita ja hoitoa vailla. Se oli rentoa meininkiä, vaikka olikin paljon potilaita. Huumorilla ja iloisella mielellä työtä tehtiin.

Lääkkeet, tipat, toimenpiteet ja leikkauspotilaiden tarkkailut

Sairaanhoitajan tehtäviin kuului huolehtia lääkkeen jaosta, suoneen annettavista nestehoidoista, hoitotoimenpiteistä ja leikkauspotilaista. Sairaanhoitaja jakoi lääkkeet ristikkotarjottimelle ja siitä potilaille sekä pisti injektiot lihakseen. Vuonna 1973 oli jo kertakäyttöneulat, mutta ruiskut olivat vielä jonkin aikaa monikäyttöisiä. Antibiooteista muistetaan Mycipen ja Prokain-penisilliini. Suoneen annettavat lääkkeet pistettiin stoossina tai sivutippana. Pullon kylkeen merkittiin potilaspaikka ja lääkkeen nimi. Jossain vaiheessa alettiin lääkelisäys merkitä punaiseen lääkelisäyslappuun, joka liimattiin pullon kylkeen. Leikatuille potilaille annettiin kolmena leikkauksen jälkeisenä päivänä kaavan mukaan 6 tunnin välein kipulääkkeenä Eukodal 1 ml ampulli: klo 6,12, 16, 20, ja 24. Jokainen annos piti merkitä huumausainekorttiin, joka osastonlääkärin allekirjoittamana palautettiin apteekkiin tarkastukseen.

Suonensisäisesti annettaviin infuusioliuospulloihin merkittiin tushilla potilaan paikka ja sukunimi. Pullot laitettiin huonejärjestyksessä työhuoneen pöydälle vaihtoa odottamaan. Pullot olivat lasipulloja, joihin piti laittaa erikseen muovinen pullon kannatin ja ilmastointineula. Tippaletkuja oli kahdenlaisia: ilman suodatinta olevia käytettiin kirkkaisiin liuoksiin ja suodattimella varustettuja verensiirtoihin. Veripussi piti hakea laboratorion verikaapista ja näyttää lääkärille ennen kuin sen sai tiputtaa. Alkuvuosina verensiirtoon laitettiin lasiputkessa ollut paksu neula, joka teipattiin käteen ruskealla heftalla. Neulan paikoillaan pysyminen varmistettiin sitomalla pahvinen lasta sideharsolla kiinni. Systeemi purettiin, kun piti katsoa, onko neula suonessa. 1980-luvulla kaikki infuusioletkut olivat suodattimellisia ja rullasulkijalla varustettuja.

Leikkausvalmistelut ja hoito leikkauksen jälkeen

Ennen osastolle tuloa leikkauspotilas oli käynyt aikaisemmin kirurgian poliklinikalla leikkauskelpoisuuden arvioinnissa. Hän tuli ns. rahtikirjan kanssa, johon lääkäri oli poliklinikkakäynnillä merkinnyt tulevan toimenpiteen ja ennen leikkausta tehtävät laboratorio- ja röntgentutkimukset. Leikkauspotilaalla piti olla tutkittuna ainakin veriryhmä ja Rh ja tiettyihin leikkauksiin ristikoe varivarauksineen, pieni verenkuva ja kreatiniini, sitolipin, madonmunat ja keskivirtsa, thorax ja Ekg (erikseen määrättynä). Osastonhoitaja tarkisti potilaan tullessa, että kaikki tarvittavat kokeet on otettu ja ohjasi potilaan päivähuoneeseen. Apuhoitaja täytti ruokakortin, esitteli osaston tilat, kertoi päiväjärjestyksen, soittokellon ja aamutakkia varten olevan pienen pukukopin. Leikkausvalmistelut kuuluivat iltavuoron apuhoitajan tehtäviin: navan puhdistus bensiinillä, vesiperäruiske (joka pian korvautui pienoisperäruiskeella), ”hellällä kädellä” ihokarvojen ajelu laajalta alueelta leikkaussalin antaman piirroksen mukaan, suihku ja leikkausvuoteen varusteiden varmistaminen.

Sairaanhoitajan tehtäviin kuului anestesiakaavakkeen täyttäminen ja määrättyjen tutkimustulosten varmistaminen. Leikkaussalin sairaanhoitaja ja nukutuslääkäri kävivät yleensä (ei aina) katsomassa potilaan, määräämässä esilääkkeen ja varmistamassa, että kaikki on kunnossa. Suonikohjuleikkaukseen tuleville kirurgi piirsi tushilla laskimopullistumien kohdat. Joku muistelee, että potilas seisoi housuitta sinisellä toimistotuolilla lääkärin tutkiessa jalkoja. Illalla annettiin unilääke, käskettiin olla syömättä ja juomatta puolenyön jälkeen ja laitettiin ravinnotta-lappu sängyn päätyyn.

Leikkaussali soitti, milloin saa antaa esilääkkeen. Potilas kävi vessassa tyhjentämässä virtsarakkonsa, puki avopaidan päälleen ja otti housut pois. Hoitaja pisti Petidiniä ja Atropinia esilääkkeeksi. Tämän jälkeen potilas ei saanut liikkua yksin. Kellot, korut ja irtohampaat vesilasissa piti jättää potilaspöydälle ennen leikkaussaliin menoa. Nuorta sairaanhoitajaa jännitti ensimmäisellä kerralla, kun piti viedä potilas leikkaussaliin. Osaanko varmasti antaa potilaan luovutusraportin oikein?? Ensin sanottiin potilaan kuullen potilaan nimi, joka oli myös kiinnitettynä sängyn jalkopäähän muovitaskun sisässä. Sitten käytiin kohta kohdalta läpi anestesiakaavakkeessa olevat asiat ja esilääkkeen antoaika. Lopuksi varmistuttiin virtsauksesta, hammasproteesista ja potilaan nimestä. Jos anestesiakaavake oli puutteellisesti täytetty tai leikkausalue huonosti raakattu, niin perästä kuului…

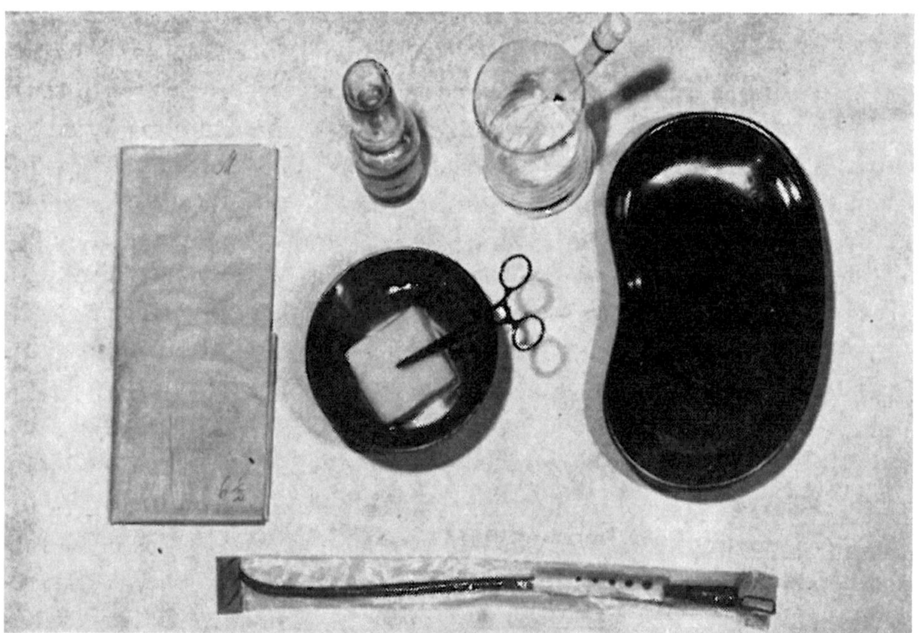

Katetrointivälineet. Kuva on skannattu kirjasta Railo-Pasanen Kirurgia ja kirurginen sairaanhoito, 1973, 226.

Leikkauspotilaan vieminen leikkaukseen ja sieltä hakeminen oli sairaanhoitajan tehtävä. 1970-luvulla ei ollut minkäänlaista heräämötoimintaa, vaan potilas luovutettiin osastolle heti leikkauksen jälkeen – usein täydessä unessa. Anestesiakaavakkeessa oli merkittynä verenpaine-, pulssi- ja hengityskontrollit, haavadreenit jne., kipulääke, infuusiot ja mahdollisesti tarvittavat verikoe- ja röntgenkontrollit. Potilasta tarkkailtiin 15 minuutin välein pari tuntia leikkauksen jälkeen, jonka jälkeen huolehdittiin infuusiot loppuun, seurattiin haavan vuotoa ja virtsan tuloa. Potilas sai nousta jalkeille vasta seuraavana päivänä. Jos virtsaaminen ei onnistunut virtsapulloon tai alusastialle, hänet kerta-katetroitiin. Suun kautta potilas sai pikkuhiljaa ottaa vettä, jos pahoinvointia ei ollut. Ja 4-6 tunnin kuluttua sai antaa liemiruokaa.

Leikkaushaavoja, palovammoja ja säärihaavoja

Leikkaussalissa laitettu haavasidos pidettiin paikoillaan kaksi ensimmäistä päivää. Jos haavavuotoa oli sidosten läpi, leikkauspäivänä vahvistettiin sidosta. Runsaan vuodon vuoksi tehtiin steriilisti haavasidosten vaihto ns. pohjia myöten. Kolmannen päivän aamukierrolla lääkäri katsoi haavan ja haava peitettiin Nobecutan-suihkekalvolla. Vasta tämän jälkeen haavan sai kastella ja potilas pääsi suihkuun.

1970-luvulla palovammoja hoidettiin avohoidossa ja ammekylvyllä. Peittojen paino vältettiin vuodekaarilla. Potilaat vietiin päivittäin paareilla kylpyammeeseen, johon laitettiin isosta rullasta leikattu ammemuovi. Vedessä oli hyvä jumpata ja venytellä. Ennen palovammojen hoitoa annettiin yleensä kipulääkettä. Runsaan arpikudoksen vuoksi avohoidosta luovuttiin, ja tilalle tuli sidoshoito. Päivittäin suihkutettiin ja kuollut kudos poistettiin instrumentein. Puulastalla levitettiin Flamazine-voidetta paksu kerros ja päälle laitettiin steriili liinariepu ja kiinnityssidos. Jossain vaiheessa tuli Sofratulle-rasvasidos. Palovammapotilas oli aina yhden hengen huoneessa, ja haavojen hoito suoritettiin ehdottoman steriilisti. Haavasidoksia käsiteltiin instrumentilla kertakäyttöhanskat kädessä.

Säärihaavat olivat yleisiä. Hoitona oli jalkakylpy kaliumpermanganaattivedessä. Kylvyn jälkeen kuollut kudos ja haavaerite poistettiin instrumenteilla ja haavaan laitettiin Sorbact-haavasidos ja onkaloihin Sorbact-nauhaa. Säärihaavoja hoidettiin myös keittosuola-kompressihoidolla: jalkakylpy ja NaCl-kompressi ja päälle voipaperi estämään kosteuden haihtumista. Sidos vaihdettiin vähintään neljän tunnin välein, jotta haava säilyi kosteana. Haavanhoitoon tarvittavat välineet kerättiin tarjottimelle potilaspöydälle ja täydennettiin käytön jälkeen. Havainnot haavan koosta, väristä ja eritteestä kirjattiin huomiointikaavakkeeseen.

KANTASEN MATIN AIKANA (1975–1988) TOIMINTA TASAANTUI

Neljäs ylilääkäri, Matti Kantanen pysyi pitempään, vuodesta 1975 vuoteen 1988. Anita Korkiakangas oli osastonhoitajana. Ylihoitajina olivat Saara Paavilainen ja hänen jälkeensä Eeva Tokola. Matin jälkeen tuli ylilääkäriksi Virpi Honkala - vuoteen 2009 asti. Matti muistetaan hyväntuulisena, huumorintajuisena ja sanavalmiina lääkärinä.

Kirurgista hoitotyötä 1980-luvun malliin

Matin aikana kirurginen toiminta rauhoittui ja vakiintui uomiinsa. Tehohoitoa vaativat potilaat lähetettiin suoraan Oyks:iin. Hoitajilla oli nyt mahdollisuus keskittyä oman alansa kehitysvirtauksiin: kehittää potilasneuvontaa ja hoitotyön kirjaamista.

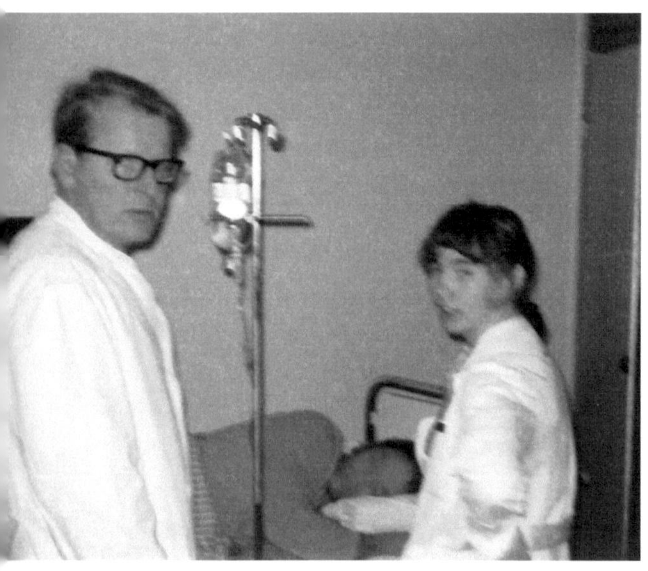

Kantasen Matti röntgenissä neuvottelemassa Alaruikan Leenan kanssa varjoainekuvauksesta 1980-luvulla. Kuva. Pirkko Ukkonen.

Maanantai, keskiviikko ja perjantai olivat leikkauspäiviä; 4-6 leikkausta / päivä. Potilaat tulivat osastolle 1-2 päivää ennen leikkausta. Esim. sappi- ja coccet-leikkaukset (suonikohjujen poisto) olivat ns. suuria leikkauksia. Leikkauspotilaiden leikkauskelpoisuus varmistettiin laboratorio- ja röntgentutkimuksin ja lääkärin tarkastuksella -70-luvun tapaan. Suonikohju- tyrä-, sappi-, peräpukama-, vaivaisenluu- ja polvileikkaukset olivat tavallisimpia LP-leikkauksia (luvattu paikka). Joka viikko tehtiin myös eturauhasen poistoja ja lonkkaproteesileikkauksia. Ortopedi kävi Oulusta. Lääkintävoimistelija opasti potilaalle ennen leikkausta oikean sängystä nousun. Ja muistiin on jäänyt tyyny jalkojen välissä lonkkanivelen asennon säilyttämiseksi. Polvinivelet vaihdettiin Oyks:ssa ja potilaat tulivat jatkohoitoon ja kuntoutukseen. Fysioterapiapotilaita on muutoinkin paljon.

Umpisuolen poisto ja erilaisten murtumien naulaukset ja levytykset olivat tavallisimpia päivystysajan leikkauksia. Myös virtsatiekivipotilaat tulivat päivystyksenä ja lähtivät usein kiven poistuttua seuraavana päivänä kotiin. Hoitona oli runsaasti juotavaa, kävelyä portaissa ja Litalgin 5 ml lihakseen tarvittaessa.

Kirurgiselle osastolle oli saatu lisää hoitohenkilökunnan virkoja; nyt oli 7 sairaanhoitajaa, 5 apuhoitajaa, 4 sairaala-apulaista ja yksi osastonavustaja sekä ylilääkäri ja kaksi osastonlääkäriä. Aamuvuorossa on 5 hoitajaa ja iltavuorossa sairaanhoitaja ja apuhoitaja.

Hoitajien työnjako oli edelleen tehtäväkeskeinen: vastaava hoitaja (osastonhoitaja), lääkehoitaja, sidekiertolainen, ruuanjakaja ja kylvettäjä. Vastaava hoitaja kiersi, piti kiertoraportin, kotiutti kotiin lähtevät, otti uudet potilaat vastaan ja piti päiväraportin, jota ennen kaikki kokoontuivat kansliaan kirjaamaan potilaista aamutöiden aikana tehdyt huomiot. Useimmiten vastaava hoitaja tai lääkehoitaja-sairaanhoitaja kirjasi toisten sanoessa havaintonsa esim. haavasta ja liikkumisesta. Entisen huomiointikaavakkeen tilalle oli tullut talon oma hoitosuunnitelmatyöryhmän suunnittelema hoitosuunnitelmalomake.

Potilaat tulivat edelleen poliklinikan ja kylpyosaston kautta. *Potilaiden suunnitelmallinen neuvonta aloitettiin, ja sitä kehitettiin koko -80-luku.* Uutta oli sekin, että leikkaussalin sairaanhoitaja ja anestesialääkäri kävivät tutustumassa potilaaseen ja kertomassa tulevasta toimenpiteestä ja anestesiamuodosta (nukutus, selkäydinpuudutus tai paikallispuudutus). Leikkausvalmisteluina oli edelleen suolen tyhjennys ja ihokarvojen ajelu, ravinnotta olo ja unilääkkeeksi Diapam. Lonkkaproteesin laittoon tulevien potilaiden valmisteluun kuului tarkistaa, ettei suussa tai varpaiden välissä ollut tulehduksen merkkejä. Jalkaterän leikkauspotilaiden valmisteluun kuului jalkakylpy illalla.

Aamulla annettiin Diapam-tabletti esilääkkeeksi. Petidin-Atropin-esilääkitys oli vaihtunut Diapam-tablettiin. Ensimmäinen potilas vietiin leikkaussaliin klo 8.15. Monta kertaa viimeinen potilas pääsi leikkaussaliin vasta iltapäivällä. Diapamin avulla aika kului kohtalaisen hyvin. Leikkauksen jälkeen potilaita tarkkailtiin leikkaussalin yhteyteen remontoidussa kolmen potilaspaikan heräämössä, joten osastolla ei enää tarvinnut mitata verenpainetta 15 minuutin välein. Kipulääkkeenä oli Oxcanest. Melko usein potilailla oli pahoinvointia, johon annettiin Primperan ampulli.

Ensimmäisenä päivänä leikkauksen jälkeen potilaat autettiin jalkeille ja pesuille. 1980-luvun lopulla Tuohimaan Heikki toi Oyks:sta Micropore-haavateipin. Sen ansiosta leikkaushaavan sai kastella ensimmäisenä leikkauksen jälkeisenä päivänä. Poikkeuksena olivat jalkaterän, sormien ja suonikohjuleikkaus coccet -haavat.

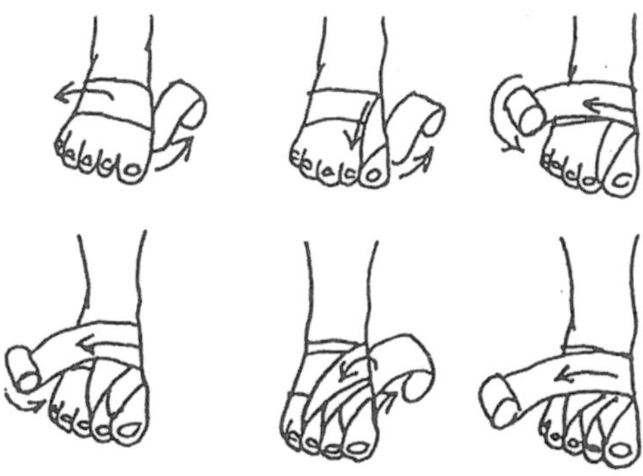

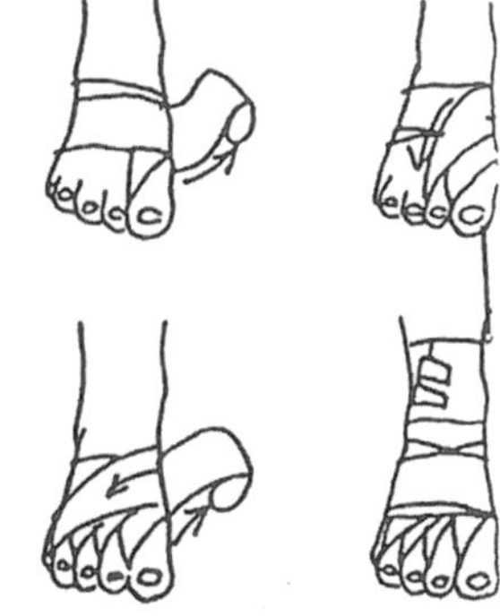

KOTIHOITO-OHJEET VAIVAISENLUULEIKKAUKSEN JÄLKEEN

1. Saatte lähteä liikkeelle, kun selkäpuudutuksen vaikutus on lakannut. Tavoitteena on normaali kävely koko jalkaterällä. Alkuvaiheessa sauvat voivat olla apuna ja/tai voitte kävellä kantapään ja jalan ulkosyrjään varaten. Välttäkää varpaille nousua kuusi viikkoa leikkauksesta.

2. Ottakaa kipulääkettä säännöllisesti kunnes kävely onnistuu kivutta. Myöhemmin kipulääkettä voi käyttää tarpeen mukaan.

3. Pitäkää haava puhtaana.

4. Jos haavalta on eritystä, vaihtakaa puhtaita haavasidoksia tarpeen mukaan. Haavataitoksia voitte ostaa apteekista.

5. Suihkuun voitte mennä vuorokauden kuluttua toimenpiteestä ja saunaan ompeleiden poiston jälkeen. Kuivatkaa varpaanvälit huolella ja vaihtakaa sukat päivittäin.

6. Haavanseutua ei saa tarpeettomasti rasittaa eikä hangata.

7. Huolehtikaa varpaiden asennosta sidonnan avulla 4-6 viikkoa leikkauksen jälkeen.

8. Käyttäkää leikkauksen jälkeen tilavia, pehmeitä, mutta kovapohjaisia jalkineita. Sukkasilla kävelyä ei suositella.

9. Jos jalkaterässänne esiintyy turvotusta, pitäkää jalkaa kohoasennossa useita kertoja päivässä.

10. Älkää epäröikö ottaa yhteyttä omaan terveyskeskukseenne, jos

- haavassa tuntuu yltyvää kipua
- haava vuotaa verta tai erittää runsaasti
- havaitsette lämmönnousua
- haava-alueella on punoitusta
- pohkeeseen ilmaantuu aristusta

HYVÄÄ VOINTIA!

Kotihoito-ohje vaivaisenluuleikkauksen jälkeen. Ohje päivitetty 2000-luvulla. Alkuperäinen ohje on vuodelta 1983. Kuva. Eeva Tokola.

Neuvontakierto ja uudistetut kotihoito-ohjeet

1980-luvun puolivälissä työnjakoa muutettiin niin, että yksi sairaanhoitaja tuli klo 12–20 työvuoroon. Hän otti uudet potilaat vastaan, esitteli osaston ja täytti ruokakortin ja anestesiakaavakkeen. Hän perehtyi paremmin potilaiden hoidon tarpeeseen ja odotuksiin aloittaen kirjallisen hoitosuunnitelman laatimisen. Leikkauspotilaan taustoja ja kotiolojakin alettiin selvittää toipilasajan omahoitoa ajatellen. Kotilääkitys jatkui osastolla. Päivittäistä hoitotyötä ohjasi eri potilasryhmille laaditut standardihoitosuunnitelmat (esimerkki kirjan osassa 5). Hoitojaksokohtaisen loppuarvioinnin tekeminen oli alkuun vierasta. Pikku hiljaa kuitenkin opittiin varmistamaan ja arvioimaan, onko potilas valmis kotiutumaan, esim. osaako suonikohjuleikkauspotilas sitoa ideaalisiteet, onko kotiapua saatu jne.

Päivällisen jälkeen sairaanhoitaja teki neuvontakierron, jossa hän kertoi kaikille potilaille huomisen päivän ohjelman (verikokeet ja röntgentutkimukset valmisteluineen jne.) ja vastasi potilaiden hoitoaan koskeviin kysymyksiin. Leikkauspotilaat saivat tietoa illan leikkausvalmisteluista ja leikkauksen jälkeisistä hoitotoimista. Myelografia- ja urografia-tutkimuksiin (selkäydinkanavan ja virtsaelinten varjoainekuvauksiin) tuleville kerrottiin tutkimuksesta ja siihen valmistautumisesta tyhjennyksineen. Röntgenhoitajien uusimat kirjalliset ohjeet tulivat tarpeeseen. Samoin eturauhastutkimuksiin tuleville kerrottiin kystoskopiasta (virtsarakon tähystyksestä) ja residuaali- eli jäännösvirtsan tutkimisesta. Eri potilasryhmille tarkoitetut uusitut kirjalliset kotihoito-ohjeet annettiin potilaille tutustuttavaksi ennen kotiinlähtöä, ja niistä keskusteltiin seuraavina päivinä. Sappi-, mahahaava-, kihti- ja diabetesruokavaliot olivat osa hoitoa myös leikkauspotilailla. Niihin liittyvät ohjelehtiset käytiin yhdessä läpi ja annettiin kotiin. Myös lääkeohjausta tehostettiin sekä osastohoidon aikana että kotiin lähtiessä.

LEIKKAUSSALI OLI OMA MAAILMANSA

Yhdeksän naisen voimin aloitettiin

Aune Keskitalo (sittemmin Keränen) oli ensimmäinen ja pitkäaikainen osastonhoitaja, joka vastasi myös välinehuollon toiminnasta. Muuta hoitohenkilökuntaa oli erikoissairaanhoitaja, kolme sairaanhoitajaa, kaksi apuhoitajaa ja kaksi sairaala-apulaista: Jokelan Sirkka ja Mäkysen Laura. Gellmanista siirtynyt sairaanhoitaja Kerttu Routaniemi ja apuhoitaja Kerttu Sarkola ovat jääneet mieleen taitavina ja turvallisina oppiäiteinä nuorelle vastavalmistuneelle sairaanhoitajasijaiselle kesällä 1968. Sairaanhoitaja ja apuhoitaja / sairaanhoitaja päivystivät ns. kotivarallaolo-periaatteella. Kun osasto tai poliklinikka soitti, tultiin taksilla työhön. 1970-luvulla työtä tehtiin yötä päivää (Vääräniemen aikaa). Päivystysaikana ei ollut sairaala-apulaista, joten päivystävät hoitajat siivosivat salin ja laittoivat sen sektiovalmiuteen (keisarinleikkausvalmius).

Siinä tarvittiin kokenutta kliinistä silmää

Aamulla kokoonnuttiin pieneen kahvihuoneeseen, kuultiin päivystäjien raportti ja sovittiin, kuka on instrumenteissa, kuka anestesiassa ja kuka ns. passarina. Sijaiset olivat alkuun passareina. Siinä oppi nuori hoitaja leikkauslamppua suunnatessaan niin anatomiasta kuin leikkausvälineistöstäkin. Alkuun ei ollut anestesialääkäriä, joten kirurgi pisti nukutuslääkkeen potilaan suoneen ja lähti sitten käsienpesulle ja pukeutumaan. Oli kuitenkin sääntönä, että kun tehtiin gynekologisia leikkauksia, nukutuksessa oli oltava aina oma lääkäri. Silloin nukutuslääkärin saappaisiin astuivat talon vanhat kirurgit. Muulloin heillä ei ollut gynekologin leikkauspäivänä saliin asiaa. Nuoren hoitajan silmin keisarinleikkaus oli kaikkein eniten kunnioitusta ja jännitystä herättävä toimenpide. Siinä oli monta asiaa otettava huomioon, ennen kuin voitiin antaa gynekologille lupa aloittaa, kirjoittaa sairaanhoitaja Sirkka Haapakangas sairaalan juhlakirjassa. Ulkomaalaisia lääkäreitä toimi 1970-luvulla anestesialääkäreinä. Sirkka muistaa lämmöllä afrikkalaista nuorta lääkäriä Sivutea, jonka antaman epiduraalipuudutuksen ohjeistuksen hän kirjasi vihkoonsa.

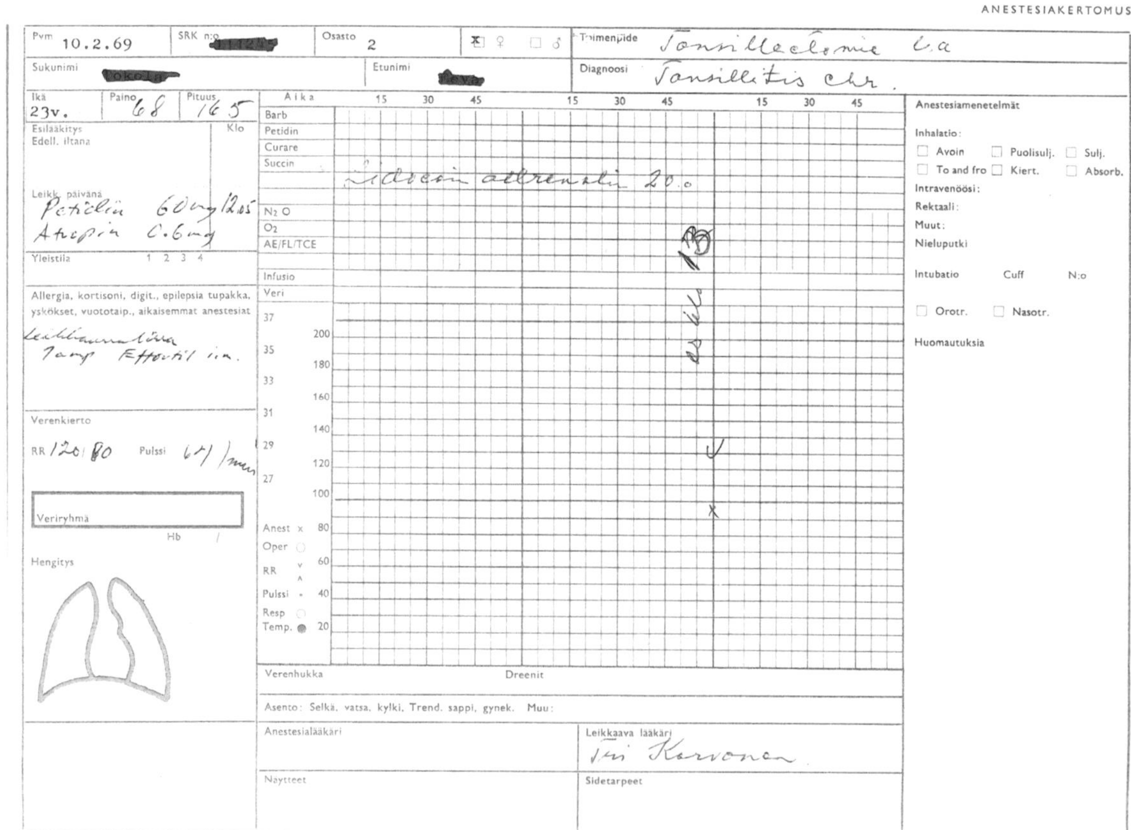
ANESTESIAKERTOMUS

Pvm 10.2.69 | SRK n:o | Osasto 2 | ♀ ♂ | Toimenpide Tonsillectomia l.a
Sukunimi | Etunimi | Diagnoosi Tonsillitis chr.
Ikä 23v. | Paino 68 | Pituus 165
Esilääkitys
Edell. iltana | Klo
Leikk. päivänä
Petidin 60 mg 12.05
Atropin 0.6 mg
Yleistila 1 2 3 4
Allergia, kortisoni, digit., epilepsia tupakka, yskökset, vuototaip., aikaisemmat anestesiat
Verenkierto
RR 120/80 Pulssi 64/min
Veriryhmä
Hb
Hengitys

Aika 15 30 45 15 30 45 15 30 45
Barb
Petidin
Curare
Succin
Lidocain adrenalin 20.0
N₂O
O₂
AE/FL/TCE
Infusio
Veri
Anest ×
Oper ○
RR
Pulssi •
Resp ○
Temp. ●
Verenhukka | Dreenit
Asento: Selkä, vatsa, kylki, Trend. sappi, gynek. Muu:
Anestesialääkäri | Leikkaava lääkäri
Näytteet | Sidetarpeet

Anestesiamenetelmät
Inhalatio:
Avoin | Puolisulj. | Sulj.
To and fro | Kiert. | Absorb.
Intravenöösi:
Rektaali:
Muut:
Nieluputki
Intubatio | Cuff | N:o
Orotr. | Nasotr.
Huomautuksia

Anestesiakaavake. Kopio Eeva Tokolan omista sairauskertomuksista.

Vasta 1980-luvulla saatiin anestesiavalvontaan monitorit, pulssioksimetrit ja automaattinen verenpaineen mittaus. Siihen asti sairaanhoitaja mittasi elohopeamittarilla verenpaineen ja sekuntikellolla pulssin, tarkkaili hengitystä, ihon väriä ja kipua. Sydänfilmi näkyi pienestä putkimonitorista. Siinä tarvittiin ns. kokenutta kliinistä silmää. Potilaat herätettiin salissa ja alkuvuosina luovutettiin nukkuvina vuodeosastolle. 1970-luvun alussa järjestettiin parin paikan "heräämötila", jossa ei ollut omaa henkilökuntaa. 1980-luvun puolivälissä välinehuollon remontin yhteydessä saatiin parempi heräämötila ja siihen asianmukainen laitevalvonta. Potilaat alettiin luovuttaa osastolle kahden tunnin heräämövalvonnan jälkeen. Samaan aikaan alettiin pitää huolta potilaan lämpötaloudesta lämmittämällä infuusionesteet (tiputusnesteet) ja potilaan peitteet. Potilaiden oli mukava herätä lämpöisenä.

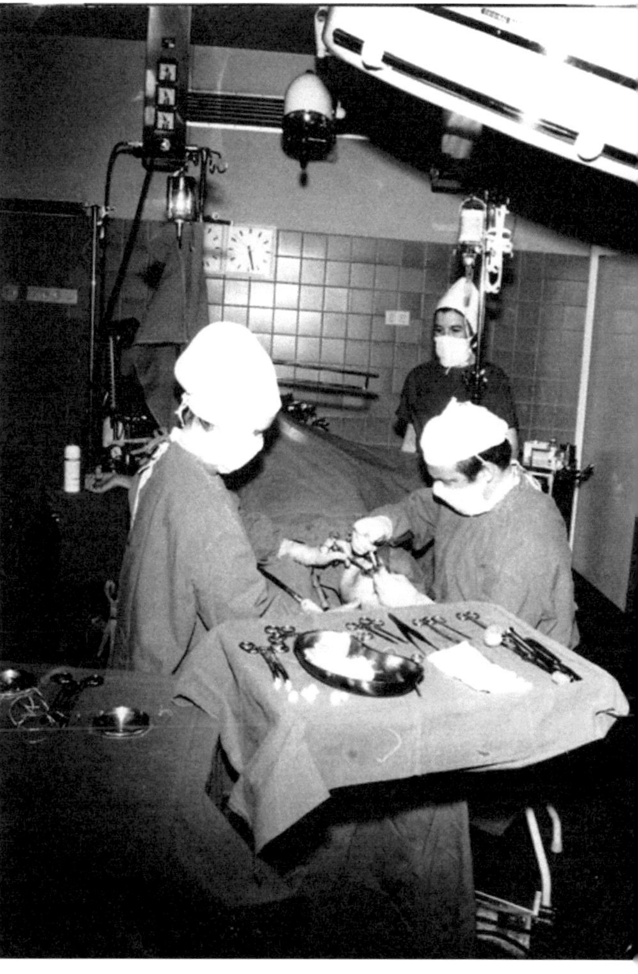

Päivystäjät työssään huhtikuussa 1971 kello 21.30. Ylilääkäri Eero Vääräniemi leikkaa ja sairaanhoitaja Sirkka Haapakangas avustaa. Nukutuksesta huolehtii sairaanhoitaja Kerttu Routaniemi. Kuva. Sirkka Haapakangas.

Instrumentit pestiin ja porukalla viikkosiivous

Välinehuollon laajennusremonttiin (1986) asti instrumentit pestiin ja steriloitiin itse omissa autoklaaveissa leikkaussalin yhteydessä olevassa kapeassa välinehuoltotilassa. Ei ollut omaa välinehuoltajaa. Jokaisen leikkauksen lopussa laskettiin instrumentit. Jos kaikkia ei löytynyt, pengottiin roskapussit ja pyykkipussit. Tämän lisäksi kaikki instrumentit inventoitiin joka ilta. Oli häpeä, jos puhtaan liinapyykin mukana tuli instrumentti. Välinehuolto toimitti valmiita instrumenttisettejä, kuten sectio-, trakeostomia- ja piikkivetovälineet, samoin kuin leikkausliinapaketteja. Kertakäyttöliinat tulivat myöhemmin.

1970-luvulla sairaala-apulaiseksi tullut Sirkka Jokela muistelee leikkaussalityötään: ”Jokaisella oli omat työnsä. Ja kun osastonhoitaja sanoi, se tehtiin. Eikä aina tarvittu osastonhoitajan sanaa… Tuohimaa huusi Sirkkaa ja Lauraa: hae sitä, hae tätä varastosta… Kun lääkärit pesivät käsiään leikkaukseen mennessään, me avattiin pussit ja ojennettiin steriilit käsineet ja takit.”

Siivousvälineinä oli ämpäri ja luutut. Osastonhoitaja määräsi siivousaineet ja siivoustiheyden. Leikkaussalien lattiat luututtiin alkuvuosina konttaamalla ja käytävät otettiin mopilla. Luutut ja mopit pestiin huuhteluhuoneessa ja jätettiin yön ajaksi kuivumaan. Välillä laitettiin pesulaan. Kun Sylvi (siivoustyönohjaaja) tuli 1970-luvun puolivälissä, konttaamalla luutuaminen loppui, ja päivän luutut alettiin lähettää pesulaan. Leikkausten välillä sairaala-apulaiset tekivät ns. välisiivouksen: pesivät leikkauspöydän ja -lampun, instrumenttipöydät, lattian, laittoivat pyykit säkkeihin ja roskat pussiin. Kerran viikossa pestiin porukalla hoitajien kanssa seinät ja ikkunatkin. Se oli oman tunnon asia, että kun se on pesty ja desinfioitu, se on puhdas. Ei sitä kukkaan tarkastanut.

Leikkaussaliin mentiin aamulla pukukoppien kautta. Vaihdettiin omat nimetyt leikkaussalivaatteet ja hollannikkaat (puukengät). Kengät pestiin kerran viikossa. Kun työpäivän aikana käytiin leikkausosaston ulkopuolella, esim. haettiin liinavaatevarastosta puhtaat pyykit, laitettiin suojatakit ja omat kengät. Kerrotaan, että ylilääkäri Korhonen tuli kerran leikkaussaliin muovitossu päässä valvomaan rytminsiirtoa. ”Sairaala-apulaisten työhön kuului myös huolehtia, että aina on kahvia valmiina kahvihuoneessa. Ilot ja surut jaettiin kahviaikana; eikä puhuttu toisista pahaa. Leikkaussalissa oli jotenkin erityinen ilmapiiri. Niemi-Pynttärikin oli kuin eri ihminen - kahvihuoneessa meijän kans` jutteli.”

HONKALAN VIRPIN AIKA 1990-LUVUN ALUSTA MULLISTI KIRURGISEN TOIMINNAN

1980-luvun lopun tilannetta Raahessa tuore kirurgian ylilääkäri Virpi kuvaa juhlakirjan sivulla 114 seuraavasti: … ”sairaala oli toiminnaltaan vanhanaikainen, erikoisaloiltaan suppea, tutkimus- ja laitevalikoimaltaan niukka, ja siellä oli määrällisesti vähän lääkärikuntaa. Nämäkin olivat lopen uupuneita valtavaan työmääräänsä…”.

Hän jatkaa: ”Kirurgian poliklinikan lähetejonossa oli yli 200 potilasta, jotka olivat vaivoinensa jonottaneet poliklinikan ensikäyntiä vähintään puoli vuotta… Tähän oli syynä käytäntö, jonka mukaan kaikkiin koneellisiin tutkimuksiin, kuten radiologiset varjoainekuvaukset, rasitusEKG ja vastaavat, tarvittiin lääkärin lähete erikoissairaanhoitoon. Poliklinikka oli muutoinkin kuormitettu, koska jokainen potilas vaivasta riippumatta kävi aina ensikäynnin ilman lähetteen perusteella ohjelmoituja tutkimuksia ....". Käytäntöä muutettiin ja lähetejonon purkamiseen meni kolme kuukautta. Hoitajille tämä tiesi muutoksia työnjakoon, ns. lähetehoitajan tehtäväkuvan.

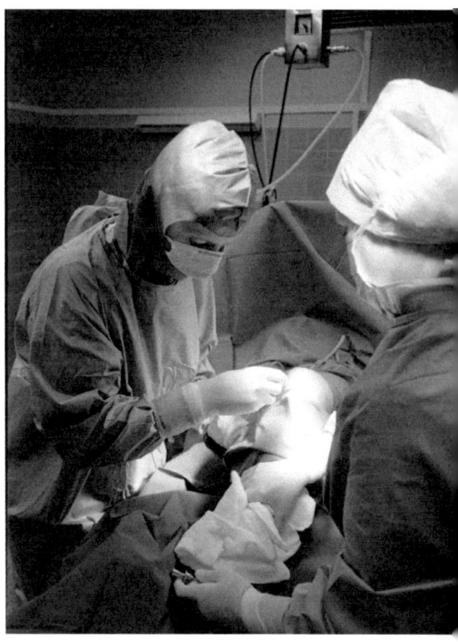

Ortopedi Heikki Tuohimaa aloittamassa polven tähystystä 1995, avustajana osastonhoitaja Tuulikki Soikkeli. Kuva. Jarmo Reponen.

Leikkaussalissa tehtiin heti remontti, jossa lämpövuoraamalla yhden salin seinät saatiin kaikki neljä salia maksimaaliseen ja ympärivuotiseen käyttöön. Seuraava remontti 1990-luvun puolivälissä mahdollisti isomman heräämötilan rakentamisen ja tilan käytön potilaiden valmisteluun ja valvontaan. Anestesiavalvontaa tehostettiin laitteistoa uusimalla, ja erilaisia puudutuksia otettiin käyttöön. Leikkaustekniikan muutos avoleikkauksesta tähystystekniikkaan mahdollisti esim. sappileikkauksen ja nivustyräleikkauksen tekemisen tähystysleikkauksina. Lääkärit kävivät muualla opiskelemassa uusia leikkaus- ja tähystystekniikoita. Tai kuten tähystyksenä tehtävää nivustyräleikkausta kävi tekniikkaan perehtynyt kirurgi hoitajineen demonstroimassa ja ohjaamassa kirurgejamme.

"Mutta sehän ei riitä, että lääkäri osaa tekniikan. Usein tuntui kohtuuttomalta, että meidät hoitajat koulutettiin pikaisesti käyttämään uutta välineistöä firman edustajan pitämällä opetuksella työn ohessa... ja tähystyskirurgiaa tehtäessä hoitajien työasennot olivat hyvin staattisia ja piti opetella työskentelemään pimeässä."... "Oli hyvä, että pysyttiin ajan hermolla, mutta toisaalta tuo aika oli, varsinkin hoitajien kannalta varsin stressaavaa. Piti oppia kiihkeällä aikataululla aina uusien välineiden käyttö, puhdistus ja sterilointi."

Virpi kyllä tiesi tämän ja kiittelee juhlakirjan tekstissään moneen otteeseen henkilökuntaa. "Pienen sairaalan toiminnan edellytykset ovat ammattitaitoinen ja motivoitunut henkilökunta, toimivat tilat ja modernit välineet... Ja sairaalan pysyvä voimavara oli erinomaisen taitava henkilökunta."

Muistelemassa:
Apuhoitajat Aho Talvikki, Kiilakoski (ent. Öhman) Paula, Pyykkönen (entinen Savela) Leila, Raivio Onerva, Äijälä Ritva. Sairaala-apulainen Jokela Sirkka. Sairaanhoitajat Haapakangas Sirkka, Huumonen Leena, Kinnunen-Luovi Kaisa (aikaisemmin Kinnunen), Korhonen (entinen Keskitalo) Marjatta, Käräjäoja Kaisa, Patanen Raili, Tokola Eeva, Tähjänjoki Sirkka-Liisa.

Osasto kolme taipui moneen, naistentaudit pisimpään

JAKAMATTOMIEN SAIRAANSIJOJEN VUODEOSASTO

Tilat ja henkilökunta vuonna 1967

Vuodeosasto 3 oli ns. jakamattomien sairaansijojen osasto, jossa parin ensimmäisen vuoden aikana hoidettiin naistentauti-, sisätauti- ja kirurgisia potilaita. Sisätautipotilaista pääosa oli pitkäaikaispotilaita, jotka jonottivat vanhainkotipaikkaa.

Pian 1970-luvun alussa kirurgiset potilaat ohjattiin kirurgian vuodeosastolle. Meren puolella oli 16 sairaansijan ”gynen pää”, jossa oli pitkänomainen toimenpidehuone tutkimuspöytineen ja välinekaappeineen. Sisätautipäässä oli osaston yhteinen potilaskeittiö, päivähuone ja huuhteluhuone sekä käytävän puolivälissä yhteinen hoitajien kanslia. Käytävällä oleva suljettava palo-ovi erotti osastot toisistaan. Raportilla sovittiin työnjaosta, ketkä menevät gynen päähän, ketkä hoitavat kirurgisia ja ketkä sisätautipotilaita.

Helvi Holappa oli vajaan vuoden osastonhoitajana. Hänen jälkeensä vuosina 1968 - 69 oli sijaisia: vastavalmistunut sairaanhoitaja Marja-Liisa Pirkola (nyk. Kemppainen) jonkin aikaa ja sairaanhoitaja Helli Jacklin. Keväällä -70 saatiin pätevä osastonhoitaja, Vuokko Hietajärvi, suorasanainen ”pohjoisen tyttö”, joka lopetti lääkäreiden passaamisen. Hoitajat olivat vieneet ylilääkäri Korhoselle kansliaan sopivankokoisen takin, hakeneet kanttiinista keksit ja keittäneet lääkäreille kahvit valmiiksi kierron jälkeen juotavaksi. Vuokko lopetti sen käytännön. Toinen työperinne loppui niin ikään. Uusi nuori osastonlääkäri Lauri Nuutinen tuli osastolle ensimmäistä kertaa. Toinen lääkäri esitteli hänet osastonhoitajalle: tässä on tohtori Nuutinen… johon Vuokko tokaisi: Oikeinko väitellyt tohtori? Siihen loppui lääkäreiden ”Tohtoriksi tituleeraaminen”.

1970-luvun puolivälissä osastonhoitajaksi tuli Virpi Saarenpää, joka pysyi tehtävässään eläkkeelle, 1990-luvun loppupuolelle asti. Kaija Viirret, Liisa Hyväri (nyk. Törmänen), Mailis Kärsämänoja (nyk. Kankaanpää), ja Anna-Liisa Tähjänjoki (nyk. Lappalainen) tulivat nuorina apuhoitajina aloittamaan työuraansa. Aila Mäyrä, Anneli Luovi, Helli Jacklin ja Sirkka-Liisa Vähäkangas olivat ensimmäisiä sairaanhoitajia. Alkuajan sairaala-apulaisista muistetaan Eila Kauppila ja Mirja-Liisa Viitanen.

Naistentautipotilaiden hoitoa 1970-luvun tapaan

Gynekologi Seija Niemi-Pynttäri tuli ylilääkäriksi vuonna 1971 ja pysyi tässä tehtävässä 1990-luvulle, eläkkeelle jäämiseensä asti. Osasto kolmosen gynen päässä hoidettiin kaikenlaisia gynekologisia sairauksia sairastavia: oli tutkimuspotilaita, tulehdus-, vuotohäiriö-, vaihdevuosi- ja kohdun laskeumapotilaita sekä keskenmenopotilaita; oli kohdun ulkoisia raskauksia ja aborttipotilaita. Leikkauspotilaista muistetaan kohdunlaskeuman ja kohdun kasvainten leikkaukset.

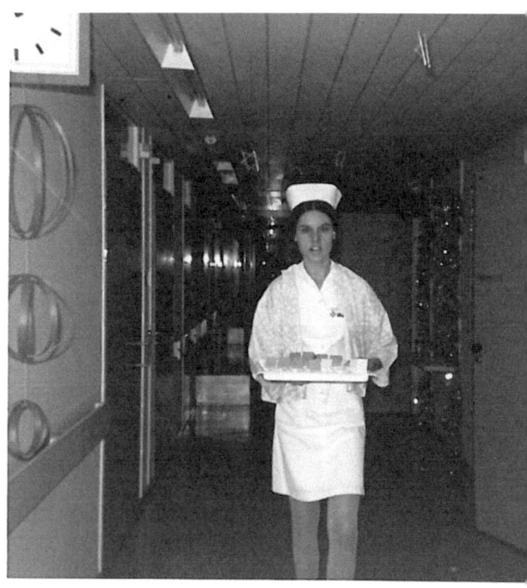

Yöhoitaja vie aamulääkkeet potilaiden pöydälle ennen klo 7. Kuva. Mailis Kankaanpää (ent. Kärsämänoja).

Sairaanhoitaja "passissa" koko aamuvuoron

Sairaanhoitajan piti olla koko päivän toimenpidehuoneessa valmiina avustamaan, jos lääkäri tarvitsi. Ei edes syömään ollut lupa mennä. Joskus tuntui pahalta kuunnella sivusta, kun nuoret mieslääkärit käyttivät härskiä kieltä. Tai kun potilas ja lääkäri keskustelivat, täyttyvätkö abortin ehdot ja miten abortti tehdään. Minkäänlaista muuta neuvontaa tai tukea ei aborttipotilaille suunnitelmallisesti annettu: ei ennen eikä jälkeen. Meitä oli opetettu, että oli laiska, jos jäi potilaalle puhumaan; vaikka kokemuksesta tiesi, että jos istahtaa sängyn reunalle, potilas on rauhallisempi. Jotkut sairaanhoitajat muistavat kyllä keskustelleensa epäröivän potilaan kanssa ja tukeneensa äidin päätöstä. "Oli yhdeksättä lastaan odottava äiti, jolla oli uhkaava keskenmeno. Lääkäri oli kertonut synnytyksen vaarat. Mies halusi abortin, vaimo epäröi: "ehkä Jumalakin hyväksyy abortin, kun kerran lapsi meinaa tulla pois..." Abortti tehtiin.

Laki raskauden keskeyttämisestä tuli voimaan kesällä 1970. Kaikki kaavinnat (koekaavinnat ja raskauden keskeytykset) tehtiin tutkimushuoneessa liukuhihnalla: kymmenenkin päivässä. "Pynttäri" leikkasi, katsoi gynen polin potilaat ja valmisti huomiset leikkauspotilaat: tuli leikkurista klo 15 maissa ja laittoi huomisen aborttipotilaille laminaarit (bambupuikot, jotka laajenivat emättimessä). Laminaarien tarkoituksena oli avata kohdun suuta riittävästi huomenna suoritettavaa kohdun tyhjennystä varten. Potilaan oli pysyttävä vuoteessa toimenpiteeseen asti. Potilaalle annettiin esilääke ja nukutettiin ennen toimenpidettä. Lääkäri pani neulan suoneen ja sairaanhoitaja pisti siihen Diapamia tai

Epontolia (lyhyt huumaus). Nukutettu potilas siirrettiin tutkimuspöydän reunalle ja kaavittiin. Lääkäri tyhjensi kohdun hoitajan pitäessä "spekulaa tanakasti paikoillaan". Raskauden keskeytyksissä sikiön jäänteet vietiin muovipussissa obduktiohuoneeseen. Mihin ne siellä pantiin, hoitajat eivät tienneet. "Kerran yöllä tuli vuotava rypäleraskauspotilas... Pynttäri lappoi tutkimuspöydän vatiin kyretillä sammakon kudun näköistä massaa... ja sitten kaavittiin. *Pynttäri asui asuntolassa, tuli yöpuku päällä ja tossut jalassa. Ykköseltä meni lastenhoitaja siksi aikaa lapsia valvomaan. Kaikki piti olla valmiina, ennen kuin soitettiin lääkäri paikalle."*

Myös pieniä toimenpiteitä tehtiin tutkimushuoneessa. Esim. jos uhkaavan keskenmenon syynä oli kohdunkaulan heikkous, laitettiin kohdunkaulan ympärille Shirodkar-lanka, joka sitten poistettiin pari viikkoa ennen synnytystä. Raskauden ehkäisyyn laitettiin kierukka tai ehkäisykapseli. Ne olivat uusia ehkäisykeinoja.

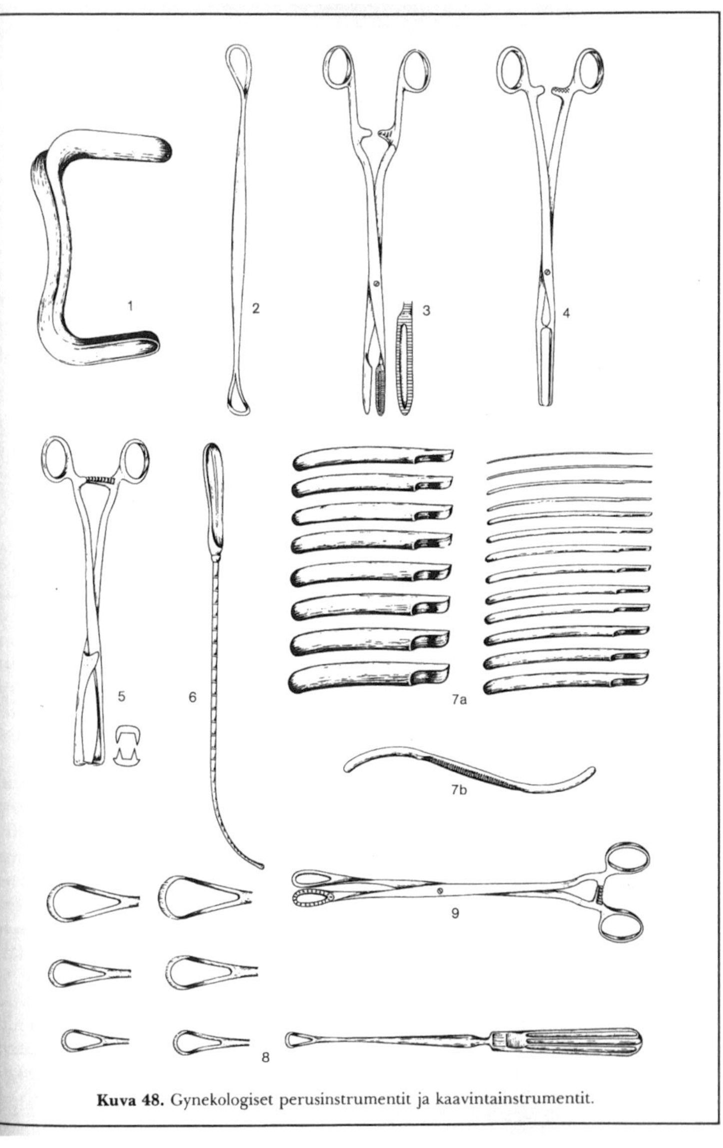

Kuva 48. Gynekologiset perusinstrumentit ja kaavintainstrumentit.

Gynekologiset perusinstrumentit ja kaavintainstrumentit. Kuva on skannattu kirjasta Eskola-Hytönen-Komulainen Äitiyshuolto ja naistentaudit 1978, sivu 175.

Leikkaukset tiistaisin ja torstaisin leikkaussalissa

Leikkauksista muistetaan kohdun poisto vatsanpeitteiden läpi ja alateitse tehtynä KA-KP Kelly -niminen leikkaus. Muistin mukaan sillä korjattiin virtsarakon ja peräsuolen laskeumat.

Ns. alatietotaalileikkauksella korjattiin kohdunlaskeumaa alakautta. Potilas valmistettiin leikkaukseen toimenpidehuoneessa samaan tapaan kuin kirurgiset potilaat:

- suolen tyhjennys: kaksi vesiperäruisketta leikkausta edeltävänä iltapäivänä ja iltana emättimen kautta tehtävässä leikkauksessa; vatsan kautta tehtävässä pieni peräruiske edellisenä iltana ja leikkauspäivän aamuna,
- leikkausalueen ihon puhdistus: ihon ja navan huolellinen pesu ja ihokarvojen ajelu navasta alaspäin mukaan lukien ulkoiset sukuelimet ja peräaukon seutu sekä reisien sisäpinnat. Vastavalmistuneelle hoitajalle tämä toimenpide oli jännittävä suoritettava.
- syömättä, juomatta ja tupakoimatta iltakymmenestä alkaen,
- leikkauspäivän aamuna leikkausvuoteen petaus, suihku ja kestokatetrin laitto ennen esilääkettä, jonka jälkeen ei saanut liikkua. Leikkauspotilaille laitettiin aina kestokatetri. Saarenpään Virpi opetti katetroimaan – ”kun panet alusastian alle, virtsaputki näkyy selkeästi”.

Ennen alatieleikkausta toimenpidehuoneessa tehtiin lisäksi steriili alapesu, ns. spekulapesut Savlon-liuoksella. Avustaja piti olla pitämässä spekulaa, kun pesijä nosti emättimen seinämä kohottajalla niin, että kohdunsuu näkyi. Lopuksi laitettiin Trikozol-puikko emättimeen yöksi ja seuraavana aamuna pestiin pois. Ja leikkauksen jälkeen steriilit alapesut jatkuivat potilashuoneissa alusastian päällä, muistin mukaan kolme päivää: mikkihiirihanskat, pänksit ja tietty järjestys … Myös apuhoitajat pesivät. Huomiointikaavakkeeseen kirjattiin: steriili alapesu tehty. Hoitajat eivät selostaneet potilaalle, miksi ja mitä tullaan tekemään. Vain lääkäri sai kertoa tulevan leikkaustoimenpiteen. Mistään psyykkisestä tukemisesta ja potilasohjauksesta ei juuri voi puhua. Jotkut kokeneet hoitajat kylläkin ohjasivat samalla, kun valmistelivat leikkaukseen.

Leikkauspotilaat tuotiin 1970-luvulla osastolle suoraan: RR-kontrollit 15 min. välein kahden tunnin ajan, vuodon ja virtsantulon seuranta sekä infuusiopullojen vaihtaminen jne. Apuhoitaja huolehti yleensä leikkauspotilaiden valmistelut ennen leikkausta ja leikkauksen jälkeen tarkkailut nestepullon vaihtoineen.

Instrumentteja pestiin ja ”ruusuja” tehtiin

Käytetyt instrumentit pantiin Erifenol-liuokseen. Välinehuoltokeskus haki ne aamuisin ja palautti iltapäivällä steriileinä. Abraasiovälineet (kohdun kaavinta) pestiin ja kuivattiin osastolla ja laitettiin tietyssä järjestyksessä koriin, jonka välinehuolto steriloi. Väliaikoina tehtiin vessapaperista alapesusykeröitä: 3–4 kpl ja sitten käärästiin ruusuksi. Ne pantiin kertakäyttömuovipussiin. Siitä sitten laitettiin sykeröitä alapesukuppiin ja se välinehuoltoon steriloitumaan. Välinehuolto toimitti osastonhoitajan antaman ohjeen mukaan em. alapesuvälineet, gynekologiset perusinstrumentit-pakkauksen, laminaarit lasiputkissa, kierukka- ja ehkäisytabletin laitto- ja poistovälineet, Shirodkaid-langan laittovälineet ja imupapavälineet.

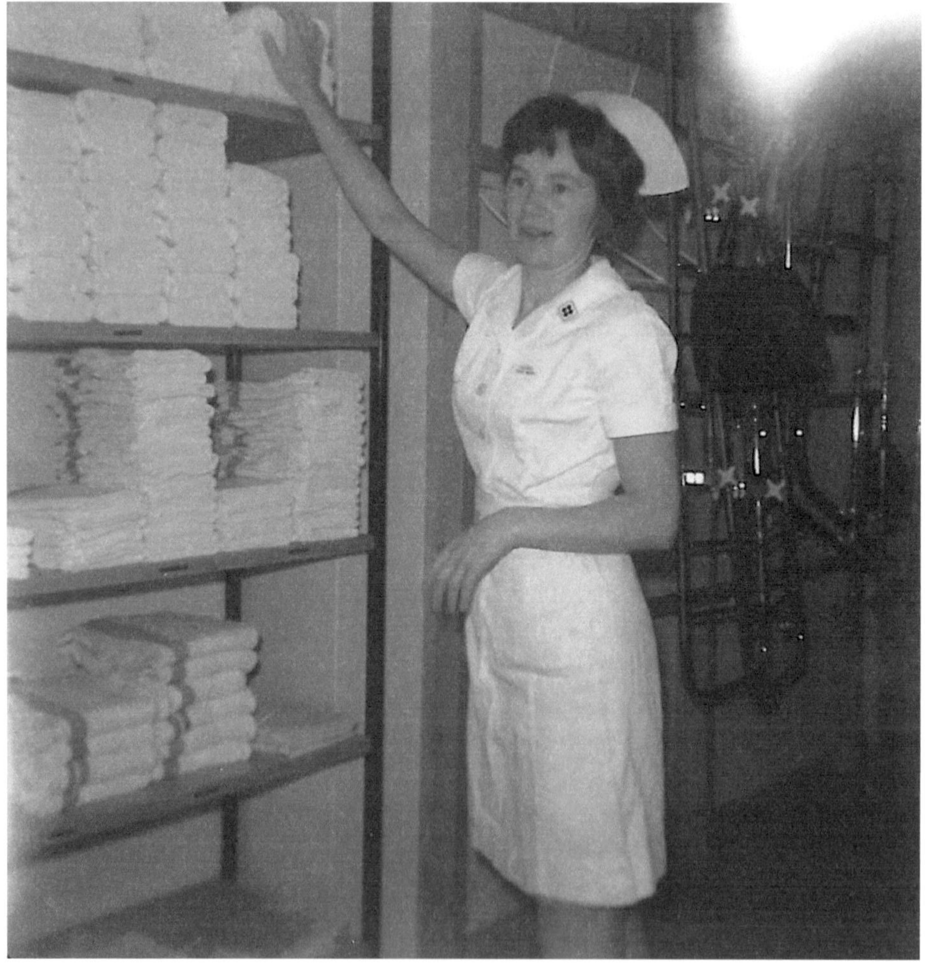

Liinavaatevarasto näytti tältä 1960-luvun lopulla. ”Järjestys se olla pittää...” Kuva. Liisa Törmänen.

Pitkäaikaispotilaista sydänvalvontayksikköön sisätautipuolella

Alussa hoidettiin jatkohoitopaikkaa odottavia vanhuksia. Osa oli vuodepotilaita, joilla oli makuuhaavojakin. Kun neloselle ei mahtunut, osa sydän- ja aivoverenkiertohäiriöpotilaistakin tuli kolmoselle. Apuhoitajien mieleen ovat jääneet vuodepesut, vaipanvaihdot, virtsankeräykset näytteineen, lämmönmittaukset ja verenpaine- ja pulssikontrollit. Yölliset käynnit pohjakerroksen sairauskertomusarkistossa päivystyspotilaiden papereita hakiessa tuntuivat pelottavilta.

1980-luvulla sydänpotilaiden tarkkailu, hengityshalvauspotilaat ja diabetespotilaat

1980-luvun alussa sisätaudeille tuli nuori erikoislääkäri, jota kutsuttiin NutturaKorhoseksi, Korhonen kun oli sukunimeltään. Virallinen nimi oli Sanna-Liisa Vetosalmi-Korhonen. Hoitajien keskuudessa huhuttiin, "ettei se mahdu ylilääkäri Korhosen kanssa samalle osastolle". Nelosella toimiva 2-paikkainen sydänpotilaiden tarkkailu siirrettiin kolmoselle, johon keskitettiin akuuttia hoitoa vaativat sisätautipotilaat. Lääkäreistä muistetaan Vinbergin Juhani ja Tuikkalan Kari - mukavia nuoria lääkäreitä. Hoitajat opettelivat uudet hoidot ja laitteet…

Nelosella alettiin vuorostaan hoitaa pääasiassa konservatiivista hoitoa vaativia potilaita siihen asti, kun NutturaKorhonen lähti, ja palattiin taas entiseen. Nelosesta tuli jälleen akuutti sisätautiosasto, jonka toimintaa vastavalmistunut sisätautien erikoislääkäri Matti Honkala alkoi kehittää yhdessä ylilääkäri Korhosen kanssa. Sydänpotilaiden siirryttyä takaisin neloselle, Oyks:sta siirrettiin kolmoselle hengityskoneessa olevia neliraajahalvauspotilaita. Heitä hoitamaan järjestettiin oma hoitaja joka työvuoroon. Jossain vaiheessa he siirtyivät kotihoitoon. Kun toinen heistä pääsi Helsinkiin kuntoutuslaitokseen, hän pyysi laittamaan kengät mukaan. Niin vähän tapaturmaisesti halvaantunut hengityskonepotilas tiesi sairaudestaan.

1980-luvulla diabetespotilaiden hoidon kulmakiviä olivat sokeriton ruokavalio välipaloineen, liikunta ja lääkehoito. Hoidon opetuksessa käytettiin muovisia leipäviipaleita, perunoita, lihapullia ja kasviksia, joilla potilaat harjoittelivat kokoamaan itselleen sopivia aterioita. "Minä en kyllä nuilla palikoilla elä", tuumasi eräs mummo harjoitellessaan. Teoriaopetusta annettiin opaslehtisin ja videoita katsomalla. Osasto kolmen päivähuoneen yhteyteen remontoitiin diabetespotilaille oikea "harjoituskeittiö", jossa he saivat ruokailuaikoina koota kattiloista itselleen ateriansa ja välipalansa diabeteshoitaja Maija-Liisa Pajusen ohjauksessa. He ulkoilivat osastolla ollessaan ja opettelivat laskemaan ruoka-aineiden hiilihydraattimääriä. Maija-Liisa oli heidän tuki ja turva. Hoito ja ohjaus jatkui sisätautien poliklinikalla.

1990-luvun lopulla kolmosesta tuli perusterveydenhuollon päivystys- ja tarkkailuosasto

1990-puoliväli oli terveydenhuollossa lama-aikaa. Kunnat vaativat menojen nollakasvua. Samaan aikaan oli Tehyn lakko. Näiden jälkeen sairaalan toiminnat järjesteltiin uuteen uskoon. Synnytysosastolle siirtyivät niin naistentautipotilaat kolmoselta kuin kirurgiset potilaat kakkoseltakin. Toiseen kerrokseen perustettiin dialyysiyksikkö. Ja hoitajia siirreltiin potilaiden mukana, osa meni poliklinikalle ja osa laajennettuun heräämöön.

Pitkäaikaispotilaat siirrettiin terveyskeskuksen vuodeosastoille ja vanhainkoteihin. Vuodeosasto 3:n tilat remontoitiin talon ainoaksi sisätautiosastoksi, johon tehtiin (nykyinen) päivystys- ja tarkkailuhuone uusine laitteineen. Siinä päivystyksenä tulleet potilaat tutkitaan ja laitetaan hoito alulle. Seuraava hoidon taso on Oulaskankaalla tai Oys:ssa. Tällä hetkellä osastolla hoidetaan sisätautipotilaita ja kirurgisia infektiopotilaita. Osasto on varsinainen sekaosasto, jossa hoidetaan mm. pneumonia- virtsatietulehdus- ja keuhkoahtaumatautipotilaita; monitorointia vaativia Oys:ssa leikattuja kirurgisia potilaita, katkaisuhoidossa olevia alkoholisteja ja sekavuustilan vuoksi tutkimuksissa olevia muistisairaita. Siis potilaiden suhteen palattiin siihen, mistä lähdettiin... jakamattomat sairaansijat.

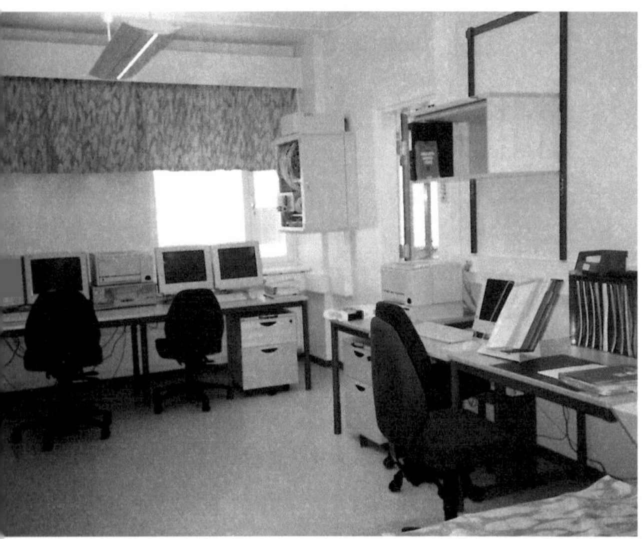

Nykyisen vuodeosasto 3:n päivystys- ja tarkkailuhuone. Kuva. Seija Luttinen.

Muistelemassa:
Apuhoitajat Hietala Raija, Kankaanpää (ent. Kärsämänoja) Mailis, Lappalainen (ent. Tähjänjoki) Anna-Liisa, Rajaniemi Sirkka, Törmänen (ent. Hyväri) Liisa, Viirret Kaija. Sairaanhoitajat Alakangas Anita, Hieta Tuula, Hietajärvi Vuokko, Kärkkäinen (ent. Routaniemi) Eija, Luovi Anneli, Mäyrä Aila, Tokola Eeva, Vähäkangas Sirkka-Liisa.

Neloselle ylipaikalle

UUDET, MODERNIT TILAT JA 15 HOITAJAA

Henkilökunta aloitti helmikuussa 1967. Parin kuukauden ajan laiteltiin osastoa kuntoon ja odoteltiin hoitovälineiden saapumista. Gellmanin kunnallissairaalan ylihoitaja Hilda Pennala siirtyi osastonhoitajaksi ja jäi sitten parin vuoden päästä eläkkeelle. Häntä seurasi nelosen pitkäaikainen osastonhoitaja Tuula Hieta (tuolloin Kaukonen) 2000-luvun alkuun, eläkkeelle jäämiseensä asti. Hän ja ylilääkäri Eero Korhonen muodostivat yhdessä hiljaisen, työlleen omistautuneen työparin yli 20-vuoden ajaksi, ylilääkärin jäädessä eläkkeelle 1990-luvun alussa.

Inkeri Jokimäki, Airi Malinen, Terttu Harjuhaahto, Liisa Aalto olivat Tuulan lisäksi nuoria, innostuneita sairaanhoitajia. Apuhoitajia oli kuusi: Anna-Liisa Tähjänjoki (nyk. Lappalainen), Hilkka Skinnari, Maj-Lis Kärsämänoja (nyk. Kankaanpää) sekä Gellmanista siirtyneet Kaarina Lahti, Leena Koivu ja Kerttu Sallinen. Anneli Hourula oli toimistoapulainen ja Kerttu Juntunen, Siiri Niemelä ja Vappu Erkkilä sairaala-apulaisia. Työkokemusta oli vähän, mutta intoa työhön sitäkin enemmän. Aamuvuoroon riitti osastonhoitajan lisäksi kolme hoitajaa: yksi sairaanhoitaja ja kaksi apuhoitajaa, iltavuoroon yksi molempia ja apuhoitaja valvoi yksin koko osastolla.

Sisätautiosasto oli suunniteltu tutkimuspotilaita ja sisätauteja sairastavien hoitoon. 1970-luvun taitteessa oli Raahen seudulla pulaa potilaspaikoista. Kuntoutuspotilaita varten remontoitu Gellman G oli ääriään täynnä huonokuntoisia pitkäaikaisvanhuksia. Hoitajien aika meni pesemiseen, syöttämiseen, kuivittamiseen ja kääntämiseen. Vanhainkodit olivat huonokuntoisia ja täynnä. Merikadun uusi vanhainkoti valmistui 1970-luvun puolivälissä. Vanhainkotien hoitoideologia oli muuttunut. Sinne siirtyivät hyväkuntoiset vanhukset kotoaan puutteellisten asunto-olojen vuoksi. Liikuntakyky oli ehtona vanhainkotiin pääsemiselle. Jos huonokuntoinen kotonaan asuva vanhus ei muualle mahtunut, hänet lähetettiin neloselle.

Osastolla oli virallisesti 32 paikkaa, mutta ennätys oli 52 potilasta. 3-hengen huoneissa oli viisi potilasta ja 6-hengen huoneissa kahdeksan jopa yhdeksän henkilöä. *Eräs naislääkäri ei tullut enää toisena päivänä työhön meidän osastollemme. Hän oli joutunut kyykistymään polvilleen tutkiakseen potilaita, jotka makasivat patjoilla päivähuoneen lattialla.*

Päivähuone ja valmistushuoneen laveri oli hyvin usein varattuna. Vuonna -74 on virallisten asiakirjojen mukaan ollut ennätys kuormituksessa, 124 %. Vaihtuvuus oli pientä. Keskimääräinen hoitoaika oli 12-14 vrk; 2000-luvulla enää vähän yli neljä. Ei ollut paikkaa, mihin potilaita siirtää, vaikka he eivät olisi sairaanhoitoa tarvinneetkaan. Ei ollut kotisairaanhoitoa, päiväsairaalaa eikä vuorohoitoa. Omaiset toivat juhlapyhien aikaan vanhuksia sairaalaan, että pääsivät matkoille tai muuten vain levähtämään. Ja kaikki potilaat otettiin osastolle.

Vuodelepo oli sydänsairauksien hoitomuoto

Infarkti ja aivohalvaus olivat yleisiä sydän- ja verenkiertoelimistön sairauksia sydämen vajaatoiminnan ohella. Vuodelepo oli sen ajan keskeinen hoitomuoto. Lääkkeitä oli vähän. Aivohalvauspotilaita oli paljon. Aivoverenvuotopotilaat makasivat vuoteessa kuusi viikkoa. Päätä ei saanut nostaa patjalta. Lumbaalipunktiot olivat lähes jokapäiväisiä tutkimuksia. Jos se ei muilta onnistunut, niin ylilääkäriltä takuuvarmasti.

Infarktipotilaiden hoito osastolla kesti 3–4 viikkoa. Yksi tai kaksi viikkoa oli vuodelepoa. Tänä aikana potilaat eivät saaneet itse syödä. Hoitajat syöttivät heidät. Eivätkä miehet saaneet itse ajaa partaansa. Osastolla oli alkuaikoina vain kaksi sähköparranajokonetta. Useimmiten käytettiin käsikonetta ja saippualla vaahdotettiin. Vuodelevon jälkeen viikko oltiin ”istumaluvalla” ja viikko kului liikkumista opetellessa. Hoito ei aina ollut kovin tehokasta. Potilas saattoi palata poliklinikalta takaisin rintakipujen uusiutuessa.

Sydänsairauksien lääkehoito oli alkeellista. Rintakipukohtauksiin annettiin Morfiinia ihon alle. Nitro kielen alle oli jo silloin käytössä. Joillekin aloitettiin antikoagulanttihoito verenohennushoito). Aluksi annettiin Hepariinia suoneen stoossina eli laskimonsisäisenä lääkeruiskeena muutaman kerran ja sen jälkeen aloitettiin tablettihoito. Trombol tabletit muistetaan. Sydäninfarktiin liittyi usein myös rytmihäiriöitä. Ekstrasystolioihoin (ylimääräinen sydämenlyönti) aloitettiin Lidocain-tiputus suoneen. Vahinkojakin sattui. Apuhoitajilla on monia muistoja yksin valvotuista yövuoroista. Eräs niistä liittyi Lidocaiintippaan.

”Potilaalla oli Lidocain-tippa nopeudella 40 gtt/min. Aamuyöllä huomasin, että tippaletkun sulkija oli auennut ja pullo tyhjä!!!! Alkuvuosina käytettiin infuusioletkuja, joissa oli taitettava sulkija; (samanlainen muovinen taitettava sulkija kuin leipäpusseissa nykyään). Sulkija saattoi aueta letkua venytettäessä.

Lääketipan nopeus määritettiin laskemalla sekundaattorin kanssa määrätty tippanopeus minuutissa. Aamulla kerroin raportilla, ja joku sitten kertoi, mitä olisi voinut tapahtua. Mutta potilas eli ja jäi henkiin. Tämän tapahtuman jälkeen tuli määräys, että lääkeinfuusioihin pitää laittaa rullasulkijalla varustettu tippaletku."

Seurantalaitteita oli vähän. Ekg-kone oli osastolla, mutta defibrillaattoria ("sydäniskuri") lainattiin joko poliklinikalta tai leikkausosastolta. 1970-luvun lopulla saatiin ikimuistoinen oranssinen Olli-monitori. Sydänkäyrää piti käydä huoneessa määrävälein katsomassa. Apuhoitajat muistavat, että yövuorossa monitori laitettiin tuolille käytävälle pitkän johdon päähän, että seuranta oli helpompaa. Muita seurantalaitteita ei ollut. Oli vain verenpaine- ja pulssiseurannat ja sairaanhoitajien kokenut kliininen silmä.

"Olin nuorena sairaanhoitajana nelosella sairaanhoitajan sijaisena. Kävin mittaamassa rintakipupotilaan verenpaineen ja pulssin, huomioin hengityksen ja ihon värin. Kipua ei ollut. Mielestäni potilas voi hyvin. Sairaanhoitaja Sirkka-Liisa Vähäkangas meni seuraavalle mittauskäynnille. Takaisin tullessaan hän sanoi: "pietään tuota potilasta tarkemmin silmällä… se taitaa kuolla tämän työvuoron aikana". Ja niin tapahtui. Elvytys ei tuottanut tulosta."

Elvytyksiä sen ajan välinein lähes joka työvuorossa

Sääntö oli, että kaikkia piti elvyttää. Nyrkki rintaan, puhallus ja painalluksia… Tekohengitystä annettiin kaksoisnielutuubilla suusta suuhun menetelmällä. Jokaisessa oli potilashuoneessa tällainen tuubi. Bennet -merkkinen hengityskone oli käytössä, jos elvytys tuotti tulosta. Samoin konetta käytettiin emphyseemapotilaiden hoidossa. Opetusta laitteen käytöstä ei kukaan antanut. Millaista lienee lääkäreidenkään tietämys? Poliklinikan lääkintävahtimestari kutsuttiin apuun, jos lääkärikään ei osannut kytkeä potilasta hengityskoneeseen. Kun oli elvytys, osaston muut työt keskeytyivät. Kaikki (2-3) työvuoron hoitajat tarvittiin laitteiden hakuun ja sairaanhoitajan ja lääkärin avuksi. Bennetissä olevat ja muut potilaat olivat oman onnensa nojassa.

Apuhoitaja muistelee elvytystilanteita 1970-luvun alussa:
Elvytyksiä oli yhtenään. "Happiliitin ja imuliitin… kumpikin omaan reikään seinässä… Kerran elvytystilanteessa en meinannut saada liitintä seinään vapisevin käsin… Tuula koetti neuvoa: ruuvaa oikeaan päin… paina ensin ja ruuvaa oikeaan."

Kerran taas elvytystilanteessa tarvittiin defibrillaattoria palauttamaan sydänpysähdyksen aikainen haitallinen rytmihäiriö normaaliksi. Apuhoitaja lähti hakemaan sitä leikkaussalin eteisestä toisesta kerroksesta. Matkalla takaisin neljänteen kerrokseen hissi juuttui kerrosten välille. Hälytyskellon kutsumana saapunut konehuoneen päivystäjä sai hissin liikkeelle. Apu saapui liian myöhään. Potilas oli ehtinyt kuolla. Edessä oli vainajan laitto.

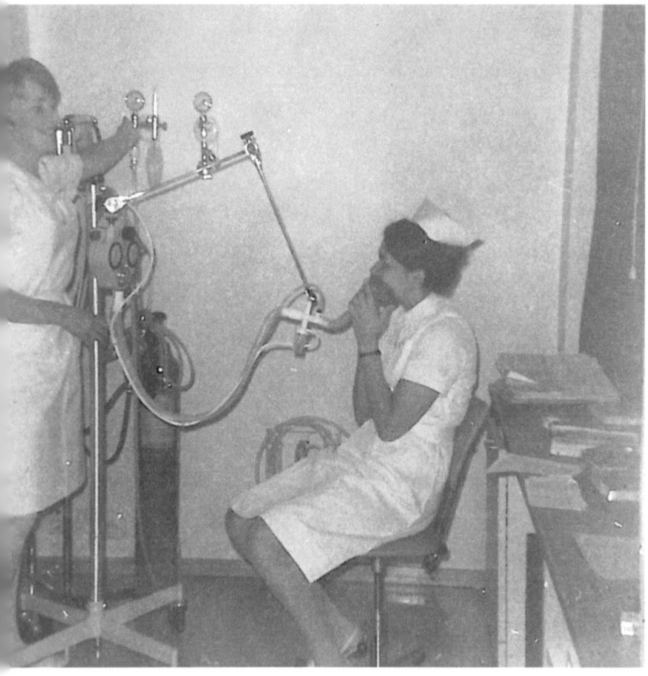

Kuvassa näkyy uuden sairaalan hoitolaitteita: lattialla siirreltävä happipommi ja limaimulaite telineessään, seinällä hapen ja imun ulostulot liittimineen ja virtausmittareineen. Sairaanhoitaja Tuula Kaukonen (nyk. Hieta) harjoittelee lääkärinkansliassa astmalääkkeen ottamista Bennet-respiraattorilla vuonna 1967. Kuva.Tuula Hieta.

Lääkärinkierrot venyivät puoleen päivään

Alkuvuosina tehtiin tutkimuksia lääkärinkierrolla. Verenpaine- ja pulsseuranta tutkimusmääräyksenä tarkoitti verenpaineen mittausta kolme kertaa päivässä maaten, istuen ja seisten. Hoitajat mittasivat ja seurantalista oli lääkärinkierrolla. Ylilääkäri Korhonen mittasi (tai mittautti pikkulääkärillä) aina kierrolla verenpaineen ja pulssin sekä kuunteli sydänäänet. Potilaan kertomus ”pääasiallisesta vaivastaan” kuunneltiin tarkasti. Sydänfilmi ja thorax päivittäin oli lääkärin kliinisen tutkimuksen ja kokemuksen lisänä diagnoosipäättelyssä ja hoidon vaikuttavuuden seurannassa. Myös verenkiertoaikoja mitattiin. Lääkäri pisti suoneen lääkettä ja hoitaja otti sekuntikellolla aikaa. Potilas ilmoitti, kun aine alkoi maistua suussa. Miten tutkimus vaikutti hoitoon, sitä ei muisteta. Astmapotilaan keuhkojen kuuntelu stetoskoopilla tehtiin yhtä huolella. Lääkärinkierrot kestivät usein iltapäivään.

Mahavaivoja tutkittiin Sinitestillä ja Histalog-koeaamiaisilla. Molemmat olivat happokokeita. Ensin mainitussa annettiin potilaalle pulveria ja seurattiin, muuttuuko virtsa siniseksi. Jälkimmäisessä laitettiin potilaalle nenämahaletku. Pistettiin Histalog-nimistä ainetta suoneen ja otettiin näyte Record-ruiskulla mahan sisällöstä ennen ja jälkeen pistämisen. Lapamatokin saattoi olla mahavaivojen syynä. Näytteet otettiin rutiinisti kaikilta potilailta, olipa osastolle tulon syy mikä tahansa. Rautaruukilla oli paljon venäläisiä asiantuntijoita. Joskus heitä tuli osastolle ja suuri huoli oli, miten selittää heille, että tarvitaan ulostusnäyte.

Ventrikkeli-röntgenit, passaget ja colongrafiat olivat päivittäisiä suoliston varjoainetutkimuksia. Potilas oli liemiruualla ja vesiperäruiskeita annettiin aamuin ja illoin. Usein saatiin moitteita, kun suoli ei ollut tyhjentynyt. Nykyään mahahaavat hoidetaan antibiooteilla, aikaisemmin ne leikattiin pois.

Henki ahtaalla tai verensokeri korkealla

Äkillinen hengenahdistus oli rintakivun ohella monen potilaan osastolle tulon syynä. Keuhkokuumepotilaita lukuun ottamatta osastolle tulivat toistuvasti samat tutut potilaat pitkittyneessä astmakohtauksessa. Theofyllamiinia suoneen, Kortisonitippa, puoli-istuva käsiin nojaava asento ja runsaasti juotavaa muistuvat mieleen. Joku muistaa, että happeakin annettiin 1960-luvun lopulla. Kotihoitona oli vain keuhkoputkia laajentavaa Theofolia liuoksena suun kautta. ”Astmapiippuja” tuli vasta 1970-luvun lopulla. Käytön neuvonta jäi pääasiassa apteekin varaan. Kodin saneerauksesta mainittiin, mutta tuskinpa monikaan maalaistalon emäntä pystyi ohjetta noudattamaan. Näin jälkeenpäin tuntuu huvittavalta, että astmapotilas saattoi olla kuuden hengen huoneessa ja höyhentyyny päänsä alla! Jossain vaiheessa osastolle saatiin muutama allergiatyyny, joita sitten vaihdeltiin potilaalta toiselle pahimman kohtauksen ajaksi!

Lepo, hengitysharjoitukset, runsaasti juotavaa nestelistoineen ja penisilliini lihakseen olivat keuhkokuumepotilaan hoitona 1960- 70-luvuilla. Keuhkoemfyseema - (keuhkojen laajentuma) potilaitakin oli paljon. Heille annettiin Bennet-respiraattorilla painehengitystä. Toisena hoitomuotona oli pulloon puhallus. Ja hoitojen välillä he menivät tupakkahuoneeseen! 1970-80-lvun taitteessa alettiin puhua tupakoinnin haitoista ja näyttää tupakanpolton lopettamiseen kannustavia videoita.

Väsyttää, janottaa ja pissattaa – nämä muistetaan sokeritaudin oireista. Ja hoitona oli sokeriton ruokavalio, liikunta ja insuliini. 1960-70-luvuilla monet sokeritautipotilaat tulivat diabeettisessa koomassa osastolle. Asetonin haju hengityksessä erotti kooman liian matalan verensokerin aiheuttamasta tajuttomuustilasta eli shokista. Sokerivirtsan keräys, clinistix- ja ketostix-mittaukset aloitettiin ja verensokeria mitattiin neljän tunnin välein ja tarvittaessa tiheämminkin. Lyhytvaikutteista insuliinia annettiin ihon alle toistuvasti lääkärin määräyksen mukaan. Kun nuori osastonlääkäri määräsi potilaalle illalla annettavaksi pitkävaikutteista insuliinia, ei sairaanhoitaja uskaltanut moista määräystä toteuttaa kysymättä ylilääkäriltä lupaa. Puhumattakaan, että potilaat olisivat itse mitanneet sokerin ja päättäneet insuliinimäärästä! Monipistoshoitoa ei 1970-luvulla tunnettu. Pitkävaikutteinen insuliini oli nimeltään Insulin Lente. Tablettilääkkeistä muistetaan Rastinon, Euglucon, Dibein retard.

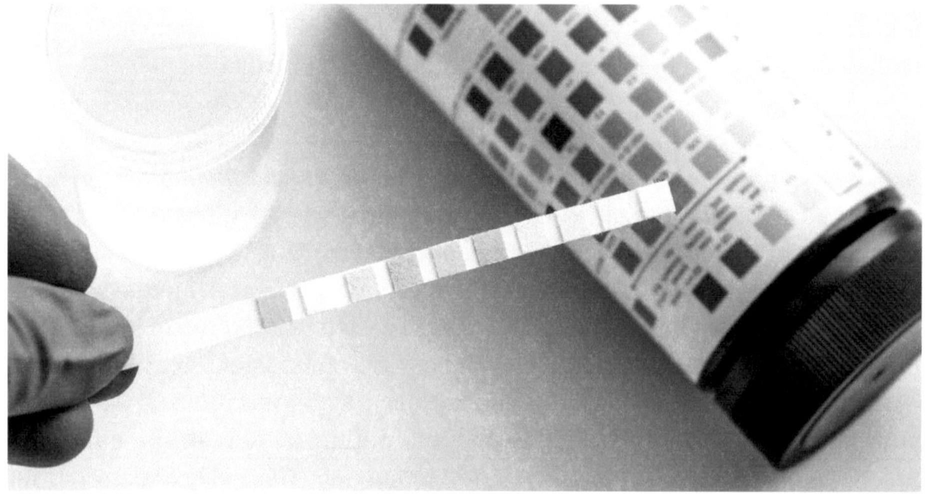

Clinitest-liuskoilla mitattiin sokeri silmämääräisesti kertavirtsasta ja vuorokausivirtsasta.

Apuhoitaja teki kaikkea

Hyvästä perushoidosta vuodepesuineen ja petauksineen pidettiin huolta kaikissa tilanteissa. Syöttämiset ja kääntämiset siirtyivät, kun tarvittiin lisäkäsiä lääkärin määräysten toteuttamiseen. *Apuhoitajien mieleen on jäänyt lukuisia tilanteita, joissa tehtiin sairaanhoitajalle kuuluvia tehtäviä. Niistä esimerkkejä seuraavana:*

- 1970-luvulla oli paljon myyräkuumetta: kestokatetrin laitto ja tuntidiureesin seurantaa. Joskus laitettiin kestokatetrikin ja aloitettiin tuntidiureesi.
- Peritoneaalidialyysejä tehtiin siinä sivussa heti alusta alkaen. Neljä potilasta kävi viikoittain, olivat muutaman päivän kerrallaan. Liuospullot lämmitettiin vesihauteessa ja laitettiin tippumaan ja vaihdettiin heti, kun ehdittiin. Ei saatu ylimääräistä hoitajaa. *Kerran yöllä 70-luvun alussa lääkäri XX tuli osastolle ja halusi laittaa dialyysin. Sanoin, etten ehdi, kun on 40 potilasta... touhusi ja laittoi yksin. Sen kerran uhmasin lääkäriä vastaan.*
- Kaliumtabletti meni vuodepotilaalla henkeen – soitettiin kirurgiylilääkäri Hyttinen, joka teki hätätrakesostomian (aukko henkitorveen) pikku huoneessa.

- Kerran menin pikku huoneeseen. Joka paikassa oli mustaa verta.... ja potilas sänkyineen aivan veressä kuolleena. Oli saanut verensyöksyn keuhkosyövän vuoksi. Soitin päivystävälle lääkärille. Olin shokissa. Lääkäri otti syliinsä ja lohdutti.
- Kun lääkäri otti arteriaverinäytteen ranteen valtimosta, sänky pantiin antitrendelenburgiin (pää alaspäin)... ja lääkäri otti näytteen, jonka apuhoitaja juoksutti labraan. Näytteenoton jälkeen pantiin pistospaikkaan hiekkapussi, jota painettiin ensin ja sitten sidottiin sideharsorullalla tiukalle.
- Anestesialääkäri Lewandowskin aikana (1970-luvun alussa) potilailla oli subclaviakanyyleitä ja tippa niihin. Piti mitata tietyin väliajoin keskuslaskimopaine eli CVP. *Kerran päivystävä lääkäri preparoi suonta laittaakseen subclaviakanyylin - minä näytin taskulampulla valoa...*
- ”Pysyy se kynä apuhoitajankin kädessä. Annan kunnolla määräykset...” sanoi ylilääkäri Korhonen apuhoitajalle, kun sairaanhoitajapulan aikana ei ollut sairaanhoitajaa kierrolle lähtemään.

1980-luvun alussa realiteettiterapiaa pitkäaikaispotilaille

1980-luvun alussa oli muutaman vuoden jakso, jolloin akuuttien sydänpotilaiden tarkkailu ja hoito oli keskitetty osasto kolmoselle perustettuun tarkkailuyksikköön. Sisätautisairauksia sairastavia tutkittiin ja hoidettiin nelosella entiseen malliin ja pitkäaikaispotilaita oli edelleen. Pula jatkohoitopaikoista oli jatkuvaa. Kuivilan (ent. Niemen) Hinni ja Hiedan Tuula kävivät Helsingissä Myllypuron vanhainkodissa tutustumassa vanhusten uuteen hoitomuotoon, realiteettiterapiaan. *Samaan aikaan työjaossa siirryttiin tehtäväkeskeisestä työnjaosta työryhmätyöhön.* Osasto jaettiin kahteen ”moduliin”, joissa oli omat pysyvät hoitajat pitemmän aikaa. Hoitajat tunsivat potilaansa aikaisempaa paremmin ja alkoivat harjoitella omahoitajatyöotetta. Jokaiselle potilaalle nimettiin omahoitaja, joka laati hoitotyön suunnitelman.

Entisen potilaan puolesta-työotteen tilalle tuli päivittäisen työn tavoitteeksi säilyttää ja edistää potilaan omaa toimintakykyämahdollisimman paljon sairauden hoidon aikana. Omahoitaja perehtyi, mitä päivittäisiä toiminto- ja potilas pystyy itse suorittamaan ja kirjasi ne hoitosuunnitelmaan. Jokaiselle pitkäaikaispotilaalle laadittiin hoitosuunnitelma hoidon tavoitteineen ja hoitokeinoineen. Kuukausittain tehtiin toimintakyvyn arviointi potilaan omatoimisuuden edistymisestä. Käytännössä tämä merkitsi sitä, että potilaat autettiin jalkeille aamutoimia itse suorittamaan vuodepesun sijaan, päivähuoneeseen syömään lounasta ja päivällistä, ja vähintäänkin pöydän ääreen itse syömään aamu- ja iltapalaa. Kerran päivässä pyrittiin pitämään päivähuoneessa jumppahetki ja lukemaan päivän lehdet. Kestokatetreista luovuttiin ja tilalle tulivat vaipat ”pitsareineen”. Lisäksi pyrittiin auttamaan potilas portatiiville ja vessaan säännöllisin väliajoin. Puhuttiin rakon kuntouttamisesta kestokatetrin poiston jälkeen.

”Tärkeää hoidossa on se, että kaikki työntekijät ovat hoidossa samalla linjalla. Jokainen tekee samoin, kohtaa potilaan ihmisenä, eikä vain pakettina, jota syötetään ja juotetaan, käännetään ja kuivitetaan kysymättä edes, mitä kuuluu. Puhutellaan vanhuksia etu- ja sukunimellä, ettei minuus unohtuisi. Ettei kävisi niin kuin eräälle vahalle miehelle, jota oli aina puhuteltu etunimellä, hän ei tiennyt sukunimeä itsellään olevankaan.” (Apuhoitaja Hinni Kuivila henkilöstölehdessä 4 / 1983.) Hän jatkaa yökön tehtävissä seuraavasti: ”Yökön tehtäviin kuuluu päiväalmanakan teko meidän realiteettihuoneisiin. Päivyristä näkyy päivämäärä, nimipäivä ja kulumassa oleva kuukausi. Lisänä yökön mielenlaadun mukainen piirros tai kuva värittämässä teosta…”

1980-luvulla muistisairaita hoidettiin muiden pitkäaikaissairaiden tavoin dementiadiagnoosilla. Sen ajan hoitoperiaatteena oli palauttaa muistisairas omista maailmoistaan tämän päivän realiteetteihin. Kun vanhus oli hädissään ja lähdössä lehmiä lypsämään, hänelle sanottiin: ” Olet nyt sairaalassa. Sinun ei täällä tarvitse lypsää lehmiä.” Levottomia muistisairaita sidottiin geriatriseen tuoliin ja lantiovyöllä sänkyynsä laitojen taakse. Sieltä he pyrkivät ylös ja kolisuttivat laitoja. Vasta 1980-luvun puolivälissä alettiin puhua validaatiosta ja vanhuksen omaan maailmaan eläytymisestä. Tunnehoivan käsite tuli käyttöön.

Sydänpotilaiden tarkkailu ja hoito takaisin neloselle 1980-luvun puolivälissä

1970-luvun lopulla neloselle oli perustettu 2-paikkainen tarkkailuhuone kansliaa vastapäätä olevaan kolmen hengen huoneeseen. Seurantavälineet olivat vaatimattomat, elohopeaverenpainemittari stetoskooppeineen ja huoneessa käyrää näyttävät monitorit, josta sydänkäyrä näkyi. 1980-luvun alussa valvontahuone siirrettiin muutamaksi vuodeksi osasto kolmoselle. Elettiin ”Nuttura-Korhosen” aikaa.

Kun Honkalan Matti palasi erikoistumasta vuonna 1987 sydänpotilaiden tarkkailu ja hoito palasi neloselle. *Alkoi infarktipotilaiden liuotushoidot.* Neljän tunnin sisään rintakivun alkamisesta piti hoito antaa. Siinä kului sairaanhoitajalta monta tuntia aikaa lääkkeitä liuottaessa ja lääkärin määräyksiä toteuttaessa. Tarvittiin taitavien apuhoitajien omaehtoista tarttumista sairaanhoitajan muihin tehtäviin: potilastarkkailut, iv-tiputukset, suun kautta annettavat lääkkeet, uusien potilaiden vastaanotto jne..

1980-luvun lopulla tarkkailuyksikköön saatiin uudet hienot tarkkailulaitteet. Nyt voitiin kansliassa monitorista seurata potilaan sydänkäyrää ja tarvittaessa tulostaa paperille pätkä sydänkäyrää.

Ja jossain vaiheessa saatiin potilaskohtaiset monitorit myös osaston kansliaan, jolloin seuranta helpottui.

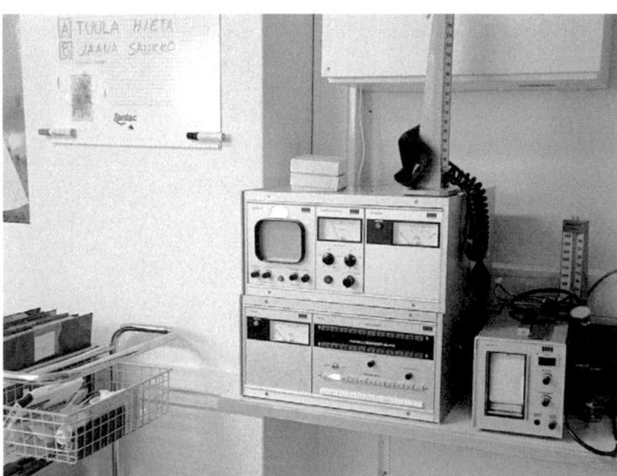

Kuvassa tarkkailuyksikön sydänvalvontalaitteet vuonna 1986. Kuva. Jarmo Reponen.

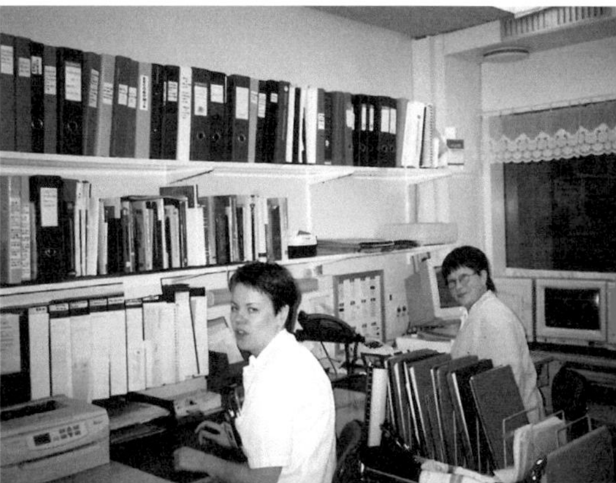

Kuvassa sairaanhoitaja Päivi Käkelä (ent. Paloniemi) vastaanottamassa yöhoitaja Inkeri Räisäsen raporttia. Kuva. Anna-Helena Pisilä.

1990-luvun lopussa toiminta nelosella loppui

Silloin järjesteltiin sairaalan toimintoja uuteen uskoon. Sisätautiosaston toiminta siirtyi kolmoselle tarkkailuineen päivineen ja nelosen tilat remontoitiin taloustoimiston työtiloiksi.

Muistelemassa:
Apuhoitajat Korpela Tuulikki, Lappalainen (ent. Tähjänjoki) Anna-Liisa, Pisilä Anna-Helena, Tuomikoski Irja ja sairaanhoitajat Tuula Hieta, Eija Kärkkäinen, Sirkka-Liisa Vähäkangas Sirkka-Liisa ja Eeva Tokola.

Kuoleman torjumisesta saattohoitoon

Kuolemaa torjuttiin kaikin keinoin 1960-70-luvuilla

Sairaalassa kuolemaa ei hyväksytty. Alkuaikoina oli sääntö, että kaikkia piti elvyttää: nyrkillä rintaan ja painalluselvytystä… Yövuorossa toivottiin, että eläisi nyt aamuun. Potilaita pidettiin hengissä viimeiseen asti kaikin lääketieteellisin keinoin. Elvytys ei kuitenkaan juuri koskaan tuottanut tulosta; yövuorossakin potilaita kuoli. 1960-70-luvuilla sisätautiosastolla potilas kuoli lähes päivittäin. *Nuori osastonlääkäri, Heikki Porkka sanoi kerran, että "Raahen kirkon kellojen kannattimet pitää uusia, kun joka päivä kuolee potilaita".*

Vainajaa säilytettiin yleensä yön yli aamuun kylpyhuoneessa, mutta jos yövuorossa oli kuollut kaksi, niin toinen oli lääkärin kansliassa. Kerran aamulla työhön tullessaan osastonlääkäri sanoi apuhoitajalle sisätautiosastolla: "Voisko tuon vainajan viedä pois, että pääsis` töihin?". Soitettiin talonmies hakemaan vainaja alas kylmiöön, ja hoitaja lähti kaveriksi nostamaan kylmäkaapin hyllylle. Lauantaisin ja sunnuntaisin hoitajat huolehtivat kaikesta itse. Joskus kuitenkin uhmattiin elvytyssääntöä. *"Kerran oli hyvin vanha ja laiha, kuihtunut pappa, joka kuoli yöllä kesken kääntämisen. Katsottiin reserviyökön kanssa toisiamme silmiin ja nyökättiin – ei elvytetty."*

Varsinainen vainajan laitto tapahtui rutinoidusti tietyn kaavan mukaan, yleensä kylpyhuoneessa. Lääkäri totesi kuoleman. "Peräaukkoon tukko, neulat, kestokatetrit yms. pois, hampaat suuhun, sormus sormeen, hiukset kammattiin; leuka sidottiin ja kostutetut laput silmiin. Jalat sidottiin yhteen ja kiinnitettiin nimilappu: nimi, osasto ja kotikunta. Avopaita päälle ja lakana taiteltiin peitteeksi. Aluslakana ja poikkilakana jäivät sänkyyn nostoliinoiksi. Potilasvaatteet ja muut liinavaatteet pyykkipussiin, jonka päälle lappu: Excitus. Ja patja pohjakerrokseen "kaasu-uuniin" steriloitavaksi. Ei sytytetty kynttilää tms."

Kaksi tuntia osastolla, jonka jälkeen vainaja kuljetettiin pois osastolta salaa. Tarvittaessa pyydettiin käytävällä kulkevia potilaita menemään huoneisiinsa. Syytä ei kerrottu. "Ruuanjako jatkui kuin mitään ei olisi tapahtunut…". Huomiointikaavakkeeseen kirjoitettiin EXITUS klo se ja se sekä se, onko omaisiin saatu yhteyttä. Lääkäri kirjoitti kuolintodistuksen. Sairauskertomukset toimitettiin arkistoon. Se oli siinä. Rutiininomaista ja persoonatonta ja näytti ulospäin välinpitämättömältä. Näin meitä oli opetettu.

Kuolema kuitenkin kosketti hoitajia, vaikkei sitä saanut näyttää toisilleen eikä omaisille. Ohje oli: vahvuus on hoitajassa; hoitaja ei itke eikä mene mukaan. Mieleen on jäänyt tilanne, kun omaiset tulivat aamulla varhain katsomaan huonossa kunnossa olevaa läheistään. Potilas oli kuollut yöllä. Käytävän päässä, portaikon vieressä oli pieni syvennys, jossa oli aamulla kaksi vainajaa, särmi edessä käytävälle ja toinen vainajien välissä. Tuntui pahalta viedä omaiset katsomaan kuollutta läheistään tuollaiseen paikkaan. Yöaikana kuolleista ilmoitettiin omaisille vasta aamulla. 60-70-luvuilla puhelimet eivät olleet kovin yleisiä. Usein soitettiin naapuriin, ja pyydettiin omaisia soittamaan osastolle.

Sairaanhoitaja kertoi yleensä vainajaa hakeville omaisille potilaan kuoleman viimeisistä tapahtumista. Jos he halusivat keskustella lääkärin kanssa, kutsuttiin osastonlääkäri. Jos omaiset halusivat käydä vainajaansa katsomassa kylmiössä, hoitaja lähti näyttämään. Viimeistään siellä hoitajan kokema ahdistus ja voimattomuus kuoleman edessä saattoi purkautua yhteiseen itkuun ja halaukseen nuoren, saman ikäisen lesken kanssa. Osastolla siitä ei puhuttu. *Omaisia ei juuri tämän kummemmin tuettu. Ei ollut taitoa tukea ja lohduttaa omaisia hyvästien jättämisessä. Koko sanakin, hyvästien jättäminen, oli vierasta. Ei sellaisesta oltu koulutuksessa puhuttu.*

Gellmanissa oli toisin

Aluesairaalan pitkäaikaisosastolla, Gellmanissa potilas sai kuolla luonnollisen kuoleman. *”Kuoleva siirrettiin yleensä yhden hengen huoneeseen. Vettä tarjottiin sen verran kuin potilas halusi. Suuta kostutettiin vanupuikoilla ja laitettiin Borax-glyseniä limakalvojen kuivumista ehkäisemään. Hammasproteesit olivat yleensä vesilasissa tai kuiviltaan. Kuoleman jälkeen niitä oli vaikea saada suuhun. Sormukset ja kaulaketjut oli pyydetty viemään kotiin. Vihkisormusta säilytettiin teipillä teipattuna potilaspöydän laatikossa. Se laitettiin vainajalle sormeen. Omaiset kävivät hyvästelemässä. Jos kuoleva itse tai omaiset halusivat, 1960–70-luvuilla soitettiin pappi antamaan ehtoollista tai ilmoitettiin kirkkoherranvirastoon.”*

1980-luvulla alettiin puhua terminaalihoidosta

Sairaalassa kuolema nähtiin biologisena ja lääketieteellisenä ilmiönä pitkälle 1970-luvun lopulle. 1975 Kubler-Ross julkaisi teoksia kuolemasta, kuolemaan valmistautumisen eri vaiheista, kuolevan itsensä kokemasta surusta ja kuolevan kohtaamiseen liittyvistä tunteista. Ruumiin elintoimintojen loppumisen ohella kuoleva alettiin nähdä inhimillisenä, tuntevana olentona, jolla oli omaisten kanssa eletty menneisyys ja elämättä jäävä tulevaisuus. Kuolema nähtiin elämästä luopumisprosessina, jossa suru ja sureminen ovat keskiössä; niin kuolevalla itsellään kuin omaisilla. Teologinen näkökulma kuolemaan pehmensi rutiininomaista, tehtäviin keskittyvää potilastyötä. Samoihin aikoihin lääkintöhallitus valmisteli ohjeistusta kuolemaan johtavan sairauden viimeisen vaiheen hoidosta. Vuonna 1982 ilmestyikin sairaaloille ohjeet parantumattomasti sairaalle annettavasta loppuvaiheen hoidosta, ns. terminaalihoidon ohjeet. Ohjeissa korostettiin "parantumattomasti sairaan ihmisarvon säilyttämistä ja kunnioittamista elämän loppuun asti. Omaisten osallistumista hoitoon ei saa rajoittaa missään hoitoympäristössä: sairaala, saattohoitokodit ja potilaiden omat kodit."

Hoitajien työn kannalta keskeistä oli hoitavan lääkärin tekemä hoitopäätös aloittaa terminaalivaiheen hoito, joka merkittiin kuumekurvaan punaisella sydämenkuvalla. Lääketieteellisessä hoidossa keskityttiin riittävään kivunlievitykseen ja sairauden oireiden hoitoon. Päivittäisessä hoidossa keskeistä oli potilaan ihmisarvoa kunnioittava perushoito ja huolenpito sekä kuolevan itsensä ja omaisten tukeminen luopumisessa ja surussa. *Terminaalihoidossa olevalle järjestettiin yhdenhengen huone, jossa omaisten osallistuminen hoitoon oli mahdollista. Omahoitajatyöotteen vakiintuessa1990-luvulla nimetty hoitaja huolehti hoitopäätösten toetutumisesta kaikissa työvuoroissa.*

1980-luvulla henkilökunnalle laadittiin omat ohjeet terminaalivaiheessa olevan potilaan hoidosta ja toimenpiteistä potilaan kuoleman jälkeen. Pieni ohjelehtinen "Surun kohdatessa" annettiin myös omaisille. Siihen oli koottuna käytännön toimintaohjeita mm. hautausluvasta, hautajaisjärjestelyistä ja perunkirjoituksesta.

Henkilökunnan jaksamisesta ei kukaan puhunut 1960-70-luvuilla

Potilaan kuolemaan liittyviä tunteita ja surua ei käsitelty yhteisesti missään. Kuolemaa edeltävät tarkkailut ja hoitotoimenpiteet kyllä kerrottiin raportilla lyhyesti. Myös lääkärit vaikenivat. Yksi poikkeus muistetaan kirurgiselta vuodeosastola 1970-luvun lopussa. *Lääkärin tutkimushuoneessa oli tarkkailtavana raskaana oleva nuori nainen, joka valitti vyömäistä kovaa vatsakipua ylävatsalla. Tutkimuksista huolimatta diagnoosia ei oltu vahvistettu. Kipu yltyi niin, että sairaanhoitaja kutsui päivystävän lääkärin, joka tuli heti paikalle. Potilas kuoli siinä lääkärin ja hoitajan silmien alla. Mitään ei voitu tehdä. Se vain meni... Nuori hoitaja purskahti itkuun. Lääkäri poistui paikalta. Seuraavana päivänä hän kokosi hoitajat kahvihuoneeseen ja yhdessä käsiteltiin asiaa. Siinä toteutui nuoren sisätautilääkärin, Pirkko Ahokkaan vetämänä ensimmäinen debriefing (jälkipuinti traumaattisen tilanteen jälkeen).* Ruumiinavauksessa selvisi, että kyseessä oli aorttarepeämä.

Valtakunnalliset keskusviraston ohjeet kuolevan potilaan hoidosta vauhdittivat 1980-luvulla hoitohenkilöstön kipeästi tarvitsemaa lisä- ja täydennyskoulutusta, jota järjestettiin niin Oyks:n kuin kesäyliopistonkin toimesta. Monet meistä muistavat Martti Lindqvistin luennot kuolevan potilaan hoidosta Raahen kesäyliopiston järjestämässä seminaarissa. 1980-luvun puolivälissä aloitettiin myös hoitohenkilöstön työnohjaus, joka tarjosi tilaisuuden jakaa kuolevan potilaan hoitoon ja omaisten kohtaamiseen liittyviä kokemuksia sekä purkaa omaa ahdistusta. Kuolemaan liittyvä vaikenemisen kulttuuri alkoi pikkuhiljaa murtua, ja myös kahvihuoneessa ja raporttien yhteydessä alettiin jakaa tunteita ja kokemuksia.

Sairaalasielunhoitaja omaisten ja henkilökunnan tueksi

1980-luvulla potilaan hoidon hengellinen ulottuvuus alettiin ymmärtää osaksi potilaan kokonaishoitoa. 1987 saatiin oma sairaalasielunhoitajan virka, jonka ensimmäinen hoitaja oli Raija Kiviniitty. Sairaalasielunhoitaja voitiin kutsua kuolevan ja omaisten tueksi jakamaan ahdistusta ja tunteita, joita tieto kuolemasta aina aiheuttaa. Hänellä oli aikaa ja taitoa tukea potilasta ja omaisia kuoleman lähestyessä. Henkilökunnan työn tukeminen tapahtui usein työn lomassa henkilökohtaisin keskusteluin, hoitoneuvotteluissa, osastokokouksissa ja raporteilla. Sairaalan toiminnan alusta alkaen alueen papit olivat vuorollaan pitäneet hartaustilaisuuksia ja jakaneet ehtoollista ehtoollishartauksien yhteydessä ja yksityisesti potilashuoneessa.

”Hoitajat osaavat koko ajan paremmin huomioida tämän työssään ja kutsua pappia myös iltaisin, öisin ja viikonloppuisin”, sanoo vuodesta 1989 alkaen sairaalasielunhoitajana toiminut Marja-Liisa Matala. Ennen tätä Marja-Liisa ehti toimia hetken sairaanhoitajan sijaisena aluesairaalan vuodeosastoilla. Hän on vuosikymmenet tukenut hoitajia monissa työkäytäntöjen muutoksissa, joita saattohoidon toteuttaminen on vaatinut. Kuolevan itsensä ohella myös omaiset ovat tarvinneet kiireetöntä kuuntelijaa ja keskustelijaa suunnittelemaan hautajaisia tai pohtimaan yhdessä omaa elämäntilannettaan. Vakavaan, kuolemaan johtavaan sairauteen sairastuminen, saattohoito, kuolema, ihmissuhdekysymykset ja monet elämän vaikeudet tulevat esille näissä keskusteluissa. 1990-luvulla saatiin terveyskeskuksen vuodeosastoille pari saattohoitohuonettakin, joissa omaisten jatkuva läsnäolo ja hoitoon osallistuminen tuli aikaisempaa paremmin mahdolliseksi.

Saattohoito tutuksi varovaisin askelin

Läheisen ihmisen kuolema on elämän vaikeimpia kokemuksia. Silti suru syvimpinä hetkinä ihminen saattaa olla aivan yksin. Liian usein ihminen jä yksin myös oman kuolemansa hetkellä.

Saattohoitoon koulutetun auttajan rooli ei ole helppo. Mutta vielä vaikeam paa saattaa olla tämän auttajan lähestyminen. Tuskin hänen olemassaoloaa kriisitilanteessa edes muistaa.

Kotisairaanhoitaja **Inkeri Tamminen** on yksi Raahen alueen vapaaehtoisista, jotka on koulutettu saattohoitoa varten: tukemaan lähimmäistä kuolinvuoteen äärellä sekä yhtälailla auttamaan omaisia, kun omat voimat eivät enää tunnu riittävän.

Omaisien tukeminen on Inkerin mukaan erittäin tärkeää. Tämä tuli esille omakohtaisen kokemuksen kautta, isän kuolinvuoteen äärellä helmikuussa. Surevan omaisen lähestyminen on tavalliselle ihmiselle vaikeaa, sen Inkeri itsekin tietää. – Aikaisemmin en uskaltanut lähestyä surevia omaisia. En tiennyt, miten pitäisi kohdata ihminen, joka on menettänyt läheisensä. Nyt olen saanut taitoa lähestyä paremmin, olenhan itse saanut kokea, kuinka paljon toisen ihmisen läheisyys ja myötäeläminen auttavat.

Inkeri Tamminen antaa kiitokset työnantajalle, joka järjesti vapaata saattohoitovaiheen ajaksi. – Työnantajan tulisikin mahdollisuuksien mukaan huomioida tällaiset tilanteet, Inkeri vetoaa.

Omaisille tulee kertoa saattohoidon tukihenkilöistä

Raahessa on kymmenkunta vapaaehtoista, saattohoitoon koulutettua tukihenkilöä. Näitä auttajia voi tiedustella terveyskeskuksen vuodeosasto ykköseltä osastonhoitaja Marja-Leena Lumiaholta. Numer on 2 991 290.

Inkeri Tamminen uskoo, et teivät kuolevan potilaan omai set läheskään aina edes jaks muistaa saattohoitajien ole massaoloa, saatikka uskall kysyä outoa ihmistä auttajaks ja kanssakulkijaksi – Hoitajien ja lääkärien tulis kertoa omaisille saattohoitaja tuen mahdollisuudesta. S saattaa tuntua vaikealta, mutt tuskinpa kukaan kokee louk kaavana tietoa, että joku ihmi nen on valmiina tukemaan j auttamaan.

– Saattohoitaja on valm olemaan omaisien tukena ja kossakin, kuoleman jälkeen lähimmäisenä, jolle voi kert paineistaan ja huolistaan; jo kysyy, miten jaksat.

Saattohoitoa sairaalassa ja kotona 1980-luvulta alkaen

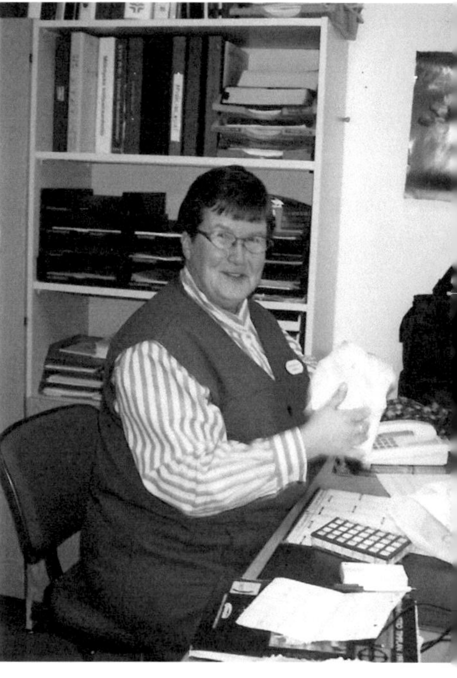

Lehtileike ja kuva. Inkeri Tamminen.

Omaisten rooli muuttui pikkuhiljaa hoidon sivustaseuraajasta hoitoon osallistujaksi. Siinä päivittäisen hoidon lomassa oli helpompaa ja luontevampaa osoittaa myötätuntoa ja tukea perhettä luopumiseen liittyvässä surussa. Hoitajat näkivät omaisten ahdistuksen ja hätäännyksen. Joskus pysähdyttiin hoitavan lääkärin kanssa miettimään potilaan ja perheen tilannetta myös uudesta näkökulmasta.

Kirurgisella osastolla hoidettiin nuorta kahden lapsen äitiä mahasyövän takia. Kaikki lääketieteellinen hoito oli tehty ja potilas oli terminaalivaiheessa, nykyisellä termillä saattohoitovaiheessa. Hoitajia säälitti potilaan perhe: lapset ja puoliso vierastunnilla valkoisessa, steriilissä potilashuoneessa, oudossa tilanteessa – hiljaa istuen, allapäin. Puhuttiin osastonlääkärille, josko hän antaisi luvan toteuttaa hoito kotona, kun potilas ja puolisokin niin halusivat. Käytäisiin aamu- ja iltavuoroista tarpeellinen määrä kotikäyntejä ja vietäisiin hoitovälineet osastolta. Ja niin tehtiin. Se oli saattohoitoa kotona 1980-luvulla.

Diakonissa-sairaanhoitaja Inkeri Tamminen tuli kotisairaanhoitoon vuonna 1980 jääden eläkkeelle 2004. Hän kertoo:

Kolme potilasta hoidin kotona. Terhokodin Juha Hänninen oli silloin lääkärinä. Ei turhaa nesteytystä, hyvä kipulääkitys, nestemäistä Morfiinia riittävästi. Omaiset eivät uskaltaneet antaa Maisan ohjeen mukaan (geriatrian erikoislääkäri Marja-Liisa Karjula). Perheen tukemista ja päivittäisessä perushoidossa auttamista. Nukkuu pois. Kaunis lähtö. Saattohoitopäätös oli tehty. Maisa kävi toteamassa kuoleman; joskus myös poliisin kanssa, kun kuolema oli tullut yllättäen. Arkkuunkin laitoin vainajan yhdessä omaisten kanssa. Omaiset valitsivat arkun ja vainaja laitettiin siihen kotona. Vainaja vietiin suoraan kylmiöön. Saattohoitopotilas laitettiin työssä etusijalle ja sitten jatkettiin tarvittaessa päivää. "Tuun ennemmin tai myöhemmin", sanottiin perheelle.

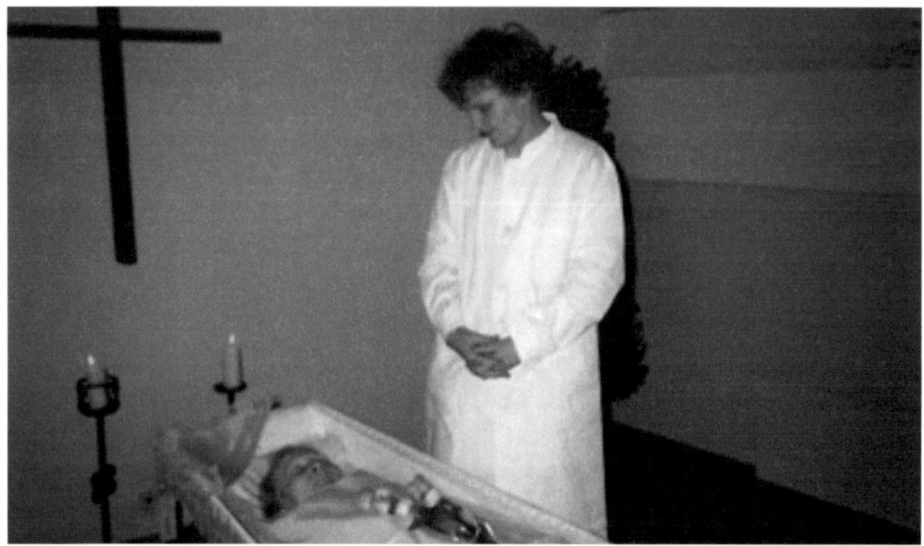

Kappelille remontoitiin tilat pohjakerrokseen vuonna 1986. Ylihoitaja Eeva Tokola saattamassa äitiään. Kuva. Eeva Tokola.

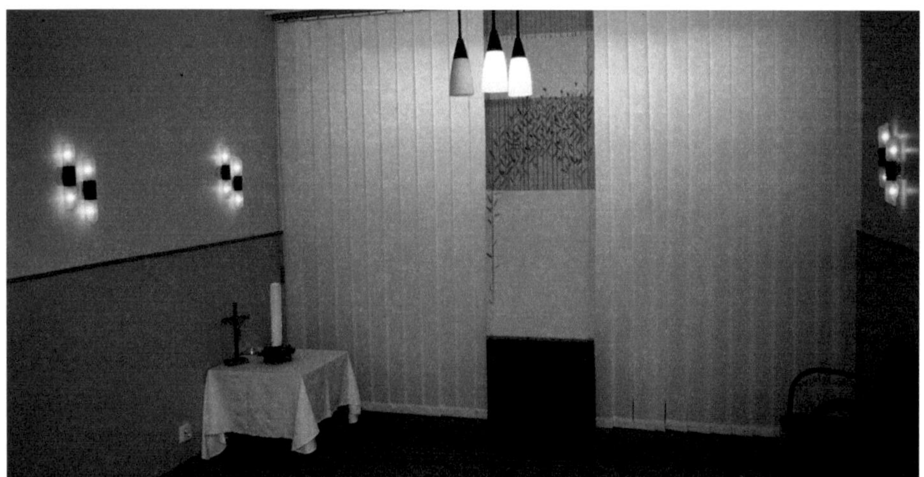

Sairaalan nykyinen kappeli. Kuva. Pirkko Ahokas-Tuohinto.

Muistelemassa:

Osasto 4: Korpela Tuulikki, Lappalainen Anna-Liisa (ent. Tähjänjoki), Pisilä Anna-Helena, Tuomikoski Irja, Uurinmäki Eila. Osasto 3: Hietala Raija, Mäyrä Aila, Törmänen (ent. Hyväri) Liisa, Kankaanpää (ent. Kärsämänoja) Mailis, Luovi Anneli, Viirret Kaija, Vähäkangas Sirkka-Liisa.

Osasto 2: Kiilakoski Paula (ent. Öhman), Pyykönen (ent. Savela) Leila, Äijälä Ritva. Korhonen Marjatta, Tähjänjoki Sirkka-Liisa. Pitkäaikaisosasto Gellman: Mattila Vappu. Kotisairaanhoito: Tamminen Inkeri.

Vanhasta Gellmanista aluesairaalan pitkäaikaisosastoksi

VANHA GELLMANNI

Tilat ja henkilökunta 1960-luvulla

Hoito-osaston pohjapiirros 1950-60-luvun taitteessa muistinvaraisesti esitettynä.

RANTAKATU

Potilashuone miehet, 7 sänkyä	**Potilashuone** naiset, 7 sänkyä	**Poliklinikka** pienet toimenpiteet, kuumailmakaappi	**Potilashuone** leikkauspotilaat, 7 sänkyä	**Laboratorio** ja"veripalvelu", lines Suhonen	**Keittiö** Maija Järvelä, emäntä
KÄYTÄVÄ					
Kanslia lääkekaapit, ruiskujen ja neulojen keittokattila	**Röntgen** keuhkokuvat, luukuvat; kuvien otto ja kehitys, Anni Linnakangas	**Potilaiden pesuhuone** potilasamme, likapyykki; röntgenkuvien kuivauskoppi	**ETEINEN** sen yht. 2 potilas-Wc ja henkilökunnan WC; seinustalla halkoja kuivamassa	**Potilashuoneita** pari kolme yhden hengen huonetta: privaatit ja kuolevat	**ETEINEN**
Leikkaussali: leikkaukset, sectiot pihan yli H-puolelta. Salin yhteydessä sidehuone, jossa autoklaavi ja steriili tavara.					

Gellman H- rakennuksessa toimi kaupungin synnytyslaitos, jossa oli kaksi synnytyssalia: 7-paikkainen iso sali ja "privaatti" yksityispotilaille ja keisarinleikkauspotilaille, isoja potilashuoneita sekä lastenhuone. Hoitoaika oli viikon synnytyksen jälkeen normaali synnytyksen jälkeen ja hoito-ohjeena: ensimmäiset kolme päivää vuoteessa, tavallinen ruoka, paitsi munuaistautisille suolaton ruoka, vatsantoimitukseen tarvittaessa lavermanki eli vesiperäruiske. Se annettiin punaisella kumisella, pestävällä rektaaliputkella. Yökkö pyöritteli pellavakankaisia siteitä äideille ja kokosi alapesusettejä. Vastasyntyneet olivat kokokapaloissa metallireunaisissa sängyissään lastenhuoneessa. Vauvat vietiin äidille syömään neljän tunnin välein.

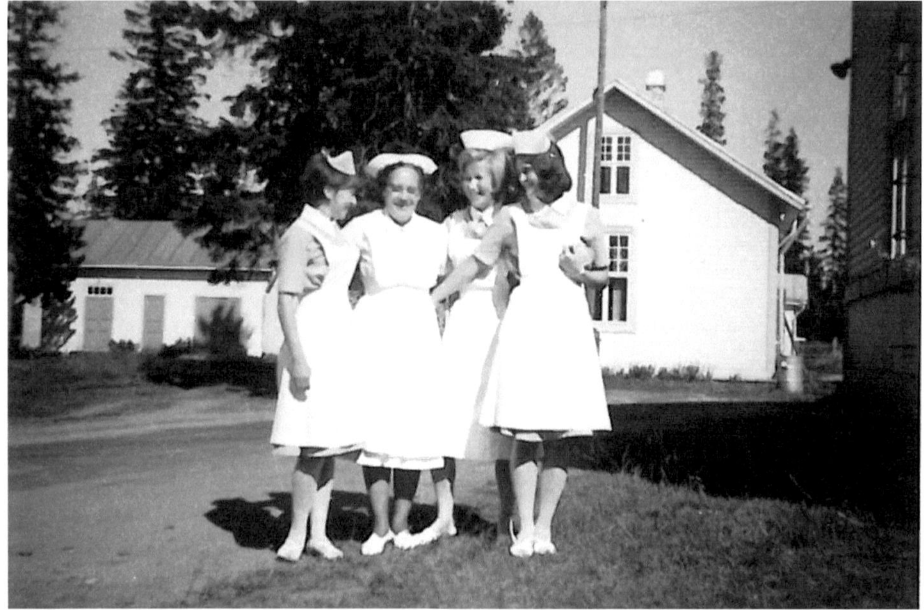

Iloisia hoitajia Gellmanin pihalla 1960-luvulla. Vasemmalta harjoittelija Seija Lackstöm (nyk. Alatalo), sairaanhoitaja Anni Linnakangas, harjoittelijat Leena Salkosalo (nyk. Koivu) ja Priitta Virolainen (nyk. Löytynoja). Kuva. Priitta Löytynoja.

"Huoltopalvelut "1950-luvun malliin

1940-50-luvuilla harjoittelijoiden ensisijaisena tehtävänä oli huolehtia osaston kodinhoidollisista töistä uuninlämmityksestä alkaen. Toinen tärkeä tehtäväalue oli huolehtia potilaiden kaikkinaisesta hyvinvoinnista: pesuista, syöttämisestä, lämmön mittauksesta ja makuuhaavojen ehkäisystä (asennon vaihto neljän tunnin välein). Koska muita hoitajia oli vähän, heidän työnkuvansa laajeni myös hoitotoimiin ja joskus jopa synnytysten hoitoon.

Joka huoneessa oli uunilämmitys. Harjoittelijan tehtävänä oli huolehtia puuta pönttöuunin pesään, myös yöllä. Talonmies Tauno Koskela huolehti puut sisälle liiteristä. Varsinkin syksytuulien aikaan huoneissa oli kylmä. Röntgenkuvien kehitysvesikin saattoi olla jäässä.

Ruokavesi tuotiin Jaakobin lähteestä vedenkuljetushevosella. Tynnyrit ja 50-litran tonkat jätettiin sairaalan puolelle ja synnytyslaitokselle. Pesuvesi kannettiin pihakaivosta sinkkiämpäreillä. Myös rännivettä käytettiin vastasyntyneiden ja lapsipotilaiden pesuun.

Hoito-osastolla oli 3 vesiklosettia, joissa oli Wc-pönttö ja viemäri pihalla olevaan likakaivoon. Kerran pääsi tekohampaat vahingossa likakaivoon. Pitkäkankaan Jussi tonki likakaivoa… Jussille piti antaa pirturyyppy likakaivon tyhjentämisestä. Se oli Jussin taksa. Pihan perällä oli monireikäinen ulkohuussi, jonka Jussi tyhjensi määräajoin.

Likapyykkipussit paiskattiin ikkunasta pihalle. Talonmies Tauno Koskela vei ne pihalla olevaan pesutupaan, jossa pyykkärit pesivät potilasvaatteet pesulaudalla. Vaatteet kuivattiin ulkona pyykkinaruilla ja talvella Gellmanin vintillä. Pesutuvan yhteydessä oli myös mankelihuone ja vaatevarasto. Talonmies toi mankeloidut vaatteet, ja harjoittelija purki korit pesuhuoneen vieressä olevaan pieneen vaatevarastoon. Synnytysosaston vaatteet vietiin Reiponkadun päässä sijaitsevaan pesulaan. Siellä oli kaksi pyykkäriä. Likapyykki vietiin säkeissä, ja puhdas pyykki tuli märkänä puulaatikoissa. Harjoittelijat huolehtivat ne kuivumaan. Vaatteista oli ainainen pula! Hoitajat pesivät työpukunsa itse.

Junnilan Jenni siivosi: lakaisi lattiat harjalla ja laittoi pitkävartisen harjan päälle kostean rievun, jolla luutusi lattiat. Pesuaineena käytettiin ”lysoolia”. Roskapussit nakattiin ”ulkohuussin” viereiseen huoneeseen Pitkäkankaan Jussin tyhjennettäväksi. Synnytyslaitoksen puolella istukatkin pantiin samoihin roskapusseihin.

Emäntä Maija Järvelä keitti ruuan keittiössä. Ruokalista oli melkein aina samanlainen: halstratut silakat ja mannavelli; lihapullat ja kalakeitto. Viiliä tarjottiin joka päivä. Keittiön uunin päällinen oli täynnä viilikuppeja, joita henkilökuntakin sai ostaa. Junnilan Jenni kaatoi maidon tonkista kannuihin ja siitä mukeihin sekä annosteli ruuan lautasille. Samalle isolle tarjottimelle kerättiin neljäkin lautasta ruokineen sekä maidot ja leivät. Oli varsinainen taidonnäyte saada tarjotin potilashuoneeseen. Harjoittelijat syöttivät vuodepotilaat, ja Jenni keräsi astiat pois ja tiskasi. Kaikki tämä toistui viisi kertaa päivässä: aamutee, lounas, päivätee, päivällinen ja iltapala.

Potilassängyt olivat rautasänkyjä, joissa oli hetekan ”vieteripohja”. Patjat olivat ”blokkipatjoja” täytelokeroineen. Tavalliset viltit ja lakanat (alus- ja päällyslakanat, ei pussilakanoita). Jokaisessa sängyssä oli ns. poikkari, joka oli tehty jokamiehen lakanakankaasta. Junnilan Jenni puisteli viltit ja pesi sängyt. Harjoittelijat petasivat.

Välinehuolto: Leikkaussalissa oli suuri kattila, johon mahtui leikkaussalista koko tarjotin instrumentteineen kiehumaan. Tarjotin nostettiin siitä instrumenttipöydälle kuivumaan. Monikäyttöiset kumihanskat pestiin, kuivattiin ja talkattiin. Paikattuja hanskoja käytettiin poliklinikalla. Autoklaavi toimi sähköllä. Monikäyttöiset ruiskut ja neulat keitettiin isossa kattilassa kanslian keittolevyllä. Synnytyksessä tarvittavat sakset ja kocherit pestiin synnytyshuoneen lavuaarissa ja keitettiin kattilassa.

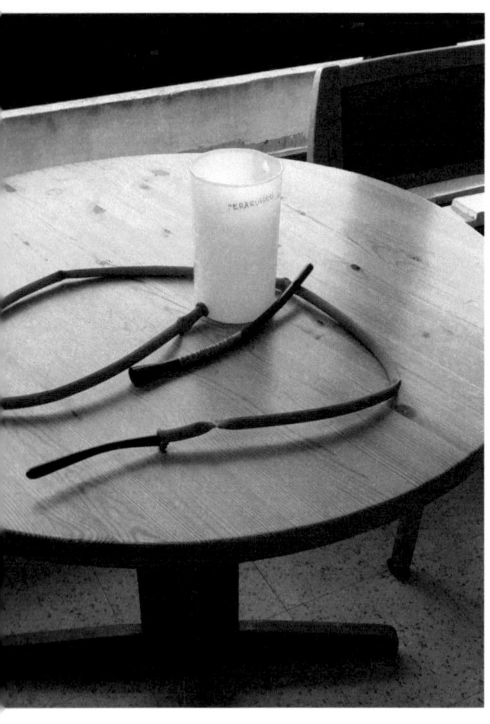

Vesiperäruiskevälineet 1960-luvulla. 1950-luvulla muovisen kannun tilalla oli emalinen kannu. Kuva. Eeva Tokola.

Hoitotarvikkeet: Kaikki sidetarvikkeet tehtiin itse. Sideharsotaitospakka nostettiin paarien päälle. Siitä vedettiin sopiva pätkä, leikattiin side kerrallaan ja pakattiin paperiin. Sideharsorulla saatiin seuraavasti: ompelukoneen jalkaan laitettiin tappimainen akseli eli kara, johon kierrettiin alkuun sideharsoliuskaa. Remmi polkimeen ja sitten poljettiin sideharsoliuska rullalle. Kipsisidoksetkin valmistettiin itse kipsijauheesta ja sideharsosta. Valmiit rullat laitettiin metallilaatikkoon. Synnytyslaitoksen puolella alapesusykeröt tehtiin ohuista puulastuista, jotka pantiin veteen metallikannussa. Vuodeosaston puolella alapesusykeröt pyöriteltiin vessapaperista. ”Selstoffia” eli puuvanulevyä käytettiin isoiksi paloiksi leikattuna vaippoina ja pienet palat nenäliinoiksi potilaspöydille. Pestävistä, monikäyttövahakankaistakin oli pula.

Harjoittelijat – ”avuttoman potilaan auttajat”

Potilaiden perushoito oli pääasiassa harjoittelijoiden vastuulla. Vuodepotilaat pestiin vuoteisiin, patjat käännettiin ja vuoteet petattiin joka aamu. Väliin nakattiin puita uuniin. Sitten olikin jo ruuan jako ja syöttämiset. Vuodepotilaita käännettiin ruokailujen yhteydessä ja selkää pyyhittiin ”pirtuun” kostutetulla pesulapulla. Sydänveritulppapotilaat ja aivohalvauspotilaat hoidettiin viikkokausia vuoteeseen. Potilasvaatteet olivat flanellia. Niistä oli jatkuva pula. Ompelija korjasi niitä aina uudelleen ja uudelleen. Hampaat pestiin, jos potilaalla oli mukanaan oma hammasharja; suurimmalla osalla potilaista sitä ei ollut. Huonot hampaathan yleensä poistettiin. Useimmilla ei ollut varaa niitä paikkauttaa. Hammaslääkäreitäkin oli vain kaupunkikunnissa. Kaikilla ei ollut varaa edes teettää proteeseja. Harjoittelijan tehtäviin kuului myös hoitotehtäviä, kuten haavojen hoitoon käytettävien lyijy- ja boorivesikääreiden laittaminen ja jääpussin laitto mahavaivoihin. Lämpö- ja jääpussit olivat pyöreitä, paksua punaista kumia. Metalliset isot, kiinni pyöritettävät korkit vuotivat lähes poikkeuksetta. Virtsa-, yskös- ja ulostenäytteiden ottamisen ohella matokuurit ja lapamatojen mittaus olivat lähes jokapäiväisiä tehtäviä. Madot mitattiin ja katsottiin, että lapamato oli tullut kokonaisena. Valkea pää oli siitä merkkinä. Lämmöt mitattiin joka päivä kaikilta kainalosta ja "umppariepäilyssä" myös peräsuolesta. Lämmönmittauksen yhteydessä kysyttiin, onko suoli toiminut. Tarvittaessa "tuscheerattiin" ja annettiin vesiperäruiske.

Myös vainajan laitto kuului harjoittelijan tehtäviin yöllä. Kuolevaa pidettiin silmällä. Ja kun ei enää hengittänyt, tunnusteltiin kaulalta ja ranteesta pulssia. Lääkäriä ei pyydetty toteamaan vainajaa kuolleeksi, vaan haettiin sairaanhoitaja vintiltä. Puettiin itselle muovinen suojaessu.

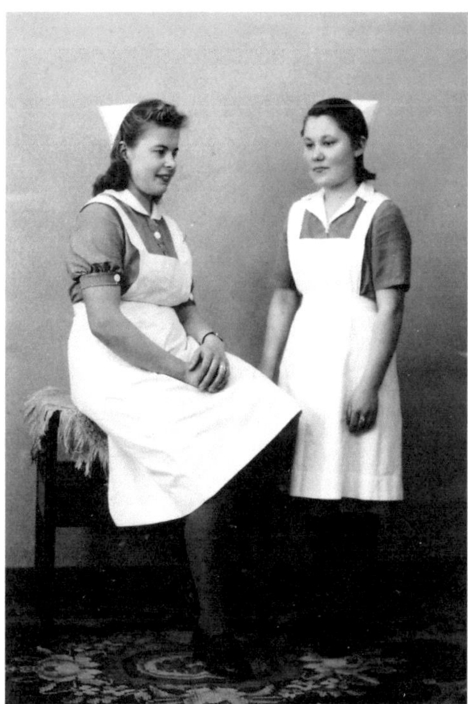

Harjoittelijat Hinni Pihlajakoski (ent. Niemi, nyk. Kuivila) seisomassa oikealla ja istumassa Vieno Impola vuonna 1948. Kuva. Hinni Kuivila.

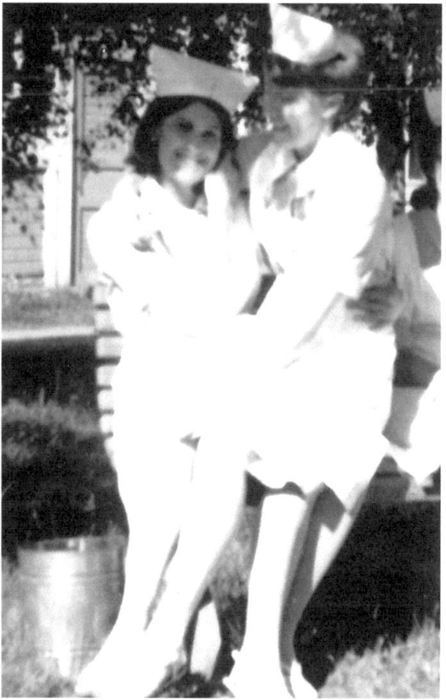

Harjoittelijaystävykset Priitta Virolainen (nyk. Löytynoja) ja Seija Lackström (nyk. Alatalo) pihakeinussa 1960-luvulla. Kuva. Seija Alatalo

Oikaistiin lakanat, ja laitettiin vainajalle kankainen avopaita päälle. Jos vainajalla oli tekohampaat, ne laitettiin suuhun. Sitten laitettiin kostutetut laput silmille ja sidottiin leuka sideharsolla. Jalat sidottiin yhteen nilkoista sideharsolla ja laitettiin tunnistelappu. Vainaja vietiin röntgenkuvaushuoneeseen, josta talonmies Koskela ja siivooja veivät sen pihan perällä sijaitsevaan ruumishuoneeseen.

Muistikuvia harjoittelija-ajalta 1950–1960-luvuilta

Hinni Pihlajakoski (nykyinen Kuivila, entinen Niemi) teki paljon muutakin kuin perushoitoa ja kodinhoitotehtäviä. Koska oli vain yksi kätilö, Hertta Laitinen, hän oli aina varalla, "tissurissa". "Kerran hänen piti päästä kaupunkiin asioille. *Hän antoi minulle valkoisia vaatteita ja sanoi, että hoijappa potilaat sillä aikaa. Kohta Rantakatua pitkin mies lykkäsi potkurilla vaimoaan synnyttämään. Kyselin lasketun ajan, polttojen välin, ei tarvinnut peräruisketta jne. ja vein synnytyssänkyyn. "Nyt se tullee", kuului kohta. Imu lasta varten, langat… ponnista… napanuoran sidoin ja lapsen jutut tein….* Äiti kannettiin sänkyyn. Papereihin ei merkitty kätilön nimeä. Kerrotaan, että kätilö sai muistutuksen läänistä, koska oli poistunut sairaala-alueelta."

1940-50-luvuilla jylläsi tuberkuloosi. Äärimmäinen hygienia oli ainut konsti pysäyttää tartunta. Ei ollut antibiootteja. Vuonna 1951 tuli ensimmäiset tubilääkkeet. Apuhoitaja pisti penisilliini-injektion ihon alaisesti. Ja harjoittelijakin sai pistää ylihoitajan luvalla. Hilda Pennala oli ylihoitajana 1940-1960-luvuilla. Sairaanhoitaja jakoi päivällä lääkkeet tarjottimelle ja piti lääkekaapin avaimet taskussaan. Yökkönä apuhoitajalla oli avaimet ja hän sai antaa unilääkkeeksi Amytalia, pistää adrenaliinia ihon alle astmaatikolle ja Morfiinia kovaan kipuun lääkärin määräyksen mukaan. (Hinni).

"Peitot pois ja housut pois – nyt alakaa alapesut", sanoi Martta-siivooja, kun tuli aamulla isoon potilashuoneeseen pitkävartisen lattiaharjan, siivousämpärin ja luutun kanssa… Siinä oli leikatuilla potilailla mahassa pitelemistä…. "

Sairaanhoitajan tehtävätkin opittiin käytännön työn kautta

Kiesvaara kiersi joka päivä ylihoitajan kanssa. Ylihoitaja ojensi potilaan paperit lääkärille. Harjoittelija kantoi tarjotinta, jossa oli kierrolla tarvittavia hoitovälineitä. "Kuumekurvaan" oli merkittynä verenpaine, pulssi, aamu- ja iltalämmöt, vatsantoiminta ja virtsan ominaispaino, sokeri ja valkuainen. Sairaanhoitaja toteutti lääkärin määräyksiä. Tilasi lääkkeet kaupungin apteekista, jakoi ne tarjottimelle ja potilaspöydille, joista harjoittelijat antoivat potilaille syöttämisen yhteydessä. Sairaanhoitaja toteutti lääkärin antamat tutkimusmääräykset, kokosi välineet hoitotoimenpiteisiin, avusti lääkäriä toimenpiteen aikana, tarkkaili potilaan vointia niiden jälkeen jne. Kiesvaara leikkasi yleensä aamupäivisin nielurisa-, umpisuoli-, tyrä- ja sappileikkauksia, teki raaja-amputaatioita ja keisarinleikkauksia. Päivystyksenä tulleiden tapaturmapotilaiden haavoja ommeltiin ja raajoja kipsattiin tai lastoitettiin pitkin päivää. Sitten olikin vuorossa lääkärinkierto hoito-osastolla ja iltapäivällä oli poliklinikkapotilaiden vuoro.

Kaikki sairaalaan tulleet katsottiin, tarvittaessa leikattiin ja eetterillä nukutettiin

Kaikki kipeät tulivat sairaalaan mihin vuorokauden aikaan hyvänsä. Istuivat käytävällä ja odottivat vuoroaan. Sairaanhoitaja soitti Kiesvaaralle; hänen jäätyä eläkkeelle, tiuhaan vaihtuville kunnanlääkäreille. Kaikki potilaat katsottiin. Niin kauan tehtiin kuin potilaita riitti. Iltavuoro kestikin usein yömyöhään. Oli korvakipuisia lapsia, joilta puhkaistiin tärykalvot. Oli lapsia ja aikuisia keuhkokuumeessa, rintakipuisia ja halvauksen saaneita; oli "eturauhasmiehiä " ja vuotavia naisia. Tohtori Kiesvaara paneutui jokaisen tilanteeseen rauhallisesti. Hän tunsi potilaiden taustat ja elämänolosuhteet. Kuunteli ja kyseli. Diagnoosin varmistivat tohtorin herkin käsin tekemä palpaatiolöydös (tunnustelu), verenpaineen mittaus elohopeamittarilla, stetoskoopilla kuuntelu ja pettämätön "kliininen silmä". Käytettävissä oli vain muutama verikoe ja röntgenkuva. Sairaanhoitaja otti verinäytteet ja Suhosen Iines tutki ne laboratoriossa. Sairaanhoitaja otti (ja kehitti) myös röntgenkuvan murtumaepäilyissä. Ja pesuhuoneessa sitten kipsattiin. Keuhkokuva otettiin hengenahdistusta ja rintakipua valittavista.

Rauhalan (tuolloin Törmälä) Liisa muistaa, kun *"kerran Suhosen Iines tuli yöllä taksilla meidän mökille ja sanoi: Liisa, tuu luovuttamaan verta, että saahaan nainen Ouluun…"* Liisa kuului veriryhmään O. *"Verenluovuttaja kävi paareille maaten. Iines otti isolla neulalla verta suoraan lasipulloon ja teki ristikokeen. Veripullon kyljessä oli luovuttajan nimi."*

Leikkaussalissa oli kapea, huonokuntoinen leikkauspöytä, johon potilas siirrettiin paareilta. Synnyttäjä kannettiin keisarinleikkaukseen paareilla pihan poikki toisesta rakennuksesta. Kiesvaara leikkasi ja sairaanhoitaja nukutti. Sairaanhoitaja Anna-Liisa Virta oli käynyt sairaanhoitajakoulun Englannissa ja työskennellyt siellä isossa sairaalassa. Osastonhoitaja laittoi hänet heti leikkaussaliin sanoen, että Kiesvaara neuvoo kyllä.

Rauhallisella äänellään Kiesvaara sanoi minulle: "Neiti Virta nukuttaa. Tuossa on happipommi ja mittari: aukaskaa pullo… ja eetterimaski kasvoille". Potilaalle hän jutteli: "Teitä hoitaa neiti Virta… kohta pääsette uneen…" – "Paljonko minä paan tästä?", kysyn hädissäni. – "Hyvä loraus, minä neuvon kyllä" ... ja potilaalle hän jatkaa: "... "laitetaan mukavaa lääkettä, että Ville nukkuu ..." Otin happiletkun alhaalta ja kaadoin pullosta eetteriä maskiin ja katsoin lääkäriin, joka sanoi: "minä sanon, milloin lisää ..." Kiesvaara kyseli miulta, miten siellä Englannissa tehtiin. "Noin se meilläkin menee, kyllä me pärjäämme."... Ja tupakkapussiompeleenkin Anna-Liisa oppi kiristämään sopivan tiukalle. "Kerran olin instrumenteissa umpparileikkauksessa. Tupakkapussiommelta tehtäessä Kiesvaara sanoi minulle, että tiukemmalle... – ja minä kiristin lisää... senkin opin."

Myös 1962 sairaanhoitajaksi valmistunut Sirkka-Liisa Vähäkangas muistaa lämmöllä tohtori Kiesvaaran rauhallista toimintaa leikkaussalissa. *"Sitten tuli muita lääkäreitä, jotka vaativat neulaa suoneen varalta, ja joku sijaislääkäri määräsi tipan laitettavaksi. Haettiin Hissu (ylihoitaja Hilda Pennala) yläkerrasta. Hän tupisi, että "kyllä se tohtori turhaa työtä teettää", mutta laittoi tipan määräyksen mukaisesti. Kerran meni sähkötkin kesken leikkauksen - umpilisäkkeen poisto tehtiin loppuun taskulampun varassa." Kerran piti leikkaussali ensin lämmittää ja sitten päästiin leikkaamaan umpparia...*

Kaikkea tehtiin, mitä potilaat tartti...

Omaiset kävivät harvoin. Kaupungista ei kulkenut linja-autoa sairaalaan, ja vain harvoilla oli puhelin kotonaan. Naapurista soittivat. Kaupunkireissulla kävivät ja toivat syötävää: suolakalaa, kotona leivottua leipää ja nisua. Varsinkin lapset ikävöivät kotiin. Kerran pieni tyttö pyysi puolen yön jälkeen: *"Keitä täti mulle pottuja" – ja tätihän keitti pottuja; muusattiin ja voita ja keitettyä kananmunaa sekaan...*

Toinen muisto: "Elvi Rapakko-niminen nuori tyttö oli harjoittelijana. Huoneessa yksi oli mies, jolta oli molemmat jalat amputoitu. Huusi ja vaikeroi kipua ja anoi kipulääkettä. Harjoittelija meni pyytämään kipulääkettä sairaanhoitajalta, joka sanoi, että "vasta se on saanut, ei voi antaa... on niin vähän aikaa...". Harjoittelija meni ja istui sängyn vireen tuolille. Potilas pyysi: "tuu istumaan tähän minun tykö.". "Voin vähäksi aikaa tullakin, mutta vain vähäksi aikaa...". Pelkäsivät, että tottuu. Ei ymmärtänyt nuori tyttö... Sydämellään teki työtään.

Vanhaa Gellmania muistelemassa:
Harjoittelijat:
Pihlajakoski (ent. Niemi, nyk. Kuivila) Hinni oli harjoittelijana vanhassa Gellmanissa vuosina 1948–49, kävi 9 kuukauden apuhoitajakurssin Etelä-Suomessa, valmistui apuhoitajaksi vuonna 1951 ja palasi vuonna 1954 takaisin Gellmaniin apuhoitajan virkaan. Uuden sairaalan valmistuttua hän siirtyi aluesairaalan puolelle 1967, josta jäi eläkkeelle 1988. Työ Gellmanissa oli varsinainen hoitoalan elämänkoulu. Opitut työkäytännöt jatkuivat uudessa sairaalassa aina 1980-luvulle asti. *Aluesairaalan hoitajien muisteluryhmissä hoitajat muistivat poikkeuksetta Niemen Hinnin "hersyvänä, hyväntuulisena apuhoitajana, joka oli aina valmis neuvomaan uutta tulokasta virkanimikkeestä riippumatta." Oppiäiti parhaimmasta päästä.* Hinni osallistui ahkerasti apuhoitajien valtakunnallisille opintopäiville. Hän kirjoitti apuhoitajan työstä useita kertoja henkilöstölehteen.
Lackström (nyk. Alatalo) Seija oli harjoittelijana Gellmanissa ennen aluesairaalan välinehuoltoon tuloaan 1967.
Virolainen (nyk. Löytynoja) Priitta, harjoittelijana Gellmanissa 1960-luvun loppupuolella ja apuhoitajaksi valmistuttuaan siirtyi Raahen aluesairaalaan.

Sairaanhoitajat: Törmälä (nyk. Rauhala) Liisa, sairaanhoitaja ja kätilö, tuli Gellmaniin 1960-luvun alkupuolella ja siirtyi aluesairaalan synnytysosastolle helmikuussa 1967. Virta Anna-Liisa, sairaanhoitaja ja kätilö, Gellmanissa 1950–60-luvun vaihteessa. Vähäkangas Sirkka-Liisa, sairaanhoitaja, Gellmanissa vuodesta 1962, siirtyi uuteen aluesairaalaan 1967.

Uusi Gellmanni aluesairaalan pitkäaikaisosastona

Remontoidut tilat, vuodepotilaita ja liian vähän hoitajia

Kun aluesairaala valmistui, aloitettiin Gellmanin remontti. Vanha Gellmanni remontoitiin uuden sairaalan pitkäaikaisosastoksi. Potilaat siirrettiin aluesairaalan vuodeosastoille remontin ajaksi. Osa heistä palasi takaisin, osa jäi sinne. Myös Merikadun vanhainkodista siirrettiin huonokuntoisia vanhuksia meille, kun uutta vanhainkotirakennusta alettiin rakentaa 1970-luvun alussa. Uusi vanhainkoti täyttyi huonojen asunto-olojen vuoksi tulleista, liikkuvista ja hyväkuntoisista vanhuksista. Vuoteeseen hoidettavia ei enää otettu takaisin.

Vuonna 1969 meitä oli kolme sairaanhoitajaa: Hietan Tuula, Kelhän Sirkka ja Pyrrön Sirkka minun lisäkseni, kertoo Loimaan aluesairaalasta osastonhoitajan virkaan tullut Vappu Mattila. Meidän lisäksi oli 10 apuhoitajaa, hoitoapulainen ja sairaala-apulainen. Aivan liian vähän potilasmäärään ja hoidettavuuteen nähden.

Entisellä synnytysosastolla, H-puolella hoidettiin parempikuntoisia, ns. kuntoutettavia. He olivat pääasiassa hoitoapulaisten ja harjoittelijan vastuulla. Muistisairaita oli jo silloin. ”Mihinkäs se tämä juna mennee”, kyseli eräs pappa yöllä nuorelta harjoittelijalta. Kuntoutuksesta ei varsinaisesti voinut puhua. Terveyskeskuksen kuntohoitaja Tuula Mononen kävi 1970-luvun lopulla potilaita kuntouttamassa: nosti sängyn reunalle istumaan ja itse syömään. Jotkut pystyivät autettuna kävelemäänkin. Hoitoapulaiset avustivat päivittäisissä toiminnoissa parhaansa mukaan.

Hyvä perushoito oli kunnia-asia

G-puolella lähes kaikki potilaat olivat vuoteeseen hoidettavia. Oli kuuden hengen huoneita ja yhden hengen huoneita. Oli infarktipotilaita ja syöpäpotilaita. Oli käppyrässä makaavia dementiapotilaita ja puheensa menettäneitä aivohalvauspotilaita. Heillä oli kestokatetri ja nenämahaletkuruokinta. Koska siihen aikaan ei ollut minkäänlaista kuntoutusta, useimmille halvauspotilaille oli jäänyt nielemisvaikeuksia. Apuhoitajille opetettiin katetrointi ja nenämahaletkun laitto ja letkuruokinta.

Kaikki osallistuivat potilaiden perushoitoon (pesut, kuivittamiset, käännöt ja syöttämiset) ja siivosivat. Joka aamu suihkuun paareilla. Joka aamu puhdistettiin myös suut ja tarkastettiin ihon kunto. Iltapäivällä oli pirtupyyhintä. Petit katsottiin ja puhtaat lakanat vaihdettiin. Kerran viikossa oli puhtaaksi petauspäivä ja tarvittaessa muulloinkin. Vaipat olivat kroonikkovaippoja. Sääntönä oli, että kasteleville laitettiin kestokatetri pussiin. Jos se meni tukkoon, se huuhdottiin. Katetri vaihdettiin säännöllisin väliajoin. Siihen aikaan kukaan ei puhunut kestokatetrin aiheuttamista komplikaatioista. Ns. kääntökierrot tehtiin noin 4 tunnin välein, samalla juotettiin, ja kantapäät tarkastettiin. Pyörätuolissa istutettiin, ketä suinkin voitiin siihen nostaa. Ihot pysyivät kunnossa, kun päivittäin rasvattiin suihkun jälkeen. Makuuhaavoja ei esiintynyt.

Aluesairaalan uusi emäntä Eeva Kangas kierteli potilaiden luona kyselemässä, mitä ruokaa he haluaisivat ja saattaisivat syödä. Syöpäpotilaille ja muille huonosyöntisille keittiö valmisti annoksia toivomusten mukaan.

Keskusvarastosta saatiin tavaraa ja Koskelan Iida oli liinavaatevarastossa. Talonmies toi puhtaan pyykin puulaatikoissa. Laitosapulainen laittoi ne hyllylle liinavaatevarastoon. Likapyykit paiskattiin kylpyhuoneen ikkunasta ulos lavalle, josta talonmies haki ne traktorilla pesulaan. Huoneita oli pakko tuulettaa ikkunasta. *Konemestari Eino oli vihainen ja naulasi ikkunat kiinni, eikä laittanut hakoja! Me ei toteltu. Ikkunat saatiin auki….*

Kiertävää kirjastoa ja kanttiinikärryjä odotettiin

Parina päivänä viikossa kanttiini kiersi kärryineen myös Gellmanissa. Kärryistä saattoi ostaa makeisia ym. Ja seuraavaksi kerraksi kanttiinin tytöt hommasivat, mitä toivoi. Kastellin Kerttu oli toinen odotettu vieras kirjakärryineen. Tunsi jokaisen. Luki päivän lehdistä kuolleet ja kylän kuulumiset. Jutteli ja luki omia novelleitaan ja runojaan. Toipa joskus markkinoilta suolakalaakin. Kerttu oli jokaisen potilaan odotettu omainen.

Lääkehoitoon kului paljon aikaa

Infarktipotilaille annettiin kipuun Litalginia 2 tai 5 ml lihakseen. Syöpäpotilaille pistettiin Morfiinia ja Petidiniä ihon alle-pistoksena. Tavallisimpia sydänlääkkeitä olivat Digoxin ja Furesis. Rastinon oli diabeteslääke. Kaliumtabletteja meni melkein jokaiselle. Staralginia annettiin kipulääkkeenä. Sairaanhoitaja jakoi lääkkeet ristikkotarjottimelle kerran vuorokaudessa. Useimmilla oli yli kymmenen lääkettä lääkelistallaan. Apuhoitajat antoivat iltalääkkeet iltapalan yhteydessä. Kuurilääkkeet annettiin 8 tunnin välein. Sairaanhoitaja katsoi, että lääkkeet menivät suuhun asti. Lääkekaapeilla seisomiseen kului päivittäin useita tunteja.

Omaisia oli monenlaisia

Vaikka päivittäinen perushoito tehtiin rutiinilla, potilaisiin suhtauduttiin lämminhenkisen arkisesti. Huumoria ei säästelty. Potilaat ja omaiset tulivat tutuiksi. Omaisia oli monenlaisia. Toisista tuli meidän ystäviä. Toiset ahdistuivat ja syyttivät meitä hoitajia kaikesta. Osa omaisista olisi halunnut hoitaa vanhuksensa itse. Suurin osa omaisista osallistui hoitoon: syötti, juotti, käytti pyörätuolissa ulkona. Hoitajien persoonasta riippui, miten suhtautui omaisiin. Joskus omaiset väärensivät muistamattoman potilaan nimen testamenttiin. Poliisit sitten kyselivät oikeustoimikelpoisuudesta. Hoitajia kehotettiin olemaan panematta nimeään mihinkään paperiin.

1960-70-luvuilla kuolemaa ei sairaalamaailmassa hyväksytty. Aluesairaalan puolella oli sääntö, että kaikkia pitää elvyttää. Meillä kuolema kuului elämään. Kuoleva siirrettiin yhden hengen huoneeseen. Omaiset osallistuivat halutessaan hoitoon. Kun ruokahalu hiipui, annettiin vettä sen verran kuin potilas halusi. Hammasproteesit laitettiin hammasmukiin. Ohjeet vaihtelivat: joskus ohje oli säilyttää kuivana; toisinaan piti laittaa vesilasiin. Suuta hoidettiin säännöllisesti taitospyyhkein ja Borax glyserin -penslauksin. Sormukset ja kaulaketjut pyydettiin viemään kotiin. Joskus omaiset eivät niitä ottaneet. Vihkisormus kiinnitettiin teipillä laatikon pohjaan. Vainaja laitettiin sen ajan perinteen mukaan. Pieni hiljainen hetki pidettiin. Hoitajat kuljettivat vainajan aluesairaalan kylmiöön.

Uutta Gellmania muistelemassa:
Hieta Tuula, Mattila Vappu, Rajaniemi Sirkka, Takalo (ent. Rautio) Maire.

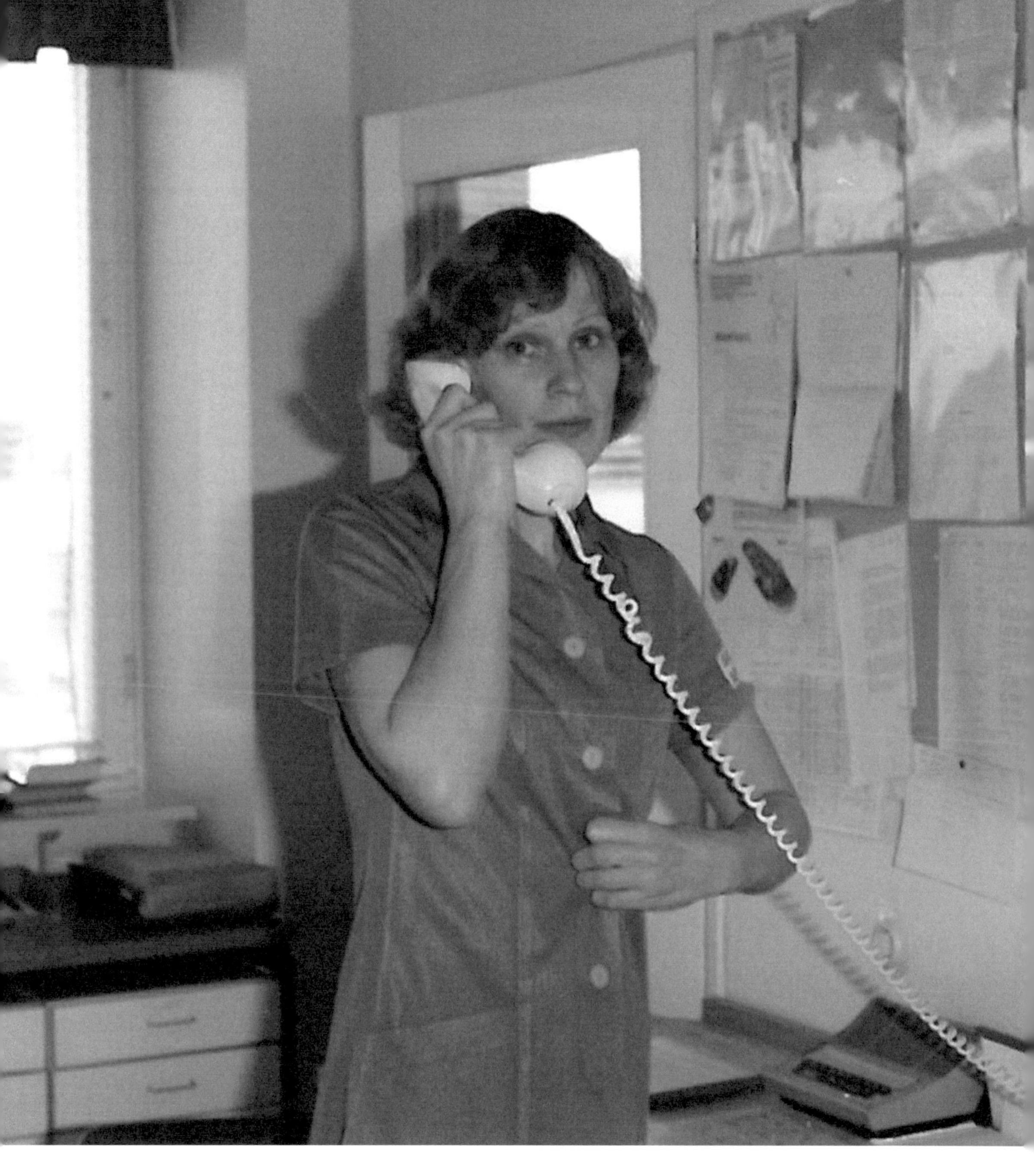

Osa 3. Sairaanhoidon tukena

Hoitovälineet välinehuollosta

AIKA ENNEN REMONTTIA 1967–1985

Henkilökunta ja tilat

Ensimmäisenä toimintavuotena 1967 välinehuollon henkilökuntaan kuuluivat sairaanhoitaja Reetta Nikula, välinehuoltoapulaiset Leena Riihijärvi ja Seija Lackström (nyk. Alatalo) sekä sairaala-apulainen Helena Pöllä (nyk. Lankosaari).

Välinehuoltokeskus sijaitsi leikkaussaliin vievän käytävän varrella. Sen tehtävänä oli sairaalan hoitovälineiden puhdistaminen, desinfektio ja sterilointi. Sen tilat ja välineet olivat tuolloin vuonna 1967 uudenaikaiset. Välinehuollossa oli erilliset huoneet peräkkäin hoitovälineistön pesuun, pakkaukseen ja sterilointiin. Silloin ei ollut läpiantokoneita eikä sulkutiloja eri puhtausasteiden välillä, vaan kulku tapahtui edestakaisin. Vuonna 1985 tehtiin remontti, joka mahdollisti yhdensuuntaisen kulun likaisesta puhtaaseen ja siitä steriiliin tilaan. Samalla saatiin myös henkilökunnalle sosiaalinen tila toimintatilojen yhteyteen.

Välinehuoltokeskus toimi osittain keskitetyn välinehuollon periaatteella. Leikkausosastolla, synnytysosastolla ja poliklinikalla oli omat välinehuoltotilat ja autoklaavit, mutta ei erillistä huoltohenkilökuntaa, Hoitajat huolehtivat myös välineistön huollosta hoitotyön lomassa. Myös niistä lähetettiin hoito- ja tutkimusvälineistöä välinehuoltokeskukseen. Laboratoriossa oli pieni välinehuoltotila ja pesu- ja sterilointilaitteet. Sen oma välinehuoltaja huolehti laboratoriovälineistön huollosta. Vuodeosastoilla tapahtui instrumenttien ja katetrien yms. esipuhdistus ja esidesinfektio laittamalla ne likoamaan desinfektioliuokseen. Vasta 1980-luvun puolivälissä tähän tuli muutos, kun osastoille hankittiin omat hoitovälineistön pesu- ja desinfektiolaitteet (DEKOt).

Käsinpesua ja autoklaavausta

Ensimmäisenä aamulla klo 7 kierrettiin kärryjen kanssa osastoilta välinehuoltoon tulevat tavarat ja välinehuoltotilausvihko. Taloushanskoja käytettiin käsien suojana. Lähes kaikki hoitotarvikkeet olivat monikäyttöisiä: ruiskut, neulat, kaarimaljat, liuoskupit jne. Kertakäyttövälineistöä otettiin asteittain käyttöön vasta 1970-luvun lopulla. Instrumentteihin, kaarimaljoihin yms. oli merkitty sähkökynällä osaston merkki. Alkoi tavaroiden pesu, pakkaus ja sterilointi. Iltapäivällä taas osastokierros ja steriilit tavarat palautettiin. Tilat oli suunniteltu niin, että ensimmäisenä oli pesuhuone, jossa pestiin osastoilta haetut ja Erifenolissa / Instrusanissa esiliuotetut instrumentit ja hoitovälineet: lasiset lääkeruiskut, monikäyttöiset neulat, teräksiset keskivirtsakupit ja kaarimaljat, punaista kumia olevat kestokatetrit jne. Ruiskut pestiin (männät irrotettuina) sitä varten suunnitellussa pesukoneessa ja kuivattiin. Tämän jälkeen ne pakattiin sterilointikelmuun, joka leikattiin rullasta sopivan mittaiseksi. Pohja teipattiin autoklaaviteipillä ja suljettiin sulkijanauhalla. Teippiin laitettiin sterilointipäivämäärä. Kestoneulat pestiin ruiskuttamalla ensin pesuvettä läpi ja lopuksi puhallettiin ruiskulla ilmaa, teroitettiin hiekkapaperilla. "Voi mikä homma", tuumaa Seija, "mutta työtä tehtiin ilolla". Lopuksi neulat steriloitiin kierrekorkilla varustetuissa lasiputkissa kuumailmakaapissa. Punktioneulojen lasiputkissa oli aluksi paperista kierretty tuppo.

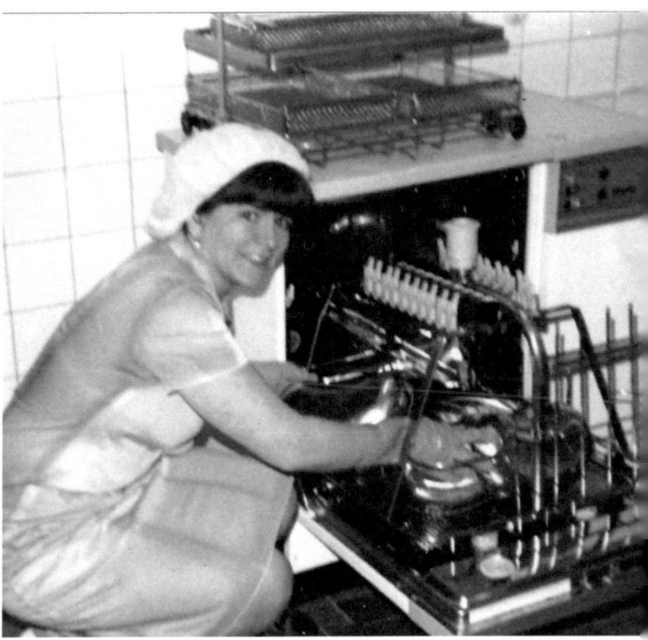

Helena Lankosaari (ent. Põllä)1970-luvulla pesukonetta purkamassa. Kuva. Helena Lankosaari.

Käytetyt kestokatetrit, intubaatiotuubit, nielutuubit, Bennetin letkut ym. letkut pestiin koneessa letkupesutelineessä, kuivattiin, pakattiin sterilointikelmuun ja steriloitiin kaasuautoklaavissa. Silloin ei ollut kertakäyttökäsineitä. Käytetyt hanskat pestiin koneessa ja kuivattiin telineissä. Sen jälkeen hanskaan puhallettiin ilmaa (omalla suulla), käännettiin ja taas puhallettiin. Lopuksi laitettiin sisäpuolelle talkkia. Ruskeasta voimapaperista taiteltiin käsineille pakkaus, jossa ne steriloitiin autoklaavissa.

Hanskojen talkkaushuone toimi myös sosiaalisena tilana. "Kahvit juotiin ja eväät syötiin hanskojen talkkaushuoneessa. Joskus, jos jouvettiin, mentiin ruokasaliin syömään. Kun poistuttiin välinehuollosta, puettiin suojatakki. Myös vierailijat käyttivät suojatakkia ja kengänsuojuksia"

Sidepussi (Kirurginen os.)

1 kpl taitos 9x9
1 " " 5x5
1 " siderulla 6 cm

Pakataan sterett pussiin.

Taitosten pakkaaminen (sterett pussi)

5 x 5 cm 3 kpl / pakkaus tai purkissa
5 x 5 cm Soffnet (keinokuitutait.) purkissa
7 x 7 cm 5 kpl / pakkaus (osastot, Rtg, L-S)
7 x 7 cm 3 kpl / pakkaus (PKL, Tk).
9 x 9 cm 3 kpl, 5 kpl ja 10 kpl / pakkaus

Isot kompressit yksitellen tai osaston tilauksen mukaan. Jos osastoilla on erikoistarpeita pyritään ne toimittamaan tilauksen mukaan.

Tärkeä - -

Ompeluvälineet

10 kpl taitosta 7x9
1 " neulankuljettaja
1 " sakset, käyrät ty/ti
~~1 " ...~~
1 " atulat, kirurgiset

Paketoidaan vihreään liinaan ja siniseen sterilointipaperiin.

Käsinkirjoitettuja pakkausohjeita 1970-luvulla. Ohjeet: Seija Alatalo.

Ohjeiden mukaan pakattiin ja steriloitiin

Välineiden pakkaaminen tapahtui sovittujen ohjeiden mukaan. Osastonhoitaja kävi Kokkolan sairaalasta kysymässä neuvoa, miten siellä pakattiin. "Meillä oli tarkat ohjeet, montako taitosta laitetaan yhdessä pakkauksessa. Jos ohjeessa oli, että 10 kpl ja siinä oli 9 kpl, siitä huomautettiin. Se harmitti. Leikkaussalin osastonhoitaja antoi ohjeet, miten taitetaan kompressit pakkaukseen. Pakkausmateriaalina käytettiin sterilointikalvoa, kangasliinoja ja paperia. Materiaaleja käytettiin säästeliäästi: lasiruiskut pakattiin autoklaavipusseihin, jotka osastot palauttivat ja ne käytettiin uudelleen

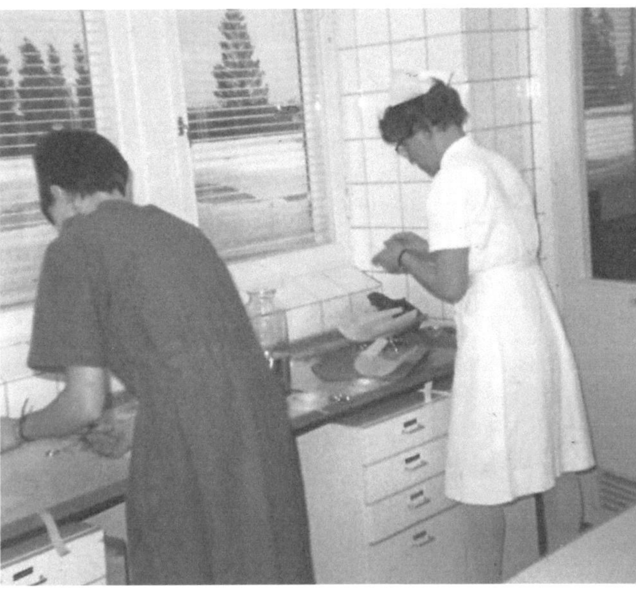

Sairaanhoitaja Hilma Niskala ja välinehuoltoapulainen Seija Alatalo pakkaamassa 1970-luvulla. Työasennoista ja ergonomiasta ei siihen aikaan tiedetty. Kuva. Helena Lankosaari.

Välineiden sterilointiin oli kuumailmakaappi, kaksi höyryautoklaavia ja yksi kaasuautoklaavi. Autoklaavien toiminta tarkistettiin kaksi kertaa kuukaudessa itiölangoilla, jotka lähetettiin postitse Kansanterveyslaitokselle. Aina jos autoklaavi meni rikki, korjauksen jälkeen testattiin toiminta itiölangoilla. Oravan Matti konehuoneelta korjasi autoklaavit. Kaasuautoklaavi (etyleenioksidi) laitettiin päiväksi päälle ja kotiin lähtiessä ohjelma oli mennyt loppuun. Työstä lähtiessä aukaistiin kaasuautoklaavin ovet, jotta steriloituneet tavarat ehtivät tuultua tarpeellisen ajan, ennen kuin ne otettiin käyttöön. Kerran viikossa pestiin molemmat autoklaavit: terästelineen pellit pestiin ja harjattiin parafiiniöljyllä, samoin kuumailmakaappi ja kaasuautoklaavi.

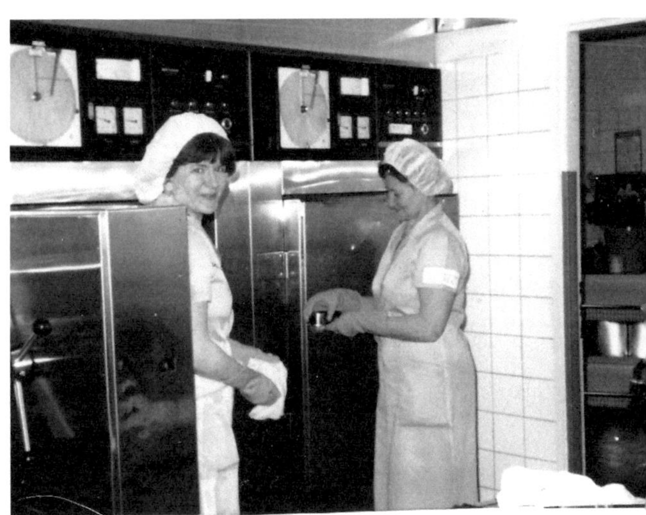

Helena Lankosaari (ent. Töllä) ja välinehuoltoapulainen Salli Roth autoklaavia pesemässä. Kuva. Helena Lankosaari.

Tärkeä...

Steriilinä säilymisajat:

- Sterilointi paperi 1 kk. ~~2 viikkoa~~
(~~Hyppölän ruskea~~ ja Sterisheet sininen)

- Stereking pussi 1 vuosi
(esim. liuoskupit, joita käytetään lääk. antoon.)

- Hyppölän valkea pussi 3 kk.
(esim. isot liuoskupit ja kir. pesut)
(salimaljana)

- Vihreä 2-kert. pakk. liina 1 viikko
(esim. pienet toimenpidepakkaukset)

Steriloidun tavaran säilyvyysajat. Ohje: Seija Alatalo.

Välinehuollosta keskitetysti

Välinehuolto huolehti kunkin osaston osastonhoitajan ohjeen mukaan:

SYNNYTYSOSASTOLLE ESIM. steriilit alapesuvälineet, suturaatiovälineet, napavälineet, mikroastrup-välineet, kaavintavälineet

LEIKKAUSSALIIN ESIM.
sectiovälineet, trakeostomiavälineet, selkäpesuvälineet, piikkivetovälineet, leikkausliinapaketteja

KIRURGISELLE OSASTOLLE ESIM.
ompeleiden poistovälineet ja sidevaihtopakkaus, atulat, sakset

GYNEKOLOGISELLE OSASTOLLE ESIM.
instrumenttipakkaus, abraasiokori, laminaarit lasiputkissa, kierukkavälineet, imupapavälineet, ehkäisykapselin laitto- ja poistovälineet, Sirocaid-langan laittovälineet

Luovutuskaapeista välineitä päivystysaikaan

Välinehuolto huolehti välineistön saatavuudesta kaikkina vuorokauden aikoina. Leikkausosastoon menevällä käytävällä oli ns. luovutuskaapit, joista osastot hakivat päivystyspotilaiden hoitotoimenpiteissä harvemmin tarvittavat välineet. Osastonhoitajat olivat tehneet listan, mitä mihinkin kaappiin piti panna ja mitä piti löytyä. Sieltä haettaessa pantiin ruutuvihkoon ylös, että välinehuolto osasi täydentää.

Sairaala-apulainen siivosi ja auttoi välinehuoltotehtävissä. Helena kertoo työpäivästään: ”Heti aamulla ensimmäiseksi siivosin varastotilan, pyyhin kostealla välinehuollon pöydiltä ja hyllyiltä pölyt ja samoin jatkoin pyyhkimällä kostealla harsoliinalla lattiat. Jatkoin leikkaussalin naisten ja miesten pukuhuoneiden ja käytävän siivouksella. Keräsin roskapussit ja likaiset valkopyykit kangaspusseihin ja vein ne kirurgiselle osastolle siivoushuoneen pyykkikuiluun pesulaa varten. Puhdistin heräämön ja päivystävän lääkärin ja hoitajien huoneet sekä moppasin käytävän. Iltapäivällä sama uudelleen.”

”Kuulovammani takia pystyin keskittymään työhöni hyvin ja olin nopea oppimaan, sain tarkkaavaisuutta vaativia tehtäviä. Uuden sairaalan toiminnan alussa välinehuollossa oli työkiireitä sairaanhoitajilla ja välinehuoltajilla. Sain sai-

Tärkeä ...
Luovutus luukussa pidettävät instrumenttejä:

- Saksia, erilaisia — mitä jää
- atuloita, " — " "
- erileja — useampia
- Korva-atuloita sekä — muutamia
  Korvasondeja — "
- kuulapihtejä, jyväpihtejä — "
- Suturaatio välineitä — ainakin 3 kpl.
- Kirurg. pesuvälineitä — " 3 "
- metalliruisku — 1 kpl
- Koepalapihti — 1 "
- max-lavaatio letkuja — muutamia
- Maljat:
  Suonenpreparoimis välineet
  trakeostomia välineet
  ascites punktio välineet
  piikkiveto välineet
- Imuvälineet:
  kaikki letkut, pullot + korkit
- Sidetarvikkeet:
  Kompresseja 10 kpl
  vatsaliina 2 "
  instrumenttiliina 5 "
  reikäliina 3 "

Sengstaken tuubi

Luovutuskaapin tarvikkeet. Kuva. Seija Alatalo.

raanhoitajalta luvan auttaa välinehuoltajia likaisten hanskojen konepesussa, kuivaamisessa ja puhallutuksessa ja talkin laitossa. Välinehuoltajat huolehtivat käsitellyt hanskat käärepapereihin. Lisäksi laitoin lasiruiskuja pesukoneen telineisiin, pesin ja kuivasin. Sitten pesin likaisia letkuja leikkaussalista, intubaatioletkuja ja nielutuubeja huolellisesti ja kuivasin."

Iltapäivällä haettiin sairaalan pesulasta pakkaamisessa tarvittavia liinoja, leikkaussalin liinoja ja leikkaustakkeja, lakkeja ym. Liinavaatenyytit ja pakkaukset tehtiin käytävän toisella puolella olevassa huoneessa, jossa oli hyllyt ko liinoille ja takeille. Ne steriloitiin pyöreissä sterilointiastioissa höyryautoklaavissa.

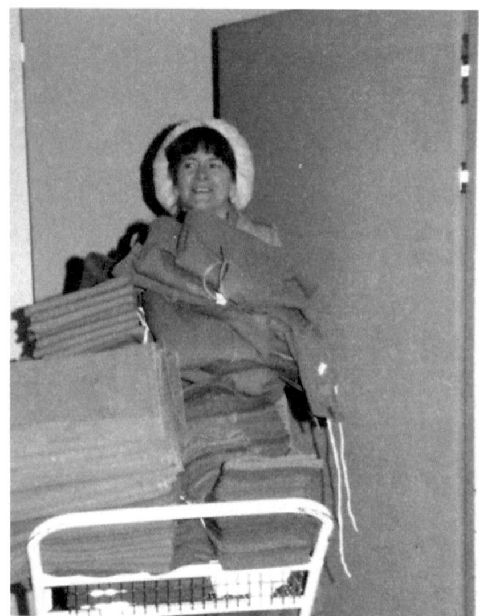

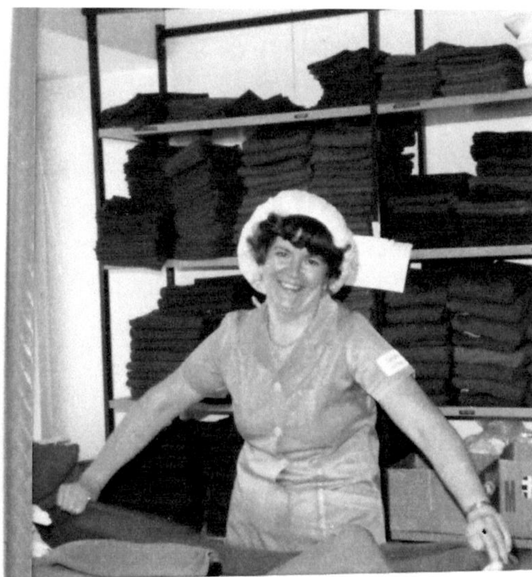

Liinavaatteiden kuljetus pesulasta ja hyllyjen täyttö. Helena Lankosaari työssään 1970-80-luvun taitteessa. Kuva. Helena Lankosaari.

Remontti 1985 ajanmukaisti tilat, välineet ja toimintatavat seuraavaan remonttiin 1990-luvulle asti

Henkilökunta 1986: välinehuoltajat Seija Alatalo, Salli Roth ja Viena Karkulahti, sairaala-apulainen Aliisa Kilja ja osastonhoitaja Sirkka-Liisa Lassila osapäiväisesti.

Välinehuoltokeskuksen tilat, laitteet ja työjärjestys uusittiin remontissa 1985. Välinehuoltotilat jakaantuivat kolmeen osaan toimintaprosessin mukaisesti: likainen, puhdas ja steriili. Osastoille oli hankittu höyryllä toimivat huuhteludesinfiointilaitteet (Deko), joissa osastot pystyivät desinfioimaan alusastiat, pesuvadit, kaarimaljat, virtsapullot ja myös instrumentit. Välinehuoltoon menevät, sterilointia vaativat hoitovälineet ja instrumentit pestiin ja desinfioitiin Dekolla. Tavarat saivat jäädä kuivana odottamaan välinehuoltoon vientiä. Muistan alussa ihmetelleeni, että samaan laitteeseen voi panna yhtä aikaa ylähyllylle instrumentteja ja alhaalle alusastian… koneen desinfiointikyky epäilytti…(ET).

Välinehuollossa osastoilta tulevat laitettiin suoraan pesuhuoneessa olevaan läpiantopesukoneeseen. Pesuohjelman lopussa tapahtui myös lämpödesinfektio. Puhtaalla puolella pakkaamosalissa pesukoneesta purettiin puhtaat instrumentit ja välineet, tarkistettiin, tarvittaessa öljyttiin, teroitettiin jne. sekä lopuksi pakattiin sopiviin pakkauksiin. Uutena pakkausmateriaalina oli erikoisesti sterilointiin tarkoitetut muovipaperipussit. Paperi- ja kuitukangaspakkaukset kiinnitettiin autoklaaviteipillä, jonka värimuutos ilmaisi steriloinnin tapahtuneen. Sterilointipussien sulkemiseen käytettiin kuumasaumaajaa, joka samalla leimasi viimeisen käyttöpäivän pussiin.

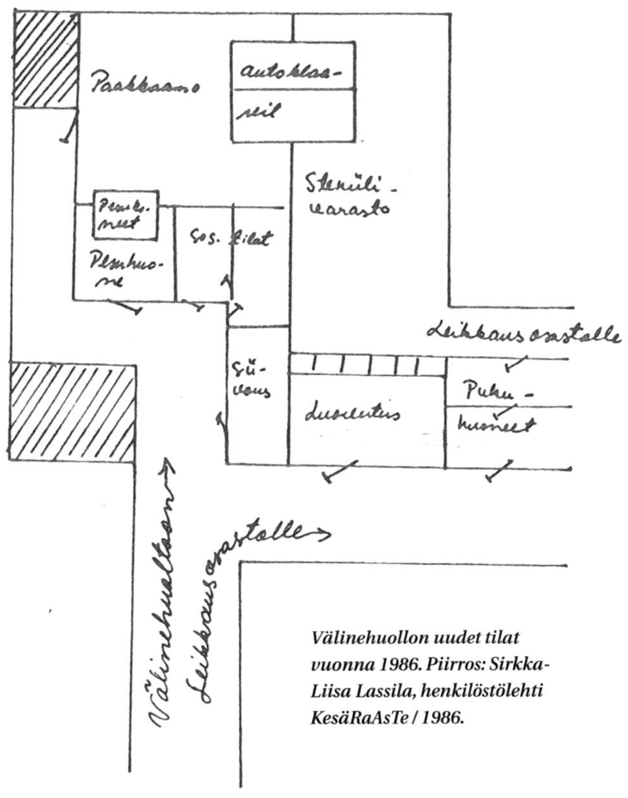

Välinehuollon uudet tilat vuonna 1986. Piirros: Sirkka-Liisa Lassila, henkilöstölehti KesäRaAsTe / 1986.

Leikkaussalin "nyyttien" ja takkien pakkaaminen ja sterilointi siirtyivät kokonaisuudessaan välinehuoltoon. Helenan kärryissä kuljettamat liinavaatteet tulivat nyt suoraan pesulasta umpivaunuissa pakkauspöydän viereen. Siitä suoraan sitten tehtiin tarvittavat pakkaukset, jotka laitettiin teräslankakoreihin (konsolikoreihin) odottamaan sterilointia. Yhdellä kertaa autoklaaviin mahtui yhdeksän koria. Kahdessa höyryautoklaavissa voitiin steriloida kangasta, instrumentteja ja myös kumi- ja muovivälineitä. Kaasuautoklaavin käyttö lopetettiin kaasun myrkyllisyyden vuoksi.

Sterilointia seurattiin autoklaavin piirtureista ja pakkausten sulkuteipistä ja päälle (tai sisään) laitetuista indikaattoreista. Kerran kuussa autoklaaveihin laitetaan ns. biologiset indikaattorit, mikrobien itiöitä sisältävät ampullit. Autoklavoinnin jälkeen ne lähetetään Kansanterveyslaboratorioon tutkittavaksi. Kemialliset indikaattorit ilmaisivat vain autoklaavissa olleen lämpötilan ja höyryn paineen.

Uudet läpiantoautoklaavit avautuivat steriilin varaston puolelle. Tavarat purkautuivat automaattisesti autoklaavin edessä oleville rullaradoille. Henkilökunta menee steriiliin varastoon samojen pukukoppien kautta kuin leikkaussaliin, samalla tavalla pukeutuen. Leikkaussalin puhtaisiin liittyvä steriili varasto mahdollisti joustavan tavaratoimituksen leikkausosastolle. Muille käyttäjille steriili tavara luovutettiin luovutusluukkujen kautta ja kuljetettiin konsolikoreissa työyksiköihin tilauksen mukaan.

Uudistettu välinehuolto toimi ns. keskitettynä välinehuoltona, joten työyksikkökohtaisista instrumenteista ja välineistä voitiin luopua. Leikkausosastolle tämä oli suuri muutos ja helpotus. Olihan sen henkilökunta pessyt ja steriloinut instrumenttinsa ilman välinehuoltajaa ja pesukonetta.

Muistelemassa:
välinehuoltoapulainen Seija Alatalo (ent. Lackström) ja sairaala-apulainen Helena Lankosaari (ent. Pöllä). Sairaanhoitaja, ylihoitaja Eeva Tokola.

Lääkkeet lääkevarastosta

Sairaanhoitajan muistikuvia ”apteekkarin” kesälomansijaisena 1968–69
Apteekki sijaitsi ensimmäisessä kerroksessa vuodeosastoille menevän käytävän varrella ennen hissiaulaa ja portaikkoa. Ovessa luki apteekkitavarain keskusvarasto, joka oli sen virallinen nimi. Heti ovesta mentäessä sijaitsivat ns. apteekin luovutusluukut. Vuodeosastoilla ja poliklinikalla oli kullakin nimetty lukollinen lokero, johon farmaseutti laittoi osaston tilaamat lääkkeet lukollisessa puisessa lääkekorissa. Lähetti keräsi aamulla osastoilta korit apteekkiin ja palautti ne iltapäiväkierrollaan osastojen työhuoneiden lattialle. Joskus lääketilausta piti täydentää puhelintilauksella. Jos lääke ei ehtinyt lääkekoriin, sen sai hakea luovutusluukusta. *Kirurgisen vuodeosaston lääkekaapissa säilytettiin apteekin vara-avainta, jolla sai hakea lääkkeitä päivystysaikana.* Vierailu apteekissa oli pelottava ja jännitti, löytääkö sieltä hakemaansa lääkettä. Sinne piti mennä kaksi hoitajaa yhtä aikaa. Toisen piti olla sairaanhoitaja. Pöydällä olevaan vihkoon piti kirjoittaa ottamansa lääkkeiden nimet ja määrät. Ja molemmat allekirjoittivat käynnin tarkkoine kelloaikoineen.

Apteekkitilassa oli iso huone, jossa lääkkeet olivat tavallisissa seinällä olevissa hyllykaapeissa oveen merkityn aakkoskirjaimen mukaisesti. Sisäisesti ja ulkoisesti käytettävät lääkkeet erillään toisistaan. Ja huumausaineilla oma kaappi. Isossa jääkaapissa säilytettiin kylmää ja viileää säilytystä vaativat lääkkeet. Keskellä huonetta oli iso pöytä, jossa tabletteja laskettiin ruskeisiin kierrekorkillisiin lasipurkkeihin osaston tilaama kappalemäärä. Purkin kylkeen liimattiin tarra, johon kirjoitettiin käsin lääkkeen nimi, vahvuus, toimitettu määrä ”apteekkarin” nimikirjaimilla varmistettuna sekä erillinen keltainen tarra, johon laitettiin mahdollinen viimeinen käyttöpäivä eli kestoaika. Tämä oli steriiliä puuhaa. Kädet piti muistaa pestä ja tabletteja laskiessa laittaa pöydälle puhdas paperi, jonka päälle tabletteja purkista kaadettiin, ja josta lääkelusikalla sitten siirrettiin osastolle menevään purkkiin. Aivan alkuaikoina ei ollut kaikkia lääkkeitä lääketehtaiden toimittamissa purkeissa, joita olisi voinut toimittaa osastoille suoraan.

Apteekkitilan perällä kapean käytävän varrella oli toimistotila ja lääkkeiden valmistustila, jossa punnittiin ja pussitettiin esim. haavojen hoidossa käytettyjä Kalium-permanganaattikiteitä. ”Apteekkari” tilasi puhelimitse lääkkeitä tukkuliikkeistä, kuten Oriolasta ja Tamrolta, jotka soittivat tiettynä viikonpäivänä ja kelloaikana. Tavaroiden purku suoritettiin huolella. Lähetyslistaan merkittiin tarkasti, ovatko kaikki lääkepurkit tulleet. Lähetyslistat verrattiin sitten laskuihin ennen taloustoimistoon lähettämistä. Yleisten tilojen sairaala-apulainen Sirkka Kenakkalan tehtäviin kuului siivouksen lisäksi avustaa apteekkaria tavaroiden purkamisessa. Hän muistaa talouspäällikkö Hassiin huutaneen ensimmäiselle apteekkari Lautjärvelle, ettei noin kalliita lääkkeitä saa tilata.

Apteekkitavarain keskusvarastosta lääkekeskukseksi 1980-luvulla

Ensimmäisen farmaseutin Raili Lautjärven jälkeen tuli Maila Vähäkangas ja hänen jälkeensä farmaseutti Irmeli Suvelo vuonna 1979. Irmeli toimi lääkekeskuksen vastaavana farmaseuttina 2000-luvulle, jolloin jäi eläkkeelle. Sairaala-apulainen Sirkka Kenakkala avusti edelleen 1980-luvulla rutiinitehtävissä. 1980-luvun alussa aloitettiin Lääkintöhallituksen luvalla lääkepalvelujen myynti terveyskeskukselle, johon kuului terveysaseman ja vuodeosastojen lisäksi myös lähikuntien terveysasemat, neuvolat ja hammashuoltopisteet. Näin sairaalan lääkekeskus alkoi huolehtia lääkejakelusta 65 toimipisteeseen. Tämä edellytti apteekkitilojen laajennusta alkuperäisestä 67 neliöstä 108 neliömetriin.

Vuonna 1985 aloitti toinen farmaseutti Pirkko Erholz vastuualueenaan terveyskeskuksen lääkehuolto. Lääkekeskuksen hoitajana Irmeli vastasi edelleen kuntainliiton lääkehuollon suunnittelusta ja toimeenpanosta, kuten lääkkeiden tilaamisesta ja valmistuksesta sekä lääkkeiden käsittelystä ja jakelusta. Lääketoimitusten lisääntyessä saatiin uudet ergonomiset teräksiset lääkelaatikostot, joissa lääkepakkaukset liukuvat läpinäkyvää seinää vasten. Pakkausten etiketit näkyvät selkeästi ja ne on helppo poimia.

Päivittäinen lääkkeiden toimitusrutiini jatkui 1980-luvulla entiseen malliin. Uusia lääkintöhallituksen määräyksiä tuli jatkuvasti ja niitä noudatettiin. Lääkeneuvottelukunta päätti, mitä lääkkeitä peruslääkevalikoimaan kuului. Tilausvihkoista katsottiin, onko tilattavaa lääketoimittajilta. Jos ei ollut osaston tilaamalla kauppanimellä olevaa lääkettä, toimitettiin vastaava valmiste, jonka etikettiin kirjoitettiin, mitä tilattua lääkettä se vastaa. Lääkintöhallituksen ohje kielsi tämän etikettiin kirjoittamisen 1990-luvulla. Työyksiköihin jaettiin lääkkeiden vastaavuusluettelot, joista sairaanhoitajien piti katsoa vastaavuus. Tämä taas hidasti vuodeosastoilla lääkkeenjakoa huomattavasti. Sitten kirjoitettiin osastolla tushilla purkin kylkeen vastaavuus, vaikka tiedettiin sen olevan kiellettyä. Lääkekorit täytettiin tilausten mukaan.

Itse valmistettavia toimituksia oli vain muutama. Korvahuuhteluun laimennettiin Spiritus fortis 50%:ksi ja annosteltiin pulloihin. Suun kautta otettavaan Morfin 20%-liuospulloon laitettiin keltainen tarra, jossa oli merkittynä kestoaika. Kalium-permanganaattipulvereita punnittiin ja pussitettiin edelleen. Etiketit täytettiin koneella samaan tapaan kuin -70-luvulla. Tilausvihkoissa piti olla lääkärin allekirjoitus ja huumausainekortit laskettuina ja lääkärin allekirjoittamina. Myös puhelintilaus hyväksyttiin ja sitten jälkikäteen lisättiin tilausvihkoon, ja otettiin lääkärin allekirjoitus.

Seuraavana työnä oli lääketoimittajilta tulleiden lääketilausten purku ja lääkkeiden paikoilleen paneminen. Varastokirjanpitoa pidettiin käsimenetelmällä pahvisille korteille. Kolmen kuukauden kulutusta vastaava määrä tilattiin. Jos tehdas ilmoitti, että sitä ja sitä lääkettä ei saa käyttää, se kerättiin työyksiköistä pois ja palautettiin tehtaalle.

Työyksiköiden lääkekaapit tarkastettiin ja lääkeinformaatiota annettiin

Lääkekeskus oli aktiivinen lääkkeiden käyttöön liittyvän potilasopetuksen kehittämisessä. Osastoille nimettyjen lääkevastaava-sairaanhoitajien kanssa laadittiin lääkkeet-opaskirja, jossa oli ohjeita lääkkeiden tilaukseen, säilyttämiseen ja käsittelyyn vuodeosastolla. Ohjeista muistetaan mm. elvytyslääkeluettelo, avattujen lagenulien (lääkeruiskepullo) säilyvyysaikoja, ohjeita lääkkeiden annosteluun lääketarjottimelle ja tablettien puolittamiseen / hienontamiseen, lääkkeiden lisäämiseen infuusioliuoksiin jne. Ja puhelimitse oli osastojen aina mahdollista saada farmaseutilta ohjeita ja apua.

Työyksiköiden lääkekaappien tarkastus kaksi kertaa vuodessa työllisti lääkekeskusta. Tarkastuskertomus jäi osastolle. Huomautuksia annettiin vanhentuneista lääkkeistä, epäsiisteydestä ja -järjestyksestä, lääkejääkaapin lämpötilasta jne. Varsinkin neuvoloissa oli alkuvuosina paljon puutteita lääkkeiden asianmukaisessa säilyttämisessä. 1980-luvulla uusittiin ohjeet lääkejätteiden käsittelystä. Työyksikköjen palauttamat vanhentuneet tabletit ja muut vastaavat laitettiin tynnyreihin. Konehuoneen pojat hakivat ne ja lähettivät Riihimäelle.

Ohjeiden ja määräysten tarkka noudattaminen lääkeasioissa tuotti säästöjä

Lääkekeskus vaati toimintayksiköiltä tarkkuutta ja huolellisuutta lääkkeiden käsittelyssä. Samaa se toteutti omassa toiminnassaan. Keskittämällä tukkuliikkeiden tilaukset kerran viikossa tapahtuvaksi säästettiin vuositasolla toimitusmaksuissa. Kiireellisissä lääketarpeissa tilattiin toki muulloinkin. Ylilääkärit ja lääkekeskuksen johtaja kokoontuivat vuosittain lääkeneuvottelukuntana päättämään, mitä lääkevalmisteita otetaan peruslääkevalikoimaan, jossa olevia lääkkeitä sai tilata osastonlääkärin allekirjoituksella. Valikoiman ulkopuolisen lääkkeen tilaamiseen tarvittiin ylilääkärin tilausvahvistus. 1980-luvulla peruslääkevalikoimaan kuului noin 500 eri artikkelia. Poikkeusolojen lääkehuollon turvaamiseksi (velvoitevarastointilaki) sairaalan apteekissa piti -70-luvulla olla kolmen kuukauden, 1980-luvulla 6 kuukauden lääkekulutusta vastaava määrä kutakin nimikettä. Lääketehtaiden edustajat kulkivat ahkerasti lääkäri-meetingeissä esittelemässä uusia lääkevalmisteita. Kun yks`kaks` saatettiin siirtyä käyttämään uusia peruslääkevalikoimaan kuulumattomia lääkevalmisteita, entiset jäivät odottamaan käyttämättöminä, aikanaan vanhentuneina Riihimäelle lähettämistä.

Lääkekustannukset olivat iso menoerä sairaalan talousarviossa. Yksi mahdollisuus säästää lääkemenoissa oli liittyä Oyks:n lääkehankintarenkaaseen, joka kilpailutti lääkehankinnat. Lääketehtaat antoivat renkaalle vuotuistarjoushinnat, jotka vaihtelivat rinnakkaisvalmisteiden välillä huomattavastikin. Säästöjä saatiin, kun vekslattiin nimikkeestä toiseen. Ja sairaanhoitajilla oli vaikeuksia pysyä ajan tasalla rinnakkaisvalmisteiden kauppanimissä....

Apteekkitoiminta oli kaikilla toiminnan tasoilla tarkkaan Lääkintöhallituksen määräysten ja ohjeiden säätelemää. Jos osastoilla jännitettiin "apteekkarin" suorittamaa lääkekaappien tarkastusta, niin vastaavasti Lääkintöhallituksen tarkastajan tulo jännitti apteekkilaisia. Vuoteen 1985 mennessä tarkastaja kävi kaksi kertaa tarkastuskäynnillä. Pikkutarkasti käytiin läpi kaikki mahdollinen. Näin tarkastaja varmistui, että lääkehuolto toteutui asianmukaisesti annettuja ohjeita noudattaen. Ja huomautuksia tuli, jos kaikki ei ollut niin kuin oli määrätty. Se harmitti.

Uudet tilat ja osastofarmasiaa 1990-luvulla

1980-luvun lopulla alettiin puhua osastofarmasiasta. Käytännössä se tarkoitti farmaseuttisen asiantuntemuksen tuloa osastoille. Lääkekeskuksen vastaavana Irmeli Suvelo osallistui lääkärin kierrolle saadakseen käsityksen niistä asioista, joissa farmaseutti voisi olla avuksi. 1990-luvun lopussa farmaseutti alkoikin jakaa lääkkeitä potilastarjottimelle vuodeosasto 3:n lääkehuoneessa. Dosettijakelua kokeiltiin yhdelle vuodeosastolle ja osastolla tapahtuvaa lääkejakelua laajennettiin. Tämä toiminta lopetettiin vuonna 2009 resurssipulan vuoksi. (Ja lääkkeiden annostelu tarjottimelle palautui vuodeosastojen sairaanhoitajalle!) Tilalle tuli solunsalpaajalaimennosten tekeminen. 1970-luvulla lasisia solunsalpaaja-ampulleja poksauteltiin paljain käsin poliklinikan kanslian pöydällä, ja sitten 1980-luvulla käytiin laimennokset tekemässä laboratorion vetokaapissa...

Muistelemassa:
Farmaseutti Pirkko Erholz, sairaanhoitaja Eeva Tokola (kesälomasijainen 1968-69), sairaala-apulainen Sirkka Kenakkala (nyk. Hattuniemi).

Ilman toimistotyötä ei mikään pelaa

Virkoja saatiin vähitellen

Uudessa sairaalassa oli keväällä 1967 oli toimistotöitä varten yhteensä 4 toimistotyöntekijän virkaa: sisätautiosastolla ja kirurgian vuodeosastoilla oli kokoaikainen työntekijä ja naistentaudeilla ja synnytysosastolla yksi yhteinen, samoin poliklinikalla ja laboratoriossa puolen toimistoapulaisen työpanos. Varsin pian huomattiin, ettei hoitopuolen toimistotyössä ollut riittävästi työntekijöitä. Vuoden 1973 alusta saatiin yksi uusi virka, ja toimintoja järjesteltiin uudelleen. Poliklinikan ja laboratorion sihteerin töitä hoitanut Liisa Leinonen siirtyi kokopäiväiseksi laboratorioon. Aira Lehtelä palkattiin uutena toimistoapulaisena poliklinikan sihteerin töihin. Työpaikka oli taloustoimistossa samassa huoneessa kahden taloustoimiston työntekijän ja lähetin kanssa. Hän kirjoitti poliklinikan lääkäreiden saneluja ja toimi leikkausosaston, välinehuollon, apteekin ja ylihoitajana sihteerinä. Osastojen lääkekaapin tarkastuspöytäkirjoja, leikkauskertomuksia ja ylihoitajan antamia tekstejä jne. Kun siivoustyönohjaajan virka tuli auki, ylihoitaja toi hänelle hakijoiden paperit yhteenvedon tekoa varten. Monesti kävi niin, ettei saneluja ehtinyt kirjoittaa lainkaan muiden työtehtävien vuoksi.

Anneli Hourula hoiti sisätautiosaston osastonavustajan tehtäviä toiminnan alusta eläkkeelle jäämiseensä asti. Kaarina Mankinen tuli jatkamaan 1980-luvun lopulla ja siirtyi sitten sairauskertomusarkistoon Aira Aittolan lähdettyä opiskelemaan sairaanhoitajaksi 1990-luvun alkupuolella. 1970-luvun puolivälissä tuli kolme uutta toimistoapulaista: Liisa Tuomiranta ykköselle ja Pirjo Kivimäki kirurgian vuodeosastolle Liisa Kaijankosken siirtyessä sairaanhoidon hallintoon. Luttisen Seija tuli jakamattomien sairaansijojen osastolle, kolmoselle. Kirsti Karppimaa tuli röntgeniin 1970-luvun puolivälissä ja laboratoriossa oli Anita Riihijärvi. 1980-luvulla jokaisella osastolla oli oma osastonavustaja, paitsi leikkaussalissa, välinehuollossa ja lääkevarastossa.

Työvälineet kehittyivät

Ensimmäinen kirjoituskone oli mekaaninen vasarakirjoitin. Siinä värinauha pyöri edestakaisin ja lyönnin voimasta jätti jäljen paperiin. Nauhaa piti välillä kääntää ylösalaisin kuluttamaan toistakin reunaa. Virhelyönnit korjattiin korjauskynällä hankaamalla tai valkolakalla peittäen.

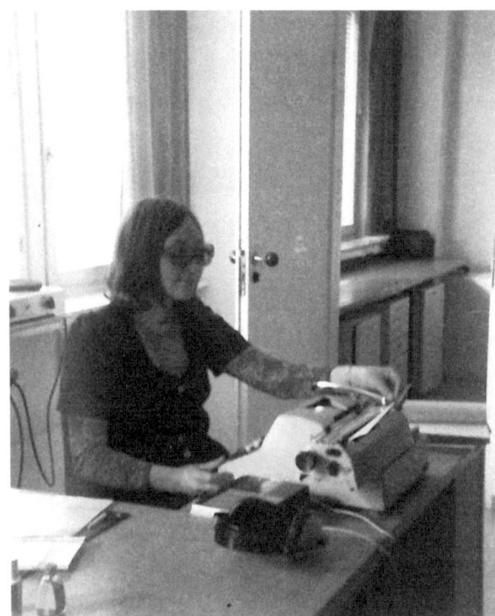

Toimistoapulainen Aira Lehtelä kirjoittamassa 1970-luvun kirjoituskoneella, joka oli ns. vasarakirjoitin. Kuvassa kirjoituskoneen lisäksi sanelukone kuulokkeineen ja korjauslakkapulloja. Kuva. Aira Lehtelä.

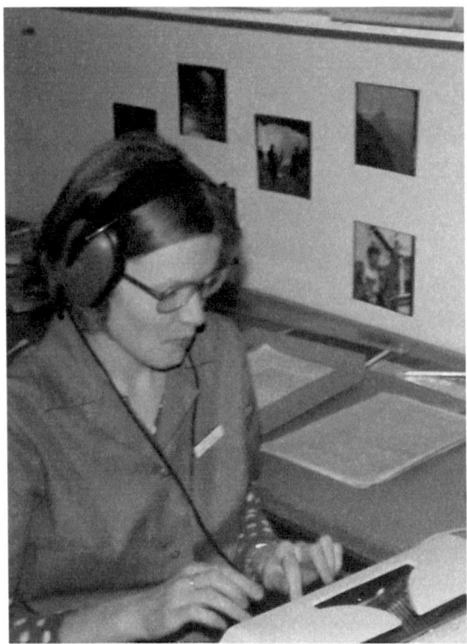

Toimistoapulainen Kirsti Karppimaa purkaa lääkärin saneluja 1970-luvulla. Kuva. Pirkko Ukkonen.

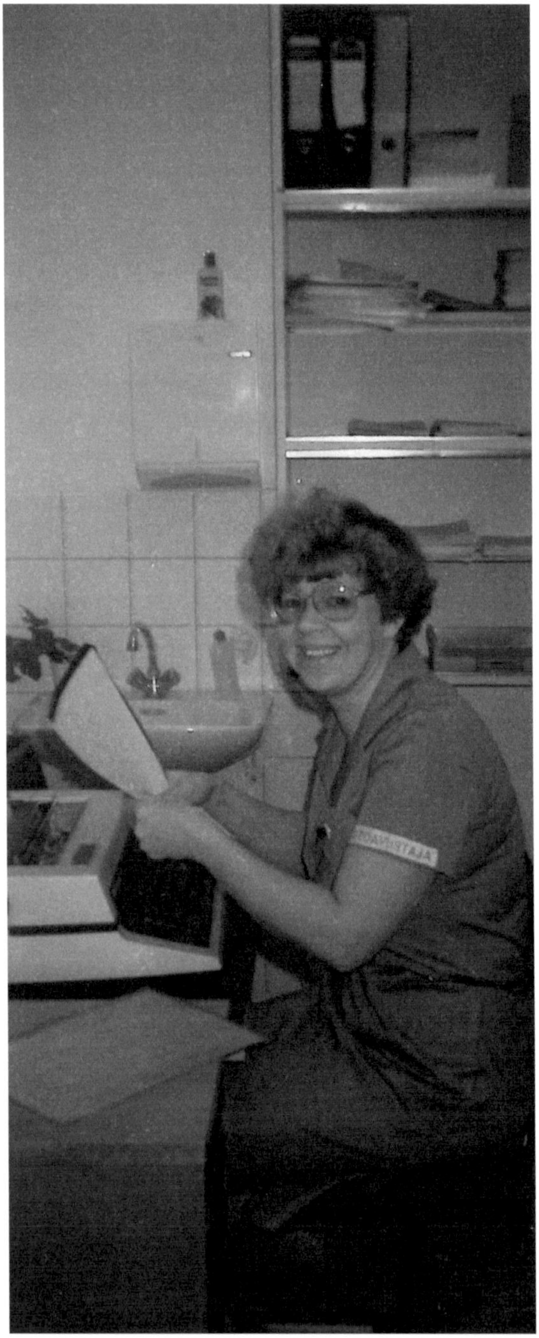

Osastonavustaja Seija Luttinen työnsä äärellä naistentautiosastolla 1980-luvulla. Kuva. Seija Luttinen.

Jos teksti piti monistaa, kirjoituskoneesta otettiin pois värinauhakela, jotta vasarat iskivät terävän kohokirjaimen monistusta varten suunniteltuun vahaspaperiin. Monistuskone oli taloustoimistossa. 1970-luvulla tuli sähkökäyttöinen pallokirjoituskone, jossa pallo pyörähteli iskien paperiin sen numeron tai kirjaimen, mitä painoi. Ensimmäiset sähkökäyttöiset kiekkokirjoituskoneet saatiin 1980-luvulla. Niissä kiekko pyörähteli sitä mukaa kun kirjainta painoi. Niissä oli jopa 500 kirjaimen muistikin. Kalkkeeripaperi pantiin väliin esim. lääkärin epikriisiä tai lääkärintodistusta kirjoitettaessa. Epikriiseistä lähetettiin kopiokappale lähettävälle lääkärille. Sitten tulivat itsejäljentävät lomakkeet ja 1990-luvulla tuli tietokoneet, joilla kirjoittaminen oli leikkiä.

Sanelukoneet kehittyivät samaa tahtia kirjoituskoneiden kanssa. Alkuun oli puhelinkeskuksessa iso vinyylilevy, johon lääkäri saneli. Lääkäri soitti keskukseen, että pankaa levy päälle ja sitten hän saneli puhelimeen puhumalla tekstinsä. Osatonsihteeri sitten kuunteli kuulokkeilla ja kirjoitti tekstin. Lääkäri luki sen ja allekirjoitti. Seuraavassa vaiheessa sanelukoneessa oli nauha ja lääkäri saneli mikrofoniin. Osastonsihteeri kuunteli kuulokkeilla ja kirjoitti tekstin. Sitten saatiin sanelukoneeseen pienet nauhakasetit ja erillinen purkukone. Siinä oli polkimet, joilla saattoi pysäyttää sanelun ja kelata taaksepäin ja halutessaan kuunnella uudelleen.

Työtilana oli sivupöytä milloin minkäkin huoneen nurkassa

1960-luvulla ei sairaaloiden suunnittelussa edes ajateltu, että toimistoapulaisille olisi pitänyt suunnitella oma työtila. Sisätautien ja kirurgian vuodeosastoilla oli lääkärin kanslian sivupöytä, johon laitettiin kirjoituskone ja pari lomakelokeroa viereen. Väliin oli aamulla työhön tullessa ”työhuoneessa” yöllä tullut potilas ja väliin ruumis odottamassa kylmiöön vientiä. Synnytysosastolla oli äitiyspoliklinikan puolella oma erillinen huone, jonka läpi oli kulku synnytyssaleihin. ”Jakamattomien sairaansijojen vuodeosastolla kolme oli pitkänmallinen tutkimushuone, jossa oli ikkunapäässä lääkärin työpöytä ja ovensuupäässä osastonavustajan pöytä. Seuraava paikka oli hoitajien kansliassa ja sitten sen viereisessä lääke-/työhuoneessa ja viimein siirryin takaisin gynen tutkimushuoneeseen. Kun ylilääkäri Niemi-Pynttäri tuli, lähdin pois. Kun Niemi-Pynttäri lähti eläkkeelle, hän sanoi, että mee tähän huoneeseen,” muistelee vuonna 1974 työhön tullut Seija Luttinen.

Poliklinikan ensimmäisen toimistoapulaisen Aira Lehtelän työtila oli taloustoimistossa. Jonkin ajan kuluttua poliklinikka halusi siirtää toimistoapulaisen lähemmäksi yhteistyön helpottamiseksi. Työhuoneeksi tuli kanslian yhteydessä oleva pieni sola, josta pääsi isoon tutkimushuoneeseen. Siinä ei voinut puhua työrauhasta, kun henkilökunta puhui kansliassa puhelimeen, ohjasi potilaita ja antoi jatkohoitoaikoja. Jos kansliassa ei ollut hoitajaa paikalla, toimistoapulainen vastasi puhelimeen. 1980-luvun alussa työtilaksi tuli aulan ulko-oven viereinen huone. Seinän takana oli poliklinikkapotilaiden ilmoittautumisluukku. *Vasta -80-luvun lopulla saatiin viimein poliklinikan osastoavustajille oma erillinen työhuone; vuodeosastoille myöhemmin 1990-luvulla.*

Työrauhasta tuskin voitiin puhua vuodeosastoillakaan. Täytyi osata keskittyä ja tottua keskeytyksiin. Hoitajilla ja lääkäreillä oli jatkuvasti kysyttävää, osallistuihan osastonavustaja mm. tulevien ja kotiin lähtevien potilaiden sairauskertomusten käsittelyyn kaikkien henkilöstöryhmien yhteisessä työprosessissa. Kanslian puhelimeen vastaaminen oli kaikissa työyksiköissä ensisijaisesti osastonavustajien tehtävä. Vuodeosastoilla oli lisäksi ns. siirtopuhelin, joka vietiin vuodepotilaille potilashuoneeseen, oiottiin sekaisin oleva pitkä johto ja laitettiin pistoke seinään… ja sitten siirto kanslian puhelimesta. Siinä kului aikaa. Liikkuvat potilaat pyydettiin kansliaan puhumaan.

Kysyttäessä: mitä ajattelitte työtiloista, osastonavustajat vastasivat: ei mitään, oltiin tututtu huonompaankin... Turussa juotiin kahvitkin vessassa…Ulkomaalaisten lääkäreiden kanssa oli joskus vaikeampaa…

Työ opittiin alkuaikoina tekemällä, ammatillinen koulutuskin kehittyi myöhemmin

1960-70-luvuilla ei ollut täsmäkoulutusta sairaalan toimistotyöhön. Tehtävänimikekin oli toimistoapulainen. 1980-luvun osastonavustaja-nimike kertoo paremmin työnkuvasta kuin yleisnimitys toimistoapulainen. Kaikilla 1960-70-luvulla työhön tulleilla oli kauppaopiston merkantin tai merkonomin tutkinto. 1980-luvulla kauppaoppilaitoksissa alettiin järjestää terveydenhuollon sihteerin kursseja, joissa perehdyttiin terveydenhuoltoon toimintaympäristönä, sen työprosesseihin, toimistotehtäviin ja sanastoon. 1990-luvulla lähihoitajatutkintoon sitten tuli asiakaspalvelun ja tietohallinnon suuntautumisvaihtoehto (osaamisala). Ammattinimikekin muuttui vuosikymmenten saatossa, ollen 1970-luvulla toimistopulainen, -80-luvulla osastonavustaja ja 1990-luvusta alkaen osastonsihteeri.

Poliklinikan ensimmäinen toimistoapulainen Aira Lehtelä muistelee työtään 1970-luvun alussa: Lääkärit sanelivat nauhakasetille sairauskertomukset leikkauskertomuksineen, röntgenpassitukset, C-, D-, E- ja vapaamuotoiset todistukset yms. Sanelujen kirjoittamiseen ei ollut mitään erityistä koulutusta eikä perehdytystä. Oli vain Pharmaca Fennica, lääketieteen sanakirja ja vihko, johon vierasperäiset sanat kirjoitettiin muistin tueksi seuraavaa kertaa varten. Kun -70-luvulla kävi paljon ulkomaalaisia lääkäreitä, sanelujen kirjottaminen oli väliin painajainen. Joskus piti arvata, että kyseessä oli umpilisäkkeen poisto puolalaisen kirurgin saneltua, että "potilaalta leikattiin vetonuppisuoli". Jokaisella lääketieteen alalla oli oma sanastonsa, joka piti opetella. Joskus potilas tuli uudelleen päivystykseen ja osastolle ennen kuin oli ehditty edellistä sanelua kirjoittaa. Saneluja piti kuunnella kasetilta ja sieltä poimia oikea sanelu. Myöhemmin osastoavustajat keksivät sanelulistat, jotka helpottivat poimimista.

Kun vuodeosastolle tuli 1960-luvulla uusi potilas, toimistoapulainen (päivystysaikana vastaanottava sairaanhoitaja) merkitsi hänet manuaaliseen potilasluetteloon, laittoi nimilapun kanslian seinällä olevaan potilastauluun, valmisteli sairauskertomuslomakkeet potilaskansioon (kuumekurva, laboratoriotutkimusten yhteenvetolomake, huomiointikaavake hoitajien huomioiden kirjaamiseen ym.). Jokaista hoitojaksoa varten aloitettiin uudet lomakkeet. Potilaan uloskirjauksen yhteydessä toimistoapulainen laittoi konseptipaperin väliin ko jaksoa koskevat asiakirjat. Vuonna 1974 erikoissairaanhoidossa otettiin käyttöön ns. jatkuva sairauskertomusjärjestelmä. Jatkuvan sairauskertomuksen lomakkeisiin alettiin kerätä kaikkia hoitojaksoja koskeva lääkärin tutkimus-, hoito- ja kuntoutustieto jatkohoitosuunnitelmineen. Hoitajien huomiointikaavakkeet kerättiin edelleen irrallaan sairauskertomusarkistokansioon. Vasta 1980-90-luvun taitteessa Sairaalaliiton suosituksen perusteella alettiin myös (uudistetut) hoitotyötä koskevat lomakkeet kerätä hoitojaksokohtaisesti. 1990-2000-lukujen taitteessa alettiin harjoitella ensimmäisiä sähköisiä potilasasiakirjaohjelmia. Potilashallinnossa tietokoneohjelmat tulivat jo 1990-luvun alussa osastonavustajien työvälineeksi.

Toimistotyöntekijät osallistuivat heti sairaalan alusta lääkärin kierron jälkeen pidettävään kiertoraporttiin. Ensimmäiseksi he soittivat kylvettäjälle, joka toi kotiin lähtevien vaatteet osastolle; tilasivat keskuksesta puhelinlaskun ja tekivät hoitopäivälaskun, jonka potilas maksoi kassalla kotiin mennessään. Sairaanhoitaja vei reseptit, todistukset ja poliklinikkakortin. He tilasivat tulevien tutkimusten ajat ja jälkinäyttöajat poliklinikalle.

Sitten siirsivät lääkärinmääräyskirjasta tutkimus- ja hoitomääräykset kuumekurvaan lääkemääräyksiä lukuun ottamatta. He kirjoittivat laboratoriopyyntölaput ja röntgen- ja fysioterapialähetteet. Jossain vaiheessa lääkärit alkoivat kirjoittaa tai sanella ko lähetteet. He valmistelivat "kotiin lähtevien paperit" valmiiksi lääkärille esitäyttäen poliklinikkakortin, A-todistuksen ja reseptit. Lääkäri saneli epikriisin, B- ja C-todistukset, E-lausunnot, ja lähetteet Oyks:iin.

Sanelujen kirjoittaminen, erilaisten toimintatilastojen tekeminen, sairauskertomusten valmistelu hoitojaksoa varten ja lopuksi arkistokuntoon laittaminen sekä hoitajien työvuorolistojen tuntien laskeminen ja puhtaaksikirjoitus palkkatoimistoa varten kuuluivat jokaisessa työpisteessä toimistoapulaisen päivittäisiin tehtäviin. Kirjallisten tehtävien lomassa toimittiin kansliassa yleisneuvojana, eräänlaisena aulaemäntänä: vastattiin potilaiden, omaisten, lääkäreiden ja hoitajien ja toisten osastojen kaikenlaisiin suullisiin ja puhelimessa esitettyihin kysymyksiin. Synnytysosastolla toimistoapulainen käytti tinkapaikan tullen potilasta taksilla Oulussa ultraäänitutkimuksessa tai saattoi psykoosipotilaan Ouluun "piirille".

Jotkut jäivät 1970-luvulla työajan päätyttyä vielä kirjoittamaan ylilääkäreiden yksityisvastaanottojen saneluja ja hakemaan seuraavien vastaanottojen potilaspaperit arkistosta. Joku muistaa, että taksa oli 10 markkaa tunnilta ja työsopimus tehtiin suullisesti. Ylilääkärit maksoivat palkan käteen.

Sijaisia ei ollut. Oli hirveä ryysis lomalta tullessa, kun kaikki kotiin lähteneiden paperit odottivat käsittelyä. Muulloinkin lääkärit saattoivat kerätä saneluja ja sanella urakalla pyhän aikana. Ylilääkäri Korhosen kohdalla piti olla tarkkana, että sanelukone oli valmiiksi asennettuna. Hän kun ei ollut tekniikkamiehiä, saneli vaikka porkkanaan....

Näkymätön lenkki potilastyön kokonaisuudessa 1990-luvulla

Osastonsihteeri Seija Luttinen kirjoitti henkilökunnan tiedotuslehti Piikkiin kesällä 1991 osastonsihteerin työstä seuraavasti:

"Raahen aluesairaalassa on 10 osastosihteerin virkaa ja 1 varahenkilöstövirka. Lisäksi tällä hetkellä on 2 työllistämistukivirkaa, 1 kokopäiväinen ja 2 ½ -virkaa. *Mitäkö osastonsihteeri sitten tekee? Osaat varmasti sanoa, että kirjoittaa koneella ja on puhelimessa sekä "luukuilla".*

Aikavaraus ja puhelinpalvelu onkin iso osa osastonsihteerin työtä. Röntgenissä toinen osastonsihteeri on jatkuvasti asiakaspalvelussa ja toinen purkaa saneluja. Myös laboratorion osastonsihteerin aamupäivä on näytteenotossa asiakaspalvelua. Loppupäivä kuluu erilaisia tilauksia tehden, laskuista huolehtiessa ja lähtevät näytteet käsittelee lähetteiden osalta myös sihteeri. Poliklinikan osastonsihteerit vuorottelevat myös aikavarauksessa ja kirjoituksessa. Leikkaussalin leikkauskertomukset kirjoitetaan leikkaussalissa suurin osa jo potilaan heräämöaikana, joten sanelut saadaan samana päivänä. Vuodeosastoillakin kirjoitustyöt vievät ehkä puolet ajasta. Kirjoitustyö ei ole pelkkää sanelujen purkua, vaan on tunnettava laaja lomakearsenaali omine erityispiirteineen, sekä mm. niiden maksumääräykset.

Vuodeosastoillakin sihteerit antavat potilaille LP (lupapaikka) -aikoja erilaisine ohjeineen. Huolehdimme myös, että lähetepotilaille on varattu halutut tutkimukset, sairauskertomukset, röntgenkuvat ja lähetteet ovat kunnossa osastolle tuloa varten. Teemme päivittäiset lab. ja röntgentutkimuspyynnöt, sekä erilaiset potilaan tarvitsemat seurantalomakkeet, hoitomaksulaskut jne.

POTI on tietokonejärjestelmä, joka otettiin sairaalassamme käyttöön 1991 alussa. Suurin käyttäjäryhmä osastoilla on osastonsihteerit. Se on potilashallintajärjestelmä, johon kirjataan jokainen osastolle tuleva potilas. Esim. os 3:lla näkee, onko kyseessä sisätauti, kirurginen, sisätautikuntoutus tai kirurginen kuntoutuspotilas. Myös potilaan henkilötiedot pidetään ajan tasalla POTI:ssa. Myös erilaiset tilastot, potilaan hoitoaika, mistä potilas tulee, missä jatkohoito, diagnoosit ja hoitotoimenpiteet hoitojakson aikana näkyvät POTI:ssa. Samoin poliklinikkakäynnit, hoitojaksot sairaalassa, osastojen paikkatilanne ym. sovitut tiedot löytyvät POTI:sta. Tiedot laitetaan tietokoneelle osin potilaan tullessa osastolle, osin hoitojakson päättyessä hoidonpäättämistiedot lääkärin sanelemasta, osastonsihteerin kirjoittamasta epikriisistä. Tästä syystä osastonsihteeri joutuu silloin tällöin kyselemään lääkäreiltä diagnoositietoja, tarkentamaan toimenpide- tapaturmanumeroita. Osastonsihteeri pitää käytännössä huolen, että potilaat saavat tarvitsemansa todistukset ajallaan ja heistä tehdään säädösten mukaiset ilmoitukset, esim. syöpäpotilaista syöpärekisteriin.

Osastonsihteeri on tärkeä lenkki välillisessä potilaan hoidossa. Lääkärinkierron ”paperimääräykset” toteutetaan osastonsihteerin toimesta. Potilas ei kuitenkaan välttämättä edes näe osastonsihteeriä, koska tämä työ tehdään kansliasta käsin. Potilaan välitön hoito taas tapahtuu hoitajien toimesta hoitotyön toteutuessa lääkärien määräysten mukaan.

Tämä näkymätön lenkki siis on osastonsihteeri. Tänä päivänä osatonsihteeri on yhä kiireisempi. Kuten tiedetään, potilaiden vaihtuvuus on lisääntynyt kovasti viime aikoina ja ihanne olisi kuormitusprosentti, joka lähentelisi 100 %:a. Hoidetaan yhä enemmän mm. ulkokuntalaisia potilaita ja yhä lyhyemmillä hoitoajoilla. Osittain tämä johtuu tutkimusmenetelmistä, esim. erilaiset skopiat; mahan ja suolen, nivelentähystykset vaativat vain lyhyen seuranta-ajan sairaalassa. Tietenkin sairaalamme on muutoinkin muuttunut enemmän akuuttisairaalaksi, pitkäaikaispotilaita on aiempaa enemmän ”oikeilla paikoillaan” jatkohoidossa. Tämä kaikki merkitsee, että A4-paperia käsitellään yhä enemmän.”

Muistelemassa:
osastosihteerit Karjalainen (ent. Tikkala) Lahja, Kivimäki Pirjo, Lehtelä Aira, Luttinen Seija, Tuomiranta Liisa.

Siivous ja hygienia oli kaiken perusta

Alussa uhkana siivoustyön ulkoistaminen

Sairaalaan oli perustettu 22 sairaala-apulaisen virkaa huolehtimaan tilojen siivouksesta ja avustamaan hoitajia potilaiden hoidossa. Sairaala-apulaiset kuuluivat sairaalan tasolla ylihoitajan alaiseen hoitohenkilökuntaan. Osastonhoitajat olivat heidän lähiesimiehiään vastaten sekä päivittäisestä henkilöstöhallinnosta että työtehtävien järjestämisestä. Talouspäällikkö Hassi ajoi 1960-70-luvun taitteessa ponnekkaasti siivoustyön ulkoistamista Servi Systems Oy:lle. 1970-luvun puolivälissä tehtiin opintokäynti Iisalmen aluesairaalaan, jossa Servisystems huolehti siivouksesta ja muutamista sovituista potilashoidon avustavista tehtävistä. Matkaan osallistuivat kaikkien henkilöstöryhmien edustajat. Kokemukset sairaala-apulaisten töiden ulkoistamisesta eivät olleet vakuuttavia. Hoitajien ja sairaala-apulaisten joustava yhdessä tekeminen potilaan hoidossa häiriintyi sairaala-apulaisten tarkkarajaisen tehtäväkuvan vuoksi.

Niinpä liittohallitus päätti perustaa vuonna 1974 siivoustyönohjaajan viran, jonka ensimmäinen viranhaltija oli kotitalousteknikko Sylvi Litmanen. Puolen vuoden koeajan aikana hän kävi 4 viikon siivoustyöohjaajan kurssin. Hän vastasi siivoustyön kehittämisestä vuosikymmenet ja jäi eläkkeelle 2010-luvulla Raahen seudun hyvinvointikuntayhtymän siivouspäällikön virasta.

Sairaala-apulaiset jäivät "osastojen omiksi" sairaala-apulaisia ja osaksi osastojen henkilökuntaa. Siivoustyönohjaaja alkoi huolehtia päivittäisestä henkilöstöhallinnosta ja siivoustyön sisällön kehittämisestä. Siivousaineet ja -välineet olivatkin hänelle ammattikoulutuksen perusteella tuttuja. Siivoustyönohjaajakin kuului hoitohenkilöstöön 1990-luvulle asti. Hän osallistui ylihoitajan pitämiin osastonhoitajakokouksiin. Siivoustyönohjaajasta tuli koko talon sairaala-apulaisten lähiesimies, joka hankki sijaiset, teki työvuorolistat ja jakoi tilinauhat. Määräyskirjassa luki, että ollaan osastonhoitajan alaisia. Potilashoitoon liittyvät tehtävät sovittiin yhdessä osastonhoitajien kanssa. 1970-80-luvuilla ylihoitaja ja siivoustyönohjaaja osallistuivat yhdessä siivousalan koulutuksiin ja vastasivat siivousaineiden ja välineiden hankinnasta.

”HOITOHENKILÖKUNNAN AVUSTAMINEN POTILAAN SAIRAANHOITOON LIITTYVISSÄ TEHTÄVISSÄ”

Potilaan ravinnon ja nesteen saatiin liittyvät tehtävät vuodeosastoilla
Ylihoitaja Saara Paavilainen oli laatinut eri osastoille yksilöidyt siivoussuunnitelmat ServiSystemsille tehtyyn tarjouspyyntöön. Nämä suunnitelmat ohjasivat sairaala-apulaisten työtä ja perehdytystä 1970-luvulla ja pitkälle -80-luvulle. Käsitteet vain muuttuivat. Työn sisältö pysyi suunnilleen samana.

Suunnitelman mukaan sairaala-apulaiset huolehtivat vuodeosastoilla potilaan ravinnon ja nesteen saantiin liittyvistä tehtävistä osastonhoitajan tai osastosta kulloinkin vastaavan sairaanhoitajan ohjeiden mukaan. Tällaisia tehtäviä olivat:

15.10.1968

RAAHEN ALUESAIRAALAN SAIRAALA-APULAISET

Synnytysosasto

Haarala Kerttu
Turpeenoja Aila
Rajala Orvokki

Kirurgian osasto

Jokinen Orvokki
Majava Helli
Virtanen Anita

Sisätautiosasto

Hannuksela Hellin
Juntunen Kerttu
Niemelä Siiri

Leikkaussali

Mäkynen Laura
Pöllä Helena
Vuotila Raita

Poliklinikka

Mustonen Liisi
Knuutila Liisa

Laboratorio

Ukura Helena

Röntgen

~~Harjulampi~~ Ritva

Naistentautiosasto

Hannila Irja
Junnila Jenni
Roth Salli

Poliklinikan yleiset tilat ja toimistot:

Hattuniemi Sirkka

Pohjakerros, kokoushuone, rappukäytävät

~~Alamaula Agnes~~

Sairaala-apulaisluettelo 15.10.1968. Kuva. Ylihoitaja Loden arkistomappi.

- Aterioiden esivalmistelu osaston keittiössä, kuten astioiden lämmittäminen ja esille otto, Leivän ja muiden lisäkkeiden tarjoilukuntoon asettelu.
- Jakeluvaunujen hakeminen pohjakerroksen hissitasolta ja jakelukuntoon järjestely.

- Osallistuminen jakeluun ja syöttämiseen, mukaan lukien nestelistaan merkitseminen.
- Teen ja kahvin valmistus ja tarjoilu, aamupalan tarjoilu, osallistuminen syöttämiseen ja juottamiseen.
- Kaikkien potilaiden juomalasien kokoaminen, pesu ja täyttö ja potilaille vienti vähintään kerran päivässä.
- Kaikkien aterioiden jälkeen astioiden kokoaminen keittiöön, astioiden pesu ja keittiön kunnostus.
- Keittiöön palautettavien astioiden jakeluvaunuun järjestely ja vienti. Jätesankojen tyhjentäminen keittiöllä oleviin astioihin x2 / vrk.
- Lääkelasien huolto.

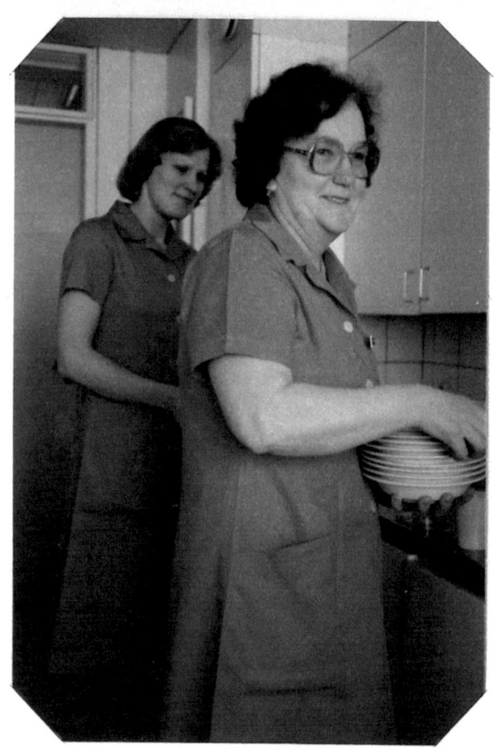

Kirurgian vuodeosaston sairaala-apulaiset Marja-Leena Tuominen ja Helvi Majava (oikealla) aloittavat astioiden tiskausta vuonna 1980. Tiskikone sijaitsi lattiatasossa. Selkä joutui lujille, kun lautaskori nostettiin koneeseen ja pois. Oli kiire siivoamaan. Kuva. Marja-Leena Tuominen.

Kerran laitettiin kahdestaan poliklinikalla vainajakin, kun muut olivat elvytyksessä. Olin 20-vuotias ja näin ensimmäisen kerran vainajan. Vainajan kuljetus kylmiöön oli tuttua touhua. Poliklinikan sairaala-apulainen oli elvytyksessäkin mukana painelemassa. Ekg:n ottokin tuli tutuksi, potilaspapereiden hakeminen sairauskertomusarkistosta ja yhteispäivystysaikaan 3 markan käyntimaksun periminen kuuluivat viikonloppuvuoron rutiinitehtäviin.

Vuodeosastoilla sairaala-apulaiset osallistuivat lääkärien kierron jälkeen pidettävään kiertoraporttiin ja tiedottivat vastaavalle sairaanhoitajalle tekemänsä havainnot potilaan voinnissa. 1970-luvulla usein oli kyllä niin kiire aamutöiden aikaan, ettei ehtinyt kunnolla katsoa potilasta. ”Muistan, kun nostin sängyn päädyllä istuvaan asentoon ja ihmettelin, miksei se puhu. Työkaveri sanoi viereistä potilasta syöttäessään: sehän on kuollut…” 1980-luvulle asti sairaala-apulaiset osallistuivat myös iltapäivän vuorovaihtoraporttiin: ”tunnisti potilaan ja tiesi, mikä vaivasi; osasi varoa sanottuja asioita”. Sairaala-apulaisten työn mitoituksen jälkeen perushoitaja toi keittiöön listan kotiin lähtevistä ja antoi suullisesti 5 minuutin raportin.

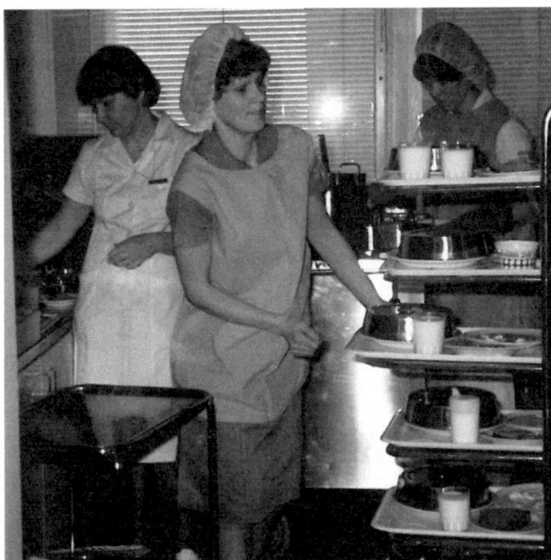

Sairaala-apulainen Marja-Leena Tuominen lähtee jakamaan lounastarjottimia potilaille. Apulaisosastonhoitaja Kaisa Käräjäoja annostelee ruokaa lämpökärryistä. Leipiä ja maitoja laittamassa apuhoitaja Marja Hyväri. Kuva. Marja-Leena Tuominen.

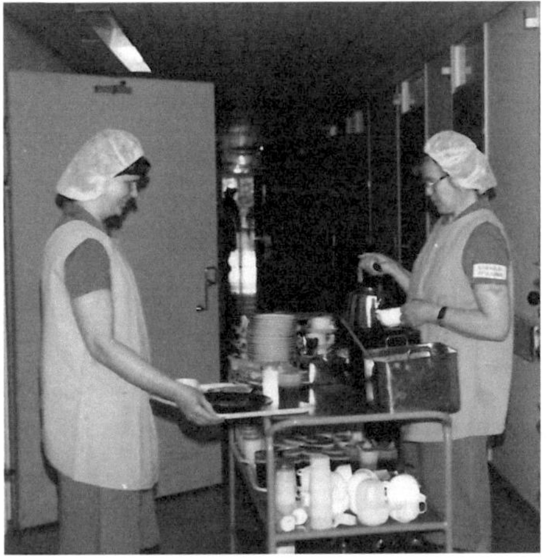

Puuro tuli osastoille lämpökärryissä isoissa teräsastioissa 1980-luvun puoliväliin asti. Sairaala-apulainen Eila Kauppila annostelee ja Taina Suonvieri vie potilaalle. Kuva. Marja-Leena Tuominen.

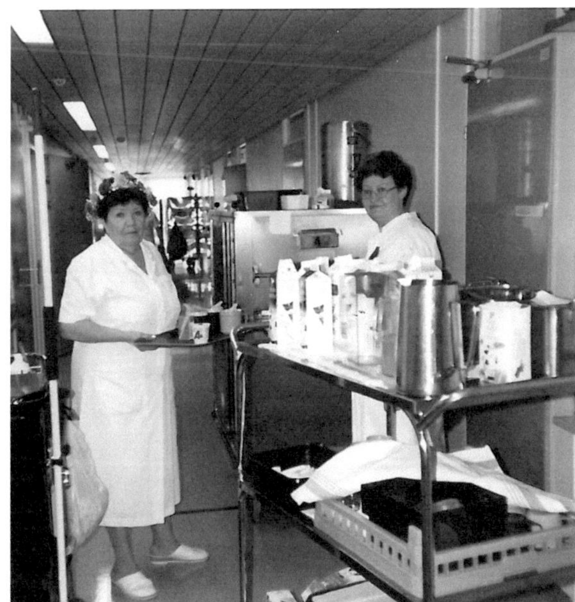

Ruuan jako vuodesta 1985, jolloin siirryttiin ns. keskitettyyn ruuanjakeluun. Keittiöltä tuli jokaiselle potilaalle tarjottimella valmiiksi ruokakortin perusteella annosteltu ateria. Maidot ja leivät lisättiin ennen potilaalle vientiä. Kuvassa on sairaala-apulainen Vappu Rahikkala tarjotin kädessään viimeisenä työpäivänään 1990-luvulla. Oikealla perushoitaja Liisa Riekki. Kuva. Anna-Helena Pisilä.

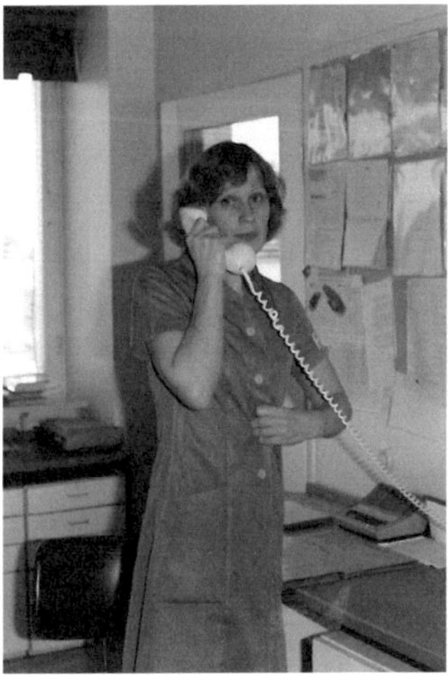

Marja-Leena Tuominen vastaa puhelimeen vuonna 1980 kirurgian vuodeosaston kansliassa työvuoroon tullessaan. Puhelimeen vastaaminen kuului myös sairaala-apulaisten tehtäviin. Jos potilas pyysi aamusiivouksen aikana, "haetko minun naapurin puhelinnumeron", se haettiin hänelle. Ei silloin vastattu, että se ei kuulu minun tehtäviin... Kuva. Marja-Leena Tuominen.

Tarkat työohjeet 1960-70-luvuilla

Vuodeosastoilla oli aamuvuorossa kaksi sairaala-apulaista: keittiövuorolainen ja siivousvuorossa oleva. Molemmille oli ylihoitaja laatinut yksityiskohtaiset ohjeet työtehtävien suorittamiseksi. Esim.

- Keittiövuorolainen aloittaa teenjaon huoneesta n:ro 10, 9, 8 jne. Ravinnotta olleen potilaan saatua luvan ruokailuun, huolehtii sairaala-apulainen Ravinnotta-lapun kanslian laatikkoon."
- "Siivousvuorossa oleva aloittaa siivouksella. Ensin siivotaan hoitajien kanslia. Pölyt pyyhitään lehtikotelosta, tuoleista, pöydiltä, jotka myös tarvittaessa järjestetään siisteiksi. Sen jälkeen siivotaan tutkimushuone, samoin kuin edellinen." Kirurgian vuodeosaston osastonhoitaja Selma Mutanen olikin tarkka kynien oikeasta järjestyksestä kynäkotelossa.
- "Kumpikin osallistuu potilashuoneiden siivoukseen. Mikäli potilashuoneisiin ei ole mahdollisuutta päästä, siivotaan päiväsali, tupakkahuone ja parveke. On seurattava kuitenkin, milloin potilashuoneisiin pääsee ja suoritettava siivous siellä heti." Huoneet siivottiin aamupesujen ja lääkärinkierron jälkeen. Oli erityisen tärkeää, ettei lääkärinkiertoa häiritty. *Muistellaan, että ylilääkäri Niemi-Pynttärin kierron aikana ei saanut käytävällä näkyä siivousvälineitäkään. "Onneksi Niemi-Pynttäri vain pyörähti osastolla....".*

Työohjeiden lopussa oli pari yleistä käyttäytymisohjetta.

- Kukin sairaala-apulainen siivoaa yksin omaa huonettaan!
- Yleensä on kovaääninen keskustelu ja nauru vältettävä osastolla. Astioiden käsittelyssä on noudatettava varovaisuutta.

Sairaala-apulaisten muihin päivittäisiin tehtäviin kuului sulkea keittiön, päiväsalin ja tupakkahuoneen radiot klo 12-14, kastella kukat ja seurata ruokien säilytystä osaston jääkaapissa. Torstaisin piti tehdä keskusvarastotilaus viikoksi eteenpäin. Tilausvihko oli hoitajien kansliassa. (Ylihoitaja Saara Paavilaisen laatimat ohjeet lokakuussa 1968).

VESI VANHIN VOITEHISTA – SIIVOUSTA MONTA KERTAA PÄIVÄSSÄ DESINFEKTIOAINEELLA

Aamuin illoin ja viikoittain suoritettavia työtehtäviä 1960 - 70-luvuilla
Potilashuoneet: Pölyt pyyhittiin kostealla kerran päivässä kalusteilta, valaisimista, ikkunalaudoilta ym. vaakapinnoilta desinfioivaa puhdistusainetta käyttäen. Yöpöydät puhdistettiin ja juomalasit vaihdettiin aamuvuorossa. Lattiat pyyhittiin kaksi kertaa päivässä desinfioivalla pesuaineella. Samalla tyhjennettiin paperikorit ja puhdistettiin tuhkakupit. Pesualtaat ja hanat puhdistettiin niin ikään aamuin illoin desinfektioaineella.

WC:t, kylpy- ja pesuhuoneet sekä valmistushuone: Saniteettiposliinit ja lattiat pestiin desinfioivalla aineella kaksi kertaa päivässä. Kangaspyyhkeet vaihdetiin ja saippuoita täydennettiin. Kylpyamme pestiin käsiharjalla joka käytön jälkeen ja lattiakaivot kerran päivässä.

Huuhteluhuone: Kertyneet välineet pestiin, keitettiin ja järjestettiin hyllyille yhdessä apuhoitajien kanssa. Lattiakaivot pestiin päivittäin. Huuhteluhuoneessa oli kangaspyyhkeet määrätyissä nauloissa astioiden kuivausta varten. 1980-luvun alussa laitettiin värikoodit pesuharjoille puhtaammasta likaiseen; vihreä puhdas, sininen ja keltainen oli likaisin….

Käytävän, päivähuoneen ja tupakkahuoneen lattia pyyhittiin kostealla kaksi kertaa päivässä. Joka viikko lattioilta poistettiin koneella tahrat, paikkavahattiin ja kiillotettiin. Kerran viikossa ja potilaan vaihtuessa pyyhittiin ja järjestettiin potilaspöytien kaapit. Vuodevaatteet tuuletettiin kerran viikossa ja vaihdettiin lakanat. Kerran viikossa pölyt pyyhittiin myös pystysuorilta pinnoilta, tauluilta, jalkalistoilta ja pattereilta. Keittiön kaapit pyyhittiin sisäpinnoilta ja jääkaappi sulatettiin joka viikko.

Suursiivous tehtiin kaksi kertaa vuodessa: lattioiden perusteellinen konepesu, vahaus ja kiillotus. Koko huone tyhjennettiin. Vahan piti kuivua monta tuntia. Potilashuoneiden ja tutkimushuoneiden seinien kostea pyyhinta x 4 / vuosi. Pölyt ja tahrat poistettiin seiniltä ja katoista. Ikkunat pestiin neljältä puolelta neljästi vuodessa. Samalla puhdistettiin sälekaihtimet. Ikkunoissa oli saranat ylhäällä. Pesun aikana toisen sairaala-apulaisen piti olla pitämässä ikkunalasia.

1980-luvulla työtehtävät alettiin luokitella päivittäisiin, viikoittaisiin ja jaksottaisiin. Harvemmin kuin viikoittain suoritettavia tehtäviä kutsuttiin jaksottaistehtäviksi. Niitä olivat mm. huoneiden peruspesut ja ikkunoiden pesut. Suursiivouspäiviä ei enää järjestetty, vaan perussiivouksia tehtiin pitkin vuotta päivittäisen työn lomassa. 1980-luvun lopussa eräs ylioppilastyttö oli kesäsijaisena ja kyseli ikääntyneeltä sairaala-apulaiselta, mitä perussiivous oikein tarkoittaa ja milloin sitä tehdään. Sairaala-apulainen vastasi: ”noo, se on semmoista kyttäilyä…”

Siivousvälineitä ja -aineita 1960–70-luvuilta

Alussa siivousvälineinä olivat luutut ja ämpäri. Joku muistelee, että huoneiden lattiat luututtiin konttaamalla ja käytävät otettiin mopilla.

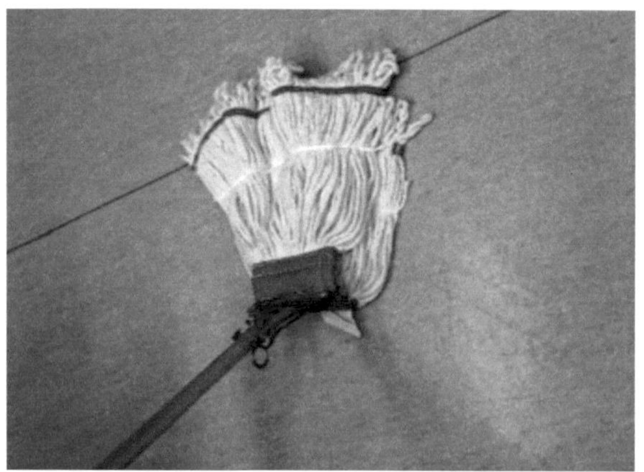

Märkämoppaukseen käytetty lattiamoppi. Langat olivat puuvillasta. Mopin muoto antoi lempinimet: tukkamoppi ja räkäpäämoppi. Kuva. Eeva Tokola

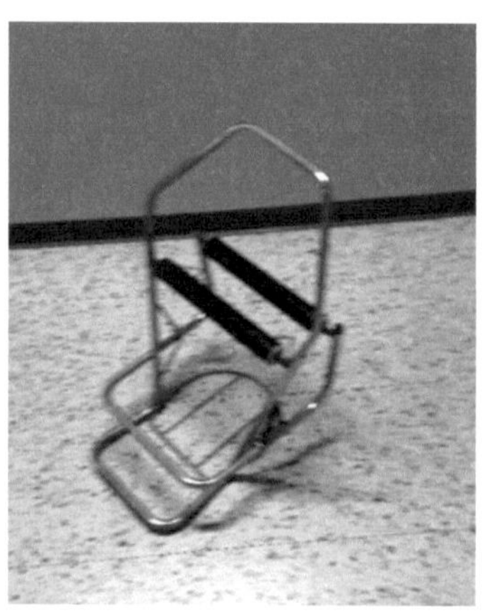

Telapuristinvaunu, jossa kaksi telaa ja poljin. Telineeseen laitettiin sinkkiämpäri, jossa lankamoppi kostutettiin ja vedettiin telojen läpi. Kalusteiden puhdistukseen tarkoitettu ämpäri laitettiin lattialle viereen. 1970-luvun puolivälissä saatiin telineeseen rattaat, mikä helpotti liikuttelua. Kuva. Eeva Tokola.

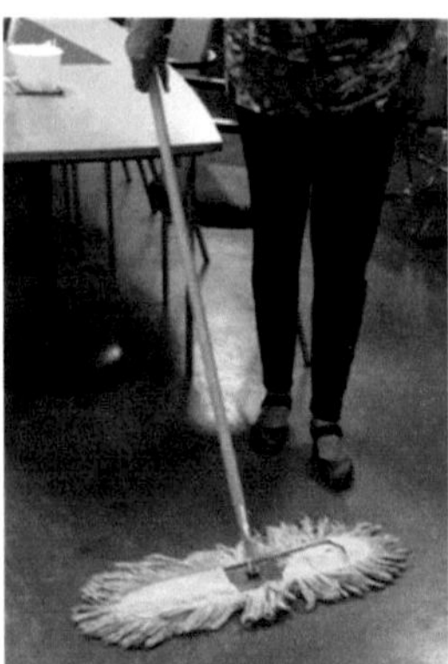

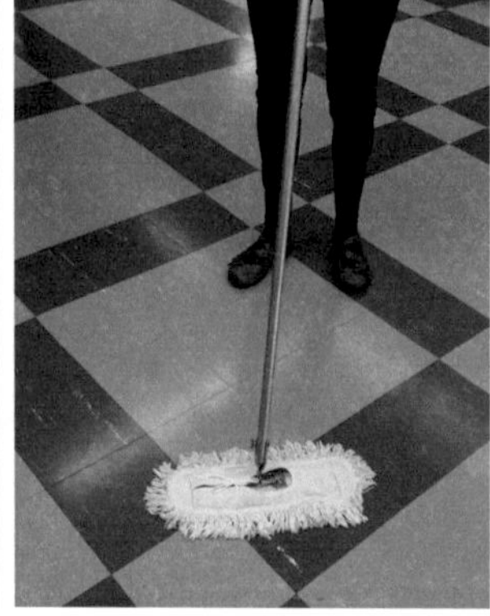

Märkämoppausvälineitä 1970-80-luvuilta. Oikealla kehittyneempi varren kiinnitys. Kuvat. Eeva Tokola.

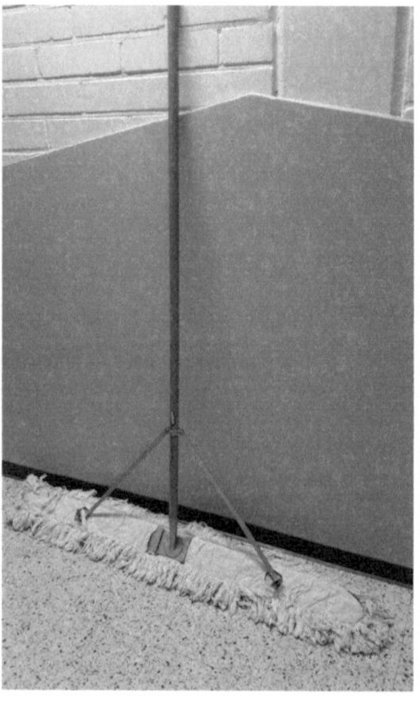

Oikealla: Goljatti, jolla puhdistettiin käytävät ja kokoushuoneet 1970 - luvulla. Kuva. Eeva Tokola.

Ennen Goljattia käytävät kosteapyyhittiin köysiluutalla, jossa oli pitkät ”köysimäiset langat”. Ne kostutettiin ämpärissä ja vedettiin telojen läpi. Jälki jäi märäksi, joten lattian piti antaa kuivua, ennen kuin siinä käveltiin. 1970-luvulla käytettyjen lattiamoppien kehyskoko vaihteli 60 tai 80 cm, Goljatissa 90 cm. Hapsut olivat paksua puuvillaa. Nämä kaikki väännettiin käsin kuivaksi. Moppien pesu tapahtui päivittäin käsin sen aikaisessa siivoushuoneessa, ns. pölytyksessä, Kloritilla valkaistiin ja lopuksi huuhdeltiin ja käsin väännettiin kuivaksi. Ja laitettiin yöksi pattereille kuivumaan. Aamulla ne otettiin taas käyttöön! Mahtoi siinä bakteerit pesiä... Etenkin, kun niitä käytettiin pitkiä aikoja. Ja selkä ja olkapäät kipeytyivät.

1980-luvulla kaikki mopit ja siivouspyyhkeet alettiin lähettää päivittäin pesulaan. Jonkin alan kuluttua se lopetettiin liian kalliina. 1980-luvun puolivälissä toimintansa lopettaneen kylpyosaston tiloihin tehtiin koko talon siivouskeskus. Siivousvälineiden säilytys ja huolto keskitettiin sinne. Mopit ja siivousliinat alettiin pestä pesukoneessa päivittäin siellä.

Lattiapyyhkeet olivat alussa paksua vohvelikangasta tai kaksikerroksista harsopyyhkeitä, jotka pujotettiin pitkävartisen lattiaharjan päälle. Jossain vaiheessa mustaa kumia (myöhemmin solukumia) oleva lattiakuivain korvasi isot harjat. Alettiin puhua kuivain-pyyhe-menetelmästä lattioiden puhdistuksessa. Menetelmä korvasi hiljalleen moppauksen. Kuivaimen muovimateriaalia kehitettiin. Myöhemmin siirryttiin irrotettaviin sinisiin kumeihin, jotka saattoi laittaa koneeseen. Kalusteet pyyhittiin kostealla sideharsolla, jotka muistuttivat 1960-luvun lasten sideharsovaippoja. Nekin huuhdottiin pölytyksessä ja kuivattiin patterilla.

Siivouksessa käytettiin alussa kotisiivouksen aineita. Oli Andyä, Aspia ja Desa-jauhetta. Viisi ensimmäistä vuotta käytettiin nestemäistä mäntysoopaa siivoukseen ja käsienpesuannostelijoihin. Mäntysoopa tuli keskusvarastoon 200 litran tynnyrissä. Siitä laskettiin sinkkiämpäriin ja vietiin osastoille. Annostelu oli alkuun silmämääräistä: alle jonkin verran ainetta ja vettä päälle. Ohje oli: 1 millilitra litraan vettä. Oli lujassa saada kaikki noudattamaan tarkasti annosteluohjetta. 1970-luvun puolivälissä huomattiin, että mäntysoopa tukki putket ja hajulukot ovat tukossa. Alamattilan Jorma konehuoneelta ja siivoustyönohjaaja Sylvi Litmanen aukoivat lavuaarien hajulukot. Käsienpesussa siirryttiin pumppupulloihin, joita täytettiin kanistereista ja pestiin välissä. Tämän jälkeen siirryttiin käyttämään Septoa, leikkaussalissa ja synnytyssalissa Kloorheksidiiniä.

Kosteissa tiloissa käytettiin alkuaikoina desinfektioaineena jauhemaista klooria. Se tuli varastoon isoissa säkeissä. Sylvi (siivoustyönohjaaja) ja keskusvaraston Sirkka lappoivat jauhetta kauhalla osastokohtaisiin ämpäreihin. Niitä säilytettiin pölytyksessä ikkunan alla auringonpaisteessa! Sairaala-apulaiset purkittivat jauhetta sirotepurkkeihin, joista sitten käyttivät lavuaarien, ammeiden ja vessan pönttöjen pesussa.

Lattiat pyyhittiin Gevisol-liuoksella, paitsi hepatiittipotilaiden eristyshuone ja lattiakaivot Kloramiinilla. Kalusteisiin käytettiin Gevisolia ja instrumenttien liuotukseen Ivisolia. Erisan TC tuli pintojen yleispesuaineeksi 1970-80-lukujen taitteessa Oyks:n hankintarenkaan suosituksesta.

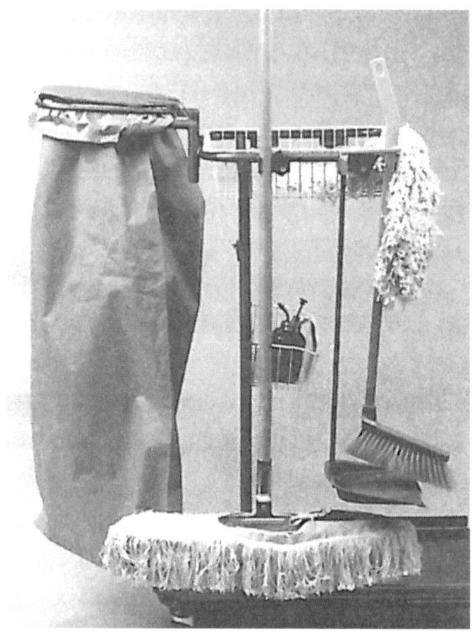

Kuvan siivousvaunuun on koottuna nihkeäpyyhinnässä tarvittavat välineet 1970-luvulla. Kuva on skannattu kirjasta Kujala Tarja, Wilksman Arja, 2006. Jokainen siivota osaa? Ammattisiivouksen historiaa 1950–2000, sivu 26.

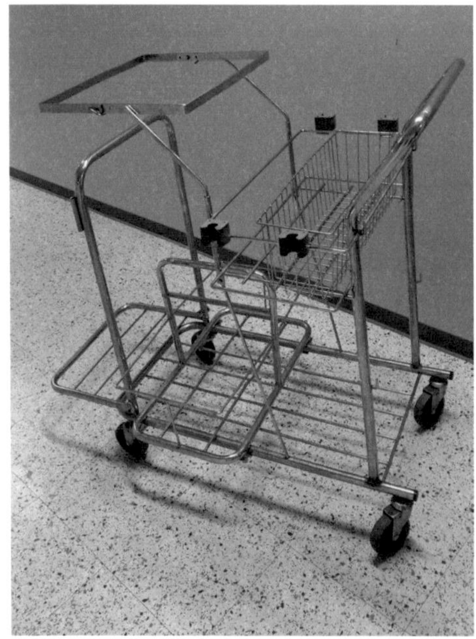

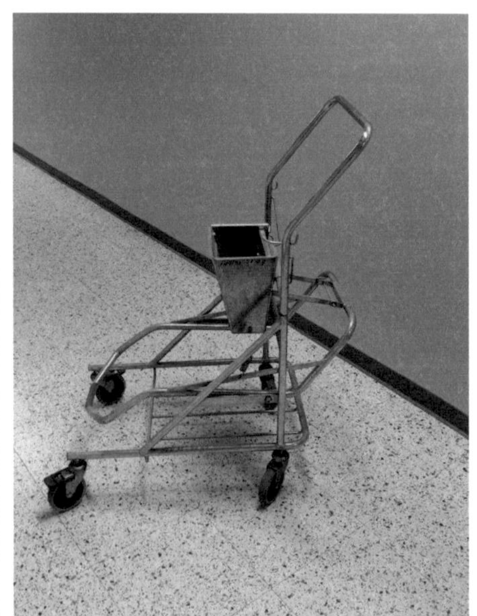

Ensimmäisiä siivousvaunuja. Kuvat. Eeva Tokola.

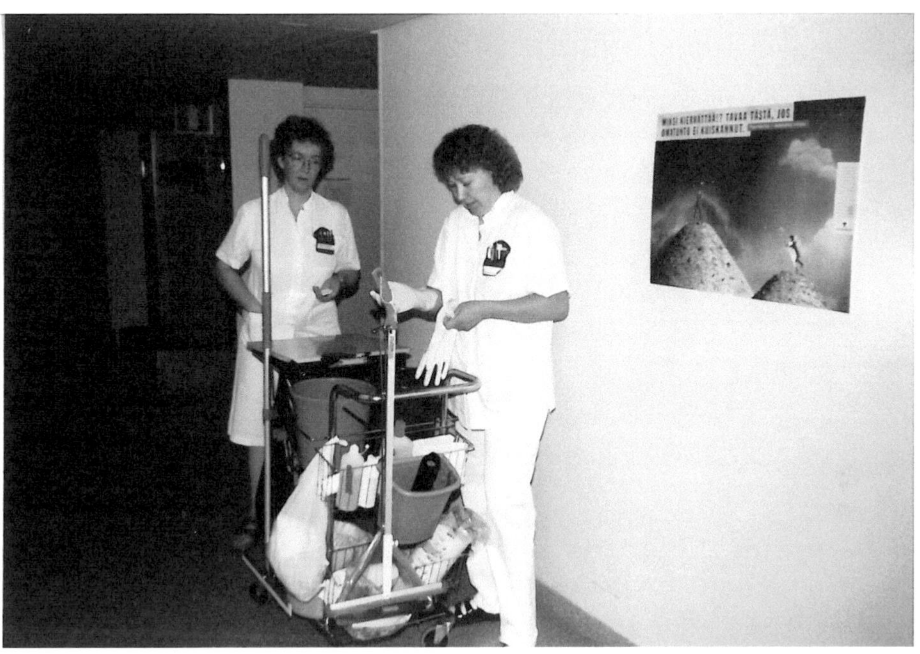

Ergonomianäkökohdat alettiin huomioida vasta 1990-luvulla. Kuva. Sylvi Litmanen.

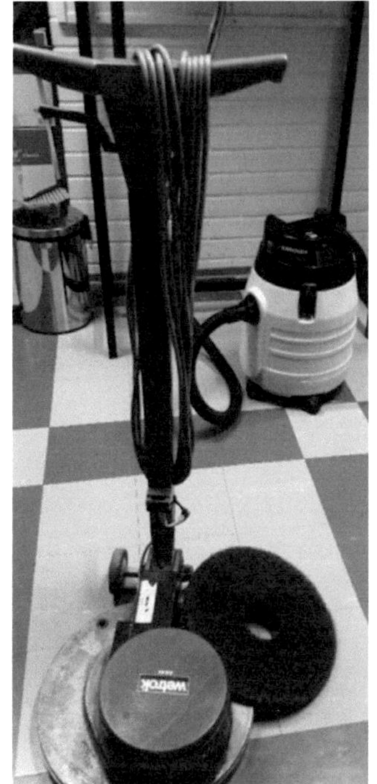

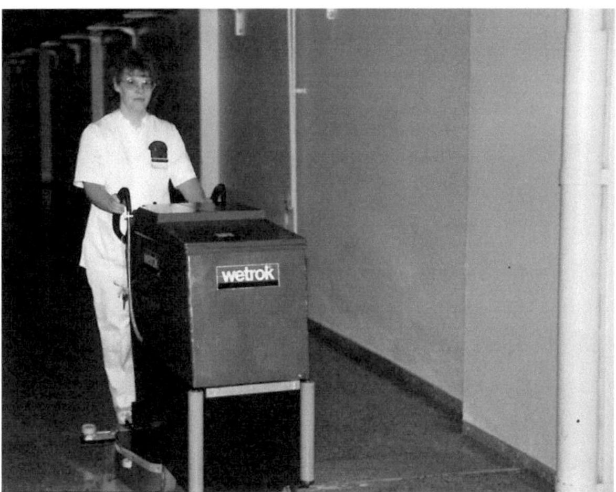

Vasemmalla: Käsikäyttöinen lattianhoitokone (irrotettavat pesuharjat ja laikat) ja vesi-imuri olivat tavallisimmat koneet lattioiden puhdistuksessa 1970-luvulta alkaen. Kuva. Eeva Tokola.

Oikealla: Työnnettävä yhdistelmäkone puhdistaa ja kiillottaa samalla kertaa syksyltä 1996. Edeltäjäänsä kehittyneempi versio. Kuva. Sylvi Litmanen.

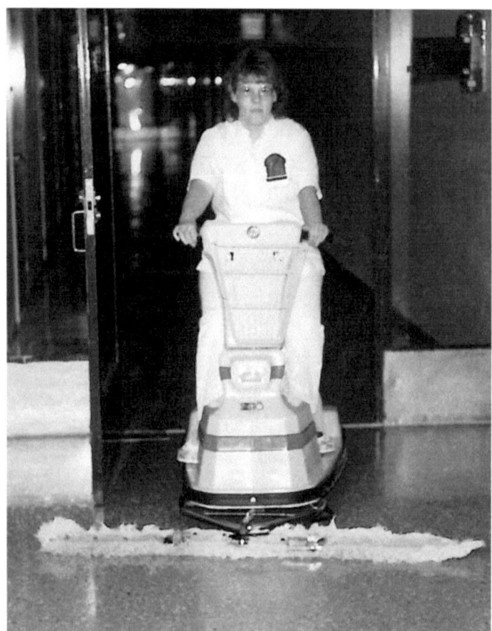

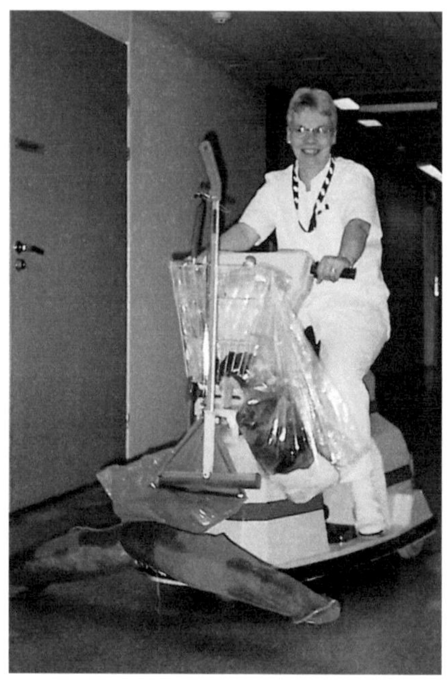

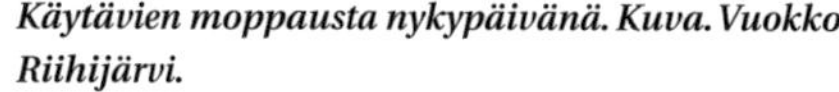

Käytävien moppausta nykypäivänä. Kuva. Vuokko Riihijärvi.

Nykypäivän "siivousvaunut". Kuva. Vuokko Riihijärvi.

Siivouskoneet ja menetelmät kehittyivät 1970 - 1980-luvuilla

Sylvin (siivoustyönohjaaja) toimesta työkäytäntöjä ja siivousvälineitä alettiin systemaattisesti uusia heti 1970-luvun puolivälin jälkeen. 1960-luvun kotisiivouksesta tutut "luutut" ja sinkkiämpärit, isot lattiaharjat ja hapsumopit vaihtuivat siivousliinoihin ja lattiakuivaimiin. *Alkuaikoina lattioita mopattiin käsin ja huuhtelu tapahtui ämpäristä vettä nakaten. Konemestari Eino valitti: "Te sitten käytätte runsaasti tuota veden viljaa...". Ylimäärä vettä kerättiin lastalla ja rikkalapiolla.* Jossain vaiheessa saatiin vesi-imuri....oli sumupuhdistusmenetelmää ja vahamenetelmää...sähköllä toimiva lattian pesukone...

Ensimmäisen lattianhoitokoneen sähköjohto laitettiin seinään ja käsin liikuteltiin pyöreää pitkän varren päässä raskasta konetta, johon vaihdettiin aina eri laikka pesua, vahanpoistoa ja kiillotusta varten. (Kuva edellisellä sivulla). Vahauksen piti saada kuivua tietty aika, ennen kuin lattialla sai kävellä.

Mitoitus rajasi työtehtäviä ja "ulkoisti" sairaala-apulaisten työn

1980-luvun lopulla sairaala-apulaiset siirtyivät taloushallintoon. He eivät enää kuuluneet hoitohenkilökuntaan. Sairaala-apulaisten työhön kuuluvia potilashoidon avustavia tehtäviä alettiin pikku hiljaa karsia ja keskittyä varsinaiseen siivoustyöhön. Vuosina 1989-90 toteutettiin sairaala-apulaisten työn kehittämisprojekti osana Oyks:n vastaavaa. Projektissa määriteltiin tilojen puhtausluokat ja siivous- ja puhdistustiheydet. Sairaala-apulaisten työt kartoitettiin ja "kellotettiin" eli laskettiin työsuoritukseen kuluva aika minuutin tarkkuudella. Projektikokouksissa käytiin läpi mm. henkilökunnalle kahvin keittoa ja astioiden tiskausta, hoitotarvikekaappien ja -vaunujen puhdistamista, hoitolaitteiden puhdistusta, suojavaatteiden jakelua, osastokohtaisten jalkineiden puhdistusta, liinavaatehuoltoa jne. Ja pikku hiljaa kaikki em. ja monet muut hoitajien kanssa yhdessä suoritetut työtehtävät potilashoidossa rajattiin pois sairaala-apulaisten tehtävistä. Loppuraportin (1992) mukaan liinavaatehuolto oli siirtynyt keskitettyyn jakeluun ja työyksiköille oli hankittu omat liinavaatevaunut. Vuodehuollon osalta kotiin lähtevän potilaan sängyn yms. puhdistukseen ja vuoteen sijaamiseen laskettiin kuluvan 20 minuuttia. Ruokahuollossa tapahtui suurin muutos: *Vuodeosasto 2:lla sairaala-apulainen ei osallistu aamupalan jakeluun, kolmosella ja nelosella ei lounaan esivalmisteluihin eikä jakeluun … jne. Potilaan syöttäminen ja välipalojen jakelu jäi kokonaan hoitohenkilökunnalle. Myös raporttiaikoja viilattiin niin, että niihin sai kulua 5–15–20 minuuttia/päivä… Potilaskuljetuksia, mukaan lukien röntgenkuvien, sairauskertomusten, laboratoriovastausten kuljetusta ei enää laskettu sairaala-apulaisten työaikaan.*

"Ensin osallistuttiin hoitajien kanssa yhteiseen kiertoraporttiin päiväraporttiin. Hyvää oli, että tunsi potilaan ja tiesi, mikä häntä vaivasi… osasi paremmin auttaa. Sitten se jäi pois, ja perushoitaja toi kotiin lähtevien listan. Nyt viedään tarjotin pöydälle… ja haetaan pois – joskus koskemattomanakin…" Voitaneen todeta, että sairaala-apulaisten työ on ulkoistettu hoitotyöstä.

2000-luvulla siirryttiin vedettömään siivoukseen. Siivouspyyhkeet kostutetaan valmiiksi siivoushuoneessa ja laskostetaan ämpäreihin. Siivousliinat ovat mikrokuitua. Alkuun markkinoitiin, ettei pesuainetta tarvita ollenkaan!

Käsien vesipesu ja aseptinen työjärjestys olivat potilashoidon a ja o

1960–70-luvuilla oli vähän antibiootteja. Silloin ajateltiin, että tartunnat leviävät hoitajien käsien ja hoitovälineiden kautta sekä huoneilmasta ja hoitoympäristön pinnoilta. Kaikki muistavat aseptisen työjärjestyksen tärkeyden. Työtehtävät suoritettiin puhtausjärjestyksessä - niin aamupesujen suorittaminen kuin haavojen hoitokin. Ja aamupesujen ja siivouksen jälkeen muistettiin aina kunnollinen huoneen tuuletus ennen sidekiertoa. Tulehduspotilas laitettiin yhden hengen huoneeseen, samoin kun palovammapotilas ns. puhtaaseen eristykseen. Jos entinen potilas piti siirtää ensin toiseen huoneeseen, huone siivottiin seiniä myöten ennen uuden potilaan tuntia. Jos sairaala-apulainen ei ollut työvuorossa, sen tekivät apuhoitaja ja sairaanhoitaja. Aseptinen omatunto valvoi, ettei ohjeista lipsuttu. Aamutyöt tehtiin "puhtausjärjestyksessä."

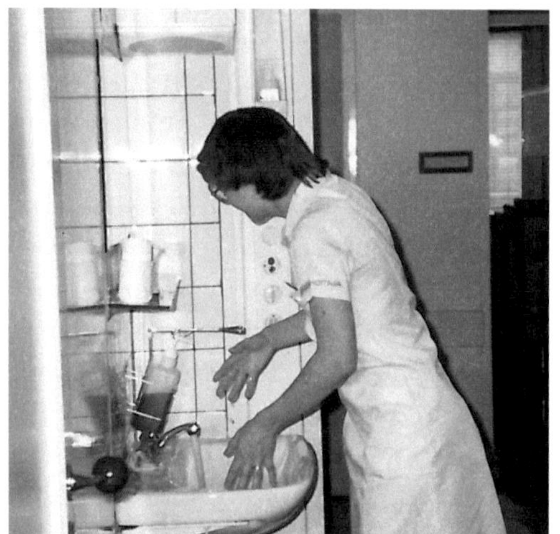

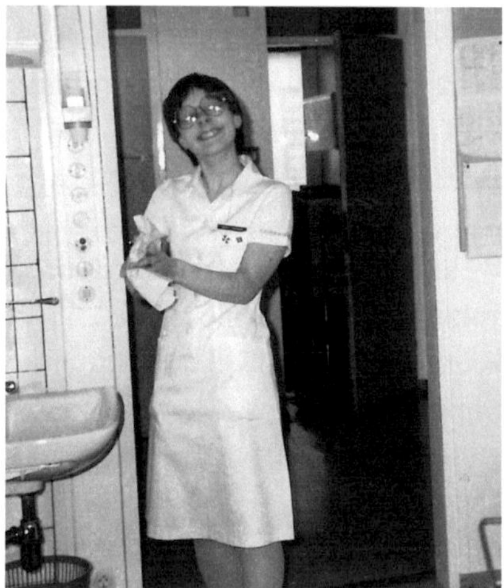

Vastavalmistunut sairaanhoitaja Raili Pasanen pesee kätensä "oikeaoppisesti" 1970 - 80-luvun taitteessa. Kuvat. Eeva Tokola.

Käsien huolellinen vesipesu oli kaiken a ja o. Vasta 1980-luvulla tuli käsidesin käyttö "muotiin". 1970-luvulla kädet kostutettiin vedellä, hierottiin Septo-nimistä antiseptista ainetta, huuhdeltiin huolellisesti ja kuivattiin käsipyyhkeellä jokainen sormi erikseen. Klorheksidiini-liuosta käytettiin ihon puhdistukseen ennen injektion antamista ja punktioalueen sekä leikkausalueen puhdistamiseen ja ennen katetrointia.

1960-luvulla monet hoitotoimenpiteet suoritettiin paljain käsin steriilejä instrumentteja ja välineitä käyttäen. 1970-luvun alussa saatiin ohuet, muoviset kertakäyttökäsineet, ns. mikkihiiret. Synnytyssalissa, gynen tutkimushuoneessa ja leikkaussalissa käytettiin monikäyttöisiä hanskoja, jotka pestiin ja steriloitiin välinehuollossa. 1980-luvulla tulivat kertakäyttöiset ensimmäiset lateksi- ja vinyylisuojakäsineet.

Muistelemassa:
Sairaala-apulaiset Haapala Sinikka, Jokela Sirkka, Hattuniemi (ent. Kenakkala) Sirkka, Riihijärvi Vuokko, Tuominen Marja-Leena, Viitala Marjatta, Viitanen Mirja-Liisa ja siivoustyönohjaaja Sylvi Litmanen sekä 1980-luvun ylihoitaja Eeva Tokola.

Terapiaa kanttiinista ja kirjastosta

KANTTIININ TYTÖT

Punaisen ristin kanttiinina aloitettiin

SPR:n Raahen osasto piti kanttiinia ala-aulassa 1970-luvun puoliväliin. Apteekkari Kallasvuo ja sairaanhoitaja Elli Kinnunen vastasivat kanttiinitoiminnasta. Kirjanpito oli sairaalan taloustoimistossa. Kanttiini sijaitsi ala-aulassa, vuodeosastolle mentäessä oikealla lähellä laboratorioon menevää ovea. Pinta-ala vajaa 20 neliötä. Varastona palveli pieni eteinen, jossa oli pakastearkku ja sen päällä hylly.

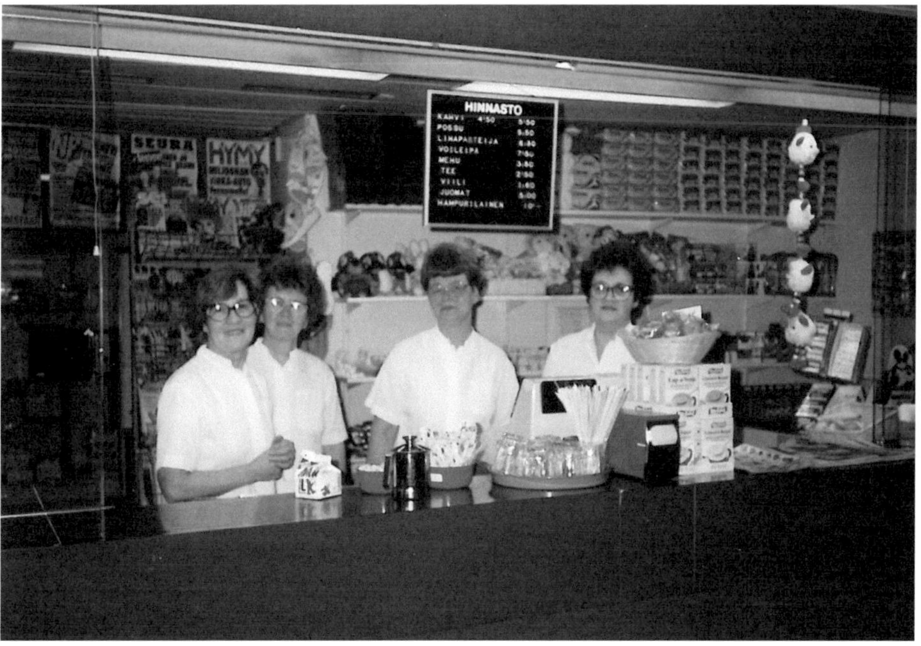

Kanttiinin tytöt valmiina palvelemaan1980-luvulla: vasemmalta Eini Alatalo, Rauha Seppä, Liisa Tokola ja Eeva Kyllönen. Kuva. Liisa Tokola.

Taloudellisuudesta tai toiminnan tuloksellisuudesta ei siihen aikaan puhuttu. Ostettiin vain tavaroita ja myytiin ja palveltiin asiakkaita... Keskolta tilattiin puhelimitse tavarat ja Kuisman tukusta pikku rihkamaa. *Ja rahat kassalippaasta vietiin päivän päätteeksi Säästöpankkiin. "Joka pääsi neljältä töistä, otti kassiinsa ja vei mennessään."* 1970-luvun puolivälissä Saarelan Veikko tuli sairaalan talouspäälliköksi. Ohi kulkiessaan tuumasi: "tytöt ne tekkee kauppaa...". Meillä oli vapaat kädet toimia.

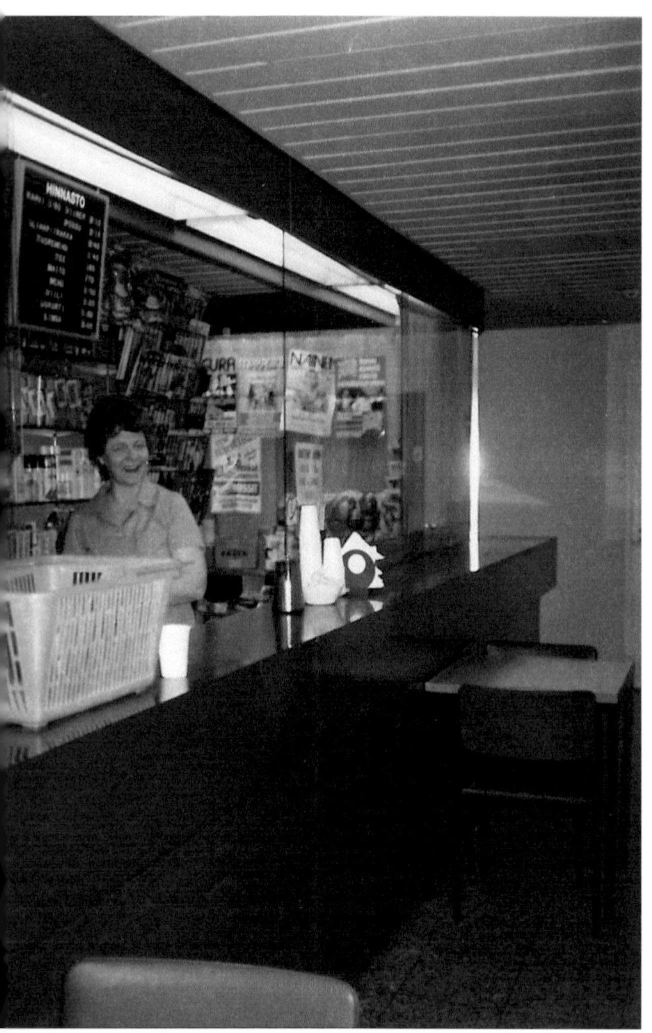

Potilailla oli likietuinen paikka seurailla myyjien touhua. Kuvassa Liisa Tokola juttelemassa tiskin yli asiakkaiden kanssa. Käytetyt astiat palautettiin keltaiseen koriin. Kuva. Liisa Tokola.

Kaikkea myytiin, mitä asiakkaat ostivat

Asiakaspalvelu oli numero yksi. Tavaraa tilattiin potilaiden toiveiden mukaan: mitä kysyttiin, sitä tilattiin ja myytiin. Työvuorot laitettiin sen mukaan, mihin aikaan päivästä kauppa kävi. Aamussa oli kaksi ja klo 11 tuli kolmas työntekijä ja oli iltaan. Iltavierastunnin jälkeen pantiin luukku kiinni. Lauantaina ja sunnuntaina pidettiin vierastuntien aikana kanttiini auki. Työaika oli 40 tuntia viikossa. Omat ostokset tehtiin työajan jälkeen, totta kai. Aulassa istui aamusta paljon potilaita odottamassa laboratorioon ja poliklinikoille. Siihen aikaan laboratoriossa ei ollut ajanvarausta. Tultiin vain aulaan istumaan ja odottamaan vuoroaan.

Me myytiin, mitä potilaat osti. Osastolta tuli viestiä, ettei sille ja sille saa myydä sokerista pullaa. Ei me siitä välitetty. Kun potilas halusi ostaa possumunkin, me myytiin. Eräs pappa tykkäsi anjovisleivistä. Niitä tehtiin, totta kai. Olivat varmaan hyviä, kun vielä vanhainkodistakin taksilla kävi toisen papan kanssa niitä syömässä.

Myyntivalikoimaan kuului kahvin ja tuoreen pullan ja voileipien lisäksi villalankoja ja puikkoja, leluja, aikakauslehtiä, kortteja, leikkikaluista ja terveyssiteistä hedelmiin, jäätelöön ja karkkeihin. Jäätelöä lukuun ottamatta kaikkia näitä oli myös myyntikärryissä osastokiertoja varten. Milloin se kanttiini kiertää, oli vuodeosastoilla usein kuultu kysymys. Elävät kukat olivat tärkeä myyntiartikkeli. Läheisen koulun oppilaat kävivät välitunnilla ostamassa karkkeja. Vielä aikuisenakin muistivat kanttiinin hyvän palvelun ja tulivat kiittämään. Koululaisten käynnit vähenivät 1980-luvulla, kun terveyskeskuksen hammashuolto aloitti kampanjan koululaisten sokerin syönnin vähentämiseksi.

Huumoria, Leelian lepotuolia ja suoraa palautetta

Aina ei kuitenkaan voitu myydä sitä, mitä potilas halusi. Nelosella oli toistamiseen eräs mieshenkilö, jolta oli katkaistu käsi ja molemmat jalat. Hän tuli hissillä ja hissialuassa "rymmyytti" pyörätuolilla ja huusi: "tulukaa auttamaan". Mentiin auttamaan ja tiskillä potilas sanoi: *"Hommatkaa viinapullo ja siitä annatta mulle", johon myyjä: "Kuule, ei se onnistu, ku me ollaan persoja viinalle…".*

Lääkärinkierron jälkeen potilaat tulivat osastoilta kanttiiniin. Luukulla kertoivat elämäntarinaansa ja antoivat palautetta lääkäreistä ja hoidoista. Kertoivat, mitä tutkitaan ja mikä pelottaa. Helpotti, kun sai puhua ja joku kuunteli. Kerran nuori poika tuotiin pyhän aikana sairaalaan. Tuli kanttiiniin. Kertoi pääsevänsä kotiin ja, ettei hänellä raha riitä taksiin. *Myyjä antoi taksirahan. Perjantaina poika toi rahan ja kukan. Siinä oli sosiaalityötä 70-luvun malliin.*

Oulusta kävi nuoria lääkäreitä. Kerran eräs nuori osastonlääkäri katteli kortteja telineestä. Vieressä potilas kertoi myyjälle: "et usko, kun oli mukava nuori lääkäri!" Nuorta lääkäriä hymyilytti. Siinä näytteenottoa ja lääkärin vastaanottoa odotellessa potilaat seurasivat kanttiinin myyjiä. Palaute tuli suoraan asiakkailta. "Sinä oot ollu kauan täällä...", johon myyjä: "Joo, vähän liiankin kauan…". "Oon seurannu teitä… täällä on hyvä palvelu", kuuluu vastaus. *Potilas tuli jatkohoitoon kaihileikkauksen jälkeen. Istui katsellen kanttiinin touhua. "Saako olla jotain?", kysyy myyjä. "Ei, ku teitä kattelen… tehän oottaki meleko vanahoja", johon myyjä: "Sehän oli huono leikkaus…"* Leikkaus oli saanut aikaan sen, että näki tarkemmin ja kirkkaammin.

Kanttiini kiersi myyntikärryineen iltapäivällä vuodeosastoilla ja Gellmanissakin kerran viikossa. Osastokierrot olivat tärkeitä potilaille. Niitä odotettiin. Mieleen on jäänyt tapaus kolmen hengen huoneessa. Yksi sänky oli tyhjänä. "Missä se tämä mummu on", kysyy kanttiinin myyjä. "Siellä se on Sortavalan asemalla esiripun takana", kuului vastaus viereisestä sängystä. Väliverhot ja myyntikärryt oudossa ympäristössä saivat muistisairaan mielessä aikaan takauman sota-aikaan.

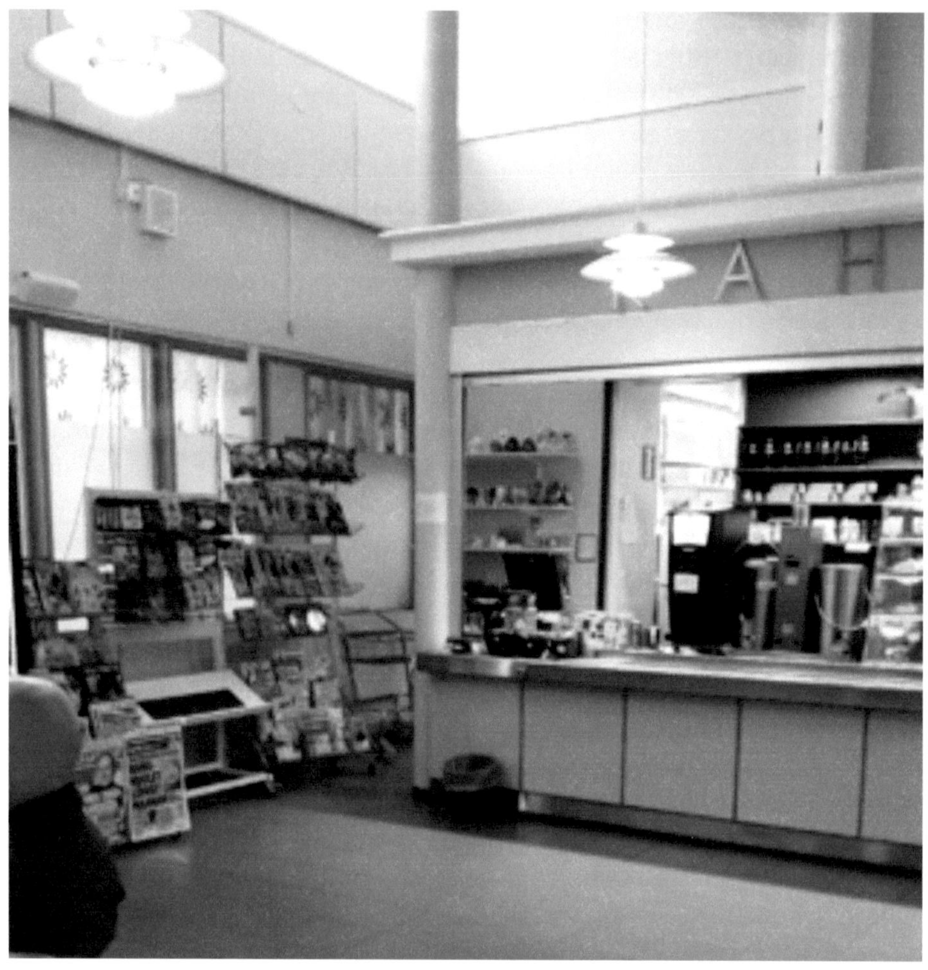

Näkymä nykyisen kanttiinin myyntitiskille. Kuva. Eeva Tokola.

1990-luku toi muutoksia

Poliklinikan remontin yhteydessä kanttiini siirtyi nykyiselle paikalleen laboratorion ja poliklinikan väliselle sisäpihalle. Saatiin uudet hienot tilat ja tehtiin ulkoinen auditointi. Potilaiden toivomuksesta kanttiinia pidettiin uudessakin paikassa jonkin aikaa auki myös lauantaisin ja sunnuntaisin. Kun kanttiini siirtyi keittiön alaisuuteen osaksi ravintopalveluja, pyhänajan aukiolo lopetettiin.

Muistelemassa:
Rauha Seppä ja Liisa Tokola.

Kirjaston Kerttu

Sairaalan potilaskirjasto oli Raahen kaupungin omistama laitoskirjasto. Se sijaitsi ensimmäisessä kerroksessa kanttiinin takana osastoille mentäessä. Kirjailija Kerttu Kastelli oli kirjastonhoitajana eläkkeelle jäämiseen asti vuoden 1986 loppuun. Muistin mukaan potilaskirjasto oli avoinna neljänä päivinä viikossa. Potilaat ja henkilökunta lainasivat kirjoja ahkerasti. Kerttu tunsi kirjallisuuden, esitteli runoja ja kertomuksia ja toi kaupunginkirjastosta, ellei haluttua teosta ollut paikalla. *"Kirjastonhoitaja tuntee ihmisen niin hyvin, että tietää maun... tai Sellaista työtä kuin kirjastonhoitaja tekee, ei lääkäri pysty tekemään"*, muistetaan Korhosen sanoneen. Sairaalan toimintakertomuksissa potilaskirjasto luettiin sairaanhoitotoimintaa tukevaksi toiminnaksi sairaalasielunhoidon lisäksi. Kerttu hommasi kirjastoon kuuntelulaitteen näkövammaisia varten ja kaksi radionauhuria ja musiikki- ja runokasetteja.

Hän kiersi kirjakärryjen kanssa vuodeosastoilla. Erityisesti Gellmanin pitkäaikaisosastolla kirjastonhoitajaa odotettiin. Hän meni potilashuoneisiin ja luki lasten satukirjaa, runoja tai potilaiden toivomusten mukaan. Hän antoi myös potilaiden lukea vuorotellen. Jossain vaiheessa kaupungin kirjaston uusi esimies oli sanonut, ettei potilaille kuulu lukea. Kaikkinainen huolenpito oli Kertulle luontaista. Kalamarkkinoiden aikaan potilaat saattoivat sanoa: "... sais` vielä silakoita halstrattuna..." Kerttu kävi markkinoilla, osti silakoita ja rinkeleitä...livotti kahvissa ja syötti... Omalla ajalla, ei katsonut kelloa... (MT). Kun Kerttu täytti 50 vuotta, hän kutsui hoitajat ja potilaat kotiinsa juhliin, muistelee Gellmanin vuodeosaston hoitaja Vappu Mattila.

Kerttu kirjoitti ahkerasti henkilöstölehteen tarinoita, runoja ja kronikoita eläkkeelle jääville. Niistä paljastuu lukijalle syvä ihmismielen ja elämän tuntemus.

Muistelemassa:
Takalo (entinen Rautio) Maire, Mattila Vappu ja Tokola Eeva.

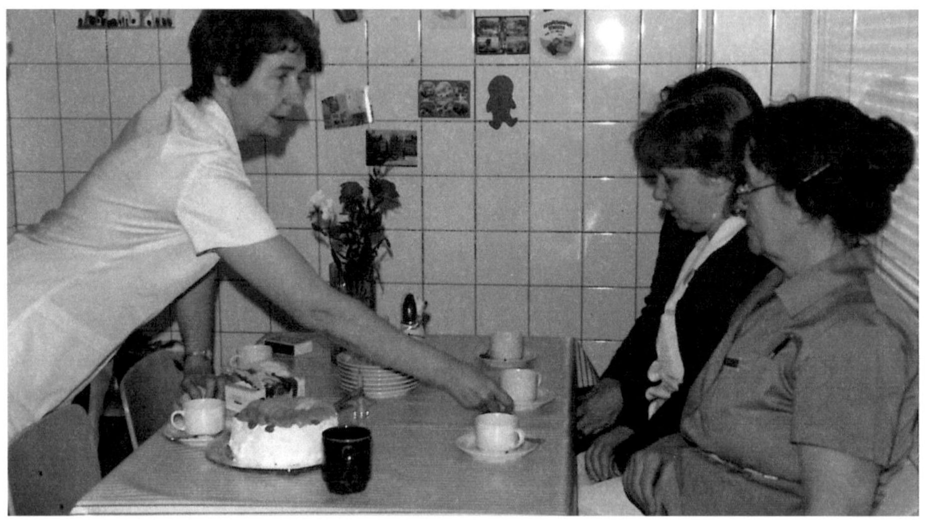

Kuva kuntoutusosaston "kahvihuoneesta" 1980-luvulla. Osastonhoitaja Maija-Liisa Sipilä tarjoaa kahvia kirjastonhoitaja Kerttu Kastellille, ensimmäinen oikealta. Seuraavana on välinehuollon osastonhoitaja Sirkka-Liisa Lassila. Kuva. Tarja Mattila.

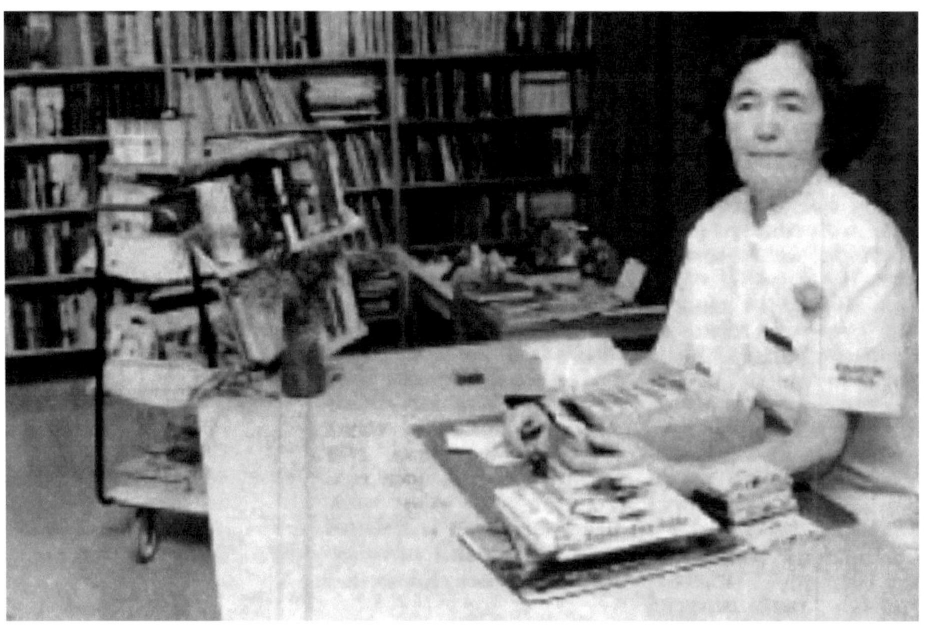

Kerttu Kastelli siirtyi eläkkeelle. Lehtileike: Raahen Seutu 31.12.1986.

Raahen aluesairaalan ja terveyskeskuksen henkilökunnalle ja potilaille

Vuosien saatossa
ymmärtämys ja lempeys
kuin viini ja leipä jokaisessa kohtaamisessa,
jaettavana ainutkertainen elämä, kärsimys ja ilo.
Sama päämäärä, sama ihmisen ikuinen kaipuu
kaukana kangastus,
ihmisen kädestä löytää turvan erämaassa
ihmisen katse tähteä lämpimämpi.
Kauniit ovat muistot
jokaisesta kohtaamisesta kiitän
työn vaivassa ja ilossa, elämän arjessa,
vain ihminen voi lahjoittaa toiselle
päivien kirkkauden
maljan ylitsevuotavaisen.
Kiitos.
Nyt on kesä mennyt, työpäivä päättynyt
muistot kuin valkoinen purje
meren sinessä.

Kerttu Kastell

Hoito jatkui kotona

Kotisairaanhoitoa 1950 – 60 -lukujen malliin

Vuonna 1944 tuli voimaan laki kunnallisista terveyssisarista, kunnankätilöistä ja kunnallisista äitiys- ja lastenneuvoloista. Terveyssisaret ja kätilöt asuivat terveystalolla. *Ruotsi lahjoitti sodan jälkeen Suomeen terveystaloja.* Kunta antoi tontin, kalusteet, polkupyörän ja lankapuhelimen. Työaikaa ei oltu määritelty. Oltiin aina saatavilla. Terveystalolle soitettiin milloin vain. Oli vain yksi puhelin. Samaa perhettä oltiin kunnankätilön kanssa. Kun toinen päivysti, toinen hoiti molempien perheiden lapset.

Kotisairaanhoito oli neuvolatyön ohella keskeinen osa työtä. Terveystalolla pidettiin aamuvastaanottoja klo 8-10 ja muu aika tehtiin kotikäyntejä. Pyörällä mentiin kotikäynneille, kauemmaksi taksilla. Pistettiin kunnanlääkärin määräämät Penadur-penisilliinit ja rokotettiin koko kylän lapset. Sivukylille mentiin kätilön kanssa yhdessä ja oltiin koko päivä. Siellä odotti koululla koko kylän odottavat äidit ja rokotettavat lapset. Rokotukset annettiin samalla ruiskulla. Neula vaihdettiin välillä. Välineiden steriloinnista huolehdittiin itse: ruiskut keitettiin ja neulat viilattiin.

Aamuvastaanotosta on monia muistoja. Odotushuone oli täynnä. Kätilö otti omansa ja terveyssisar loput. Oli ompeleiden pistoa, oli haavojen hoitoa, verenpaineen mittausta, silmälääkärille ajan tilausta, ”outoa oloa” ja virtsanäytteiden tutkimista. Virtsanäyte pantiin koeputkeen, josta otettiin pyykkipojalla kiinni ja kuumennettiin spriilampun päällä. *”Kerran neuvolassa toinen poika antoi näytteen ja toinen poika toi tyhjän kupin. Kun kysyin, miksei ole näytettä, poika vastasi: ei yhtään kusettanut”.* Sivukylän kouluilla kerättiin silmälääkäriin ja korvalääkäriin menijät ja lähetettiin kerralla samalla taksilla Ouluun. Ja illalla palautettiin vanhemmille ja neuvottiin, että ”tämmöset lasit sai”… Reseptit kerättiin terveystalolle, esiteltiin kerralla kunnanlääkärille, joka kyseli voinnit, allekirjoitti uusinnat ja kirjoitti uudet. Kunnanlääkärille soitettiin pari kertaa kuukaudessa. Ja vastaus oli usein: ”Te tiedätte paremmin”.

Diakonissan ja kodinhoitajien kanssa tehtiin yhteistyötä. Oli yhteisiä koteja ja apua tarvitsevia perheitä. *1950-60-lukujen taitteessa terveyssisar ja diakonissaopiskelija päättivät, että mennäänpä tekemään sinne joulu. Mannerhei-*

min lastensuojeluosasto antoi rahaa. Vietiin petivaatteita ja muuta. Siivottiin ja leivottiin koko päivä. Tammikuussa puussa roikkui verhot… olivat pesseet…

Kun äiti meni lasten kanssa kauppaan vaateostoksille, sillä aikaa patjat silputtiin… Kotilieden kummikerhosta kerjättiin rahaa, että saatiin äitille tekohampaat.

Ja 1970–80-luvuilla

Kansanterveyslain (1972) myötä kotisairaanhoito ja neuvolatyö eriytyivät omiksi toiminnoikseen. Työaika määriteltiin 40 tunniksi viikossa ja päivätyö. Työ jatkui muutoin pitkälti samanlaisena kuin kunnan terveyssisarten aikaan. Kotisairaanhoitoon tuli oma vastuulääkäri entisen kunnanlääkärin tilalle. Kippolan Elina, Kankaanpään Mailis, Niemen Vappu, Tammisen Inkeri ja Aurasen Ritva muistetaan ensimmäisinä "kotisairaanhoitajina".

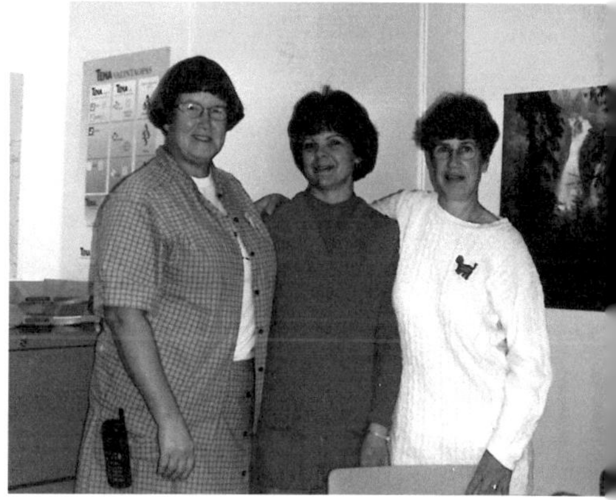

Kuvassa kotisairaanhoidon kolmikko: vasemmalta sairaanhoitaja Inkeri Tamminen, sitten apuhoitajat Ritva Auranen ja Maj-Lis Kankaanpää. Kuvassa näkyy lukollinen arkistokaappi, jossa säilytettiin pahviset potilaskortit. Kuva. Mailis Kankaanpää.

Ensimmäinen työtila oli neuvolan kanssa samoissa tiloissa vanhassa omakotitalossa Reiponkadulla. Oli puulämmitteinen koppikeittiö ja 2 huonetta ja olohuone odotustilana. Keittiössä oli laboratorio. Virtsat katsottiin stixeillä. Oli Clinistix. ja Ketostix-liuskat. Hemoglobiini otettiin pipettiin ja mitattiin omalla laitteellaan. Senkat (LA) imettiin mittausputkiinsa ja laitettiin tunniksi telineisiin tuloksen lukua odottamaan. Terveydenhoitajan ja kätilön kanssa tehtiin paljon yhteistyötä (Elfving ja Latomaa); samoin diakonissan kanssa. Seurakunnassakin oli aamuvastaanotto, jossa tehtiin samoja työtehtäviä: ajettiin 30-40 km kultapistosta antamaan, verikokeita ottamaan ja oltiin saattoapuna Oulun lääninsairaalaan. 1970-luvun alussa oli yleistä, että potilaat kotiutettiin osastoilta ottamatta yhteyttä kotisairaanhoitoon. Naapurit ja omaiset huolehtivat ja auttoivat ja soittivat, kun oli tarvetta lääkäriin. Sivuvastaanotoilla vielä 1980-luvullakin saattoi aamuvastaanotolla istua koko kylä, kuin terveyssisaraikaan konsanaan.

Aamuvastaanottoa pidettiin aamupäivällä ja kotikäynnit tehtiin iltapäivällä. Lääkärin vastaanotto oli kaksi tuntia viikossa. Jonkin ajan kuluttua alkoi reseptivastaanottokin. Reseptit kirjoitettiin puhtaaksi lääkärille valmiiksi. Laskettiin, onko lääkettä käytetty ohjeen mukaan. Lääkärille viestitettiin asioista pikkulapuilla.

Verenpaine piti mitata istuen ja seisten. Kahden huoneen väliä kuljettiin: toiseen huoneeseen potilas pötkölleen ja "tuun ihan kohta"; toiselta mittasi ja palasi takaisin mittaamaan. Oli ompeleiden poistoja, korvahuuhteluja ja sidevaihtoja haavoihin. Oli "visvovia" palovammoja ja säärihaavoihin kaadettiin kannulla vettä jne.… Verta ja pissaa …Ruokatunti pidettiin siinä välissä, eväitä syötiin…

Aamuvastaanottojen jälkeen lähdettiin kotikäynneille. Pyörällä kuljettiin ja samat hommat jatkuivat. Lääkkeet jaettiin ja reseptit katsottiin. Insuliinit vedettiin ruiskuihin valmiiksi. Jos potilaan lääkehoitokokonaisuus oli kotisairaanhoidolla, haettiin lääkkeet apteekista ja jaettiin lääkkeet toimistolla dosetteihin valmiiksi. Piti tuntea lääkkeet ulkonäöstä, koska annos saattoi välillä muuttua ja / tai aloitettiin uusi lääke. Tarkkailtiin, tuliko sivuoireita ja vaikuttiko lääke. Verenpaineseurannat, haavanhoidot ja lääkärin aikojen hommaaminen olivat lääkehoidon ohella tavallisimmat työtehtävät. Siinä samalla kuunneltiin perheen huolia. *Kotikäynnillä tarjosivat aina kahvia. Joskus hirvitti juoda, mutta ei voinut kieltäytyäkään. Mummu pesi pihalla rapakossa silakoita ja dementiapappa tarjosi kukkamaljakosta tuoremehua…*

Ovenripailmiö oli jokapäiväistä. Juuri, kun oli lähdössä, kuului: voi … vielä pitää kertoa se ja se… Usein lähtiessä selvisi suurin vaiva. Opittiin kysymään: "oisko sulla vielä jotain…". Herkällä korvalla kuunneltiin potilaita ja omaisia. Kun potilas ilmaisi hengellisiä tarpeita, oltiin valmiita yhteiseen rukoukseen. Tilanteen mukaan kysyttiin, saako pyytää pappia käymään. Luottamus ja turvan herättäminen oli tärkeää. 1990-luvun alussa aloitettiin Tammisen Inkerin toteuttamana kotisaattohoitotyökin, josta kerrotaan luvussa Kuoleman torjumisesta saattohoitoon.

Kotikäynneillä koettiin monenlaista. "Keittiössä jaoin lääkkeitä. Olohuone oli täynnä juoppoja. Joku tuli ja kysyi: "Pelottaako sua, kun oon vasta tullut vankilasta?" Piti osata varautua: auto pysäköitiin lähtövalmiiksi. Ei ollut kännyköitä… Oli myös paikkoja, joihin vakinaiset hoitajat eivät uskaltaneet mennä. Kerran oli kirves lyöty ovenpieleen. Menin sisään, mies tuli ulkoa. Tervehdin ja aloin porista. Aina selvittiin…"

"Vieläkin nyt eläkkeellä kaupungilla meitä puhuttelevat hullut, juopot…Potilaat valikoivat hoitajia, jotka kelpasivat: joku vain sain jakaa lääkkeet… Joskus mietin, tervehdinkö potilaita kaupan kassajonossa… kertovat, mitä heille nyt kuuluu: jaan itse lääkkeet jne"… Kerran kesällä Ruiskulle (Ruiskuhuoneelle) tuli nuori tyttö ja sanoi: "Muistatko? Sinä olit niitä harvoja hoitajia, joita en pelännyt…" Mielenterveystoimisto soitti, että menkää kotikäynnille. Usein miten mentiin kahdestaan. Jos poliisia tarvitsi kaveriksi, piti olla virka-apupyyntö."

Oyks:ssa käytettiin potilaita omalla autolla. Niemen Vappu lähti kerran väsyksissä viemään mielenterveyspotilasta Oulunsuuhun, "piirille". Istuivat ja odottivat lääkäriä vierekkäin. Lääkäri kysyi: "kumpi teistä on potilas?"

Hoitotarvikejakelua polkupyörällä

Kansanterveyslaki toi kotisairaanhoitoon hoitotarvikejakelun. Ensi alkuun kotiin vietävät hoitotarvikkeet haettiin Reiponkadun työtiloihin Niemen Vapun autolla. Siitä sitten otettiin vaippapussi ja insuliiniruiskut ym. mukaan kotikäynnille. Vasta 1990-luvulla kotihoitopotilaiden vaippajakelu järjestettiin terveyskeskuksen autoilla. Hoitotarvikejakelupiste sijaitsi terveysasemalla jos missäkin huoneessa. Kotisairaanhoito piti auki jakelupistettä, josta potilaat ja omaiset saivat itse hakea heille myönnetyt hoitovälineet. Rekka toi vaipat, me vietiin alakertaan varastoon ja sieltä vastaanotolle.

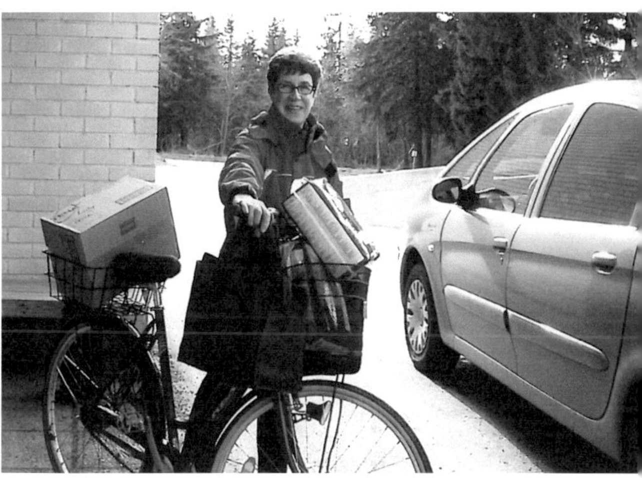

Hoitotarvikelogistiikkaa -70-luvun malliin! Kuvassa kotisairaanhoitaja lähdössä kotikäynnille. Kuva. Mailis Kankaanpää.

Kotipalveluyhteistyö käynnistyi 1980-90-lukujen taitteessa

Alkuaikoina sosiaalipuoli eli omaa elämäänsä. Käytiin kotipalvelun kanssa samoja paikkoja, joskus peräkanaa. Yhteydenpitoa oli vain tarvittaessa puhelimella. 1980-luvulla alettiin pitää ensimmäisiä yhteisiä palavereja sairaalan osastonhoitajien ja sosiaalityöntekijän kanssa. Sovittiin tiedonkulusta ja kotiutukseen liittyvistä yhteistyökäytännöistä.

1990-luvun alussa käynnistettiin yhteistyö sosiaalihuollon kotipalvelun ja terveydenhuollon kotisairaanhoidon välillä. Vanhainkotiprojektin yhteydessä pidettiin Merikadulla yhteisiä koulutuksia. Suunniteltiin yhdessä kotihoidon järjestämistä. Kaupunki jaettiin kolmeen alueeseen ja kullekin alueelle nimettiin vastuuhenkilö: Kankaanpään Maikille Kantakaupunki – Aurasen Ritvalle Ollinsaari ja Kummatti ja Saloinen Tammisen Inkerille.

Salonkartanossa oli yhteinen työhuone kotipalvelun kanssa. Siinä aloitettiin lääkärin vastaanotto maanantaisin. Inkeri hoiti lääkäriasioihin liittyvät tehtävät lääkkeenjakoineen. Kotipalveluryhmien kanssa pidettiin säännölliset palaverit ja tarvittaessa päivittäin keskusteltiin yhteisistä potilaista.

Kotisairaanhoito heittopussina terveysasemalla

Reiponkadulta oli muutettu 1980-luvulla muutettu Koulukadulle, josta sitten muutettiin pääterveysasemalle 1990-luvun alussa. *Alkuun sieltä ei löytynyt omaa työhuonettakaan!* Oltiin hammashuollon kanssa yhteisissä tiloissa: minun tuoli... pois siitä...Sitten tavarat olivat kärryissä ja siirryttiin huoneesta toiseen, kun iltapäivällä tultiin kotikäynneiltä käyntejä kirjaamaan. Sitten hallinnosta sanottiin, että Gellmanin vinttiin tehdään työhuone. Ei lähdetty! Tuokaa laukut päiväsairaalan pöydän alle! Ja sieltä sitten kävimme laukkuinemme terveysasemalla eri käytävillä 6-7 eri huoneessa! Kyllä me tehtiin kirjelmiä ylihoitajalle: ei tulosta. *Kun ATK tuli, kotisairaanhoidollekin löytyi omat tilat!*

1990-luvun alussa aamuvastaanottoja ei pidetty kantakaupungissa, koska terveysasemalla ei ollut omaa työtilaa. Muualla kaupungissa niitä pidettiin kerran kuukaudessa Kauppakadun ja Junnilanmäen vanhusten taloissa sekä Lapaluodon koululla. Palvelutalo Hopeataurissa oli tunnin kotisairaanhoidon vastaanotto kaksi kertaa viikossa ja kerran viikossa hoitotarvikejakelu: vaippoja, katetreja ja haavanhoitovälineitä.

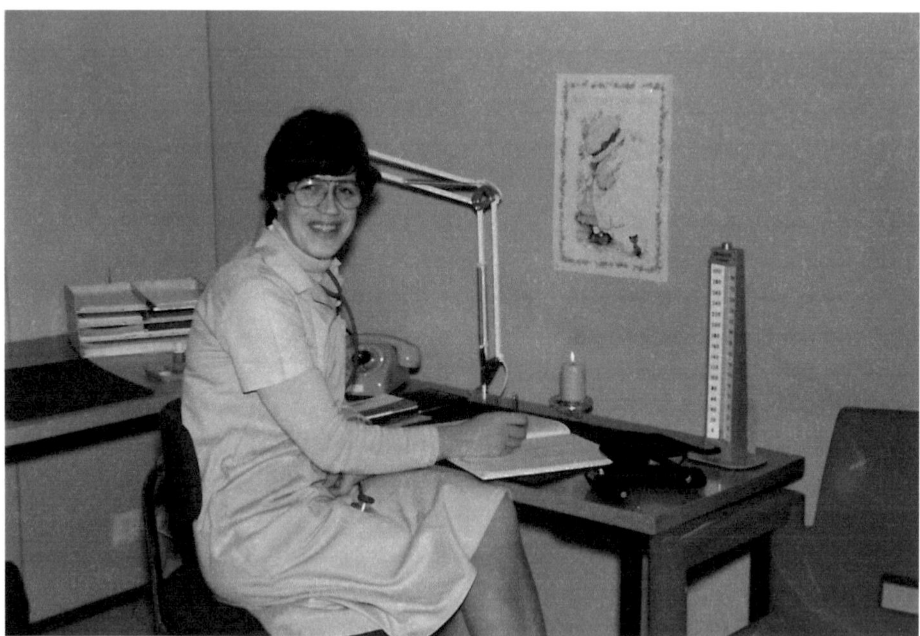

1980-luvun alussa siirryttiin Koulukadulle ja saatiin "oma työtila". Kuvassa Mailis Kankaanpää ajanvarauspäiväkirjoineen. Kuva. Mailis Kankaanpää.

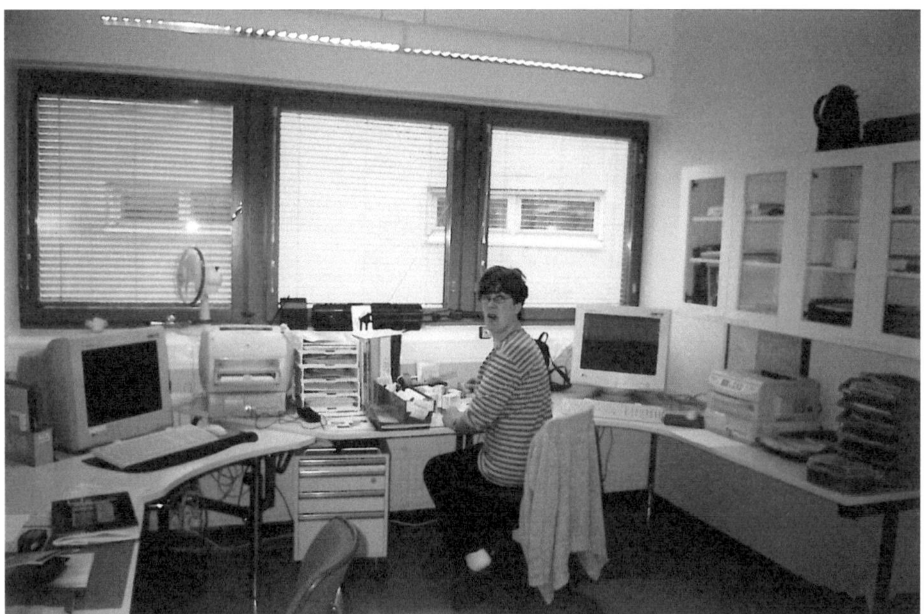

Näin hieno tila saatiin viimein, kun tuli sähköinen terveyskertomus 2000-luvun taitteessa. Kuva. Mailis Kankaanpää.

1990-luvulla alettiin pitää yhteisiä hoitoneuvotteluja

Vanhainkotiprojektin yhteydessä kokeiltiin1990-luvun alussa Merikadun vanhainkodissa kotisairaanhoidon ja kotipalvelun toiminnallista yhdistämistä siten, että molemmista henkilöryhmistä koottu työtiimi suunnitteli ja toteutti määrätyn alueen kotisairaanhoidon ja kotipalvelun. Samaan aikaan alettiin pitää hoitoneuvotteluja potilaiden kotiutusten yhteydessä. Kotihoidon ja vuodeosastojen välinen yhteistyö tiivistyi. Ennen kotiutusta alettiin selvittää kotona pärjäämisen edellytyksiä aikaisempaa paremmin, ja tarvittaessa tehtiin pieniä kodin muutostöitä esim. kynnyksiä poistamalla. Vuodeosaston omahoitaja teki kotihoitoon lähetteen, josta selvisi jatkohoito kotona, kuten lääkehoito, haavanhoidot, apuvälineet ja fysioterapia sekä jälkinäyttöajat ym. Yhteistyökäytäntö on kehittynyt niin, että terveyskeskuksen vuodeosastoille on nimetty kotiutushoitajia, jotka ilmoittavat kotihoitoon potilaan kotiutumisesta, jotta kotihoidosta tiedetään tehdä kotikäynti heti. Koihoito toimii nykyäänkin yhdistettynä kotihoitona yhtenä työtiiminä samoissa tiloissa.

Muistelemassa:
Apuhoitajat Kankaanpää Mailis, Kippola Elina ja sairaanhoitaja Inkeri Tamminen sekä terveydenhoitajat Aune Haapalainen ja Inkeri Sipola.

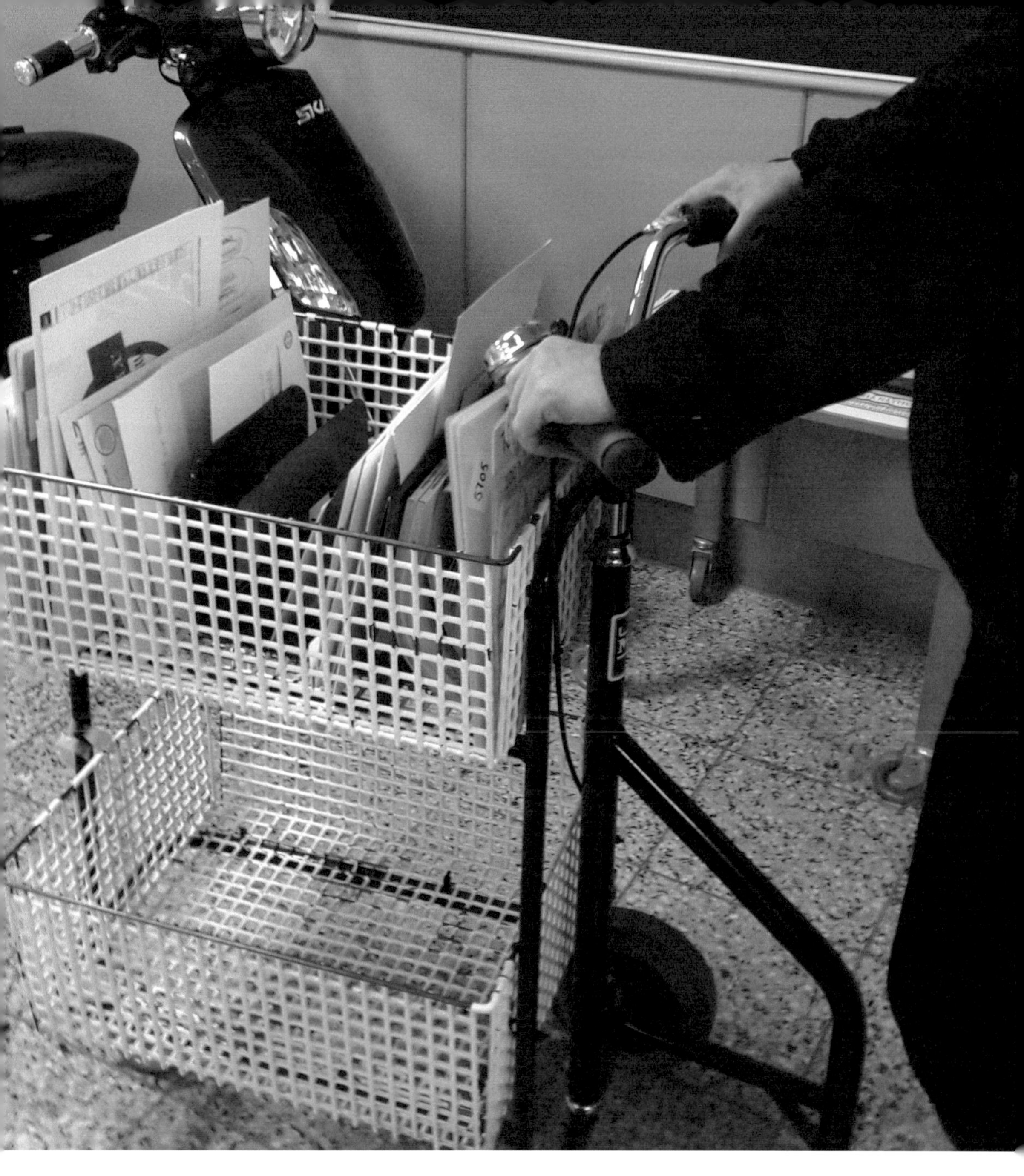

Osa 4. Huolto pelasi

Kotiruokaa läheltä

KEITTIÖ

Ensimmäinen työviikko vuonna 1967 purettiin paketeista astioita, pestiin ja merkattiin sähkökynällä "RAS ke" lusikoita ja haarukoita myöten. Astioista pidettiin huolta päivittäin, ja tarvittaessa puuttuvaa keittiön kauhaa karhuttiin osastoilta. Vastaavasti osastot soittelivat keittiölle, onko ruokakärryjen mukana tullut niiden astioita. Joskus kyselivät myös kadonneita tekohampaitakin. *Vuosittain tehtiin inventaario ja laskettiin astiat ja kattilat ym. Kadonneista tehtiin tiliä talouspäällikölle.*

Luomuruokaa itse valmistaen 1960-70-luvun malliin

Parasta työssä oli se, että sai tehdä koko ruuanvalmistusprosessin alusta loppuun. Keittiön alakerrassa oli kellari, jossa oli peruna- ym. laarit, pakastimet ja kylmiöt. Kellariin pääsi portaita ja pienellä hitaalla hissillä. Teurastamoista ostettiin lihat puolikkaina tai neljännesruhoina. Maito tuli meijeriltä 40-50-litran tonkissa lastauslaiturille. Siitä ne pyöriteltiin lattiaa pitkin keittiöön. 1970-luvulla siirryttiin 20 litran novo-pakkauksiin ja -80-luvulla oli jo litran maitopurkit. Kurkut ja tomaatit saatiin tukusta, marjat suoraan poimijoilta. Porkkanat ja perunat ostettiin suoraan viljelijöiltä, perunoita koko vuoden tarve kerralla. Kalat tulivat Annuselta, paikallisesta kalaliikkeestä; aivan alussa muistin mukaan myös suoraan kalastajilta. Säilykkeet, kuten suolakurkut, punajuuret ja pikkelssit tulivat 3–10 kilon peltipurkeissa.

Ruuanvalmistus alkoi lihan paloitteluna käyttötarkoituksen mukaisesti palapaistiksi tai kyljyksiksi tai jauhelihaksi jauhamisella. Kanat keitettiin kokonaisina ja paloiteltiin. Kalat perattiin ja fileroitiin. Perunat pestiin ja kuorittiin kellarissa sijaitsevassa pesukoneessa. 20 kilon paloina tullut voi pilkottiin ensin kahden kilon paloiksi ja laitettiin voinappikoneeseen. Viiden gramman voinappi tuli dieeteille ja 10 gramman tavallista ruokaa syöville. Annospalat pantiin pieneen kannelliseen teräsastiaan osaston tilauksen mukaisesti ja pieni paperilappu päälle. Leivät ja makkarat siivutettiin viipalointikoneella. Alkuvuosina kaikki paistettiin paistinpannulla, pihvit ja lihapullat. Ruskea kastike tehtiin perinteiseen malliin ruskistamalla jauhot isossa paistinpannussa.

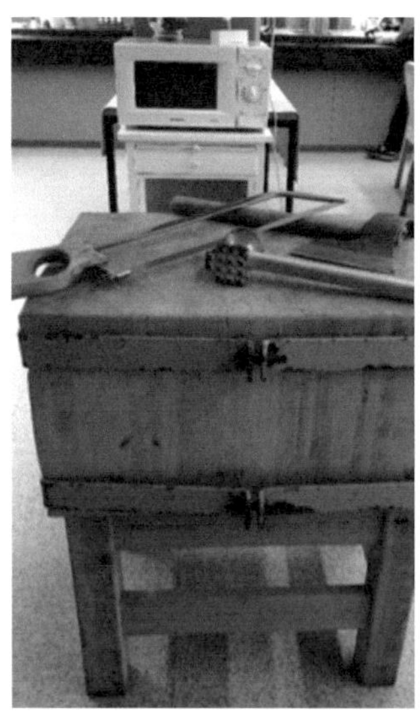

Lihatukki ja työkalut ruhojen paloitteluun: lihasaha, lihakirves ja lihanuija pihvien ja kyljysten nuijimiseen. Kuva. Eeva Tokola.

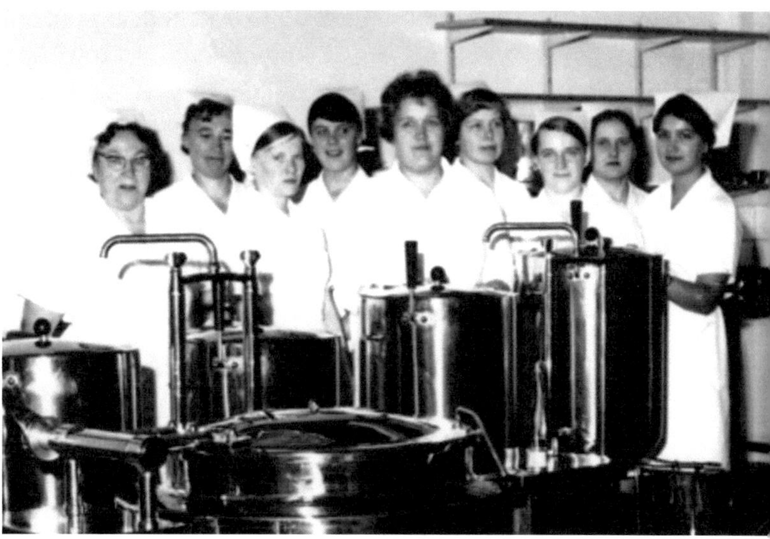

Tällä väellä ja näillä välineillä aloitettiin vuonna 1967. Kuvassa keskellä ilman myssyä on emäntä Eeva Kangas. Kuva. Sirkka Nivala.

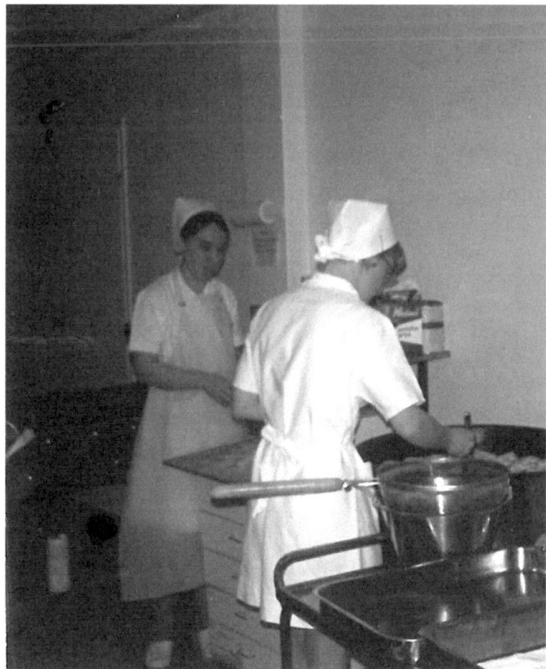

Keittiön tytöt työn touhussa 1960-1970-luvun taitteessa. Kuva. Aulikki Lehtelä.

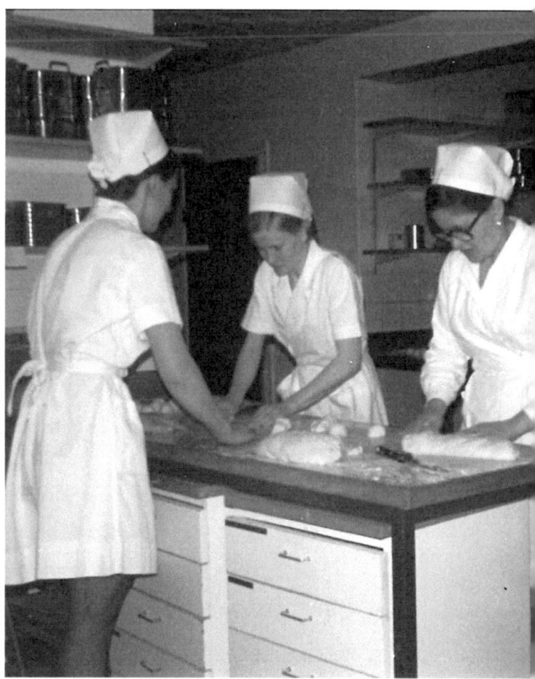

Kuvassa pöydän takana oikealta Hankonen Marjatta ja Sirkka Mämmelä (nyk. Nivala). Kuva. Aulikki Lehtelä.

Valmistusannokseen kuului viisi kiloa voita ja ämpärillinen jauhoja. Valmiiksi ruskistettuja jauhoja käytettiin sitten ruokiin tarpeen mukaan.

Viilijuttu on jäänyt kaikkien mieleen. Kauppakadun päässä sijainneesta meijeristä saatiin viilin siemen. Kerran viikossa täytettiin Arabian posliinikupit yön yli huoneenlämmössä olleella punaisella maidolla. Kupit pantiin happanemaan erityisiin viilikärryihin, joissa oli kolme puutasoa, ja kärryt vietiin hissillä osastoille. Leivonnaiset leivottiin itse, leipä tuli leipomosta; tehtiin kaljaa ja simaa.... Jälkiruokaherkuista muistetaan tallimestarin kiisseli: pannulle rasva, sokeri, kaakao ja siihen korppujauhoja... Korppujauhot saatiin omasta takaa keräämällä kuivat leivänkannikat ja jauhamalla ne lihamyllyllä korppujauhoiksi. "Sun suuki käy aina", tuumasi kerran tavarakuormia tuova mies nähdessään meidän maistelevan ruokia keittäessämme. Joka kerralla otettiin uusi maistinlusikka. Päivän mittaan niitä kertyi paljon.

Munavellistä diabeetikkojen ruoka-aineiden punnitukseen

Mahavaivaisille tehtiin munavelliä; kauravelliä ja mustikkasoppaa ripulipotilaille. Letkuvellin valmistus oli taitolaji: piti olla sopivan paksuista, että se menisi nenämahaletkusta läpi. Velliä valmistettiin kerralla 15-20 litraa. Sitä toimitettiin osastoille 3 litran teräsastioissa. Reseptiin kuului soijaa, maksapasteijaa, öljyä, maitojauhetta, grahamjauhoa, tomaattisosetta ja vettä.

Ruokavalio oli 1970-80-luvuilla tärkeä osa sairauksien hoitoa. Vuodeosastot tilasivat tavallisen ruokavalion ja liemiruuan lisäksi mm. sokeritonta, sappi-, kihti-, mahahaava- ja munuaispotilaan (suolaton) ruokavalioita.1970-luvun puolivälissä dieettioppia haettiin Tampereelta kahden päivän kursseilta, ja OYKS:sta saatiin tarkat ohjeet, miten diabeetikkojen ruoka valmistetaan. Sokeritautisilta oli sokeri ehdottoman kiellettyä. Sokerin asemesta käytettiin jälkiruokiin ja leipomiseen makeutusaineita. Kaikki ruoka-aineet punnittiin kirjevaa´alla ja tehtiin valmiit potilaskohtaiset ruoka-annokset pieniin teräsastioihin. Myös diabeetikkojen välipalat tehtiin osastoille valmiiksi; oli aamu-, iltapäivä- ja iltavälipalat kullekin diabeetikolle oma annos. Kahdeksankymmentäluvun puolivälissä diabeetikot kävivät kabinetissa harjoittelemassa ruoka-aineiden punnituksia ja annostelivat ruokansa itse. Diabeteshoitaja Maija-Liisa Pajunen oli heitä ohjaamassa.

1980-luku oli terveyskasvatuksen kulta-aikaa. Pohjois-Karjala-projektissa oli havaittu sydän- ja verisuonisairauksien yhteys eläinrasvan runsaaseen käyttöön. Terveyskeskuksen ravintoterapeutti Tuula piti koulutusta erityisruokavalioista. Punaisen maidon rinnalle tuli vähempirasvaisia maitopurkkeja, voin tilalle kevytmargariinit ja ruuanvalmistukseen öljyt. Suolan käyttöä vähennettiin ruuanvalmistuksessa. Ruokavaliot vaihtelivat 800 kalorista 2400 kaloriin, kahdensadan kalorin välein.

Yksilöllistä palvelua tavoitteena tyytyväinen potilas

Alussa työ oli mukavaa, kun tunsi osastojen työntekijät. Yhteistyö osastojen kesken oli luontevaa. Osastoille oli helppo soittaa milloin vain. *Kun osastolla oli esimerkiksi syöpäpotilas, jolle mikään ei tahtonut maistua, vihkon kans` käytiin kysymässä, mitä halusi syyvä, kun oli huono ruokahalu..." Ei tullut mieleenkään, ettei tuo kuuluisi meijän tehtäviin.* Oli itsestään selvää, että potilaita varten ollaan. Kun uusi sairaala avattiin, kävi sairaalan emäntä Eeva Kangas Gellmanissa katsomassa, millaisia potilaita siellä hoidettiin. Hän kyseli ylihoitajalta palautetta ruokalistoista ja mitä ruokaa joulun ja muiden juhlapyhien aikaan tehdään. Perinteiset juhlaruuat mämmistä ja juhannusjuustosta alkaen, kaikki tehtiin itse alusta loppuun. Oli mukava olla juhlapyhänä työvuorossa; joululaulut ja rauhallinen tunnelma koko talossa.

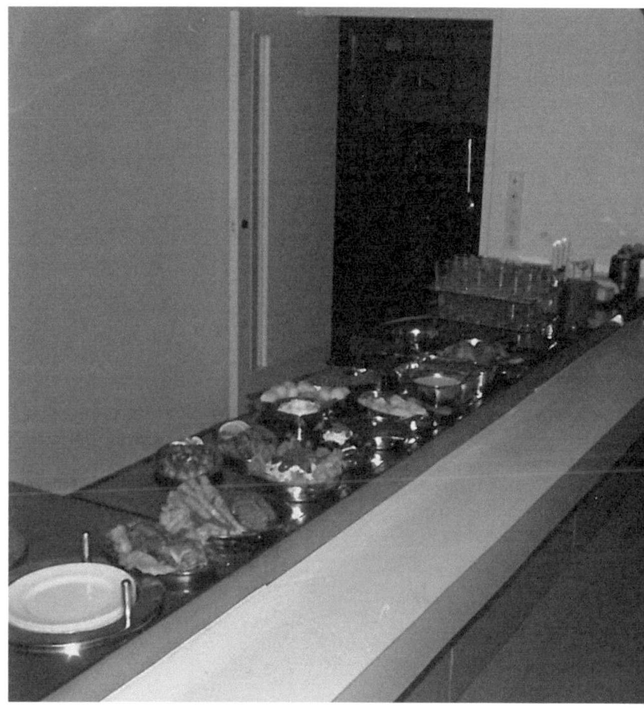

Henkilökunnan ruokailulinjasto vuonna 1967... noin 30 lautasta riitti... Kuva. Aulikki Lehtelä.

Lämpökärryissä ruoka osastoille

Vuoteen 1984 asti ruoka toimitettiin osastoille lämpökärryissä. Osastot tilasivat keittiöltä, montako tavallista ja montako dieettiateriaa tarvittiin potilastilanteen mukaan. Kun tuli aamulla kuudeksi aamuvuoroon, alkoi puhelin soida kello 5.50. Osastoilta soitettiin illalla ja yöllä tulleille päivystyspotilaille ruoka. Joskus poltteli, kun joku puhui pitkään ja aamupuuro porisi hellalla.

Osastoilla oli omat teräksiset ruokakärryt, joissa oli kannellinen lämmin osa lämpimälle, ruualle ja alhaalla kylmä osa maidoille ja leiville yms. Keittiötyöntekijät veivät kärryt potilastornin hissiaulaan.

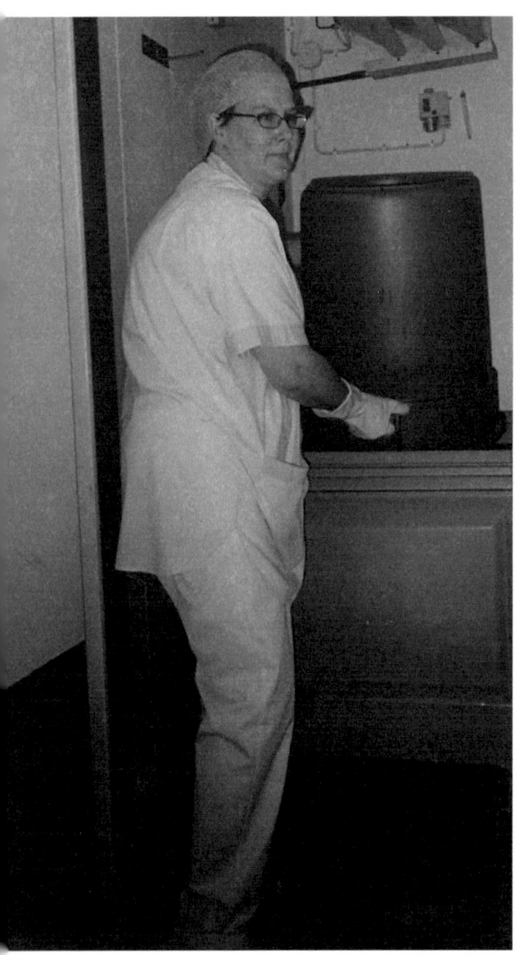

Sinikka Pelkonen (nyk. Ylitalo) tyhjentää laskisaavia. Kuva. Raahen sairaalan keittiö.

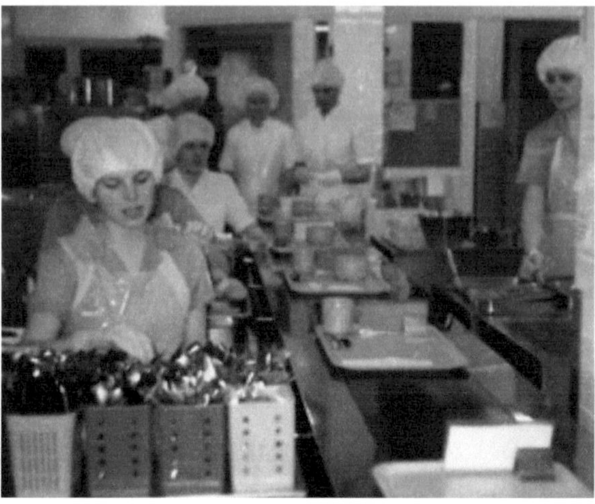

Aamupalan annostelu linjastolla vuonna 1986. Ensimmäisenä on Anna Saukko (nykyinen Pitkälä). Kuva. Raahen sairaalan keittiö.

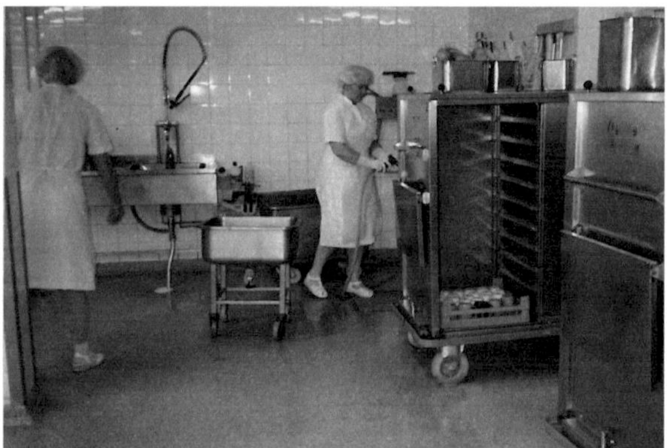

Ruuankuljetusvaunut tiskausta odottamassa. Kärryjen päällä kulki ruokakorttikotelon lisäksi välipalahedelmät, letkuvelli, soppaastia, leivät ja maitopurkit jne. Vasemmalla peräseinustalla näkyy paikka astioiden esipesuun. Kuva. Raahen sairaalan keittiö.

Sairaala-apulaiset hakivat ne keittiöhissillä osastoille ja panivat sähköjohdon seinään. Lämmin pääruoka oli isossa kannellisessa teräsastiassa ja erityisruokavaliot pienemmissä. Pienet irralliset paperilaput olivat kannessa merkkinä ruokavaliosta. Hoitajat annostelivat kullekin potilaalle sopivan määrän. Ruuanjaon jälkeen sairaala-apulaiset palauttivat kärryt keittiöön. Varsinkin iltavuorossa keittiötyöntekijä toivoi kärryjen palautuvan ajallaan, ettei tarvinnut jäädä ylitöihin. Osastoilta tulevat laskiastiat kipattiin isoon saaviin. Yksityinen sikalan omistaja haki ruuantähteet kaksi kertaa viikossa.

Keskitetty ruuanjakelu toi potilaskohtaisen annostelun keittiölle

1980-luvun alussa tehtiin ensimmäinen isompi remontti keittiöön tavoitteena siirtyä keskitettyyn ruuanjakeluun. Potilaskohtainen ruuan annostelu siirtyi osastoilta keittiölle. Tämä vaati kaikki työntekijät nauhalle. Jokaisella oli oma tehtävänsä: ensimmäinen laittoi tarjottimelle ruokakortin jalustoineen ja servetin, seuraava juomalasit /kahvimukin ja aterimet, sitten olivat salaatin ja jälkiruuan jakajat. Ns. lämpimällä puolella ensimmäinen laittoi lämmitetyn teräsalustan ja lämmitetyn lautasen, seuraava annosteli perunat, seuraava kastikkeen jne. Tarjotin kulki jakolinjan läpi. Piti olla tarkkana, että kaikki meni ruokakortin merkintöjen mukaan. Siinä ranne ja olkapää väsy, kun toista sataa kertaa otit vasemmalla kädellä alhaalta lämmitetyn lautasen ja oikealla kädellä laitoit perunat, aina samalta puolen ja samasta kohtaa… Jossain vaiheessa alettiin vaihtaa työvaihetta. Annostelussa pyrittiin kauniiseen tarjoiluun. Varsinkin aamupalan jakelun yhteydessä kiire poltteli lounaan valmistamiseen.

Ruuan kuljetus osastoille tapahtui aikaisemmin keittiöhenkilöstön ja osastojen sairaala-apulaisten toimesta suhteellisen helposti liikuteltavilla lämpökärryillä. *Nyt olikin edessä ”tenkka poo”. Ylihoitaja kävi tiukan neuvottelun konemestari Eino Nousiaisen kanssa tavoitteena saada raskaiden ruokavaunujen kuljetus konehuoneen pojille. Ehdoton ei, sanoi Eino. Ei auttanut muu kuin kutsua talouspäällikkö Saarela katsomaan, kun synnytysosaston sairaala-apulainen Orvokki Rajala yritti pukata vaunuja pohjakerroksen käytävällä. Ruumiinrakenteeltaan hento Orvokki ei ylettynyt vaunujen yli näkemään menosuuntaakaan, saati sitten saanut vaunuja liikkeelle pieneen vastamäkeen. Talouspäällikkö lähti paikalta sanaakaan sanomatta.* Pian konehuoneelle ilmestyi kuljetustrukki, jonka perään pantiin kaikki neljä vaunua. Konehuoneen pojat huolehtivat vaunujen kuljetuksen osastojen käytävälle ja pois.

Työergonomiasta ei puhuttu 1970-luvulla

Kaikki työpöytätasot olivat samalla korkeudella; pienelle ihmiselle liian korkealla ja pitkälle taas liian matalalla. Höyrykaappi ja painekattilakaappi olivat niin ikään liian korkealla. Piti olla hyvät käsivoimat, kun niihin nosteli isoja vuokia. Kun Einolle (konemestarille) sanottiin, vastaus saattoi olla: ”pitää ottaa sopivankokoiset työntekijät…” Sitten hommattiin lyhyille työntekijöille käsin siirrettävä puukoroke. Viidentoista litran maitoämpäri piti nostaa kylmään veteen altaaseen pöytätasoon. Isoja ruokakattiloita hämmennettiin kahden litran kauhoilla ja sitten kahden desilitran kauhalla annosteltiin. Kaikki vispaukset tehtiin käsin isoilla vispilöillä. Tuulettimet humisi koko päivän ja veto kävi jne.

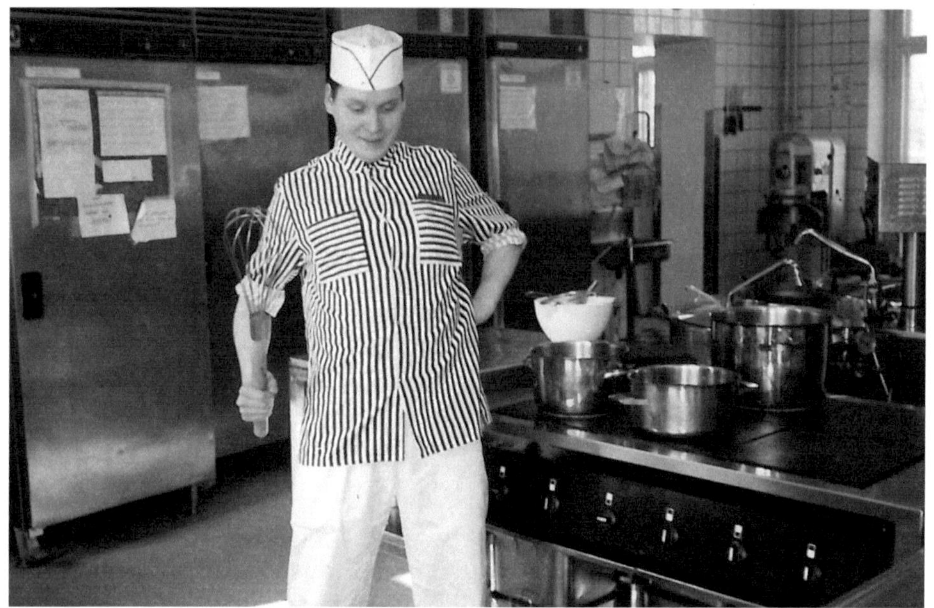

"Oikaistaan vähän selkää ja aletaan hommiin", tuumaa Jyrki Karppinen 1990-luvun alussa.

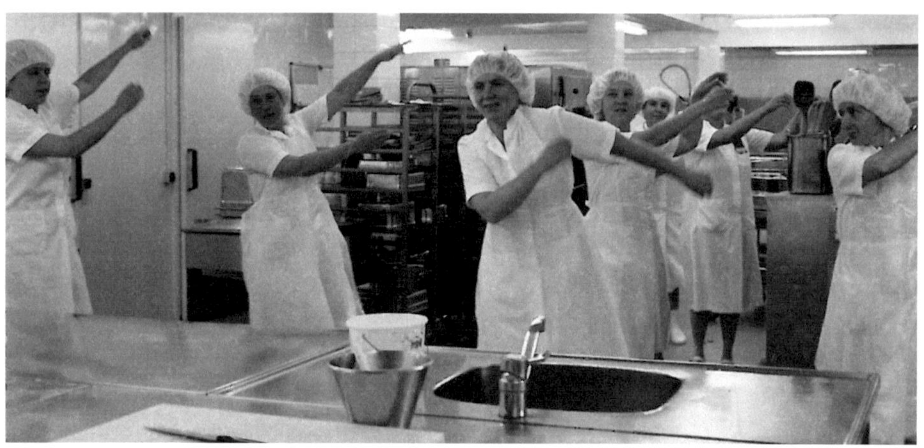

Tai pidetään välillä taukojumppahetki. Kuvat. Raahen sairaalan keittiö.

Kyllä siinä hartiat ja olkapäät kipeytyivät, vaikka oltiinkin nuoria ja riskejä ja tottuneet tekemään ruumiillista työtä. Ei osattu kummemmin valittaa, oltiin tyytyväisiä, kun oli vakinainen työpaikka.

1980-luvulla työterveydenhuollosta alettiin tehdä työpaikkakäyntejä, joiden yhteydessä annettiin ohjeita työasennoista ja taukoliikunnasta. Seuraavassa remontissa 1990-luvulla saatiin kylmiöt samaan kerrokseen, työpöytien korkeudet muuttuivat uusien standardien mukaisiksi, uudet sekoittavat kattilat ja paljon muuta....

Muistelemassa keittiön työntekijät Sirkka Nivala, Hilkka Riihijärvi, Mervi Virnes, Aulikki Lehtelä, Anna Saukko ja ylihoitaja Eeva Tokola.

Keskusvaraston Sirkka

Mihin saa tuoda 140 sänkyä?

Keskusvarastonhoitaja Sirkka Ylikiiskilä muistelee alkuaikaa: ”Joulukuussa 1966 tulin varastoon työhön. Sairaalarakennus ei ollut vielä valmis. Rakennusmiehiä liikkui käytävillä. Tulopäivänä menin talouspäällikkö Hassin luo. Hän neuvoi, mihin meen ja mitä työtä teen. Keskusvarasto sijaitsi alakerran käytävällä sisäpihan puolella, keittiötä vastapäätä. Keskusvarastona oli yksi iso huone, jonka vieressä oli liinavaatevarasto. Alussa olin yksin töissä alakerran käytävällä.

Alkuaikana oli kaaosta. Tavaroita tuli koko ajan. Alakerran käytävä oli täynnä pahvilaatikoita molemmin puolin seinän vierustoilla. Ei muuta kuin laatikoita aukomaan ja tarkastamaan, vastaako sisältö lähetyslistaa. Keskusvarastoon tulivat kaikki sairaalan tavarat: instrumentit, vaatteet, sängyt, toimistotarvikkeet jne. Huonekalut olivat jo osastoilla. Artikkelit olivat outoja, mutta työ tuttua - olinhan ollut liike-elämässä, tilannut tavaraa ja ottanut sitä vastaan. Laitoin tavarat varaston hyllyille. Itse maalaisjärjellä ryhmittelin. Taloustoimistosta sain listoja, mihin osastoille mitäkin viedään. Soitin osastonhoitajalle ja ruutuvihkoon allekirjoitus. Konehuoneen pojat veivät tavarat osastolle. Niitä meni labraan ja röntgeniin, leikkaussaliin, polille ja vuodeosastoille. Taloustoimiston toimistoapulainen, Näsäsen Kirsti laittoi tavarat kortille. Kuka ne tavarat oli tilannut, en tiennyt.

Kaksi tapausta on jäänyt erityisesti mieleen. *Juna-asemalta soitettiin ja kysyttiin, että mihin saa tuoda 140 sänkyä? Vastasin, että tuokaa sairaalan aulaan. Soitin konemestarille ja kaksi poikaa konehuoneelta tuli viemään sängyt osastoille taloustoimistosta saadun listan mukaan. Toisen kerran asemalta soitettiin, että nyt ois` häkki instrumentteja. Tuokaa tänne, varaston viereiseen huoneeseen, vastasin.* Keskitalon Aune ja Sarkolan Kerttu leikkaussalista tulivat ja tarkastivat lähetyslistat. Yhdestä laatikosta ei löytynyt lähetyslistaa, mutta toisesta löytyi sitten kaksi. Itse en ymmärtänyt instrumenteista mitään.

Työvälineet olivat yksinkertaisia

Varastokirjanpito tapahtui käsin tukkimiehen kirjanpidon periaatteella. Tarvikkeet kirjattiin pahvisiin kulutuskortteihin ja lukumäärät laskettiin laskukoneella. Työvälineistö oli yksinkertainen: kynä ja paperi, kortistolaatikko ja kirjoituskone ja mapit tilauslomakkeille ja lähetyslistoille. Laskut lähetettiin vastaanottomerkinnöin taloustoimistoon.

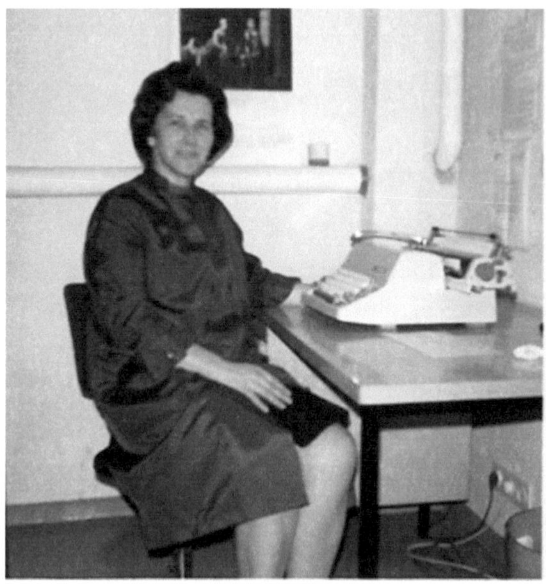

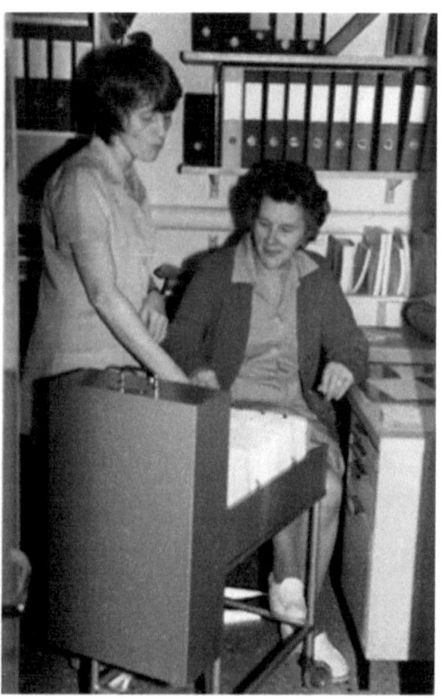

Varastokirjanpidon työvälineet 1968. Vasemmalla Sirkka Ylikiiskilä työpöytänsä ääressä v. 1971. Oikealla Sirkka ja varastoapulainen Maija-Liisa Hiitola tutkimassa kulutuskortteja. Kuvat. Sirkka Ylikiiskilä.

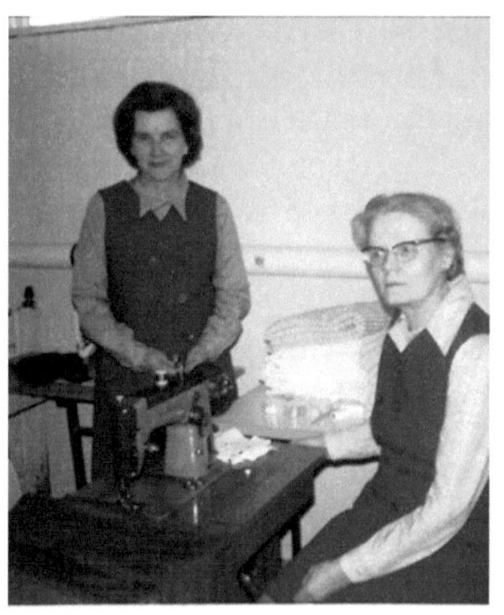

Liinavaatevarastonhoitaja Iida Koskela työvälineensä ääressä 1970-luvun alussa. Keskusvarastonhoitaja Sirkka Ylikiiskilä seisomassa. Kuva. Sirkka Ylikiiskilä.

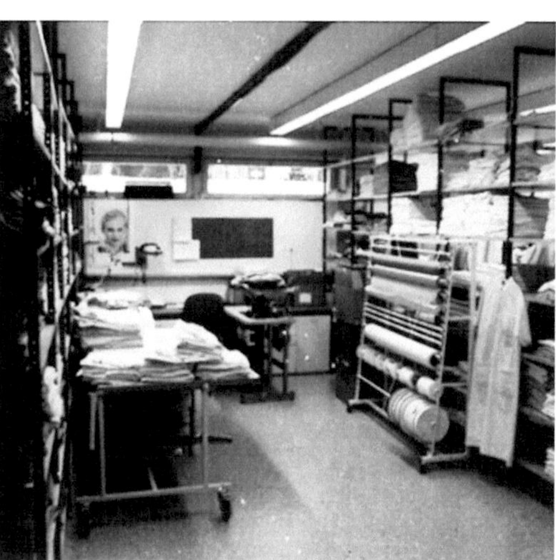

Liinavaatevarasto 1980-luvun lopulla ennen remonttia. Kuva. Arja Kiilakoski.

Varaston tarkastus tehtiin vuosittain. Verrattiin, vastasivatko irtaimistoluettelot ja kulutustavaraluettelot varastossa olevaa tavaraa. Osastoilla oli varaston tekemät kalusto- ja hoitolaitekortit, jotka tarkistettiin vuosittaisella inventaariolla: laskettiin tuolit ja pöydät, tippatelineet, verenpainamittarit, instrumentit ja muut hoitovälineet. Se oli kova homma. Jos joku hoito- / tutkimusväline tai kalustotavara puuttui, osastonhoitaja joutui tilille: talouspäällikkö Hassin puhuttelu ja kirjallinen selostus tapahtumasta. Tilintarkastuksen yhteydessä tarkastettiin pistokokein varastokirjanpidon ja osastojen kalustoluetteloiden ja kaluston / laitteiston vastaavuus partakoneesta lähtien.

Alussa varastossa oli osastokohtaiset kulutuskortit ja kulutuksen seuranta. Osastot hakivat toisiltaan äkkitarpeeseen hoitotarvikkeita ja lääkkeitä. Kaikki oli yhteistä. Kokonaiskulutus laskettiin sairaalakohtaisena. Tähän tuli muutos 1990-luvun alussa, kun sisäinen laskenta otettiin käyttöön. Tämän jälkeen jokainen työyksikkö alkoi seurata vain omaa kulutustaan ja ”vahti”, että hoitotarvike- ja lääkelainaukset palautuivat ja menot kohdistuivat oikeille kustannuspaikoille.

Koskelan Iida

Koskelan Iida siirtyi Gellmanista varaston viereiseen huoneeseen. Hän haki sairaalan tiloissa toimivasta pesulasta henkilökunnan työvaatteet ja potilaspyykin, lajitteli ja korjasi tarvittaessa. Osastojen ruutuvihkotilausten mukaan Iida laittoi potilasvaatteet osastoille isoissa puulaatikoissa, jotka sitten konehuoneen pojat kuljettivat osastoille. Siellä apuhoitajat järjestivät vaatteet liinavaatevaraston hyllyille, joista sitten otettiin erillisille liinavaatekärryille aamutoimissa tarvittavat pyyhkeet, pesulaput, pyjamat jne.

Osastot tekivät liinavaate- ja varastotavaratilaukset ruutuvihkoon. Lähetti toi osastoilta tilausvihkot ja keskusvarastokorit, joihin tilatut tavarat kerättiin. Konehuoneen pojat veivät tavarat osastoille. Tiistai ja torstai olivat toimituspäivät. Jos osastot tarvitsivat jotain hoitotarviketta muulloin, puhelinsoitto varastoon - ja lähetti vei sen osastolle. Jos sitä ei ollut varastossa, se tilattiin puhelinsoitolla suoraan tavarantoimittajilta. Käyttöpalaute annettiin suoraan puhelimitse toimittajalle tai esittelijöiden kautta. 1980-luvun lopulla perustettiin OYKS:n (Oulun yliopistollisen keskussairaalan) hankintarengas. OYKS kilpailutti tavarantoimittajat. Keskusvarastonhoitaja ja ylihoitaja osallistuivat hankintarenkaan kokouksiin ja veivät osastojen toiveet ja terveiset esim. käytössä olevista hoitotarvikkeista ja muista kulutustavaroista.

Uudet työntekijät hakivat liinavaatevarastosta työvaatteet. Myös henkilökunnan asuntojen avaimet haettiin alkuaikoina keskusvarastolta nimikirjoitusta vastaan. Kun vuokralainen vaihtui, varastoapulainen ja konemestari tekivät huonetarkastuksen. Keskusvarastossa oli myös lomakevarasto, josta osastot tilasivat Kuntaliiton numeroituja lomakkeita, kuten potilaan vaateluettelo, sairauskertomuksen "viralliset lomakkeet", lääketieteen erikoisalakohtaiset lomakkeet. Hoitajien huomiointikaavakkeet monistettiin taloustoimistossa siihen asti, kun 1980-luvulla perustettiin sairaalaan oma painatuskeskus. Sillä oli käytössään painokoneet ja monistuskoneet viimeistelylaitteineen. Tämän jälkeen kaikki sairaalan tarvitsemat painotuotteet tilattiin omasta painatuskeskuksesta. Lomaketilausta varten numeroitiin kaikki lomakkeet mukaan lukien potilasohjeet ja laboratorion ja röntgenin laatimat tutkimusten valmisteluohjeet hoitohenkilöstön käyttöön.

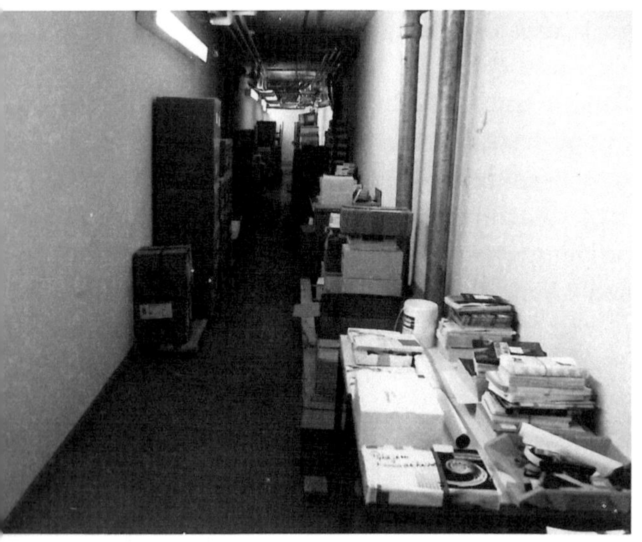

Keskusvaraston tavaroita väestönsuojan käytävällä 1980-1990-lukujen taitteessa ennen remonttia. Kuva. Arja Kiilakoski.

Varastotavaroita pitkin sairaalan alakertaa

Keskusvarastotila käsitti alussa vain kaksi huonetta pohjakerroksen käytävällä: varsinainen keskusvarasto ja liinavaatevarasto. Terveyskeskustoimitusten alettua 1970-luvun lopulla tilantarve lisääntyi. Varastotavaroita säilytettiin 1970–80-luvuilla pohjakerroksen käytävän varrella olevissa huoneissa, väestönsuojan huoneissa ja käytävillä. Toimipa yksi konehuoneistakin pesuainevarastona.

Uusiin tiloihin päästiin 1990-luvun puolivälissä, jolloin pesulatoiminta loppui sairaalan tiloissa, ja sairaalan oma painatuskeskus siirtyi entisiin lääkäreiden asuntoihin. Nykyiset tilat ovat toimivat ja hyvät. Alkuvaiheen pesulatoimittajan kilpailutuksen toimitusvaikeudet muistetaan. Kilpailutuksen voitti nimittäin Tallinnassa toimiva yritys. Vuodessa opittiin, ja nykyisin pesula toimii Raahessa Muurarintiellä.

Muistelemassa:
keskusvaraston hoitaja Sirkka Ylikiiskilä, varastoapulainen Seija Alatalo (Lackström), nykyinen varastopäällikkö Arja Kiilakoskoski.

Soitetaan lähetille

Polkupyörä ja jenkkikassi

Virneksen Ritva oli talon ensimmäinen lähetti. Hän aloitti toukokuussa 1967. Työtila sijaitsi liinavaatevarastossa Koskelan Iidan huoneessa. Yksi tehtävistä oli auttaa Iidaa pyykkien hakemisessa sairaalan omasta talon omasta pesulasta. Alussa ei ollut kirjoitettua tehtäväkuvaa, ei kelloaikatauluja eikä hakulaitetta. En tiennyt, kuka oli esimies. Kaikilta otin töitä vastaan ja tein, mitä ehdin. Sisäistä ja ulkoista postia kuljetin... Sininen jenkkikassi mukanaan Ritva haki kaupungilta sairaalaan tulevan postin ja jakeli sen osastoille. 1960-luvulla Raahessa oli KOP Koulukadun ja Kauppakadun kulmassa ja SÄÄSTÖPANKKI Pekkatorin kulmassa. Myös potilaskassan vienti pankkiin kuului lähetin tehtäviin ... polkupyörällä jenkkikassissa sekin - satoi tai paistoi. Postin kuljetuksen lisäksi päivittäisiin tehtäviin kuului apteekkikorien kuljettaminen. Tyhjät lääkekorit vietiin aamulla apteekkiin (keskuslääkevarastoon) ja täydet korit palautettiin iltapäivällä osastoille. Jätin lääkekorit hoitohuoneen lattialle - eikä kukaan kysellyt vastaanottokuittausta, Ritva muistelee.

Osastokierrot ja kaupunkiasiat

1970-luvun alkupuolella lähetin työjärjestys jäsentyi. Lähetille saatiin oma työtila taloustoimistoon ns. postihuoneen yhteyteen, ja toimistonhoitaja oli esimiehenä. Lähetti oli yksi niistä harvoista työntekijöistä, joka sai hakulaitteen - lääkäreiden ja ylihoitajan lisäksi. Kun laite piippasi, piti mennä lähimpään lankapuhelimeen vastaamaan. Ja lähetin laite piippasi. Milloin pyydettiin monistamaan se ja se lomake, milloin hakemaan laboratoriosta kiireellisenä lähetettävä laboratorionäyte tai kiirehdittiin apteekkikoria.

Työpäivä alkoi kello 7.30 osastokierroksella. Osastoilta haettiin apteekkikorit ja lähtevä sisäinen ja ulkoinen posti. Apteekkikorin olisi pitänyt olla valmiina lukittuna ja sisältää lääkärin allekirjoittama apteekkitilaus. Aina ei kuitenkaan näin ollut. Piti huudella sairaanhoitajaa lukitsemaan kori, ja joskus odottaa, kun hän haki lääketilaukseen lääkärin allekirjoituksenkin. Kuljetusvälineenä oli työnnettävä kärry, jossa ylhäällä oli lokerot osastojen postille ja röntgenkuvapusseille, alhaalla taso apteekkikoreille.

Kello kävi ja kiire poltteli. Pitäisi joutua kaupunkiasioille: lähetettävät laboratorionäytteet linja-autoasemalle ja ulkopuolelle lähtevät postilähetykset pos-

tiin. Ensin piti lähtevät kirjeet syöttää postikoneen kautta ja kirjatut kirjeet merkitä postin diaarikirjaan. Ja sitten polkemaan linja-autoasemalle ja postiin. Joskus postissa joutui jonottamaankin. Postilokeron tyhjennyksen jälkeen pyöräkuorma on valmis: täysi kassi ja paketit molemmissa sarvissa ja paketti tarakalla. Paluumatkalla suunnittelenkin esittää seuraavaan talousarvioon määrärahaa kuomullisen peräkärryn hankkimiseksi (Anne). Honkalan Matti huuteli kerran ohiajaessaan Pajusen Milville auton ikkunasta: Tuulihan Sinut meinaa viedä, puntit pitäisi hakea lahkeisiin fysioterapiaosastolta…(Milvi). Edessä oli talon ulkopuolelta tulevan postin kirjaus ja sisäisen postin lajittelu. Eväätkin pitäisi ehtiä syödä…
Puolenpäivän maissa lääkekorit ja osa laboratoriovastauksista olivat valmiina osastoille vietäviksi. Lääkevaraston hoitaja oli täyttänyt korit tilausten mukaan ja laittanut ne eteisessä oleviin osastokohtaisiin lukollisiin läpiantokaappeihin, ns. luovutuskaappeihin. Niistä lähetti otti ne kärryihinsä ja palautti osastoille.

Metalliset, isot kuljetuskärryt tulivat täyteen, ja vahinkojakin sattui niitä hissiin haalatessa. Kärryissä oli myös liuoksia lasipuolloissa, joista yksi putosi kerran hissin jumittuessa kymmenen senttiä käytävän lattiaa matalammalle. *Pullo meni rikki ja minä säikähdin … onneksi apteekin hoitaja sanoi, että sirpaleet tietää onnea…* Kärryjen ohjattavuus oli huonoa. Sen huomasivat sisätautiosaston hissiaulassa istuvat potilaatkin, jotka sanoivat hennon lähettitytön haalatessa kahta kärryä hissistä: *”Pikku tytönkö ne on pannu töihin… tai Voi Sinua, tyttö rukkaa… Muista, että Sinua ei kukkaan muu puolla täsä talosa kuin nuo kärryt…”* (MP).

Työpäivän lopuksi potilastoimiston kassa polkupyörällä pankkiin

Iltapäivällä kello 13.30 maissa oli suurin osa laboratoriovastauksista ja röntgenkuvista lausuntoineen valmiina osastoille vietäväksi. Samalla jaettiin osastoille menevä sisäinen posti ja talon ulkopuolelta tuleva posti. Iltapäiväkiertoon kuului myös keittiöllä, keskusvarastossa ja konehuoneella käynti sekä 1980-luvulla ”nelostalossa” sijaitseva päiväkoti ja lääkäreiden asuntolassa oleva monistamo. Työpäivän lopuksi oli vielä vietävä potilastoimiston kassa pankkiin - kassissa polkupyörän sarvessa sekin. Polkupyöräkorvausta maksettiin 5 markkaa päivältä. Sillä rahalla ostin uuden polkupyörän, johon merkkautin syntymäajankin… (MP)

Muistelemassa:
Pajunen Milvi, Virnes Ritva-Liisa.

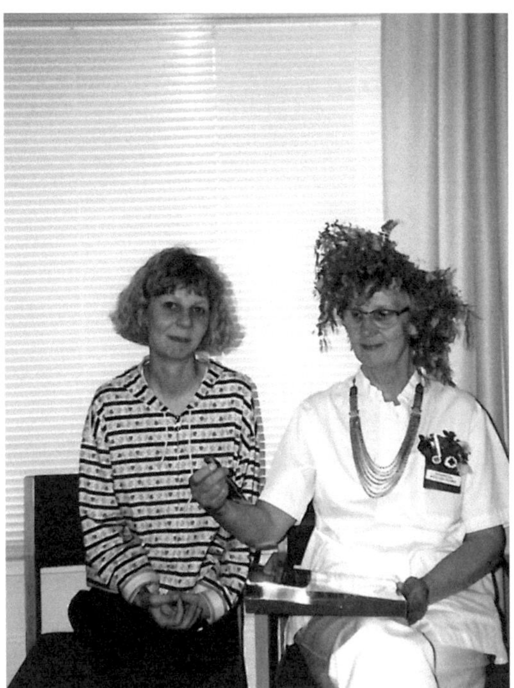

Vasemmalla "lähettityttö" Milvi ja äitinsä diabeteshoitaja Maija-Liisa Pajunen 1990-luvulla Maija-Liisan eläkejuhlassa. Kuva. Tuula Hieta.

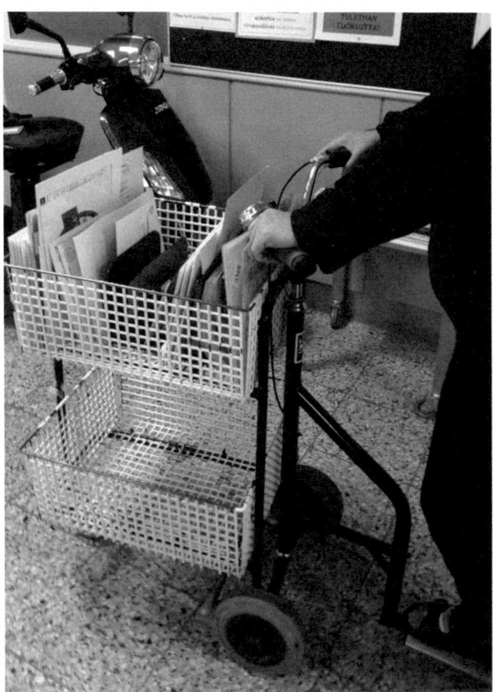

Vikkelät jalat ja työnnettävä kärry ovat vaihtuneet potkupyörään lähetin kulkuvälineenä. Posti hakee ja tuo postilähetykset ja rahaliikenne kulkee sähköä pitkin vuonna 2017. Kuva. Eeva Tokola.

Eino ja konehuoneen pojat

Konehuoneelta löytyi lämmittäjä kaikkina vuorokaudenaikoina, koska kattiloissa poltettiin raskasta polttoöljyä. Reilut viisi ensimmäistä vuotta poliklinikalla ja vuodeosastoilla valvoi yksi hoitaja, joille tietoisuus lämmittäjäpojasta oli turvallisuustekijä. Konehuoneen pojat vuonna 1960-70-luvun taitteessa (muistinvaraisesti): Pentti Keskitalo, Urho Nyberg, Altti Juola, Jorma Alamattila ja Tapio Tuomikoski, sähkömiehet Oravan Matti ja Koivun Manne sekä talonmiehet Tauno Koskela ja Olavi Honkikangas.

Koskelan jäädessä eläkkeelle 1970-luvun alussa talonmieheksi tuli Kauko Karvonen. Talonmiehen tehtäväkuva oli moninainen ja laaja, kuten pihanhoitoa kesällä ja talvella lumenaurausta, tavaroiden ja lääketoimitusten kuljetukset talon sisällä ja traktorilla kaupungille terveyskeskuksen toimipisteisiin, vainajien kuljetus osastolta osastoilta kylmiöön ja luovutus hautaustoimistolle.

Pääsyvaatimuksena tehtävään oli ollut traktorin ajotaito ja se, ettei pelkää vainajia. Kerrotaan talouspäällikkö Hassin sanoneen, että tähänastiset sijaiset joko särkivät traktorin tai pelkäsivät vainajia. *Talonmiehen tehtäviin nimittäin kuului ruumiinavauksissa avustaminen.* Oulusta tuli patologi. Kauko laittoi vainajan leikkauspöydälle, sahasi pääkallon ohjeen mukaan jne. ja lopuksi huolehti vainajan kylmäkaappiin ja välineet pois. Pohjakerroksen sairaala-apulainen tiskasi välineet ja siivosi obduktiotilan seuraavana päivänä. Ensimmäisen sairaala-apulaisen Vappu Erikkilän kerrotaan tuumanneen, että ”eipä tuosta (verensiivosta) oo kukkaan valittanu”, kun Högforsin miehet seuraavana aamuna laitteita tuodessaan taivastelivat verenpaljoutta.

Konemestari Eino Nousiainen muistetaan tarkkana ja säästäväisenä miehenä. Alkuvuosina osastoilta soitettiin suoraan konehuoneen pojille, kun tarvittiin miehistä korjausapua tai hoitolaitteessa oli vikaa: elohopeaverenpainemittarit piti kalibroida tai potilassänkyjen rattaat olivat jumissa jne. Jossain vaiheessa soitto kiellettiin ja työtilaus piti tehdä kirjallisena mukaan lukien ”työtä selventävät piirustukset”. Kun korjaustöitä kiirehti, *Eino vastasi: tutkitaan, tutkitaan.*

Toinen konemestariin liittyvä muisto liittyy ikkunoihin. Uudessa sairaalassa potilashuoneiden ikkunoita ei olisi saanut avata, ”koska sairaalassa oli keskustuuletus, johon tulee häiriöitä, jos ikkunat avataan”. Tätä kieltoa rikottiin päivittäin. Gellmanin hoitajat muistavat Einon viimein kimpaantuneen ja käskeneen poikain naulata ikkunat kiinni.

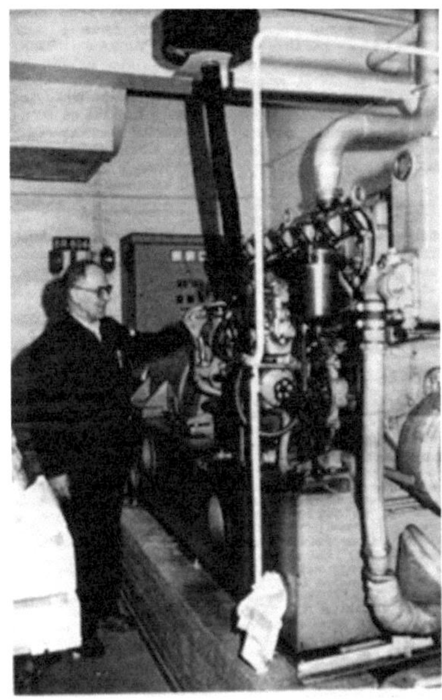

Lehtileikekuva konemestari Eino Nousiaisesta. Lehtileike Pirkko Ahokas-Tuohinto.

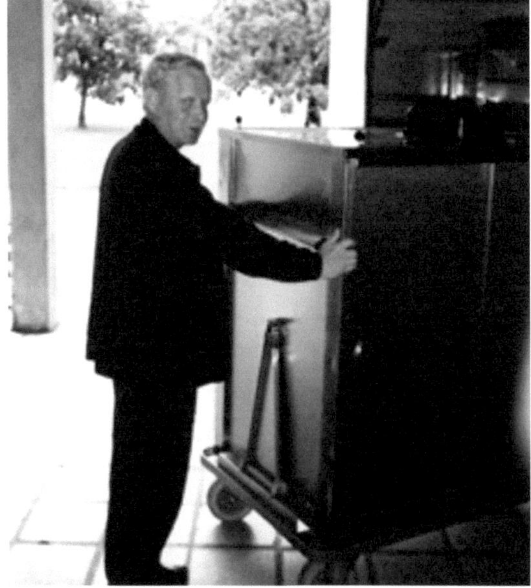

Talonmies Kauko Karvonen kuljettamassa osaston ruokakärryä 1990-luvun alussa. Kuva. Aluesairaalan keittiön albumi.

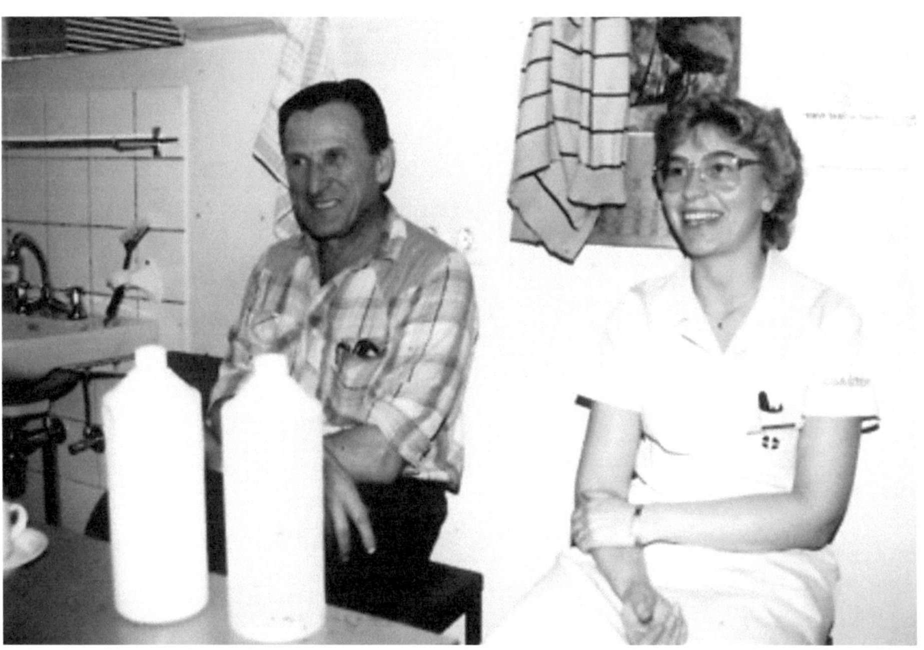

Kuvassa Matti Orava ja Lea Krook laboratorion kahvihuoneessa. Kuva. Lea Krook.

Meille hoitajille tutuimmaksi tuli hoitolaitehuollosta vastaava Matti Orava. Matti oli alkuvuosina ainut hoitajien tuki ja turva, niin imu- ja hengityslaitteissa kuin välinehuollon laitteiden käytössä. Hänelle soitettiin hakulaitteeseen ja milloin vain. Potilaskirjastonhoitaja Kerttu Kastelli lausui osuvan kronikan Matin eläkejuhlassa vuonna 1985. Tekstiin on helppo yhtyä vielä vuosikymmenten jälkeenkin.

MATILLE

Matti mainio mies
orava oivallinen
tuli tutuksi talossa
taitavaksi tavoiltansa.
Tekipä mitä tahansa
teki hyvin, hymyellen
luottomies luotettava,
tuki tuiki tarpeellinen.
Aina aikansa tasalla
tehtävistään tietoisena.
Kohtelias kokouksissa
herrasmies missä tahansa.

Ennätät nyt eläkkeelle
kotitöihin toimellinen.
Kerennetpä kokouksiinkin
kauniin pihan kainaloista.
Urheilulle uhrata voit
aikas ja myös ajatukset
yhteiskuntamme hyväksi
tämän paikan parahiksi.

Kiitos Sulle meidän Matti
ymmärtävä ystävämme.
Elä hyvin eläkkeellä
vietä päivät parahimmat.

Muistelemassa:
Tuula Hieta, Vappu Mattila, Maija Karvonen, Aino Kesti, Sirkka Hattuniemi (ent. Kenakkala), Eeva Tokola.

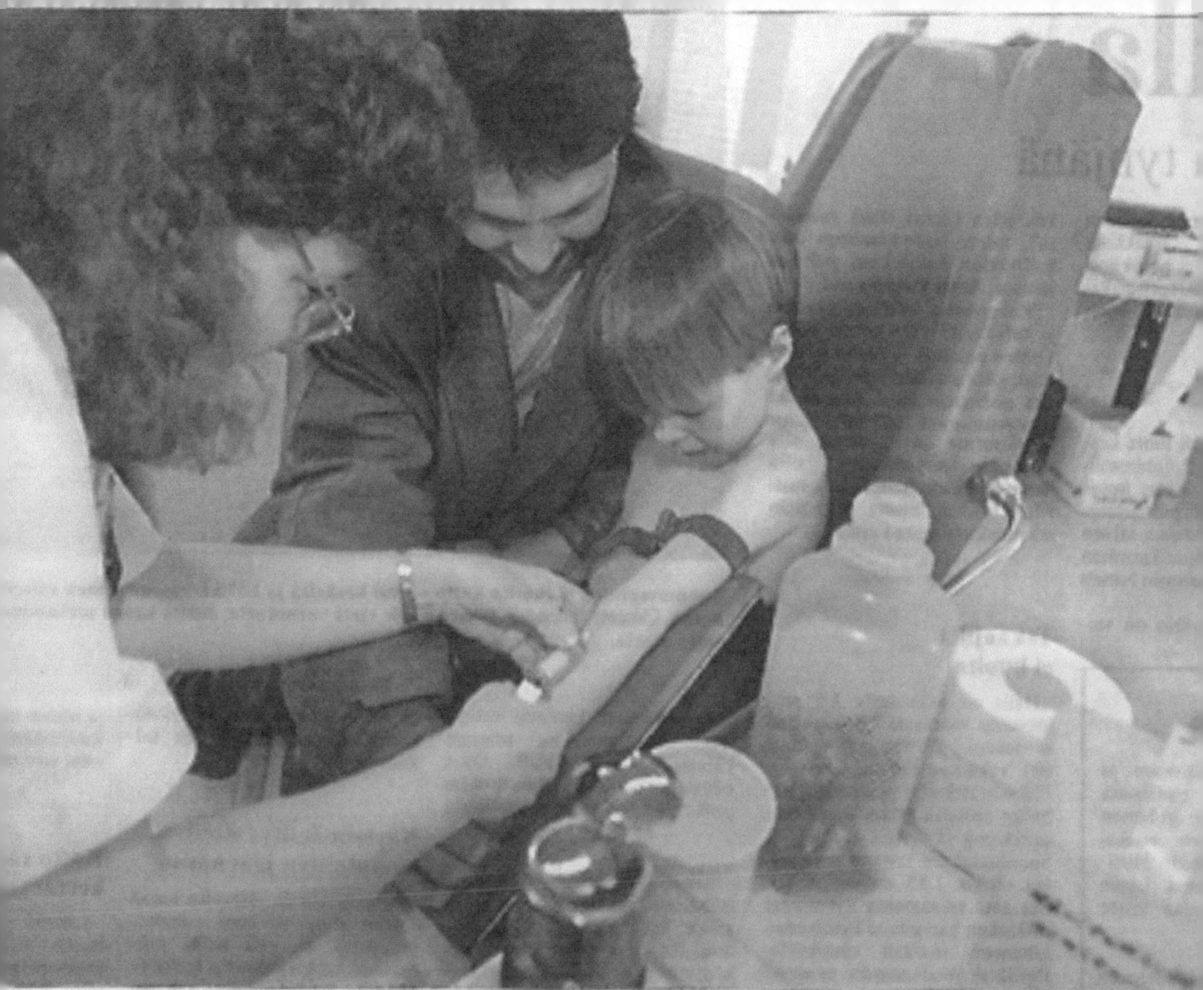

...e pois!" valitti kuusivuotias Henry Pohjola, kun laboratorionhoitaja Pirjo Nikula otti verikokeen. Isä Heikki Pohjola piteli pien...

..., Honkala
...an polvi
...ven sisään
...täisi tehdä
...uhtoa veri
...ä voimme
...ystysleik-
...rkiksi Ou-

ilman muuta viivästyy lakon pitkittyessä", Honkala sanoo.

"Myötätuntoni on alkanut hiipua aika nopeasti. Suojelutyön rajoista päätetään kaukana Helsingissä, jossa halutaan lakon vaikutusten voimistamiseksi ajaa alas muutamia Jorvin kaltaisia isoja aluesairaaloita pääkaupun-...

...laspaikasta on lakon aikana ollut auki nelisenkymmentä. Suojelutyössä on noin 20 hoitajaa vuorokaudessa. Toistaiseksi raahelaiset ovat saaneet synnyttää omassa sairaalassa.

"Jos yksikin hoitaja menetetään, täällä ei enää synnytetä. Suojelutyö on vedetty niin äärim-...

Leikkaussaliin voidaan hälyttää kaksi hoitajaa synnytyksiä ja gynekologisia hätäleikkauksia varten. Raahen sairaalassa syntyy keskimäärin yksi lapsi päivässä.

"Meidän talossamme on hyvät hoitajat ja hyvä yhteishenki. Hoitajien palkkavaatimus on mielestäni oikeutettu, mutta näyttää sil-...

suoritteita eik...
Honkalalla ...
musta kahde...
ta, hoitoala...
1983 ja ...
"Vaikka ne ei...
joja kuin tämä...
veitä jonoja ja...
hän muistelee.

Osa 5.
Välähdyksiä 1970–80-luvuilta

...eosastoja,
... päivällä.
...n riskiryh-
...kiksi var-
...teaminen

Suojelutyötä ei kärsi kiristää

Raahen aluesairaalan 110 poti-...

"Tiistai-iltana luvattiin hoitaja röntgeniin kolmeksi tunniksi ja synnytysosastolle neljäksi tunniksi. Aamalla ei annettu kumpaakaan", Mononen kertoo.

...ty, olisimme pärjänneet juuri ja juuri. Lakko aiheuttaa nyt mittavat kulut. Tulopuoli on lähes nollassa, mun henkilökunta on koko...

rantua myös ...
ainoastaan ter...
Hän kertoo ...
sairaalastaan, ...

Välähdyksiä 1970–80-luvuilta

Suositussopimuksia ja henkilökuntaetuuksia

Hoitoalan koulutuksessa 1950-60-luvuilla korostettiin työntekijän (silloin viranhaltijan) kuuliaisuutta ja lojaliteettia esimiestään ja työnantajaansa kohtaan. Käytännössä tämä merkitsi ehdotonta velvollisuutta noudattaa annettuja työaikoja ja suorittaa huolellisesti esimiehen määräämät työtehtävät. 1970-luvulla tuli sitten ensimmäinen kunnallinen virkaehtosopimus, kunnallisen työnantajapuolen ja työntekijäjärjestöjen neuvottelun tulos palkkauksesta, työajasta, vuosilomasta ja muista vapaista. Joku muistaa sairaanhoitajaliittoon kuuluvan sairaanhoitajien ammattiosaston perustamisenkin. Tiedotustoimikunta, henkilöstöasiain neuvottelukunta ja koulutusasian neuvottelukunta olivat tuon ajan paikallisia työnantajan ja työntekijöiden yhteistoimintaelimiä.

1970-luvun lopulla tuli työpaikkademokratia yhteistyökomiteoineen, henkilökuntaneuvostoineen ja työpaikkakokouksineen. Henkilökunnan tiedotuslehti RaAsTe alkoi ilmestyä neljä kertaa vuodessa ja Viikko-Raaste viikoittain. Henkilökuntaneuvosto järjesti mm. henkilökunnan pikkujoulun ja hiihtokilpailut. Pikkujoulun pitopaikasta keskusteltiin lehdessä ahkerasti. Väliin pidettiin perhepikkujouluja, toisinaan taas ravintolapikkujouluja. Joskus tehtiin teatterimatka Ouluun. Ensimmäisinä toimintavuosina pidetyt henkilökunnan ja potilaiden joulujuhlat sairaalan ala-aulassa ovat jääneet mieliin. Telkin Pertti piti pienen joulusaarnan, henkilökunnan lapset esiintyivät ja Kastellin Kerttu lausui runoja ja luki joulukertomuksen. Ja Joulupukki tietysti kävi. Vuodepotilaatkin haalattiin sängyillään juhlaan. Keskusradio välitti juhlan osastoille.

Kuntainliitto tarjosi 1980-luvulla monenlaisia etuuksia henkilökunnalleen: viikoittainen uintivuoro uimahallissa ja lentopallotoimintaan yksi pelivuoro viikossa sekä merenrantahuvila Huilin käyttö vapaa-ajan viettoon. Nämä rahoitettiin kuntainliiton viihdytysrahastosta, jota kanttiinin voittovarat vuosittain kartuttivat. Huilissa pidettiin monet eläkejuhlat ja osastojen omat illan vietot.

1970-luvulla saatiin päiväkoti

Kotiasiat eivät kuuluneet työpaikalle 1960–70-luvuilla. Jokainen huolehti lastensa hoidon, miten parhaiten taisi. Ei ollut vanhempainvapaita, ei kotihoidon tukia, ei kunnallisia perhepäivähoitajia, ei edes palkatonta virkavapautta kolmen kuukauden palkallisen äitiysloman jälkeen. Oli vain ystävällisiä naapurin

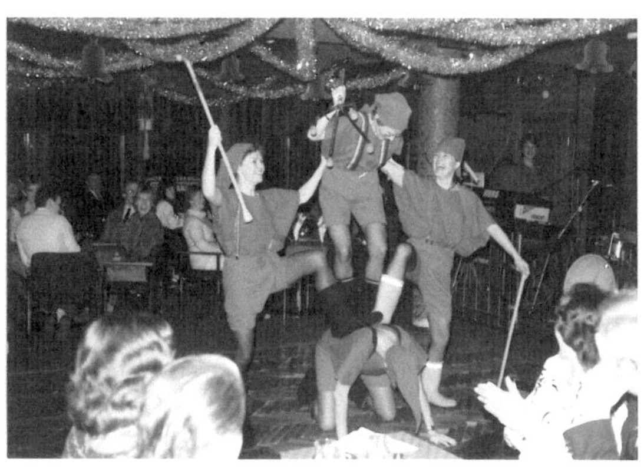

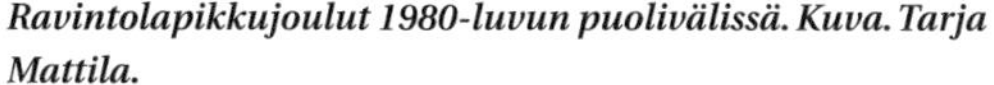

Ravintolapikkujoulut 1980-luvun puolivälissä. Kuva. Tarja Mattila.

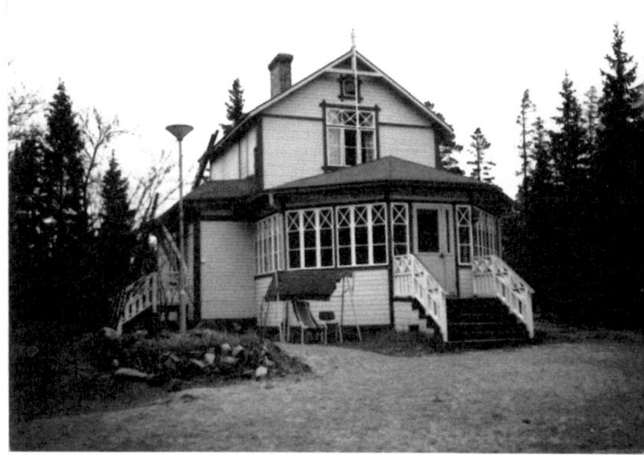

Henkilökunnan vapaa-ajan viettopaikka Huili. Kuva. Raili Patanen.

tätejä ja tiuhaan vaihtuvia kotiapulaisia, nuorimmat 14–15-vuotiaita. Ei ollut lupaa, eikä aikaa kotiasioille työaikana – eikä puhelimia, millä soittaisikaan. Oli vain huolesta pakahtumaisillaan olevia äitien sydämiä. Puolisot kolmivuorotyössä tai reissuhommissa - ja asuntolaina.

Päiväkotia tarvittiin kipeästi helpottamaan lastenhoito-ongelmia ja turvaamaan henkilökunnan saanti. Sairaalan kuntainliitto, Raahen kaupunki ja SPR:n Raahen osasto perustivat Gellmanin päiväkotiyhdistyksen, joka alkoi ylläpitää 30-paikkaista päiväkotia sairaalan henkilökunnan lapsille. Se toimi aluksi henkilökunnan asuntolasta vuokratuissa tiloissa.

Lastenhoitaja Anna Pehkonen työskenteli Gellmanin päiväkodissa koko sen toiminnan ajan (1975-1994), lopussa sen johtajana. Seuraava kronikka kertoo päiväkodin vaiheista (suora lainaus Henkilökunnan tiedotuslehdestä PIIKKI vuodelta 1994).

Se oli vuosi 1974 Raahessa,
kun huomattiin sairaalassa,
että työtä olisi, muttei tekijää,
miten tästä siis selvitään?
Päätettiin perustaa päiväkoti oma,
sellainen pieni ja soma.
Sinne lapset hoitoon saadaan,
ja äidit / isät töihin sairaalaan.
Niinpä vuosi meni valmistellessa,
ja vuonna -75 oli Raahessa,
päiväkoti uusi ja urhoollinen, ei kaupungin, vaan yksityinen.

Väliaikaiset tilat tehtiin kerrostalon huoneistoihin,
pieniin ja ahtaisiin asuntoihin.
Anni Reponen tuli päiväkotia aloittamaan,
työntekijöitä, lapsia, tavaroita valitsemaan.

Siitä alkoi Gellmanin päiväkodin tie,
rikas, vaihteleva, mutkikaskin lie.
Ovat lapset hoitoon saapuneet,
lauluja, leikkejä, taitoja oppineet.
Liekö taidoista parhain,
mikä opittiin varhain,
että yhdessä iloita saamme,
leikit, lelut, hauskuus jaamme.

Päiviä vaihtelevia mahtuu vuosiin,
myös kurjia, ikäviä päiviä suotiin.
Ei ollut aina hoidossa hauskaa olla,
ja joskus kiusattiin ja oli paha olla.
Päivälepo toisinaan oli hankalaa,
eikä ruokakaan aina ollut maittavaa.
Mutta elämän eväistä nauttia saimme,
myös useita retkiä matkasimme.

Se oli vuosi -88, kun Gellmanissa iloittiin.
13 vuotta kestäneet väliaikaiset tilat uusiin vaihdettiin.
Valmisteluja useita vuosia tehtiin,
elokuussa työn tulokset nähtiin.
Kauniit, avarat tilat saatiin,
ilo tarttui meihin kaikkiin.
Siellä lasten on mukava päivät olla,
ja työntekijät tekevät työnsä nautinnolla.

On enää jäljellä muistot vain,
ne meillä kaikilla on mielessä ain.
On ollut aihetta ja on juhlittu,
harvemmin aikaa on suruun tuhlattu.
On hoidettu Mikkoa, Henriä, Suvia ja Liisaa,
satoja nimiä lasten piisaa.

Ei kaikki mahtuisi paperille tälle,
ovat silti meidän mielissämme.
Ovat toiset lapset aikuisiksi varttuneet,
avioliiton satamaan saapuneet.
Koulutielle monet olemme saattaneet,
haikein mielin jäähyväiset jättäneet.

Nyt on viimeisten jäähyväisten aika,
päättyy Gellmanin päiväkodin taika.
Olisi lapsia riittänyt ja tahtoa tehdä töitä,
mutta kaupungin herrat vaan kiristää vöitä.
Gellmanin palveluja enää ei tarvita, sanotaan,
lapset muualle hoitoon laitetaan.
Jäljelle jää siis pankkiin suuret velat,
ja kauniit, tyhjät päiväkodin tilat.

Kiitokset vuosista menneistä kaikille teille,
ja onnea, onnea vuosille tuleville.
Yhteistyöstä sairaalaa kiitämme,
muistojen helminauhaan nämä vuodet liitämme.

Anna Pehkonen

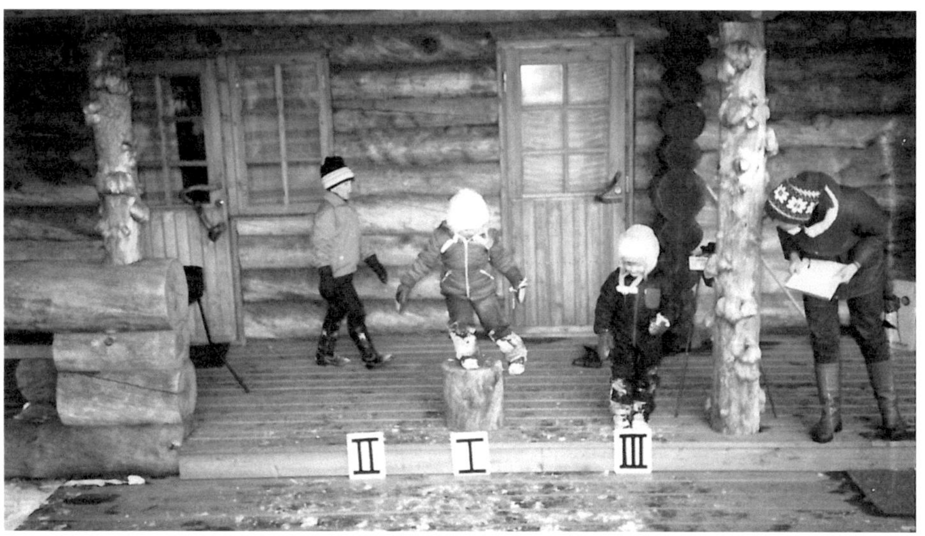

Päiväkodin hiihtokilpailut 1983, palkintojen jako osasto 200 majan edustalla. Kuva. Eeva Tokola.

Torstaina, 25. päivänä elokuuta 1977 — N:o 193

Näin Raahessa:

Sairaalan ja terveyskeskuksen lasten hoito-ongelmat huomioon

Lastenpäiväkoti Raahen aluesairaalan yhteydessä on monissa tapauksissa ollut ratkaiseva henkilökunnan saannille sairaalan ja terveyskeskuksen. Tätä mieltä ovat Raahen aluesairaalan ylihoitaja Marjatta Mäkinen ja terveyskeskuksen johtava hoitaja Annikki Leimi. Pari vuotta sitten tämä tarve koettiin varsin polttavana ja silloin perusteittiin Gelmannin lastenpäiväkotiyhdistys, johon tulivat osakkaiksi kuntainliitto, Raahen kaupunki ja SPR:n paikallinen osasto.

— Vaikka isäntiä on monta, on toiminta sujunut varsin joustavasti, sanoo päiväkodin johtaja Elli Heiskanen. Päiväkotia johtaa hallinnollisesti valittu johtokunta ja ensisijainen pääsy päiväkotiin on sairaalan ja terveyskeskuksen henkilökunnan lapsilla.

Kysyntä ja tarjonta on johtaja Heiskasen mukaan pysynyt jotakuinkin tasapainossa. Lapset päivähoitoon on valittu jo keväällä, mutta eräiden peruutusten johdosta saattaa vieläkin olla mahdollisuus saada lapsia sisään. Toiminta on pyritty saamaan mahdollisimman joustavaksi ja suhtauttamaan suuren laitoksen henkilökunnassa tapahtuvien vaihdosten mukaiseksi.

Lapsia päiväkodilla on maksimissaan 30, joista 20 on 3—6 vuotiaita ja loput kymmenen 1—3 ikäisiä. Ohjelma on tavanmukainen, se alkaa aamuisin 6.45 ja päättyy iltaisin 16.30. Maksuluokat ovat samat kuin kaupungin muissakin päiväkodeissa. Hoitoonottosysteemi on yhdistyksen luonteesta riippuen hiukan monimutkainen. Alustavan työn tekee päiväkodin johtaja, sen jälkeen johtokunta esittää ja lopullisen päätöksen tekee kaupungin sosiaalilautakunta.

Hoitohenkilökuntaa on kaikkiaan yhdeksän. Tilat on saatu henkilökunnan asuintalon alakerrasta, joten [illegible] "Ikkatulinen"(?). Tilat on alunperin tarkoitettu asuinhuoneistoksi, joten käytännön järjestelyvaikeuksia on ollut. Hiukan ahtaan tuntuista on, mutta hyvin kuitenkin johtaja Heiskasen mukaan on selvitty.

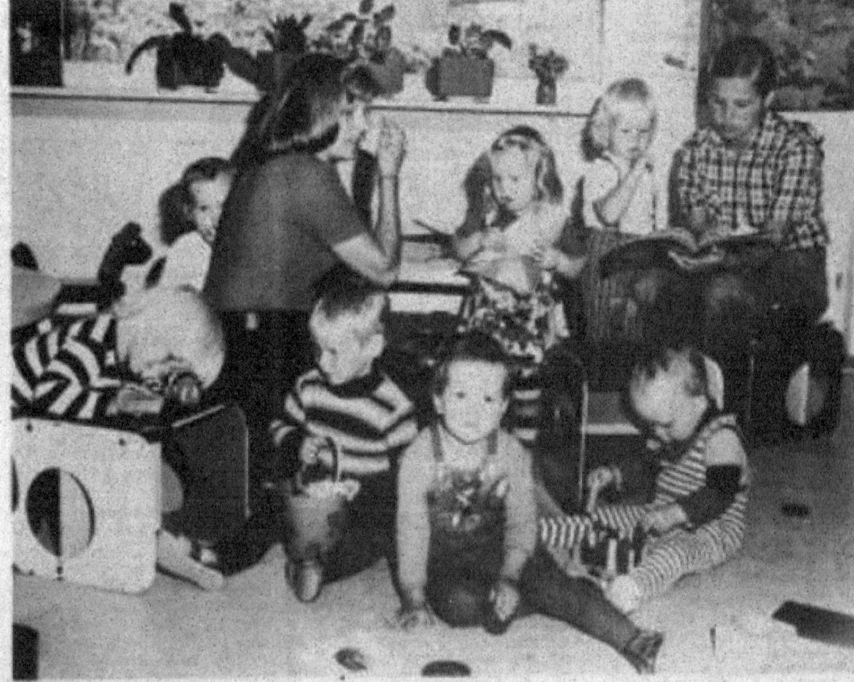

Pienten lasten leikkitunti on sisätiloissa. 'Tädit' vas. harjoittelija Raija Heikkinen, lastenhoitaja Sinikka Kallio ja päiväkotiapulainen Inkeri Similä.

Sanomalehti Raahen Seutu 25.8.1977. Lehtileike: Raahen sairaalan lehtiarkisto.

TEHY TAISTELI VUOSINA 1983 JA 1995

Vuoden 1983 lakko oli tehyläisten kannalta sikäli erikoinen, että sairaalan ylihoitaja Eeva Tokola oli paikallisen TEHY-osaston hallituksen jäsen. Hän kannatti lakkoa ja osallistui vapaa-aikanaan lakkotilaisuuksiin, maksoi 15 mk/pv tukimaksua ja kävi iltaisin lakkotoimistossa. Lakkohenki oli kiinteä. Jokainen osallistui persoonallisella tavallaan, yhtään kielteistä kommenttia ei kuulunut. Koska tehyläiset ylihoitajat oli rajattu lakon ulkopuolelle, Eeva hoiti työaikana ylihoitajan tehtäväänsä normaaliin tapaan. Ylihoitajan tehtävänähän oli suojelutyöosastoilla hoidettavien potilaiden hoidon turvaaminen hoitajien työn osalta. Ylihoitaja laati työssä oleville työvuorot, koska osastonhoitajat olivat lakossa. Päivittäisessä työssä korostui välitön työnjohtotehtävä erityisesti lakon ulkopuolisen hoitohenkilöstön osalta. Muutama ristiriitatilanne palautuu mieliin. Niistä selvittiin vetoamalla jokaisen toimenkuvassa olevaan merkintään: " ja muut esimiehen määräämät tehtävät".

Potilashoidon osalta tilanne oli hallinnassa. Sairaansijoista 50 % oli suljettuna. Lääkärit arvioivat potilaan hoidon kiireellisyyden ja päättivät, keitä potilaita otettiin sisään. Lakkotoimikunta ja työnantajapuolen neuvottelijat olivat yhtä mieltä tarvittavan suojelutyön määrästä. Vain osa lakolle asetetuista tavoitteista saavutettiin. Siitä huolimatta Huilissa pidettiin ikimuistoiset "lakkokekkerit" ja TEHY:n järjestämään lakkoristeilyyn osallistuttiin.

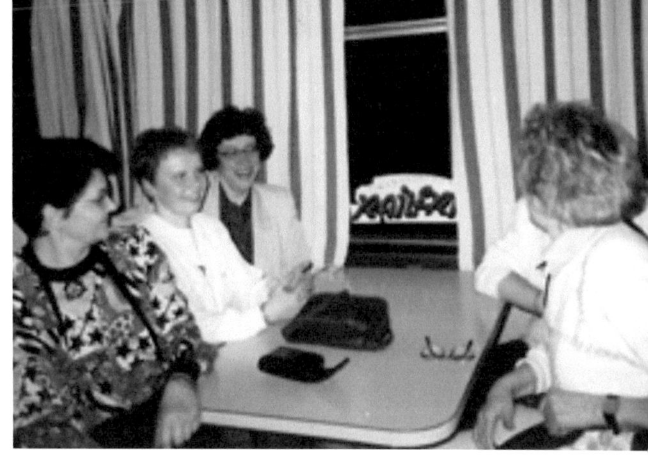

Iloisia lakkoristeilijöitä junassa keväällä 1983. Vasemmalta Tuula Hieta, Kaisa Kinnunen (nyk. Kinnunen-Luovi) ja Anja Ritola. Kuva: Tuula Hieta.

Vuonna 1995 tilanne oli toinen. Sairaalan toimintaa oli juuri alettu tehostaa ja monipuolistaa. Uudet potilasryhmät ja hoitomuodot mahdollistivat aikaisempaa vaativampien hoitojen toteuttamisen omassa sairaalassa. Suojelutyön määrästä oltiin jatkuvasti eri mieltä. Johtava lääkäri Virpi Honkalan mielestä "tilanne alkaa muistuttaa sotatilaa. On pakko tehdä rajuja hoitovalintoja. Potilasjoukosta poimitaan hengenvaarassa olevat. Muut saavat odottaa." Ilmapiiri sairaalan johdon ja ammattiosaston välillä oli kireä. Suojelutyössä olevien määrästä ei päästy yhteisymmärrykseen.

Kaleva 2.3.1995

Kiireellinen hoito jo vaarantunut

Suojatyön kiristäminen ajoi aluesairaalat ahtaalle

Vuokko Räty

Tuhansien hoitajien vetäminen pois suojelutyöstä vaarantaa kiireellisen ja välttämättömän hoidon. Sairaaloiden ruuhkan pahennuttua syöpäpotilaita ja muita välittömän avun tarpeessa olevia on jo juuttunut leikkausjonoihin. Suojelutyön kiristäminen vaikeuttaa ensimmäiseksi aluesairaaloiden toimintaa.

"Ymmärrän hyvin lakon lähtökohdat, mutta solidaarisuuteni alkaa murentua", puuskahtaa Raahen aluesairaalan johtava lääkäri **Virpi Honkala**. Raahessa odottaa kiireelliseen leikkaukseen Oyksiin kaksi potilasta, joista toisella on rintasyöpä ja toisella kilpirauhasen syöpä. Molemmilla kasvain todettiin vähän ennen lakon alkamista, mutta leikkaukseen pääsystä ei vieläkään ole tietoa.

"Lakon alkaessa sovittiin, että kaikki kiireelliset ja välttämättömät hoidot turvataan. Normaaliaikana molemmat syöpäpotilaat olisi jo leikattu täällä Raahessa, mutta leikkaustoiminta on meillä jumissa, koska emme saa siihen työvoimaa. Nämä ovat selviä esimerkkejä kiireellisen hoidon viivästymisestä", Virpi Honkala kertoo.

"Tilanne alkaa muistuttaa sotatilaa. On pakko tehdä rajuja hoitovalintoja. Potilasjoukosta poimitaan hengenvaarassa olevat. Muut saavat odottaa."

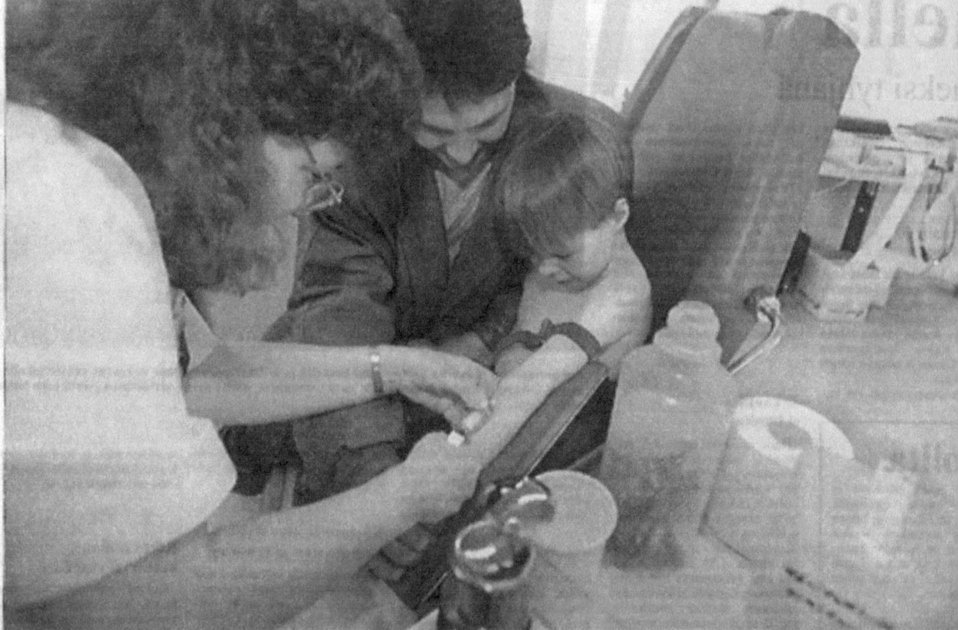

Jarmo Kon[...]

"Auh! Auh. Vedä se pois!" valitti kuusivuotias Henry Pohjola, kun laboratorionhoitaja Pirjo Nikula otti verikokeen. Isä Heikki Pohjola piteli pientä rimpu[...]

Kuka korvaa pysyvät vammat?

Virpi Honkala luettelee lisää esimerkkejä kiireellisen hoidon viivästymisestä lakon takia. Nuoren raahelaispojan akillesjänne repesi ja hänet lähetettiin maanantai-iltana Oyksiin. Keskiviikkona poika yhä odotti leikkausta. "Mitä pitempään jännevamman hoito viivästyy, sitä suurempi on komplikaatioriski. Kuka korvaa, jos pojan nilkka vioittuu ja hän ontuu lopun ikäänsä", Honkala kysyy.

Toisen raahelaispojan polvi vääntyi pahasti ja polven sisään tulvi verta. Hänelle pitäisi tehdä tähystysleikkaus ja huuhtoa veri pois. "Luulimme, että voimme tehdä sen täällä päivystysleikkauksena, koska esimerkiksi Oulaskankaan aluesairaalassa niitä tehdään yhä. Se ei kuitenkaan onnistunut, ja Oyksista ilmoitettiin, ettei leikkaukseen ole nyt mitään mahdollisuutta. Oyksista kehotettiin kutsumaan potilas kahden viikon kuluttua kontrolliin."

Virpi Honkala pelkää lakon riistäytyvän käsistä. "Kun yritämme saada lisää väkeä suojelutyöhön, meille ilmoitetaan, että Oyks hoitaa. Vaikka Oyksissa avattaisiin uusia vuodeosastoja, ruuhka pahenee päivä päivältä. Kaikkein eniten pelkään riskiryhmien puolesta. Esimerkiksi varhaisvaiheen syövän toteaminen ilman muuta viivästyy lakon pitkittyessä", Honkala sanoo.

"Myötätuntoni on alkanut hiipua aika nopeasti. Suojelutyön rajoista päätetään kaukana Helsingissä, jossa halutaan lakon vaikutusten voimistamiseksi ajaa alas muutamia Jorvin kaltaisia isoja aluesairaaloita pääkaupunkiseudulla. Päättäjät viis veisaavat siitä, miten Pohjois-Suomessa selviydytään. On käsittämätöntä, ettei alueellisia eroja ajatella ollenkaan. Järjen käyttö on kielletty."

"Tämä on Helsinki-keskeisesti suunniteltu ja ohjattu lakko, jossa muun Suomen oloja ei oteta tippaakaan huomioon", Honkala toteaa.

Suojelutyötä ei kärsi kiristää

Raahen aluesairaalan 110 potilaspaikasta on lakon aikana ollut auki nelisenkymmentä. Suojelutyössä on noin 20 hoitajaa vuorokaudessa. Toistaiseksi raahelaiset ovat saaneet synnyttää omassa sairaalassa.

"Jos yksikin hoitaja menetetään, täällä ei enää synnytetä. Suojelutyö on vedetty niin äärimmilleen, ettei sitä kärsi yhtään kiristää", Virpi Honkala huomauttaa.

"Pyysimme poliklinikalle yhtä hoitajaa, mutta emme saaneet. Röntgenissä on yksi hoitaja, kun heitä normaalisti on seitsemän. Myös laboratorio pyöri aluksi yhden hoitajan varassa ja ruuhkautui heti. Nyt siellä on aamuisin toinen työtekijä", kertoo johtava ylihoitaja **Toini Mononen**.

"Tiistai-iltana luvattiin hoitaja röntgeniin kolmeksi tunniksi ja synnytysosastolle neljäksi tunniksi. Aamulla ei annettu kumpaakaan", Mononen kertoo.

Leikkaussaliin voidaan hälyttää kaksi hoitajaa synnytyksiä ja gynekologisia hätäleikkauksia varten. Raahen sairaalassa syntyy keskimäärin yksi lapsi päivässä.

"Meidän talossamme on hyvät hoitajat ja hyvä yhteishenki. Hoitajien palkkavaatimus on mielestäni oikeutettu, mutta näyttää siltä että tämän alueen lakkoneuvottelijat saavat ohjeensa Helsingistä, jossa meidän oloistamme ei tiedetä mitään. Jos tilanne kiristyy, pelkään että jotain sellaista, joka on ollut hyvää ja arvokasta, särkyy lopullisesti", Virpi Honkala suree.

Hän pelkää jo sitä, mistä sairaalan väelle revitään vuoden loppupuolella palkkarahat. "Jos lakko olisi jollakin sopimuksella vältetty, olisimme pärjänneet juuri ja juuri. Lakko aiheuttaa nyt mittavat kulut. Tulopuoli on lähes nollassa, mun henkilökunta on koko ajan töissä, poliklinikalla ei ole suoritteita eikä se tuota."

Honkalalla on aiempa[...] musta kahdesta työsel[...] ta, hoitoalan lakosta [...] 1983 ja lääkärilakost[...] "Vaikka ne eivät olleet [...] joja kuin tämä, ne aiheut[...] veitä jonoja ja potilaat k[...] hän muistelee.

Tarpeetonta kiristämistä

Virpi Honkala sanoo, ett[...] olisi tarvinnut kiristää [...] rimmilleen. Vähempikin [...] si. Lisäksi lakko on jatku[...] ta viikon. Tositoimet saa[...] la vasta edessäpäin.

Honkalan mielestä sil[...] rantuu myös ihmisten h[...] ainoastaan terveys.

Hän kertoo esimerkin [...] sairaalastaan, jossa kert[...] sittain 22000 poliklinikk[...]

Lehtileike. Kiireellinen hoito jo vaarantunut. Sanomalehti Kaleva 2.3.1995.

Potilaan oikeuksista alettiin puhua 1980-luvulla

1960-70-luvuilla ei juuri keskusteltu potilaan oikeuksista. Oli itsestään selvyys, että potilasta kohdellaan hyvin ja, että häneen eteensä tehdään kaikki voitava. Ja että potilaan etu menee oman edun edelle. Ylitöihin jäädään, jos potilaan hoito vaatii. Ei siihen tarvittu lainsäädäntöä. Tämä tarkoitti sisäistä velvollisuutta toimia ammatin eettisten periaatteiden mukaan. Potilaan hyvä kohtelu ja ammatillinen toiminta kuuluivat työmoraaliin. Siihen kasvettiin jo oppilasaikana ja ensimmäisten työvuosien aikana mallioppimisena kokemustiedon siirtyessä kokeneemmalta työntekijältä aloittelijalle. Jokaisella osastolla oli omat oppiäidit, joita muistellaan. Ammattinimikkeellä ei ollut väliä. Se, joka osasi, neuvoi tulokasta, olipa hänen ammattinimike mikä tahansa. Sisätautiosastolta muistetaan apuhoitajat Niemen (nyk. Kuivilan) Hinni ja Sallisen Kerttu, jotka molemmat siirtyivät vanhasta Gellmanista uuteen sairaalaan; kirralta Savelan (nyk. Pyykkönen) Leila ja Arolan Anni, leikkaussalista Sarkolan Kerttu ja Routaniemen Kerttu.

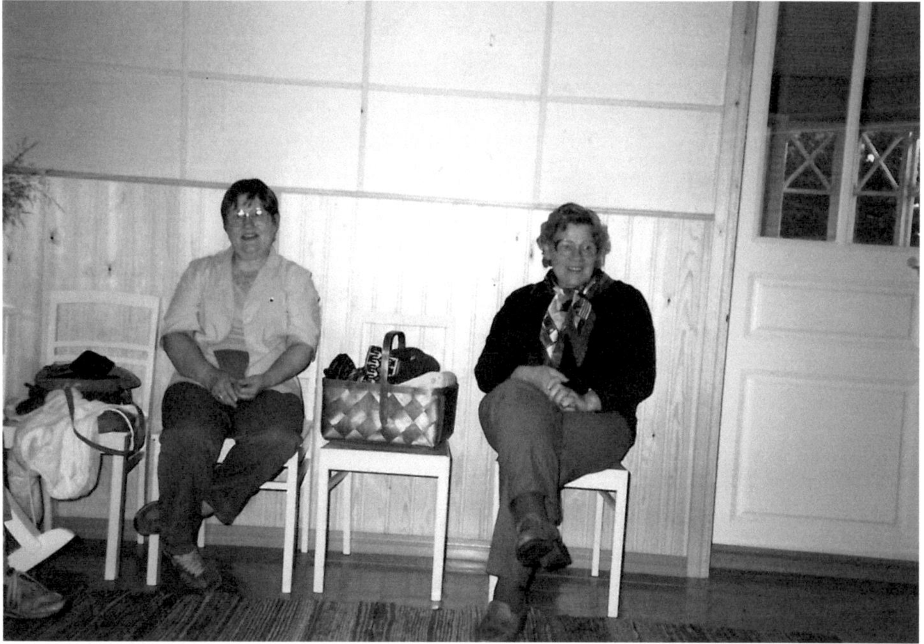

"Oppiäidit" Hinni Kuivila (ent. Niemi) ja Kerttu Sallinen vuodeosasto neloselta Huilissa sairaanhoitaja Seija Leppälän läksiäisjuhlassa1980-luvulla. Kuva. Anna-Helena Pisilä.

Vastuun oikeudellisesta puolesta ei juuri puhuttu. 1960-luvun ammattikoulutuksesta muistetaan rikoslaki vaitiolovelvollisuuden rikkomisen yhteydessä ja laki sairaanhoitotoimen harjoittamisesta. Lääkintöhallitus myönsi oikeuden harjoittaa sairaanhoitajan ammattia itsenäisenä yrittäjänä tai toisen palveluksessa. Alkoholin ja lääkkeiden väärinkäyttö olivat yleisimmät syyt, joiden vuoksi oikeutta sairaanhoitajan ammatin harjoittamiseen rajoitettiin tai oikeus menetettiin. Vasta -80-luvulta muistetaan ensimmäinen tapaus, jossa hoitaja menetti lupansa määräajaksi alkoholin käytön vuoksi. Samoihin aikoihin ylihoitaja alkoi tarkistaa lääkintöhallituksen rekisteristä työhön pyrkivien hoitajien ammatinharjoittamisoikeuden. Siihen asti oli riittänyt tutkintotodistusten esittäminen.

1990-luvun alussa voimaan tullut Potilaslaki määritteli potilaan oikeuden hyvään hoitoon ja kohteluun sekä ymmärrettävän tiedon saantiin itseään koskevassa tutkimuksessa ja hoidossa ja hoidon jatkumisessa. Ensimmäistä kertaa potilailla oli lakiin perustuva oikeus tulla kuulluksi hoitoaan koskevassa päätöksenteossa, velvoittihan laki toimimaan yhteisymmärryksessä potilaan kanssa. Lisäksi terveyden- ja sairaanhoitoonsa tyytymätön potilas sai tehdä muistutuksen terveydenhuollon toimintayksikössä terveydenhuollosta vastaavalle johtajalle. Hoitoratkaisuihin tyytymättömälle potilaalle tuli myös oikeus tehdä kantelu lääninhallitukseen. Sairaaloihin ja terveyskeskuksiin perustettiin potilasasiamiehen virkoja. Heidän tehtävänsä oli opastaa potilaita käyttämään oikeuksiaan esim. hoidosta johtuvan potilasvahingon korvausten hakemisessa.

Potilasasiakirjojen laatimiseen ja säilyttämiseen liittyvät määräykset toivat monia muutoksia hoitohenkilöstön arkeen. Pari esimerkkiä: tulovaiheessa piti kysyä potilaalta, kenelle hänestä saa tietoja antaa ja mihin epikriisin lähettää ja potilaspapereihin kirjaamisesta annettiin aikaisempaa tarkempia ohjeita Lääkintöhallituksen yleiskirjeellä.

Potilasneuvonta keskiöön 1980-luvulla

Lääkintöhallitus antoi kesällä 1978 ohjeet sairaaloille potilasneuvonnan ja terveyskasvatuksen tehostamiseksi. Sairaaloihin nimettiin terveyskasvatuksen yhdyshenkilöt, joiden tehtävänä oli avustaa hoitohenkilöstöä laatimaan yksiköihin suunnitelma terveyskasvatuksen nivomisesta osaksi potilasneuvontaa. Valistusmateriaalia sai tilata Terveyskasvatuksen neuvottelukunnasta. Perinteisesti yleinen terveelliseen ravitsemukseen, liikuntaan ja tupakointiin liittyvä valistus oli kuulunut terveyssisarien työhön. Sairauden hoitoon liittyvä neuvonta kuului sairaalaan.

RAAHEN ALUESAIRAALA
92100 RAAHE

MUISTA VAITIOLOVELVOLLISUUTESI

Vaitiolovelvollisuus (salassapitovelvollisuus):
Salassapitovelvollisuus on työntekijän velvollisuus olla paljastamatta seikkoja, joihin hän työtä tehdessään on saanut tietoonsa. Jotta et syyllistyisi vaitiolovelvollisuudesta annettujen sääntöjen rikkomiseen:

1. Harkitse sanojasi puhelimessa.
2. Varmistaudu, etteivät sivulliset kuule, kun annat tietoja potilaasta hänen omaisilleen.
3. Muista, ettei potilas ehkä halua ihan kaikkea kerrottavaksi edes lähimmilleen.
4. Vältä asiatonta keskustelua potilaista ja heidän sairauksistaan työskennellessäsi potilashuoneissa tai liikkuessasi osaston käytävillä, pukuhuoneissa, kanttiinissa, toimistoissa, työmatkalla kulkuneuvossa, kotona tai muualla.
5. On tarpeetonta mainita potilaiden nimiä keskustellessasi työasioista työpisteesi ulkopuolella.
6. Salassapitovelvollisuus sitoo rikoslain nimenomaisen säännöksen mukaan myös lääkärien ja hoitohenkilökunnan johdon ja valvonnan alaisina työskenteleviä opiskelijoita.
7. Muista, että salassapitovelvollisuus sitoo virka- ja työsuhteen päätyttyäkin ja koskee niin lääkäreitä, hoitohenkilöstöä ja taloushenkilökuntaakin.
8. Muista, että em. koskee myös henkilökunnan sairauksia. Myös henkilökunta sairastumistapauksissa on potilas.
9. Salassapitovelvollisuuden alueeseen kuuluu sairauden- ja terveydenhoidon alueen lisäksi yleensä kaikki ne tiedot, jotka viranhaltija/työntekijä virassaan saa tietoonsa muiden ihmisten henkilökohtaisista asioista.

Vaitiolovelvollisuudesta ja sen rikkomisesta on säädetty mm. seuraavissa laissa/säännöissä:

- Rikoslaki 40. luvun 19 a §
- Laki sairaanhoitotoimen harjoittamisesta 3 § ja 7 §
- Laki lääkärintoimen harjoittamisesta 10 §
- Kansanterveyslaki 42 §
- Virkasääntö 22 §

Raahe 28.11.1983
ALUESAIRAALAN JOHTORYHMÄ

Viikko-RaAsTe 49/50/1983

Ohjeen mukaan ”jokainen työntekijä osallistuu potilaan ohjaukseen toimenkuvansa mukaisesti”. Tähän asti vain lääkäri oli vastannut potilaan kysymyksiin ja antanut harkintansa mukaan suullisia ohjeita potilaalle kotiin. Tämä uusi,” virallinen ohje” antoi sairaanhoitajille ”luvan” osallistua potilaan ohjaukseen. Tavoitteena oli, että jokaisen potilaan hoitosuunnitelmassa sairauteen liittyvä neuvonta ja ohjaus terveellisiin elämäntapoihin toteutuvat ennalta laaditun suunnitelman mukaan muun hoitotoiminnan yhteydessä. Tämä käynnisti mallihoitosuunnitelmien teon eri potilasryhmille. Laadittiin eri sairausryhmien neuvontaan sisältörunkoja. Niiden mukaisesti sairauteen liittyvä neuvonta eteni suunnitellusti hoitojakson ajan poliklinikalta alkaen ja jatkuen osastohoidon jälkeen poliklinikkakäynneillä.

Nimetyt vastuuhoitajat ja ensimmäinen potilasopas

Osastoille nimettiin vastuuhoitajat potilasneuvonnan kehittämiseen. Oli diabetesvastaava, infarktivastaava, aivohalvauspotilaan hoito ja kuntoutusvastaava, lääkevastaava jne. Poliklinikalla aloitetun neuvonnan piti jatkua eteenpäin. Eri potilasryhmille oli sisältörunkoja, joissa oli poliklinikan ja vuodeosaston osuudet. Potilaille näytettiin Terveyskasvatuksen keskuksen julkaisemia videoita terveellisistä elämäntavoista eri sairauksissa. Tehtiin myös itse videoita. Sairaanhoitajaoppilaiden opetusohjelmaan kuului terveyskasvatus ja potilasneuvonta ja osastotuntien pito. Mieleen on jäänyt sisätautiosastolta eräs ylipainoinen, tupakkaa polttava diabeetikko, joka oli aina valmis osallistumaan oppilaiden osastotunteihin. Ja tunnin jälkeen lähti tupakalle ja kanttiinin munkkikahville!

Lääkevastaava laittoi ohjekansioihin ja työhuoneen ilmoitustaululle lääkkeiden pakkausselosteita, joista opittiin lääkkeen ottoaikoihin ja antotapoihin liittyviä asioita potilasneuvontaan. Hän teki myös ohjeita lääkelisäyksistä ja siitä, missä järjestyksessä glukoosi ja aminohapot tiputetaan.

Potilasneuvontaa kehitettiin myös laatimalla ensimmäinen Potilasopas. Siinä annettiin yleiskuvaus sairaalasta yhteystietoineen, ja kukin osasto esitteli toimintaansa. Potilaan kulku sairaalassa poliklinikalta vuodeosastolle kuvattiin, samoin potilaskirjasto ja kanttiini esiteltiin. Kuten nykypäivänäkin, oppaassa neuvottiin, mitä ottaa mukaan sairaalaan ja miten hoitolaskutus menee jne. Valitettavasti yhtään opasta ei löytynyt sairaalan arkistoista! Osastokohtaiset toiminnan esittelyt päiväjärjestyksineen koottiin potilashuoneissa oleviin POTILAALLE - kierrekansioihin.

Infarkti- ja diabetespotilaiden neuvonta kliinisen erityisosaamisen edelläkävijänä

Diabeteshoitaja, sairaanhoitaja Maija-Liisa Pajunen kertoo diabetes- ja infarktipotilaiden neuvonnasta henkilöstölehdessä keväällä 1985:

”Raahen aluesairaalassa on diabetesneuvontaa annettu keskimäärin kolme vuotta. Infarktipotilaan neuvonta aloitettiin syksyllä 1984. Diabetes-infarktihoitajan tehtävänä on järjestää ja antaa diabeetikoille ja infarktipotilaille sekä heidän perheenjäsenilleen perusopetus hoitoyksiköissä ja seurantakäyntien yhteydessä tarkkailla hoidon onnistumista ja antaa lisäohjeita. Varsinkin omaisten mukanaoloa neuvonnassa pidetään erittäin tärkeänä. Tämä asia olisi huomioitava jo poliklinikalla. Diabetes- ja infarktineuvontaan on varattu aikaa 40 tuntia viikossa osastoilla ja poliklinikalla. Diabetes-infarktihoitajan työhuone on poliklinikan aulassa keskuksen vieressä. Hoitajan tavoittaa parhaiten hakulaitteella.

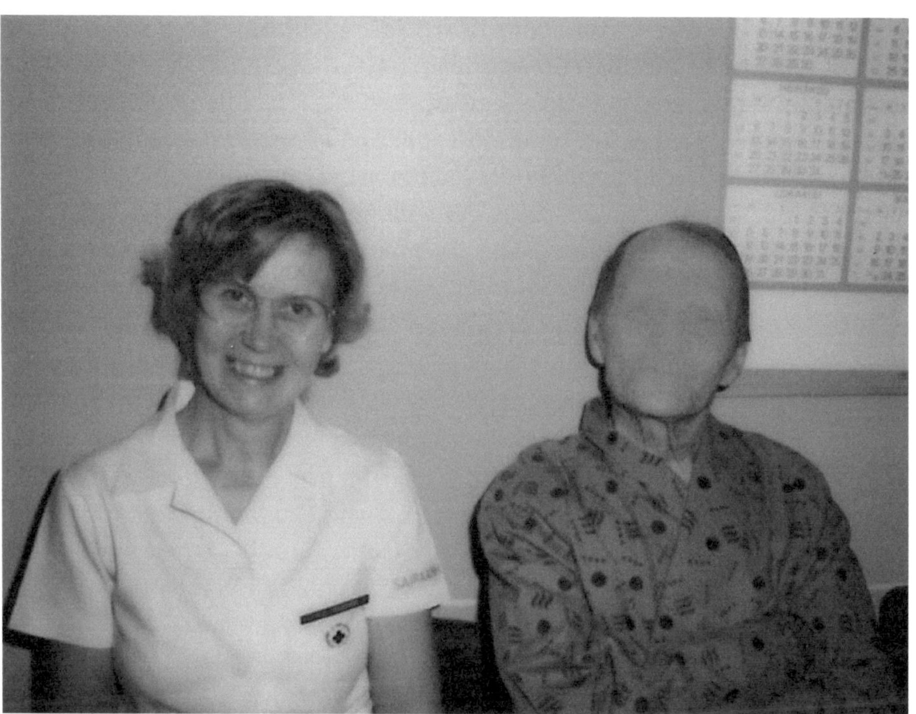

Diabeteshoitaja Maija-Liisa Pajunen potilaansa kanssa 1980-luvun puolivälissä. Kuva. Tuula Hieta.

Molemmilla potilasryhmillä on mahdollisuus ottaa puhelimitse yhteyttä. Kuulun poliklinikan hoitohenkilöstöön. Työaika on klo 7-15 tai 8-16.

Diabetespoliklinikka toimii keskiviikkoisin, infarktipoliklinikka tiistaisin. Vastuulääkärinä on ylilääkäri Korhonen. Lääkärin tuki ja mukanaolo neuvonnassa on ehdottoman tärkeää. Diabetespoliklinikalla on hoitajakäyntejä n. 340 ja osastohoidossa oli n. 90 potilasta. Infarktipotilaan neuvonnassa oli osastolla 21 potilasta. Poliklinikalla hoitajatapaamiset olivat sattumanvaraisia. Muutamia tapasin (vuoden 1984 tietoja).

Hoitosuunnitelman teko kirjallisesti on aloitettu molemmille ryhmille sekä poliklinikalla että osastolla. Potilasopetus on enimmäkseen yksilöopetusta. Opetustapa on lähinnä keskustelevaa. Diabeetikon neuvonta perustuu SITRA:n hoitosuositukseen, minkä pohjalta on ilmestynyt kirja "Diabeetikon hoidon opetus". Valistusmateriaalina on käytetty Diabetesliiton julkaisemia D-oppaita ja ruokavalio-oppaita. Lisäksi käytössä on Ravitsemusterapeuttiyhdistyksen ruokavaliomallit ja alueelliset yhteiset ohjeet. Opetuksen sisällön määräävät yksilölliset tarpeet, omaksumis- ja sopeutumiskyky, hoitomuoto ja hoitotavoite.

Perustavoite on, että jokaiselle opetetaan ne asiat, jotka ovat hänen sairautensa hoidolle välttämättömät.

Vasta sairastunut insuliinidiabeetikko tarvitsee paljon yksilöllistä opetusta. Asioita on runsaasti ja hoidon vaikutus elämään on suurempi kuin tabletti- ja ruokavaliohoitoisen. Ns. alku- eli vähimmäisopetuksella pyritään siihen, että diabeetikko tulee toimeen kotona. Opetus annetaan aina osastolla. Opetuksen ensimmäisen vaiheen tavoitteena on orientoituminen. Potilaalle annetaan yleistietoa diabeteksesta, annetaan uskoa elämän jatkumiseen, motivoidaan hoidon opetukseen. Toisena vaiheena on hoitokokonaisuus. Tavoitteena on hyvän hoitosuhteen luominen. Potilas ymmärtää hyvän hoidon merkityksen. Suunnitellaan jatko-opetusta yhdessä potilaan kanssa. Kolmannessa vaiheessa kerrotaan insuliinista ja opetetaan pistämään insuliini. Seuraavaksi on ruokavalio-opetus ja ateriasuunnitelmien teko; kotikokeiden tekeminen verestä ja virtsasta. Potilaalle kerrotaan, mitä on hypoglykemia ja miten silloin menetellään. Samoin kerrotaan sosiaaliturvasta; potilaalla on mahdollisuus tavata sosiaalihoitaja. Hänelle kerrotaan myös Diabetesliitosta ja -yhdistyksestä, kontrollikäynneistä ja puhelinneuvonnasta.

Perusopetus, joka on jatkoa alkuopetukselle, tapahtuu poliklinikkakäyntien yhteydessä. Joissakin sairaaloissa on järjestetty jatko-opetus diabeteshoitajan luona ilman lääkärin vastaanottoa. Meilläkin tämä on heräämässä, varsinkin huonossa tasapainossa olevien kohdalla. Perusopetuksen tarkoitus on selkiyttää kuva diabeteksesta ja sen hoidosta, korjata hoitovirheitä, poistaa turhia pelkoja. Jatko-opetuksessa sisällytetään alkuopetuksen lisäksi jalkojen hoito, liikunta, sairauspäivät, happomyrkytys. Poliklinikkakäyntien yhteydessä neuvonta lähtee potilaan tarpeista ja potilaan ehdoilla. Joka käynnillä otetaan sokeristatus, verenpaine ja paino sekä tarkastetaan kotikoevihko. Kerran vuodessa tarkistetaan pistospaikat ja jalat.

Aikuisiän diabetesta sairastavan kohdalla keskitytään ruokavalioon ja liikuntaan. Erityisesti laihduttajat tarvitsevat tukea ja motivointia. Vanhuksen opetus vaatii aikaa; oppiminen ja tottumusten muuttaminen käy hitaasti. Huomioon otettavia asioita ovat hyvinvointi, jalkojen hoito sekä muut sairaudet. Opetuksen yksilöllisyys on tärkeää.

Infarktipotilaan neuvonta perustuu Sairaalaliiton oppaaseen ”Sydäninfarktipotilaan neuvonta”. Valistusmateriaalina on Sydäntautiliiton julkaisemia lehtisiä. Diasarja ”Kuntoutus sydäninfarktista” näytetään kaikille potilaille. Kotiin annetaan kirjalliset omassa sairaalassa suunnitellut kotihoito-ohjeet. Infarktipotilaille suositellaan luettavaksi kotona T H Toivosen kirjaa ”Angina pectoris ja sydäninfarkti” sekä ”Kuntoudu kotona”. Potilaille annetaan tietoa Sydäntautiliitosta ja Sydän-lehdestä.

Sydäninfarktineuvontaa saavat selvät infarktipotilaat ja epäillyt infarktipotilaat, joita hoidetaan kuten infarktia sekä uudet angina pectoris-potilaat. Viime aikoina korkeaverenpaineiset laihduttajat ovat tulleet neuvontaan mukaan.

Pyrin tapaamaan potilaan vuodeosastolla ainakin kolme kertaa. Ensimmäisellä kerralla kerron, kuka olen ja miksi tulen. Keskustellaan lyhyesti tutkimuksista ja hoidosta. Annan ”Kuntoutus sydäninfarktista” -lehtisen ja jätän täytettäväksi taustatietolomakkeen neuvontaa varten. Kehoitan hengittelemään syvään ja liikuttelemaan jalkoja ja käsiä. Toisella kerralla kerron lyhyesti sepelvaltimotaudista ja sydäninfarktista sekä riskitekijöistä. Kolmannella kerralla käydään läpi rintakipukohtauksen hoito, mitä tehdään, jos kipu ei hellitä. Keskustellaan lääkkeistä. Kontrollikäynnit tapahuvat poliklinikalla 2-3 viikon kuluttua ja toinen käynti 2-3 kuukauden kuluttua. Neljännellä ja viidennellä kerralla keskustellaan elämäntavoista, terveellisen ruokavalion periaatteista: tupakointi, liikunta, alkoholi, sukupuolielämä, saunominen, harrastukset ja autoilu. Ennen kotiin lähtöä kerrataan kotihoidon ohjeet ja katsotaan diasarjat.

Poliklinikkakäynnillä jatketaan opetusta ja tuetaan potilasta tekemissään elämänmuutoksissa. Työikäisillä on mahdollisuus osallistua KELA:n järjestämille kuntoutuskursseille. Hakemus tehdään joko osastolla tai poliklinikalla.”

Infarktipotilaille järjestettiin myös ryhmävalmennusta sairaalan viidennen kerroksen kokoushuoneessa. Emäntä piti esityksen ravinnosta, lääkintävoimistelija liikunnasta, lääkäri tutkimuksista ja lääkehoidosta, sosiaalityöntekijä yhdistystoiminnasta ja etuuksista jne. Kunkin illan teeman jälkeen vaihdettiin kokemuksia infarktipotilaana elämisestä.

1990-luvulla potilaan suunnitelmallinen neuvontatyö laajeni myös muihin potilasryhmiin. Poliklinikoille tuli edellisten lisäksi lääkärin kanssa työparina toimivat reumahoitajat ja astmahoitajat. Ohjausmateriaalina käytettiin potilasliittojen oppaita. Hoitajien vastaanotot lääkärikäyntien välillä yleistyivät.

Potilaan hoitotyön suunnittelua ja kirjaamista kehitettiin

1980-luvun alussa alettiin viidennessä kerroksessa pitää hoitotyön koulutusta, joissa käsiteltiin Hoitotiede 1. ja Hoitotiede 2. monisteita. Ylihoitaja Eeva piti ja joka osastolta oli sairaanhoitaja paikalla. Sairaanhoitajakoulutuksessa oli kuultu Eriksonin prosessimallista. Helsingissä vuonna 1985 hoitotyön kansainvälinen koulutus, jossa ylihoitaja kuuli ensimmäisen kerran sanan nursing plan, hoitotyön suunnitelma. "Oulussa pidettiin nursing club -kokouksia kerran kuussa: OYKS:in väkeä ja me Eevan kanssa. Merja jätettiin mennessä Liminkaan siskolle hoitoon. Kuljettiin puoli vuotta. Omalla ajalla tietysti. Sitten se alkoi kuivua kokoon." (LH)

Pikku hiljaa alettiin kiinnostua potilaan taustasta ja kotioloista: kenen kanssa asuu, tuleeko vesi jne., asuuko yksin jne. Perustettiin työryhmä, joka laati Sairaalaliiton mallia mukailevat uudet hoitosuunnitelmalomakkeet. Ne ohjasivat hoitojaksokohtaiseen hoitotyön suunnitteluun. Siihen asti potilaan hoitoa oli hahmotettu vain työvuorokohtaisesti. Nyt tavoitteena oli jo tulovaiheessa jäsentää hoitoa koko hoitojaksolle ja kotiutusvaiheessa arvioida potilaan kotiuskelpoisuutta ja kotona pärjäämistä. Toisena tavoitteena oli parantaa potilaan tutkimukseen ja hoitoon liittyvän tiedon siirtyminen hoitojaksosta toiseen ja sairaalan sisällä työyksiköstä toiseen. Alettiin tehdä myös hoitajan tiedote jatkohoitopaikkaan, millä haluttiin turvata hoidon jatkuvuus kotiutuksen jälkeenkin.

Uudet lomakkeet ja mallihoitosuunnitelmat 1980-luvulla

RAAHEN ALUESAIRAALA

TAUSTATIEDOT/HOITOSUUNNITELMA

Nimi

Henkilötunnus

Ikä

Asuinkunta Raahe

Ammatti

Tulopäivä 19. 12. 19 90

Kello

Osasto

Lähiomainen

Puh.

Tulosyy (potilaan kertomana)

Aikaisemmat sairaudet

Diagnoosi

Polymenorrhoea

Pkl:lla suoritetut tutkimukset ja annettu hoito

Gyn. tut.

PVK otettu

Tutkimus- ja hoitomääräykset osastolle

Huomenna: Fr. abr.

MARTTI SARANEN
Leg. läk.
Spec. i obst. o gyn
SF 153817

Päiväys 191290

Lääkärin allekirjoitus

2902/16.88

Hoitosuunnitelma sivu 1. Hoitomääräykset poliklinikalta osastolle, (entisen rahtikirjan tilalle). Lomake on vuodelta 1988. Skannattu Eeva Tokolan omasta sairauskertomuksesta.

ЯAAHEN ALUESAIRAALA

TAUSTATIEDOT/HOITOSUUNNITELMA

Kotona käytetyt lääkkeet

Allergia

Kotiolot ja selviytyminen kotitöistä

Jokapäiväiset elämäntavat (ravinto, eritys, puhtaus jne. sekä tarvittavat apuvälineet)

Kotiavun ja kotisairaanhoidon tarve

Haluaako potilas keskustella sos.työntekijän kanssa — kyllä □ ei □

Muuta huomioitavaa (sos., psyyk., fyys. ongelmat)

Tupakan ja alkoholin käyttö

Neuvonta ja terveyskasvatus

Aistit

Arvoesineet/hammasproteesit

Viimeiset kuukautiset

Perehdytetty osastoon/sairaalaolosuhteisiin

kyllä □ ei □

Hoitajan allekirjoitus

Suunnitelma hoitojaksolle (ongelmat, tavoitteet, hoitokeinot)

Loppuarviointi ja jatkohoito:

Loppulausunnon saa lähettää	kyllä	ei
lähettävälle lääkärille	□	□
jatkohoitopaikkaan	□	□
kotikunnan terveyskeskukseen	□	□

Taustatiedot / hoitosuunnitelma, 2. sivu. Skannattu Eeva Tokolan omasta sairauskertomuksesta.

RAAHEN ALUESAIRAALA

PKL/OSASTO HUONE/VUODE VUOSI 88 **HOITOSUUNNITELMA** Lehden numero 1

Potilaan nimi - Henkilötunnus - Ikä

Raas, os 3 [illegible]

42 v

Raahe

DG: [illegible]

TP: [illegible]

yl. [illegible]

Pvm.	Ongelmat/Tavoitteet	Lääkärin määräykset/Muut hoitokeinot	tot	Hoidon seuranta ja arviointi
25/7-88	LP [illegible] varten. Veta ei rasalla koska täällä olen olli ei sopimul.	Tulohaastattelu Labrat otij Leikk. pot. valm. otij. [illegible] Ruokakortti Metalae 2 tab. Leikk. valm. – tyhj. – rauhoitus	[illegible]	Hyvin voi.
26.7.	1) pahoinvointi	Ringer 1000 + Voltaren 75mg (500 ml) (Natro 3 1000) Natro 3 1000 Tarvittaessa: Temgesic 0,2–0,4 mg s.l. 6–8 tunnin välein Illalle: Voltaren 75 mg x 3 27/7 per os klo 14.00 jos ei pahoinvointia. [illegible] 10 mg i.m. heräämössä Temgesic 0,3 mg i.v. 16.30 Temgesic 0,2 mg s.l. klo 16.50 TH Metoprom 10 mg i.v. 21.55 AMH Ster 5 1000 [illegible] (Metoprom 10 mg i.v.) DHBP 2,5 mg i.v. klo 22.00		heräämöstä klo 10.00 oksentelut [illegible] ⊕ virtsaus – ⊙ suoli – heräämössä kipua lääkitty – lääke auttanut vatsakipuun (selkä – pää – [illegible]) [illegible] lääkkeellä 12.45 ei halunnut syödä pahoinvointia kun yrittää nousta ylös oks x 1 virtsaus + Oksentanut uudelleen + 1
27.7. 1.	Pahoinvoinnin tunneta, [illegible]	Temgesic 0,2 s.l. 6.07 Metoprom supp. [illegible] lähtee kot klo 14 jälk. jos ei pahoinvointia		

Hoitosuunnitelma. Skannattu Eeva Tokola omasta sairauskertomuksesta.

Uudet lomakkeet helpottivat myös kotiutuksen suunnittelua ja toteutusta. Kotiuttavalla sairaanhoitajalla oli nyt tiedossa, minkälaisiin oloihin potilas kotiutuu ja onko siellä apua saatavissa. Samaan lomakkeeseen tehtiin myös hoitojaksokohtainen loppuarviointi ja jatkohoitosuunnitelma. Ne mahdollistivat vuoronvaihtoraporteilla aikaisempaa kokonaisvaltaisemman kuvan antamisen uusista potilaista. Moninkertainen hoitotietojen kirjaaminenkin väheni. Sairaanhoitaja kirjasi lääkärinmääräykset kierrolla suoraan hoitosuunnitelmalomakkeeseen, ja lääkäri vahvisti nimikirjaimin kunkin potilaan määräykset. Usein sairaanhoitaja ehti kirjata lääkemääräykset ja tutkimukset myös entistä kuumekurvaa vastaavaan tutkimukset ja hoidot / kliinisen tilan seuranta -lomakkeeseen. Raportti pidettiin suoraan hoitosuunnitelmalomakkeista. Lääkärin määräysten siirtäminen lääkärinmääräyskirjasta kuumekurvaan ja huomiointikaavakkeeseen jäi nyt pois. Nämä uudet lomakkeet arkistoitiin hoi-

1.

	Sairaalaan tulopv	Leikkauspv	1 post.op. pv	2–3 post.op. pv
TAVOITTEET	Fyysisesti ja psyykkisesti leikkaukseen valmistautunut potilas. Tilanteeseen liittyvä jännitus vähenee.	Leikkauskelpoinen potilas. Potilas toipuu komplikaatioitta. Kivuton potilas.	Suoriutuu ohjattuna päivittäisistä toiminnoista. Tutustuu kotihoito-ohjeisiin. Oppii miten Schriproct suppoja ja salvaa on tarkoitus jatkossa käyttää. Ymmärtää hygienian merkityksen. Potilas ymmärtää ruokavalion merkityksen peräpukamien ehkäisyssä ja hoidossa. Kivuton potilas.	Suoli toimii spontaanisti. Potilas osaa käyttää Scheriproct suppoja ja salvaa. Kotiutuskuntoinen potilas.
TOTEUTUS Puhtaus	Suihku illalla ihokarvojen poiston jälkeen. Huomioi huonesijoitus: ei samaan huoneeseen "puhtaiden" leikkauspotilaiden kanssa.	Suihku aamulla ennen leikkaussaliin vientiä. Illalla ihon hoito tarvittaessa. Siteiden vaihto + tarvittaessa alapesu.	Huolellinen alapesu. Puhtaat siteet.	Ulostamisen jälkeen aina suihkutus + Scheriporct salva.
Ravinto	Päivällisellä liemiruoka.	Ravinnotta klo 24 jälkeen. Jos leikkaus tehty spinaali-puudutuksessa eikä potilas voi pahoin, saa syödä päivällisen. Infuusio lopetetaan illalla.	Tavallinen ruoka.	–
Eritys	Illalla pienoisperäruiske.	Aamulla PLV-näyte. Virtsaus ennen esilääkitystä. Huomioi virtsaus leikkauksen jälkeen. Tarvittaessa kertakatetrointi.	Tarvittaessa kertakatetrointi. Obstinol 10 ml illalla.	Obstinol 10 ml illalla. Kun suoli toiminut, voidaan potilas yleensä kotiuttaa.
Uni/lepo	Tarvittaessa illalla unilääke (yleensä kirurgi/ anestesialääkäri määrää)	Kipulääkitys anestesialääkärin ohjeiden mukaisesti.	Kipulääkitys anestesialääkärin ohjeiden mukaisesti.	Tarvittaessa kipulääkitys per os (huom! ennen ulostamista)

1/2

Peräpukamapotilaan standardihoitosuunnitelma 1. sivu.

tojaksokohtaisesti jatkuvaan potilaskertomukseen / arkistokansioon konseptipaperin sisään nidottuina. Aikaisemmin käytössä olleet huomiointikaavakkeet oli laitettu irrallisina arkistokansioon, josta niitä saattoi hävitä.

Kirurgisella osastolla laadittiin hoitosuunnitelmamalleja tavallisimmille sairausryhmille: appendicectomia (umpisuolenpoisto), herniotomia (tyräleikkaus), suonikohjuleikkaus, sappileikkaus, pankreatiitti jne. Ne helpottivat kokonaiskuvan hahmottamista ja olivat mallina ko. sairautta sairastavien potilaiden sairaanhoidon suunnittelulle, toteuttamiselle ja arvioinnille. Suunnitelmia käytettiin myös uusien työntekijöiden perehdytykseen ja oppilasohjaukseen. Ja osastosulkujen aikana mallisuunnitelmat olivat korvaamaton apu toisella osastolla. Osastonhoitaja Anita Korkiakangas järjesti aikaa mallihoitosuunnitelmien laatimiseen. Ja sairaanhoitaja Leena Huumonen kirjoitti välinevarastossa aina, kun Anita sanoi, että aikaa liikeni. Kirjoitustyö otettiin huomioon työnjaossa.

2

Liikunta	-	Voi liikkua illalla voinnin mukaan. Ensimmäinen ylösnousu autettuna.	Omatoiminen	-
Psyykkinen osa-alue	Leikkausjännityksen lieventäminen tietoja antamalla. Tarvittaessa unilääke.	Turvallisuuden luominen tarkkailuilla. Kipujen lievitys.	Ohjaus.	Turvallisuuden luominen jatkohoitojärjestelyillä ja ohjauksella.
Sos.osa-alue	-	-	-	SVA ym. todistukset.
Lääketieteellinen hoito	Hb, Hkr, leuc, La, Kreat VR, RH, THX Lisäksi >30 v:sta Ekg >40 v:sta Ekg+vitalografia >50 v:sta ja sydän/RR-tautisista Ekg+vitalografia, K, Na. Anestesiakaavake. Anestesialääkärin ja kirurgin tutkimus.	Esilääkitys. Kokonaisvaltainen leikkauspotilaan tarkkailu. Infuusiot. Kipulääkitys. Lue leikkauskertomus. Spongostan.	Obstinol 10 ml illalla Kun suoli toiminut ensimmäisen kerran (spongostan poistunut) annetaan Scheriproct salva+supot ja ohjataan niiden käytössä. Kipulääkitys tarvittaessa ennen ulostamista.	Obstinol 10 ml illalla Kipulääkitys. Scheriproct supot+salva.
Ohjaus ja neuvonta	Tulohaastattelu. Osastoon perehdyttäminen. Leikkaukseen ja puudutukseen/nukutukseen liittyvä neuvonta.	Aloitetaan postoperatiivinen neuvonta: * kipulääkitys * komplikaatioiden ehkäisy * suolen toiminta * Obstinol/Scheriproct * hygienia	Lääkäri kertoo leikkaukseen liittyvistä asioista. Käydään läpi puhtauden tärkeys sekä Scheriproct suppojen ja salvan käyttö. Keskustellaan suolen sisällön pehmeyden merkityksestä nyt ja myöhemmin. Annetaan kirjalliset kotihoito-ohjeet ja käydään ne yhdessä läpi.	Kerrataan ohjeet ja käydään läpi annetut todistukset.
ARVIOINTI	Ymmärsikö potilas ohjauksen. Pystyttiinkö lievittämään leikkausjännitystä. Onko potilas leikkauskelpoinen.	Välttyikö potilas komplikaatioilta. Oliko potilaalla kipuja ? Pystyttiinkö tarkkailua suorittamaan riittävästi.	Jaksoiko potilas vastaanottaa ohjauksen, oliko ohjaus riittävää ja oikein ajoitettua. Oliko kipuja. Omatoimisuuden aste. Esiintyikö vuotoa.	Onko suoli toiminut. Onko potilas ymmärtänyt annetut ohjeet ja osaako hän toimia niiden mukaisesti. Onko potilas valmis kotiutumaan.

Peräpukamaleikkauspotilaan mallihoitosuunnitelma sivu 2.

Kohti potilaskeskeistä hoitotyötä omahoitajamallin avulla

Tehtäväkeskeinen työnjako oli 1970-luvulla vallitsevana työnjakomenetelmänä: työvuorokohtaisesti sovittiin, kuka hoitaja on "on vastaavana hoitajana" eli kiertää, kotiuttaa ja ottaa uudet potilaat vastaan sekä pitää raportin, kuka on lääkkeissä, kuka tekee sidekierron, kuka huolehtii leikkauspotilaista, ketkä huolehtivat perushoidosta, ruuanjaosta, vuodehuollosta yms.". Jokainen huolehti tietyn "siivun" potilaan tarvitsemasta hoidosta. 1980-luvun puolivälissä siirryttiin työryhmätyöskentelyyn. Osasto jaettiin kahteen "moduliin", joissa oli omat pysyvät hoitajat pitemmän aikaa. Hoitajat tunsivat potilaansa aikaisempaa paremmin ja alkoivat harjoitella omahoitajatyöotetta. Jokaiselle potilaalle nimettiin omahoitaja/omahoitajapari (sairaanhoitaja ja perushoitaja), joka huolehti oman potilaansa kokonaishoidon suunnittelusta ja toteutumisesta hoitojakson ajan. Omahoitaja laati hoitosuunnitelman ja huolehti, että potilaan kuntoutumiseksi tarvittavat hoitotyön keinot toteutuivat joka työvuorossa, esim. toispuoli-halvauksesta kuntoutuva potilas nousi istumaan ja itse ruokailemaan, pesi kasvonsa ja pukeutui itse, tarvittavat apuvälineet oli hommattu jne. Omahoitaja pyrki avustamaan potilastaan aamutoimissa, jolloin hän pystyi samalla arvioimaan toimintakyvyn edistymistä. Omahoitaja huolehti tarvittavat yhteydenpidot omaisiin ja mahdollisuuksien mukaan kotiutti potilaansa kirjaten hoitosuunnitelmaan loppuarvioinnin ja jatkohoidon järjestämisen. Hän osallistui myös kuntoutuspalavereihin. Omahoitajuus merkittiin hoitosuunnitelmaan, joten omaiset saivat häneltä tarkempaa tietoa potilaan toipumisesta ja kotiutussuunnitelmista.

Sairaalainfektioitakin alettiin seurata

Ensimmäinen hygieniahoitaja, sairaanhoitaja Sirkka-Liisa Lassila kertoi henkilöstölehdessä sairaalainfektioiden seurannan aloittamisesta vuonna 1986 seuraavaa:

"Suomen sairaaloissa on kilvan aloitettu sairaalainfektiorekistereitä, muualla maailmassa niitä on pidetty jo aiemminkin. Olemmekohan me Suomessa ajatelleet, että meidän sairaanhoitomme on niin korkeatasoista että meillä ei sairaalainfektioita olisikaan. No, joka tapauksessa on arvioitu, että Suomessa ovat sairaalainfektiot maksaneet v. 1978 100-200 milj. markkaa, siis infektioita ilmeisesti on.

Sairaalainfektio on suomalaisen määritelmän mukaan potilaassa todettu infektio, joka on saatu sairaalassa oloaikana. Käytännössä se tarkoittaa infektiota, joka todetaan potilaassa kolmannen hoitopäivän jälkeen. Joitakin poikkeuksia on, joissa se voi ilmetä jo aiemminkin ja kaikki vastasyntyneiden infektiot katsotaan aina sairaalainfektioiksi. Myös henkilökunnalla voi olla sairaalainfektio. Sairaalainfektio tuottaa suurten kustannustensa lisäksi tuskaa ja kipua potilaalle ja pidentää hoitoaikaa.

Sairaalainfektioiden rekisteröinnillä pyritään työskentelytapojen muuttamiseen entistäkin hygieenisemmiksi. Lähtökohtana on, että rekisteröidään tieto, josta on välitöntä hyötyä osastokohtaisesti toimintatapojen muuttamiseksi hygieenisemmiksi. Tällöin ei rekisteröintiä ole tarkoituksenmukaista pitää joka osastolla ja jokaisessa potilasryhmässä eikä osastojen välinen vertailu ole tarpeellista. Sairaalakohtaisesti tulee selvittää, missä potilasryhmissä ja missä taajuudessa sairaalainfektiorekisteriä kannattaa pitää. Sairaalainfektiorekisterin pito voidaan katsoa myös laaduntarkkailuksi ja että sairaalainfektio on hoitovirhe.

Sairaalainfektiorekisteriä hyödyntävät ensisijaisesti hoitoyksiköt. jotka suorittavat välitöntä laaduntarkkailua ja päättävät omista toimintatavoistaan. Sairaalahygieniatoimikunta ja hygieniahoitaja hyödyntävät rekisteriä koko sairaalan infektiotilanteen seuraamisessa ja infektio-ongelmien ratkaisussa. Myös alueellisella ja valtakunnallisella tasolla hyödynnetään näitä rekisteritietoja (jos niitä sinne lähetetään) sairaalainfektioiden torjunta-, tutkimus-, valvonta- ja ohjaustyössä.

Meillä on hygieniatoimikunta ottanut tavoitteekseen aloittaa infektiorekisterin pito vuoden 1986 alusta. Infektiotiedot lähetetään hygieniahoitajalle, joka kerää rekisteritiedot ja antaa palautteet, informoi hygieniatoimikuntaa ja osastoja."

Oppilasopetusta ja näyttökokeita

Aluesairaala toimi alusta asti Oulun sairaanhoito-oppilaitoksen opetuspaikkana. Oppilasopetus oli itsestään selvyys. Kaikki henkilöstöryhmät opettivat oppilaita toimenkuviensa mukaisesti. 1990-luvun puoliväliin asti sairaanhoidon opettajat tulivat oppilaiden mukana työyksiköihin opettamaan kädestä pitäen potilaan hoitamista ja tutkimusosastoilla tutkimusten tekemistä. Oppilailla oli jokaiselle viikolle opetussuunnitelman mukainen aihealue ja työtehtävät, jotka piti suorittaa. Niitä oli koulussa harjoiteltu. Työyksikön nimetty oppilasopetuksesta vastaa työntekijä huolehti arviointien keräämisestä. Hän osallistui myös loppuarviointiin ja arvosanan antamiseen.

1990-luvun puolivälissä tulivat ensimmäiset aikuisopiskelijoiden näyttötutkinnot perushoitajatutkintoon. Niitä mallina pitäen kokeiltiin sisätautiosastolla myös valmistuvan sairaanhoitajaryhmän kanssa näyttökoetta. Opiskelijat hoitivat itsenäisesti sovittujen potilashuoneiden potilaat kaikissa työvuoroissa mukaan lukien lääkärin kierrot ja raporttien pito. Mieleen on jäänyt eräs poikaopiskelija, jolta lääkäri kysyi, onko tämän päivän labravastaukset tullu? Opiskelija vastasi: ka empä tiiä. Tähän lääkäri: pitäsköhän Sinun käyvä kattomasa? Näyttöjärjestely vaati ylimääräisiä ponnisteluja, mutta yhteisessä loppuarvioinnissa ne todettiin niiden arvoiseksi. Oppilaat saivat ikimuistoiset kokemukset tulevasta työstään ja vastuustaan, ja monet työpaikan valmistuttuaan.

Muistelemassa:
sairaanhoitajat Huumonen Leena, Kinnunen Kaisa (nyk Kinnunen-Luovi) Kaisa ja ylihoitaja Eeva Tokola.

Lopuksi

Mikä on muuttunut 50 vuodessa? Työtiloissa ja työvälineissä tapahtuneet muutokset ovat suurimmat ja näkyvimmät. Uusia tutkimus- ja hoitomenetelmiä on otettu ja otetaan käyttöön. Uusien laitteiden käytön ja huollon opiskelu on jatkuvaa; tietoteknisten ohjelmien opiskelusta puhumattakaan. Kun huoltoyksiköt tehostavat toimintaansa uusilla ATK-ohjelmilla, myös hoitoyksikköjen on opiskeltava niiden käyttöä vähintäänkin tavaratilausten osalta. Taloushallinnossa tapahtuvat muutokset aiheuttavat muutoksia tilastoinneissa, hoitopäivälaskutuksessa jne.

Kun aikaisemmin osastonhoitaja osallistui päivittäiseen hoitotyöhön vähintäänkin lääkärinkierron muodossa, hän näki ja tiesi potilaiden hoidon tarpeen ja henkilökuntansa työmäärän tässä ja nyt. Nyt lähijohto on etääntynyt perustyöstä kauaksi, fyysisestikin tavoittamattomiin. Yhteydenpito tapahtuu tietokonevälitteisten raporttien avulla, aina vähintäänkin vuorokauden jäljessä. Kotihoidossa päivittäisen työn suunnittelukin tapahtuu nykyään tietokoneohjelman avulla työyksikön ulkopuolelta. Hoitoyksikköjen perustyöntekijät ovat jatkuvasti ulkopuolelta tulevien tehostamisvaatimusten kohteena voimatta itse suunnitella, toteuttaa ja arvioida omaa työtänsä. Oman työn kontrolli on siirtynyt hallintoon, itsen ulkopuolelle. Muuttuvien potilastilanteiden edellyttämää itsenäistä joustovaraa ei enää ole. Puuttuu sananvalta omassa asiassa. Työajasta kuluu yhä suurempi osa tietokoneella; pitäähän kaikki tekemiset kirjata tarkasti "oman oikeusturvan vuoksi". "Mitä ei ole kirjattu, sitä ei ole tehty". Työn vaikutin etääntyy potilaan hyvästä. Ennen riitti, kun kirjasi potilaan tilassa tapahtuneet muutokset. Työt tehtiin, tottakai. Kun sisäinen työmoraali vaatii samanaikaisesti tekemään työtehtävät hyvin ja potilaan tarpeen mukaan, tilanne on henkisesti ristiriitainen.

Aikaisemmin työntekijäryhmien tehtäväkuvat olivat väljät ja joustivat potilastilanteiden mukaan. Jokainen ammattiryhmä tiesi varsinaiset tehtävänsä, mutta teki toisen ryhmän työtehtäviä aina, kun potilastilanne sitä edellytti. "Ei kuulu minun tehtäviin" saatetaan nykyään vastata potilaan avunpyyntöön. Yhdessä tekeminen näyttää muuttuvan omien tehtävärajojen vartioimiseksi. Kun omat työtehtävät on tehty, voi istahtaa ja surfata kännykällä. Kaveria ei enää auteta.

Potilaan osallistuminen oman hoitonsa suunnitteluun ja toteuttamiseen on vuosikymmenten aika lisääntynyt. Kun aikaisemmin "tohtori tiesi, mikä potilasta vaivasi", nykyään lääkäri on enemmänkin potilaiden konsultti (neuvonantaja) kuin tutkimuksista ja hoidoista päättävä ja niistä vastaava asiantuntija. Potilas-nimikkeen muuttuminen asiakkaaksi viittaa tähän. Asiakashan itse päättää, mitä ostaa ja mistä maksaa. Tätä on vaikea "vanhan koulukunnan" hoitajan hyväksyä.

Sähköisen potilaskertomuksen juuret ulottuvat 1980-luvulle, jolloin kehitettiin ensimmäiset päätöksentekoprosessiin perustuvat hoitosuunnitelmalomakkeet. Tuon ajan mallihoitosuunnitelmia voitanee pitää nykyisten fraasien esiasteena. -80-luvulla aloitettu suunnitelmallinen diabetespotilaiden neuvontasysteemi oli kliinisen erityisosaamisen ja lääkäri-hoitajaparityöskentelyn edelläkävijä.

Työympäristön ja välineistön turvallisuudesta ei 1970-luvulla puhuttu, eikä tiedettykään. Sytostaattien laimentaminen paljain käsin hoitohuoneen pöydällä, vainajien patjojen desinfiointi formaliiniuunissa ja röntgenkuvien kehiteaineiden käsittely pimiössä eivät sen ajan työterveyshuollon mukaan olleet terveydelle vaarallisia. Työsuojelun, työergonomian ja työterveyden kehitys on ollut valtaisa 1980-luvulta alkaen.

Sairaalahierarkia taitaa olla ainoa, joka näyttää pysyvän vuosikymmenestä toiseen. Ylilääkäri määräsi ja määrää edelleen tahdin. Lääkäri oli kingi ja lääkärin sana oli laki. Sairaanhoitajan oli ja on edelleen lähes mahdoton puuttua lääkärin väärinkäytöksiin potilastyössä. Ennen vaiettiin. Nyt keskustellaan oikeudessa. Vaikka hierarkian ulkoisista merkeistä, työpuvun väristä ja teitittelystä on luovuttu, lääkäreiden pöytä ruokasalissa taitaa olla edelleen.

Muistimatka menneeseen oli mielenkiintoinen ja elähdyttävä projekti. Kiitos kanssakulkijoille!

Lähteet

Julkaistut lähteet:
Gellmanin testamentti ja muita tositarinoita, Raahen seudun hyvinvointikuntayhtymän julkaisu 2017:

Osa 1. Ensin tukittiin:

Honkala Matti, 2017. Työntäyteinen aikani Raahen sairaalassa.

Honkala Virpi, 2017. Raahen sairaala vuosina 1978-2012.

Hätinen Sirpa, 2017. Muisteluja "jakamattoman" poliklinikan alkutaipaleelta.

Karhunen Erja, 2017. Fysioterapian vaiheita.

Laulumaa Raija, 2017. Raahen aluesairaalan röntgenosaston toiminnasta.

Reponen Jarmo, 2017. Röntgenyksikkö terveydenhuollon digitalisaation kärjessä.

Sanomalehti Raahen Seutu 18.9.1969. Tehokas lääkäritoiminta Raahessa alentaa sairastamiskustannuksia, ja 24.2.1968. Raahen aluesairaala avaa ovensa maanantaina.

Tokola Eeva, 1996. Päätöksenteko ja yhteistoiminta potilaan välittömässä hoitotyössä. Oulun yliopisto, Lääketieteellinen tiedekunta, Hoitotieteen laitos, Pro gradu -tutkielma. Syksy 1995.

Osa 2. Sitten hoidettiin

Ahokas-Tuohinto Pirkko, 2017. Gellmanin testamentti ja muita tositarinoita.

Ahokas-Tuohinto Pirkko, 2017. Synnytysosaston vaiheita vuosien varrelta.

Haapakangas Sirkka, 2017. Muistelmia leikkaussaliajalta.

Hieta Tuula, 2017. Omaa ja osaston historiaa.

Kantanen Matti, 2017. Raahen aluesairaalan kirurgisesta toiminnasta 1975–1988.

Orvala (ent. Soikkeli) Tuulikki, 2017. Muistoja työstäni Raahen aluesairaalan leikkausosastolla.

Tuohimaa Heikki, Kirurgin muisteluksia Raahen sairaalan alkuvuosikymmeniltä.

Osa 3. Sairaanhoidon tukena

Ahokas-Tuohinto Pirkko, 2017. Terapiaa potilaille.

Lapinoja Maarit, 2017. Lääkehuolto Raahen seudun hyvinvointikuntayhtymässä.

Virranniemi Leena, 2017. Hygienia ja puhtaus tärkeä osa hyvää palvelua sairaalassa.

Osa 4. Huolto pelasi

Ahokas-Tuohinto, Pirkko 2017. Terapiaa potilaille.

Donskoi, Ritva 2017. Sairaalan keittiön puoli vuosisataa.

Kiilakoski, Arja 2017. Hankinta- ja logistiikkapalvelujen kehitys

Mattila, Jouni 2017. Teknisten palvelujen historiaa.

Muut julkaistut lähteet

Bertel von Bonsdorff, Sisätautioppi,1974, Sairaanhoitajien koulutussäätiön julkaisu, 3. painos, WSOY, Porvoo.

Eskola Kaarina – Hytönen Eeva – Komulainen Siiri, Äitiyshuolto ja naistentautien sairaanhoito, 1978, SHKS, WSOY, Porvoo.

Haho Pekka, toim., 2008. Laboratoriotyön muistoja. Suomalaisen kirjallisuuden seura, Kansanelämän kuvauksia 72, Kariston kirjapaino Oy, Hämeenlinna.

Haapamäki Minna – Hyry Johanna, 2015. Kirjaamisen kehittyminen sairaanhoitajan työssä. Opinnäytetyö Kevät 2015, SeAMK Sosiaali- ja terveysala Sairaanhoitaja (AMK).

Häivälä Hilkka, 1973, Nimetön sairaanhoitaja. Suomen sairaanhoitajaliitto. Oy Iisalmen Sanomain Kirjapaino.

Häyrinen Kristiina, Kuopion yliopisto – Jari Porrasmaa, Kuopion yliopisto – Jorma Komulainen, Kuopion yliopistollinen sairaala – Kauko Hartikainen, Suomen Kuntaliitto. Sähköisen potilaskertomuksen yhdenmukaiset rakenteiset ydintiedot. Loppuraportti 3.2.2004. Osaavien keskusten verkoston julkaisuja 5/2004.

Koski Helinä, Kukkonen Sara, Määttä Eve-Lotte, 2014, Asiakkaan hoidon tarpeen ja kiireellisyyden arviointi puhelimessa, Metropolia Ammattikorkeakoulu Sairaanhoitajan AMK Hoitotyön koulutusohjelma Opinnäytetyö 24.4.2014.

Kujala Tarja, Wilkman Arja, 2006. Jokainen siivota osaa? Ammattisiivouksen historiaa 1950-2000, Suomen Siivousteknisen liiton julkaisuja 3:5, 1. painos, Gummerus, Jyväskylä.

Niemelä Mikko, Julkisen sektorin reformin pitkä kaari Valtava-uudistuksesta Paras-hankkeeseen, Sosiaali- ja terveysturvan tutkimuksia 102 Kelan tutkimusosasto | Hki 2008.

Railo JE, Pasanen Ulla, Kirurgia ja kirurginen sairaanhoito, 1962, viides painos 1973, WSOY, Porvoo.

Tokola Eeva, Päätöksenteko ja yhteistoiminta potilaan välittömässä hoitotyössä. Oulun yliopisto, Lääketieteellinen tiedekunta, Hoitotieteen laitos, Progradu-tutkielma, syksy 1995.

Laki potilaan asemasta ja oikeuksista, Finlex. https://www.finlex.fi/fi/laki/ajantasa/1992/19920785

Säteilylaki 592/1991, Finlex. https://www.finlex.fi/

Säteilysuojauslaki ja asetus 174/57, Finlex. https://www.finlex.fi/

Terveydenhuoltolaki. 30.12.2010/1326. http://www.finlex.fi/fi/laki/ajantasa/2010/20101326#L3P29

Henkilöstölehdet

Huumonen Leena, Standardihoitosuunnitelmat. KesäRaAsTe 1986.

Kastelli Kerttu, Matille-kronikka. Kevät-Raaste 1/1985.

Kirran väki, Kirurgisen osaston toimintaa 1980-luvulla. Henkilöstölehti Kevät-kesä-RaAsTe 1–2/1984.

Kuivila Hinni, Vuorokausitoiminnot osasto 4:lla apuhoitajan silmälasien läpi nähtynä. Henkilöstölehti RaAsTe 4/1984

Lassila Sirkka-Liisa, Välinehuollon esittely ja muutakin välinehuoltoasiaa. Henkilöstölehti KesäRaAsTe 2/1986.

Luttinen Seija, Osastonsihteerin työstä, Henkilökunnan tiedotuslehti PIIKKI 7/1991.

Päivi ja Hilkka, Maanantai osastolla yksi. Syys-RaAsTe 3/1982.

Tokola Eeva, Koirista markkoihin. Henkilökunnan tiedotuslehti PIIKKI 1/1993.

Tokola Eeva, Laatua vai suoritteita – suoritteita ja laatua? Kevät-RaAsTe 1/1986.

Viirret M-L, 1984. Lääkinnällisestä kuntoutuksesta, henkilöstölehti Kesä-RaAsTe 2/1984.

Muut:

Raahen aluesairaalan toimintakertomukset vuosilta 1968, 1970, 1973, 1985 ja 1986.

Raahen sairaala, Siivoustyön mitoituksen pöytäkirjat vv. 1989– 92.

Raahen aluesairaala, Ylihoitajan mappi, Siivous. 1968–1973.

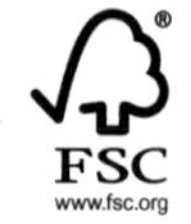
FSC
www.fsc.org
MIX
Paperi vastuul -
lisista lähteistä
Paper from
responsible sources
FSC® C105338